中国科学院华南植物园
中国科学院新疆生态与地理研究所
深圳市得道康管理有限公司

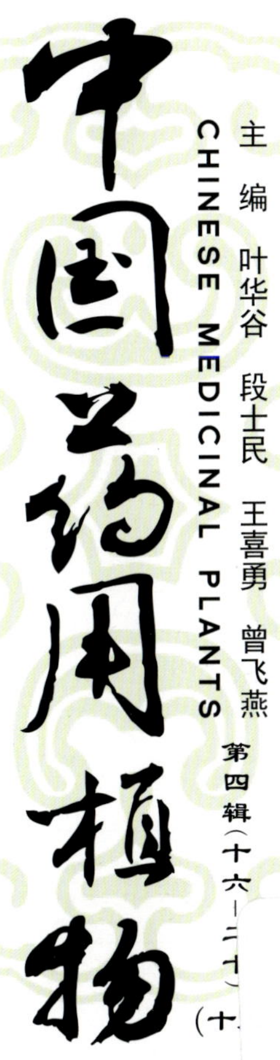

中国药用植物

CHINESE MEDICINAL PLANTS

主编 叶华谷 段士民 王喜勇 曾飞燕

第四辑（十六—二十）（十

化学工业出版社
·北京·

本书以图文结合的形式，收录我国野生及栽培的药用植物共200种（包括变种），主要从植物资源利用的角度，介绍了每种植物的中文名、别名、拉丁名、形态特征、生境、分布、采集加工、性味功能、主治用法等，有些种类还有附方。为了安全起见，在一些有毒植物的性味功能后面标明“有大毒”“有毒”“有小毒”等字样，提醒读者慎用。

本书可供药物研究、教育、资源开发利用及科普等领域人员参考使用。

图书在版编目（CIP）数据

中国药用植物.十九/叶华谷等主编.—北京：化学工业出版社，2017.5
ISBN 978-7-122-29081-6

Ⅰ.①中… Ⅱ.①叶… Ⅲ.①药用植物－介绍－中国 Ⅳ.①R282.71

中国版本图书馆CIP数据核字（2017）第029537号

责任编辑：李　丽　　装帧设计：百彤文化传播
责任校对：吴　静

出版发行：化学工业出版社（北京市东城区青年湖南街13号 邮政编码 100011）
印　　装：北京方嘉彩色印刷有限责任公司
889mm×1194mm 1/32 印张13 字数500千字 2017年6月北京第1版第1次印刷

购书咨询：010-64518888（传真：010-64519686） 售后服务：010-64518899
网　　址：http://www.cip.com.cn
凡购买本书，如有缺损质量问题，本社销售中心负责调换。

定　　价：79.00元

本书编写人员

主　　编：叶华谷　段士民　王喜勇　曾飞燕

执行主编：段士民

副 主 编：孙尚传　王果平　管开云　尹林克　叶育石

编写人员（按姓氏笔画排序）：

于　慧　王发国　王果平　王喜勇　尹林克　孔华清
卢元贤　付　琳　叶华谷　叶育石　全　健　刘　文
刘　冰　刘　念　朱　强　孙尚传　李书渊　李如良
李泽贤　李海涛　李巧玲　张　征　张丽霞　张忠廉
张慧晔　陆颂规　杜怡枫　吴林芳　肖　波　段士民
邹　滨　陈玉笋　陈巧明　陈海山　卓书斌　杨　毅
杨科明　林汝顺　林锦锋　易思荣　郑　珺　金慧英
侯惠婵　倪静波　夏　静　秦新生　莫　伟　莫结丽
曹洪麟　曹照忠　黄　娅　黄志海　符同浩　曾飞燕
曾宪禹　童毅华　廖文波　管开云　管志斌　管燕红
翟俊文　熊秉红

摄　　影：段士民　侯翼国　王喜勇　孙学刚　王　兵　褚建民
王　健　张润治　潘伯荣

本书承

“中国科学院战略生物资源科技支撑体系运行专项（CZBZX-1）、财政部战略生物资源科技支撑运行专项（KSCX2-YW-Z-1004）、植物园国家标准体系建设与评估（Y421051001）、植物园迁地保护植物编目及信息标准化（2009FY120200）”出版、新疆维吾尔自治区重大科技专项“伊犁植物园规划设计与前期建设（201330122-1）”资助。

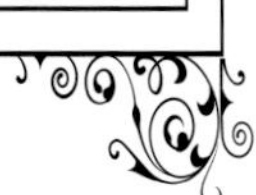

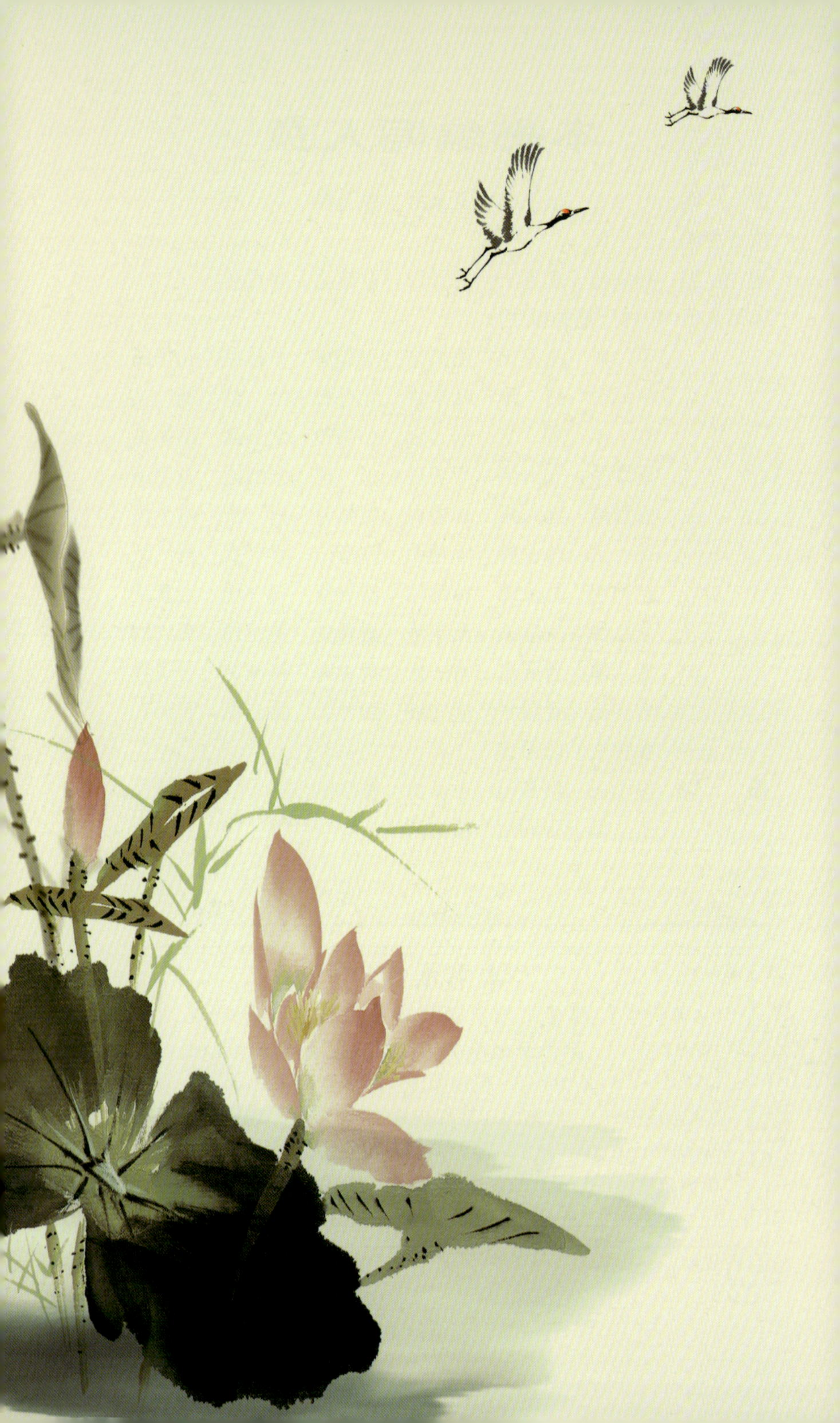

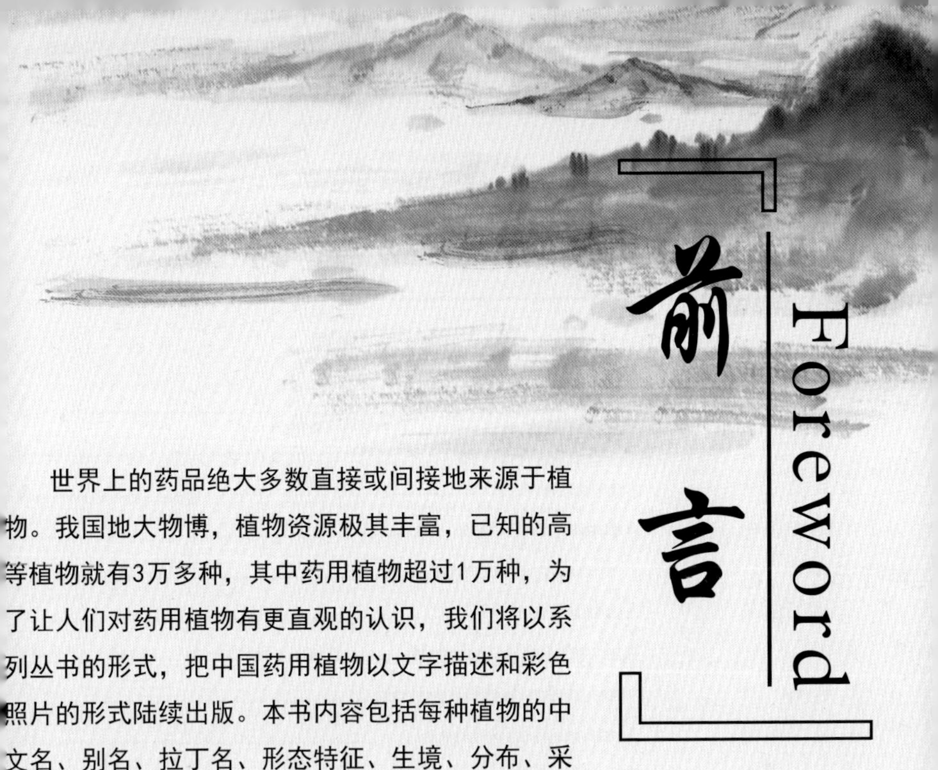

前言 Foreword

世界上的药品绝大多数直接或间接地来源于植物。我国地大物博，植物资源极其丰富，已知的高等植物就有3万多种，其中药用植物超过1万种，为了让人们对药用植物有更直观的认识，我们将以系列丛书的形式，把中国药用植物以文字描述和彩色照片的形式陆续出版。本书内容包括每种植物的中文名、别名、拉丁名、形态特征、生境、分布、采集加工、性味功能、主治用法，有些种类还有附方。书后附有中文名索引和拉丁名索引。本书中介绍的植物种类按拉丁名首字母顺序排列，共收录我国野生及栽培的药用植物200种（包括亚种、变种和变型）。其中的性味功能与主治用法主要参考《全国中草药汇编》《中华本草》《云南中药资源名录》《西双版纳药用植物名录》等。

为了避免有些有毒植物因误服或服用过量引起中毒，在该植物的性味功能后面标明“有大毒”“有毒”“有小毒”等字样，应慎用。

本书主要是从植物资源与利用的角度来阐述，可供药物研究、教育、资源开发利用及科普等领域人员参考使用。

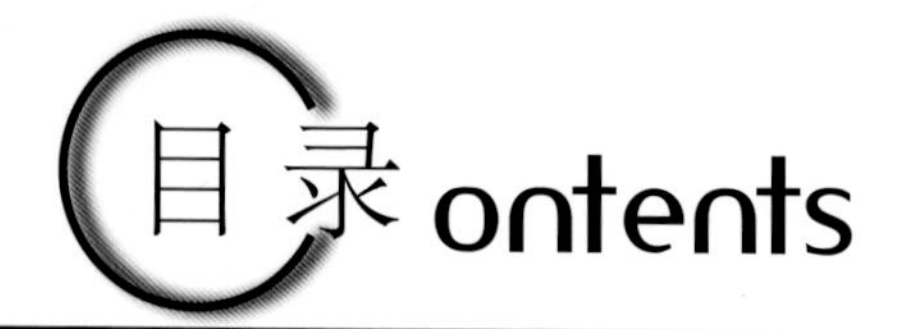

目录 Contents

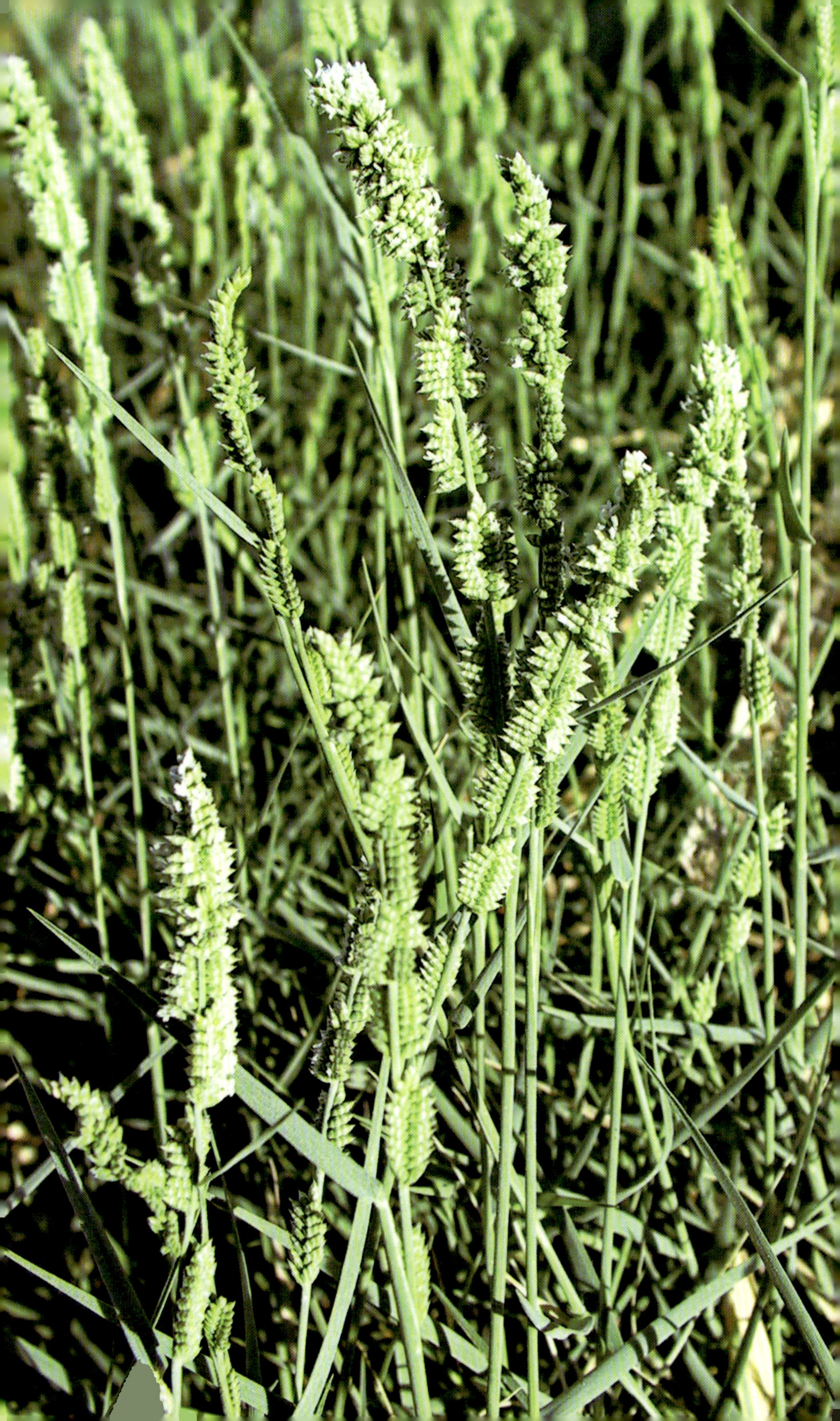

蓍

Achillea millefolium L.

【别　　名】欧蓍、千叶蓍、锯草

【基　　原】来源于菊科蓍属蓍 **Achillea millefolium** L. 的干燥地上部分入药。

【形态特征】多年生草本，具细的匍匐根茎。茎直立，高 40 ~ 100 cm，有细条纹，通常被白色长柔毛，上部分枝或不分枝，中部以上叶腋常有缩短的不育枝。叶无柄，披针形、矩圆状披针形或近条形，长 5 ~ 7 cm，宽 1 ~ 1.5 cm，2 ~ 3 回羽状全裂，叶轴宽约 1.5 ~ 2 mm，1 回裂片多数，间隔 1.5 ~ 7 mm，有时基部裂片之间的上部有 1 中间齿，末回裂片披针形至条形，长 0.5 ~ 1.5 mm，宽 0.3 ~ 0.5 mm，顶端具软骨质短尖，上面密生凹入的腺体，多少被毛，下面被较密的贴伏的长柔毛。下部叶和营养枝的叶长 10 ~ 20 cm，宽 1 ~ 2.5 cm。头状花序多数，密集成直径 2 ~ 6 cm 的复伞房状；总苞矩圆形或近卵形，长约 4 mm，宽约 3 mm，疏生柔毛；总苞片 3 层，覆瓦状排列，椭圆形至矩圆形，长 1.5 ~ 3 mm，宽 1 ~ 1.3 mm，背中间绿色，中脉凸起，边缘膜质，棕色或淡黄色；托片矩圆状椭圆形，膜质，背面散生黄色闪亮的腺点，上部被短柔毛。边花 5 朵；舌片近圆形，白色、粉红色或淡紫红色，长 1.5 ~ 3 mm，宽 2 ~ 2.5 mm，顶端 2 ~ 3 齿；盘花两性，管状，黄色，长约 2.2 ~ 3 mm，5 齿裂，外面具腺点。瘦果矩圆形，长约 2 mm，淡绿色，有狭的淡白色边肋，无冠状冠毛。花果期 7 ~ 9 月。

【生　　境】生于湿草地、荒地及铁路沿线。

【分　　布】新疆、内蒙古及东北少见野生。广泛分布于欧洲、非洲北部、西伯利亚，伊朗、蒙古。在北美广泛归化。

【采集加工】夏季采割，除去杂质，切断，晒干。

【性味功能】味辛、苦，性平；有小毒。解毒利湿，活血止痛。

【主治用法】治闭经腹痛，急性肠炎，阑尾炎，扁桃体炎，风湿疼痛，蛇毒咬伤，肿毒。

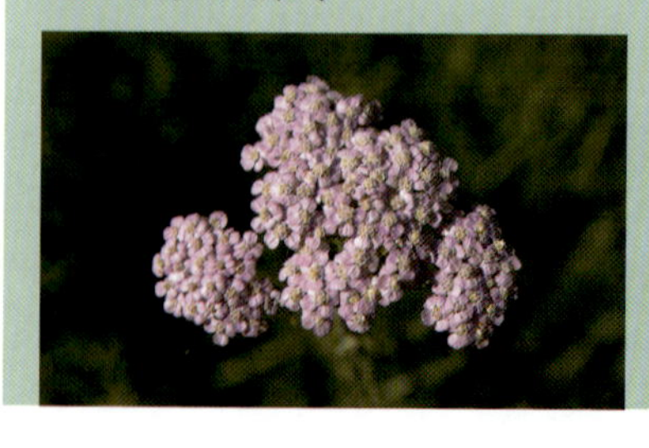

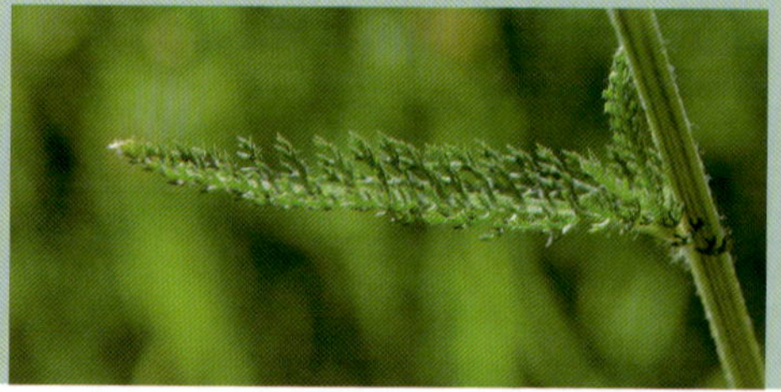

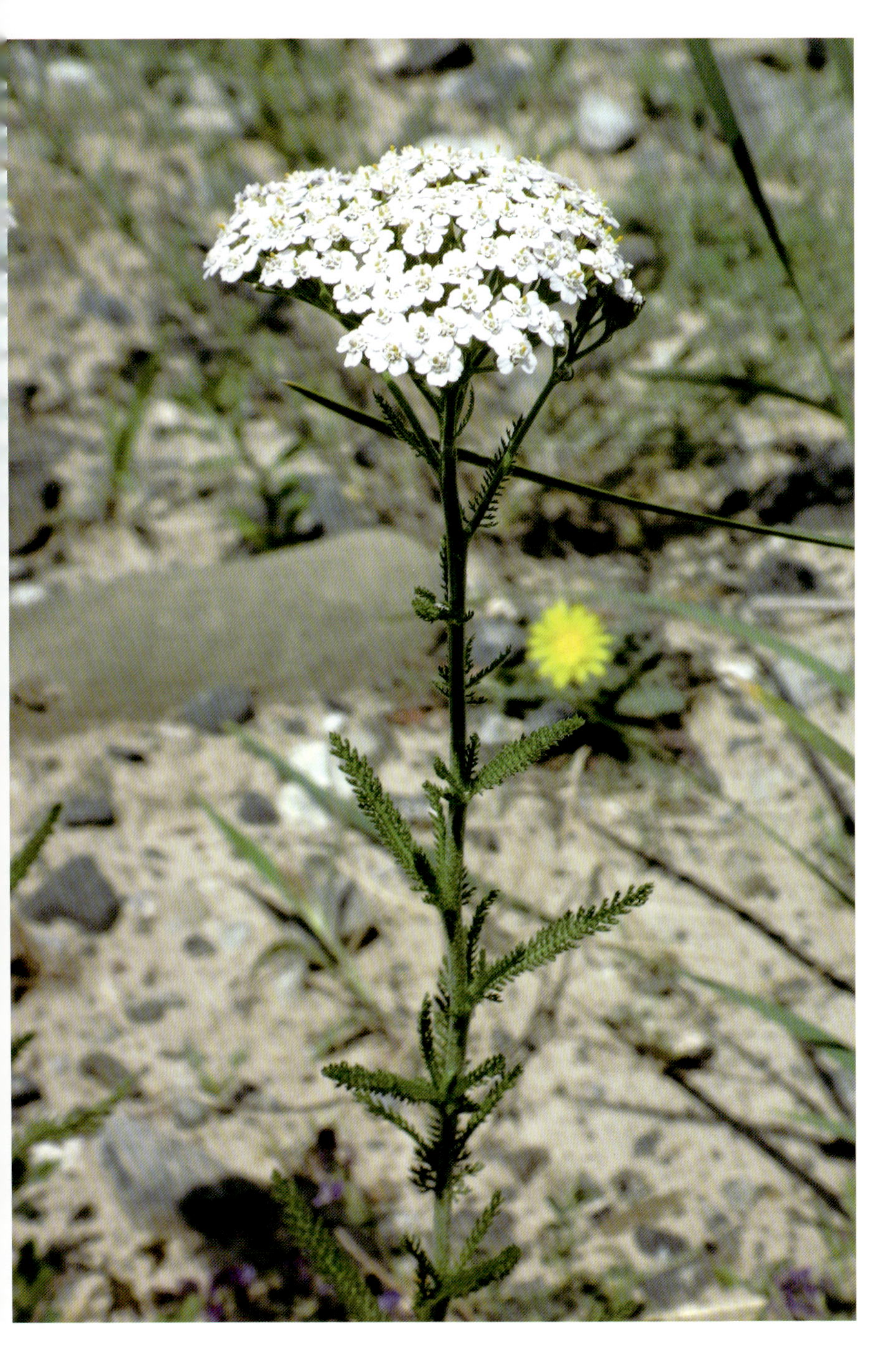

白喉乌头

Aconitum leucostomum Worosch.

【基　　原】来源于毛茛科乌头属白喉乌头 **Aconitum leucostomum** Worosch. 的干燥块根入药。

【形态特征】多年生草本。根状茎长，粗达 1.5 cm。茎高 70 ～ 100 cm，中部以下疏被反曲的短柔毛，上部有较密的短腺毛。基生叶 1 ～ 2 枚，与茎下部叶具长柄；叶片圆肾形，长达 14 cm，宽达 18 cm，表面无毛或几无毛，背面沿叶脉及叶缘有短曲毛，叶柄长 20 ～ 30 cm。总状花序长 20 ～ 45 cm，有多数密集的花；轴和花梗密被开展的淡黄色短腺毛；基部苞片三裂，上部苞片线形，比花梗长或近等长，长达 3 cm；花梗长 1 ～ 3 cm，中部以上的近向上直展；小苞片生花梗中部或下部，狭线形或丝形，长 3 ～ 8 mm，萼片淡蓝紫色，下部带白色，外面被短柔毛，上萼片圆筒形，高 1.5 ～ 2.4 cm，中部粗 4 ～ 5 mm，外缘在中部缢缩，然后向外下方斜展，下缘长 0.9 ～ 1.5 cm；花瓣无毛，距比唇长，稍拳卷；雄蕊无毛，花丝全缘；心皮 3，无毛。蓇葖果长 1 ～ 1.2 cm；种子倒卵形，有不明显的 3 纵棱，生横狭翅。花期 7 ～ 8 月；果期 8 ～ 9 月。

【生　　境】生于林缘草地及林下。

【分　　布】新疆、甘肃。

【采集加工】秋季茎叶枯萎时采挖，除去须根及泥沙，干燥。

【性味功能】味辛、苦。祛风除湿，温经止痛。

【主治用法】治风寒湿痹，关节疼痛，心腹冷痛，寒疝作痛，麻醉疼痛。

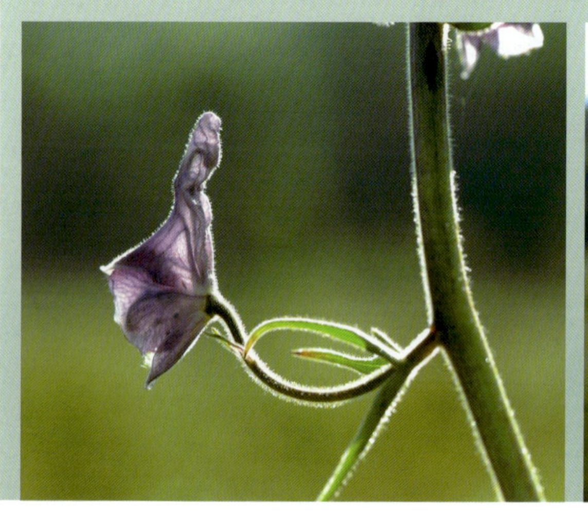

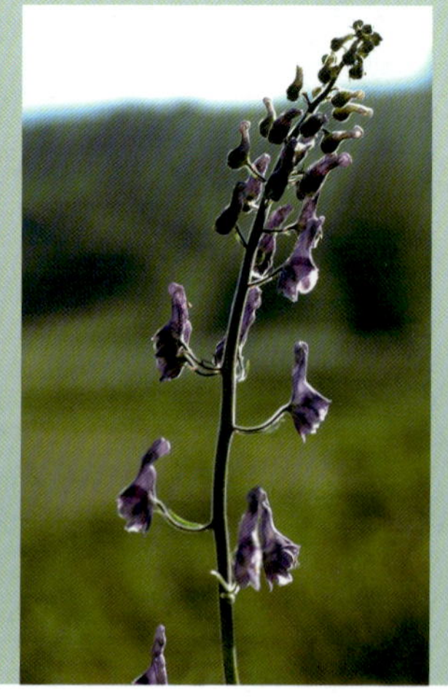

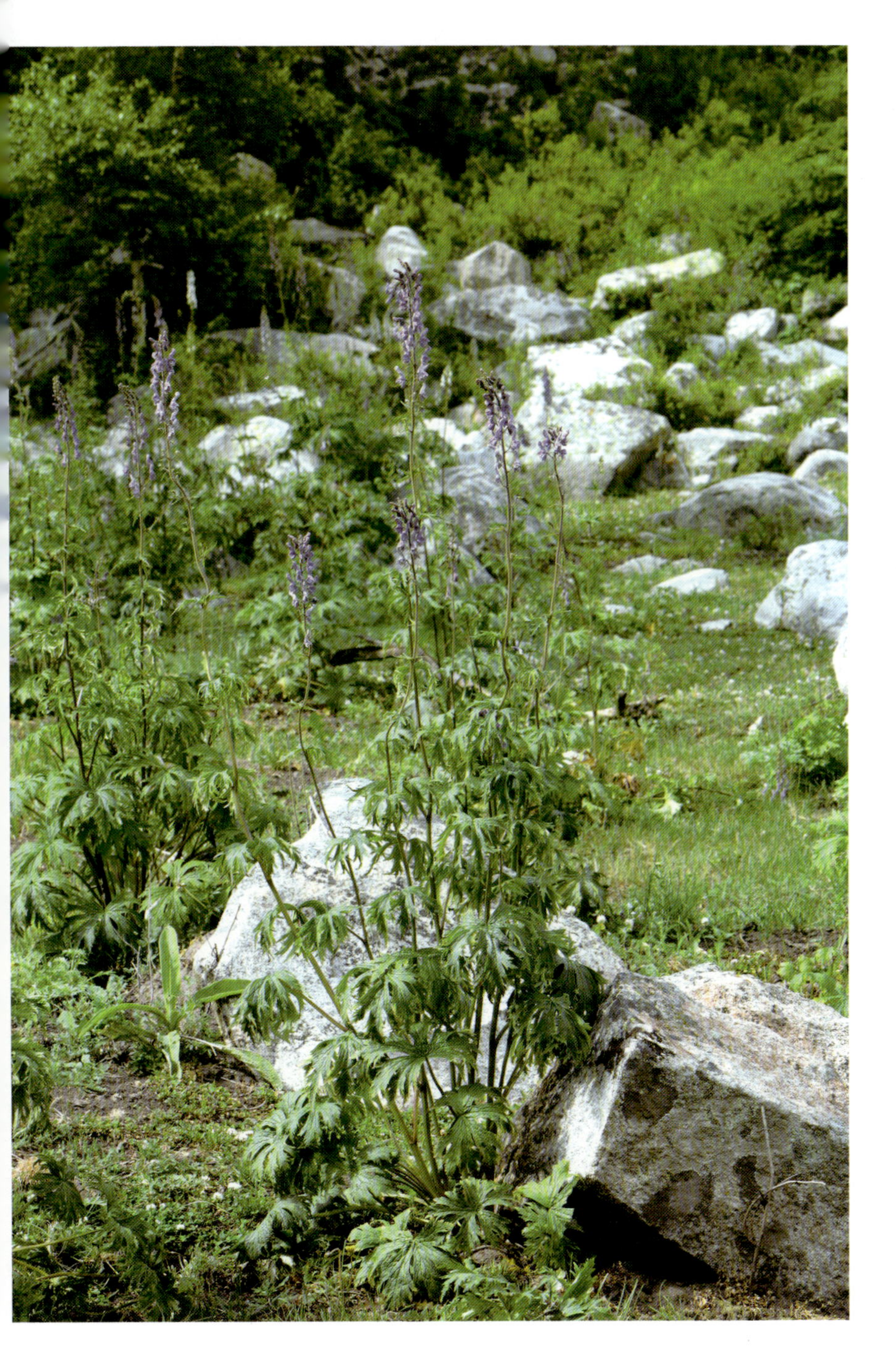

夏侧金盏花

Adonis aestivalis L.

【基　　原】来源于毛茛科侧金盏花属夏侧金盏花 **Adonis aestivalis** L. 的干燥根或全草入药。

【形态特征】一年生草本。茎高 20 ～ 30 cm，通常不分枝，下部有稀疏柔毛。茎下部和中部叶有柄，长 1.5 ～ 3.5 cm，茎上部无柄，叶长 3 ～ 5 cm，茎中部以上叶稍密集，二至三回羽状细裂，末回裂片线形或披针状线形，宽 0.4 ～ 0.8 mm，无毛或叶片背面有稀疏柔毛。花单生于茎顶端，在开花时围在茎近顶部的叶中；萼片 5，膜质，狭菱形或狭卵形，长约 8 mm；花瓣约 8，橙黄色，下部黑紫色，倒披针形，长约 1.2 cm，宽约 3.5 mm；花药宽椭圆形，或近球形，长约 0.8 mm；心皮多数，子房狭卵形，有一条背肋，顶端渐狭成短花柱。瘦果卵球形，长约 3.5 mm，脉网隆起，有明显的背肋和腹肋。花期 5 月。

【生　　境】生于海拔 1300 m 左右的天山西部、准噶尔西部的山地阳坡。

【分　　布】新疆。欧洲、中亚也有分布。

【采集加工】6 ～ 7 月采收，晒干。

【性味功能】味苦，性平；有小毒。强心、利尿、镇静作用，能使血管扩张，改善全身血液循环。

【主治用法】治疗心悸，癫痫。用量 0.5 ～ 1 g。

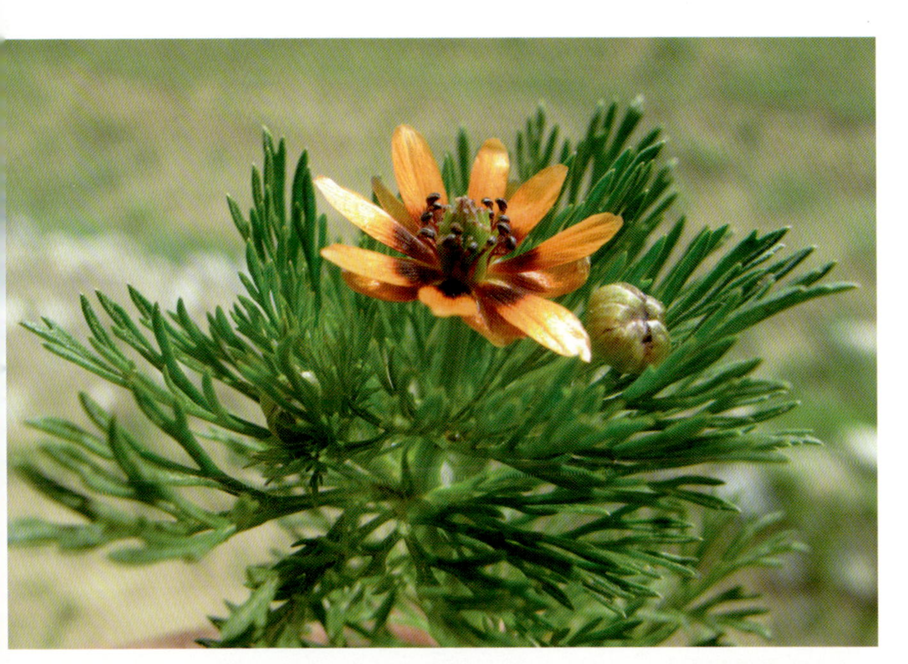

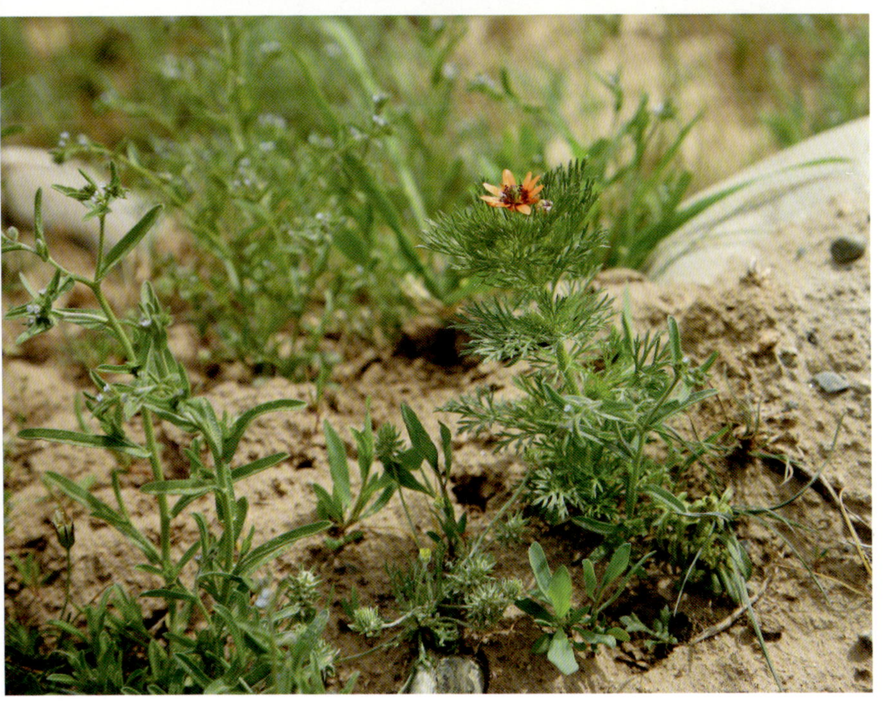

小侧金盏花

Adonis parviflora (M.Bieb.)Fisch.

【基　　原】来源于毛茛科侧金盏花属小侧金盏花 **Adonis parviflora** （M.Bieb.）Fisch. 的干燥根或全草入药。

【形态特征】一年生草本。茎高 6 ～ 20 cm，不分枝或少分枝，下部有稀疏柔毛。茎在中部或上部较密集，有叶柄，叶柄长 1 ～ 2 cm，叶二至三回羽状细裂，长 1. 2 ～ 2. 5 cm，末回裂片线形或线状披针形，无毛或仅在背面有稀疏柔毛。花单生于茎顶或分枝顶端，花梗在开花时超过茎顶部叶；花橙黄色或橘红色，下部带黑紫色，直径 0. 8 ～ 1. 2 cm；萼片 5 ～ 8，膜质，狭卵形，长超过花瓣之半；花瓣倒卵状披针形，长 4 ～ 6 mm，宽 1 ～ 2 mm；花药近球形；心皮多数，子房狭卵形，有一条背肋，顶部渐狭成短花柱。瘦果卵球形，长约 2 mm，脉网隆起，有明显的背肋和腹肋。花期 5 月。

【生　　境】生于低山荒漠草原、荒漠。

【分　　布】新疆、西藏。中亚也有分布。

【采集加工】6 ～ 7 月采收，晒干。

【性味功能】味苦，性平；有小毒。有强心、利尿、镇静作用，能使血管扩张，改善全身血液循环。

【主治用法】治疗心悸，癫痫。用量 0. 5 ～ 1 g。

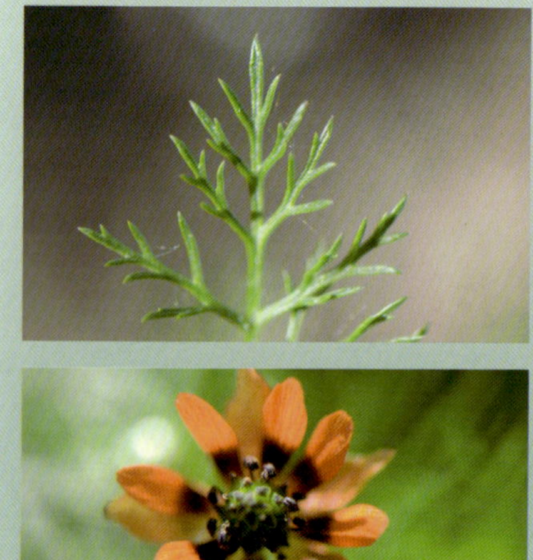

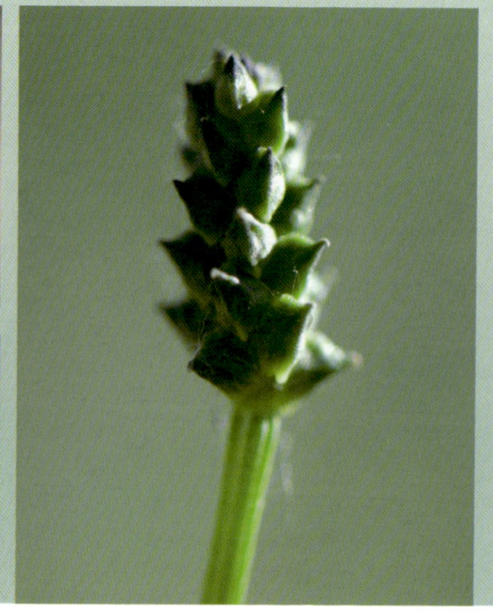

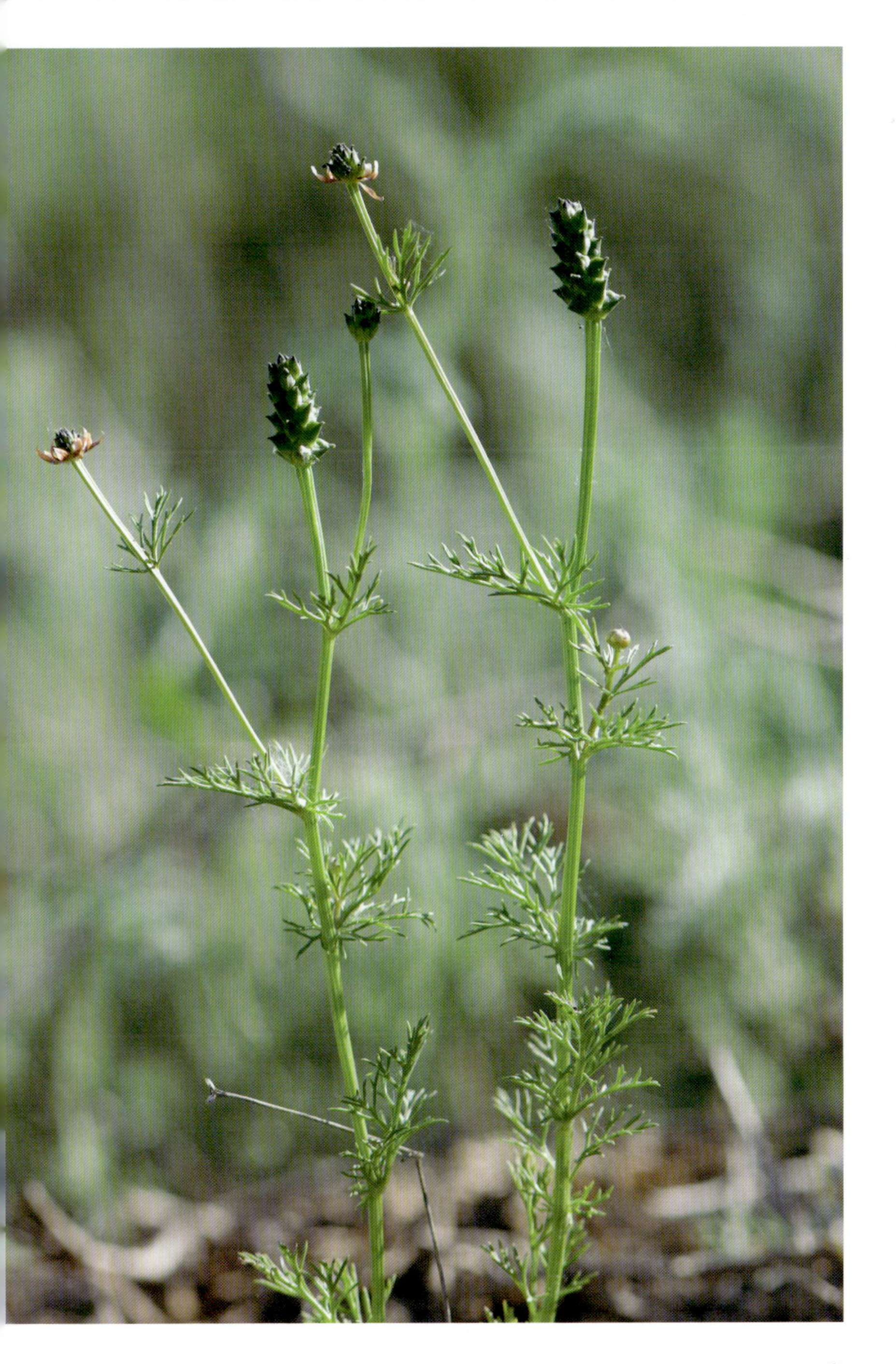

小獐毛

Aeluropus pungens (M. Bieb.) C. Koch

【基　　原】来源于禾本科獐毛属小獐毛 **Aeluropus pungens** (M. Bieb.) C. Koch 的全草入药。

【形态特征】多年生草本。具发达的根状茎和匍匐茎；秆直立或倾斜，高 5 ～ 25 cm，花序以下粗糙或被毛，节上通常无毛或被柔毛，基部密生鳞片状叶，且自基部多分枝。叶鞘多聚于秆基，无毛，长于或短于节间，鞘内有时有分枝；叶舌很短，其上具 1 圈纤毛；叶片扁平或内卷如针状，无毛，长 1 ～ 6 cm，宽约 1. 5 mm。圆锥花序穗状，长 2 ～ 7 cm，含 (2)4 ～ 8 小花，在穗轴上明显排列成整齐的 2 行；颖卵形，具膜质边缘，并疏生少量纤毛，脊上粗糙，第一颖长 1 ～ 2 mm，第二颖长 1. 5 ～ 2. 5 mm；外稃卵形，具 5 ～ 9 脉，顶端尖，边缘膜质而具纤毛，尤以基部两侧的毛较长而密，第一外稃长 1. 5 ～ 3 mm；内稃与外稃等长，顶端截平或具缺刻，脊上具微纤毛；花药长约 1. 5 mm；子房顶端无毛，花柱 2，顶生。花、果期 6 ～ 8 月。染色体 2 n ＝ 20。

【生　　境】生于平原绿洲，多见于大河流域的三角洲、河旁阶地、扇缘低地及湖滨周围、地下水位 40 ～ 50 cm 至 2 m 的湿润地段。

【分　　布】几遍新疆各地。欧洲、中亚、西西伯利亚，蒙古、伊朗、印度也有分布。

【采集加工】夏、秋季采收，晒干。

【性味功能】味甘、淡，性凉。清热，利尿，退黄。

【主治用法】治急性黄疸型肝炎，慢性黄疸型肝炎，肝硬化腹水，胆囊炎。内服：煎汤，30 ～ 60 g。

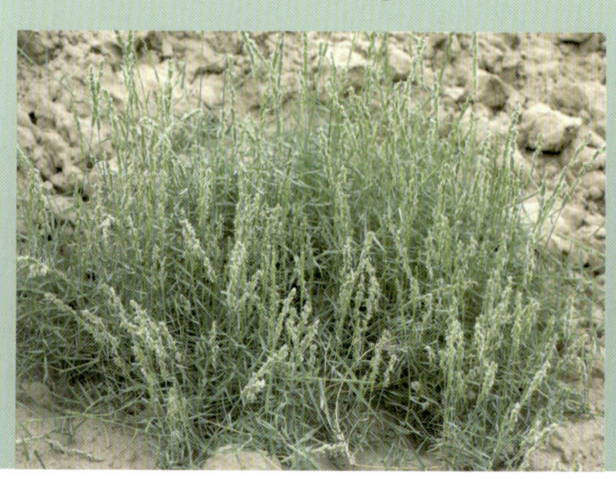

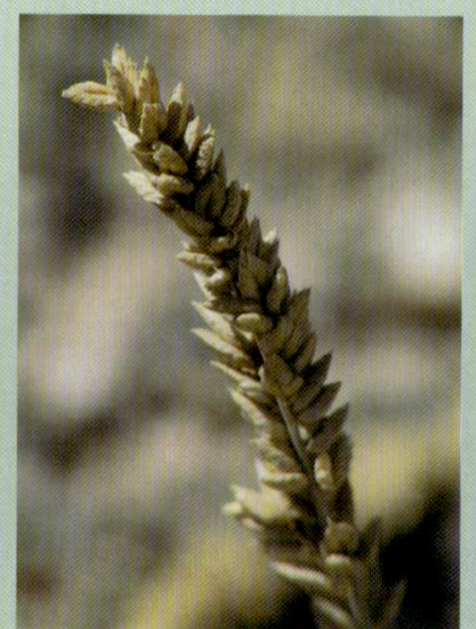

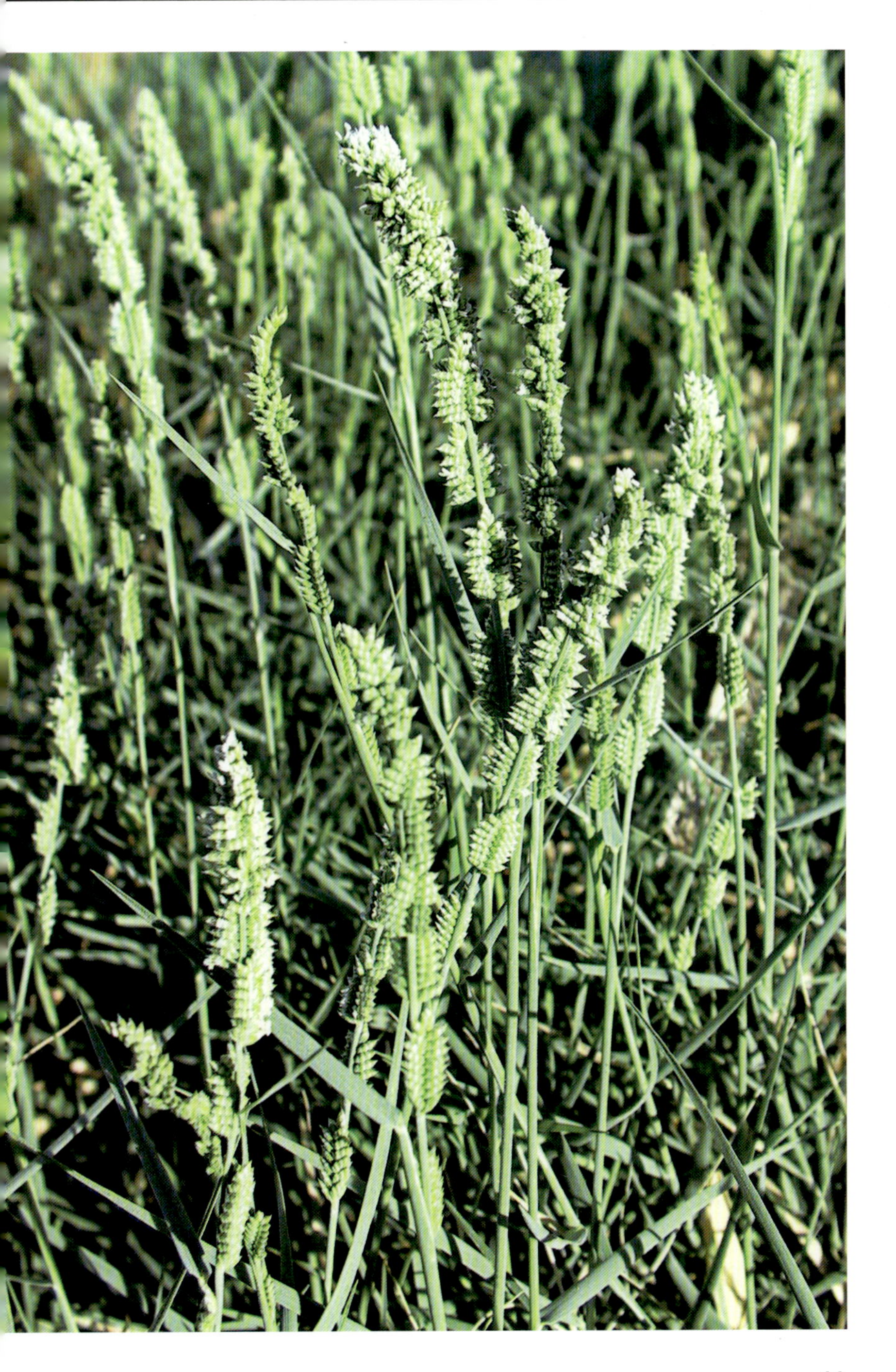

亚洲龙芽草

Agrimonia asiatica Juz.

【基　　原】来源于蔷薇科龙芽草属亚洲龙芽草 **Agrimonia asiatica** Juz. 的地上部分入药。

【形态特征】多年生草本，高 30 ～ 60 cm。根状茎粗壮，茎直立，多分枝，密被长硬毛。叶为间断奇数羽状复叶，中间夹有较小叶片，有小叶 3 ～ 11，椭圆形、长圆形或倒卵形椭圆形，长 2 ～ 7 cm，宽 1. 5 ～ 4 cm，顶端圆钝或钝尖，基部楔形，边缘有粗锯齿，上面绿色，被疏柔毛，下面密被柔毛；托叶大，半圆形，边缘有齿或裂片。花序常不分枝，轴粗壮，长 9 ～ 20 cm，被柔毛；苞片 3 深裂、裂片条形，中裂片特别长，小苞片 1 对，卵形，3 齿裂；萼筒钟状，外面有 10 条纵沟，被疏毛，萼片 5，卵状三角形，外面有 3 条脉纹；花瓣黄色，倒卵椭圆形；花直径 1 ～ 1. 2 cm。果实下垂，钩状刺外层反折，内层开展。花期 6 ～ 7 月；果期 8 ～ 9 月。

【生　　境】生于海拔 1400 ～ 2800 m 的河谷灌丛或林缘。

【分　　布】新疆。中亚、伊朗也有分布。

【采集加工】夏、秋间在枝叶茂盛未开花时，割取全草，除净泥土，晒干。

【性味功能】味苦、涩，性平。收敛止血，止痢，杀虫。

【主治用法】治咯血，吐血，尿血，便血，赤白痢疾，崩漏带下，劳伤脱力，痈肿，跌打，创伤出血。内服：煎汤，10 ～ 15 g，大剂量可用 30 g；或入散剂。外用捣敷；或熬膏涂敷。

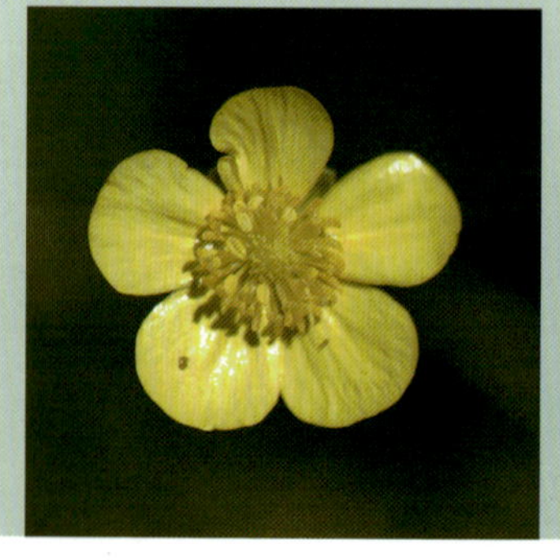

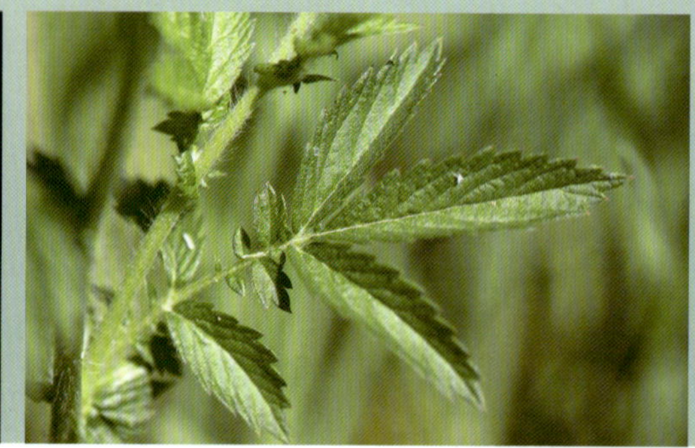

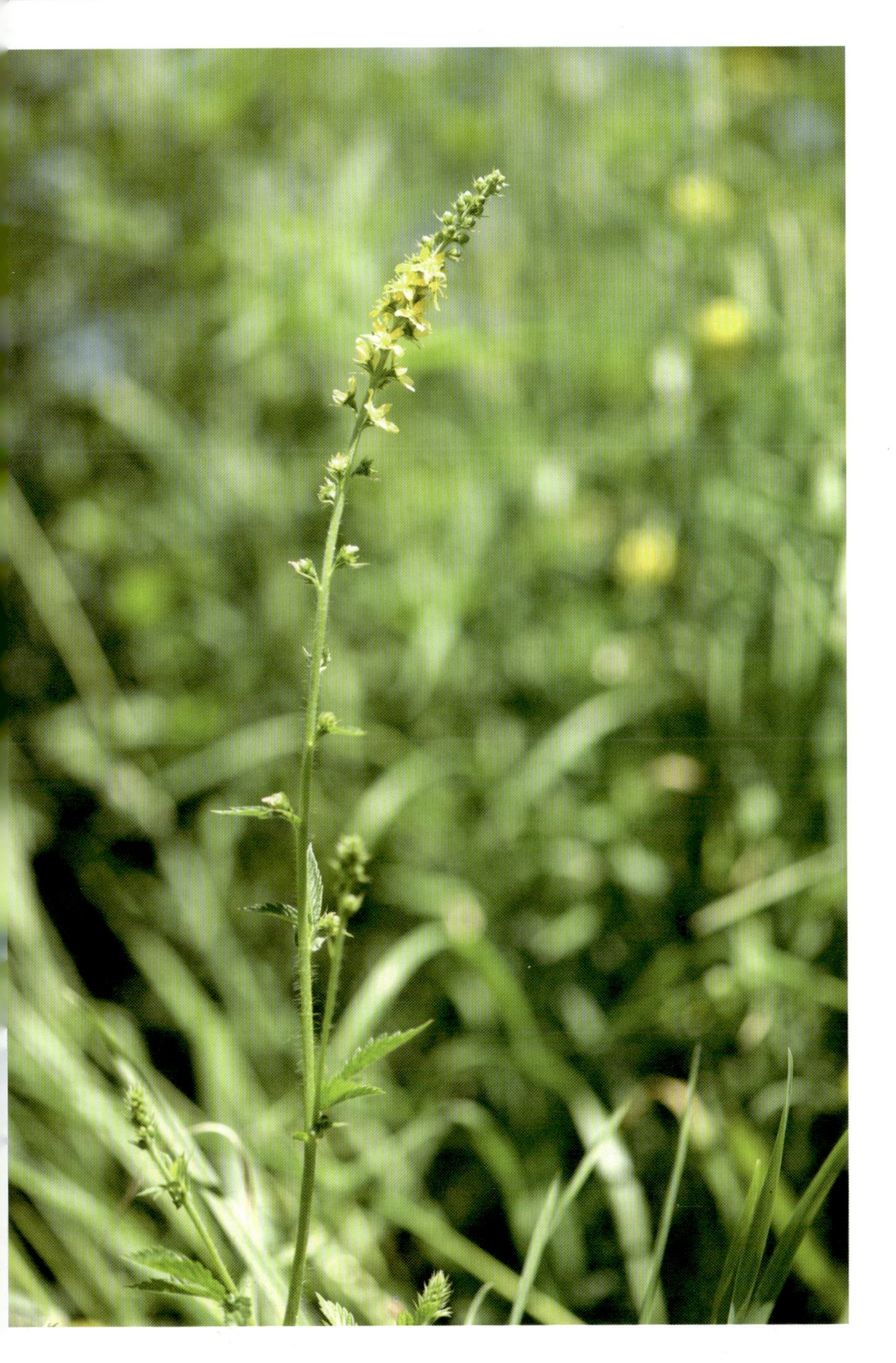

扁 桃

Amygdalus communis L.

【别　　名】巴旦杏

【基　　原】来源于蔷薇科桃属扁桃 **Amygdalus communis** L. 的种子入药。

【形态特征】乔木，高 4 ～ 8 m。枝条开展，无刺，具短枝。多年生枝灰褐色或灰黑色，一年生枝淡褐色或棕色，无毛；冬芽卵形，棕褐色。一年生枝上的叶互生，短枝上叶簇生；叶片披针形或椭圆状披针形，长 4 ～ 6 cm，宽 1 ～ 2. 5 cm，顶端短渐尖，基部楔形或圆形，幼时微被疏毛，后脱落，叶缘具浅钝锯齿；叶柄长 1 ～ 2(3) cm，无毛，上部常具腺体。花单生，先于叶开放，着生在短枝或一年生枝上；萼筒圆筒形，无毛；萼片宽圆形至宽披针形，边缘具毛；花瓣长圆形，白色或粉红色；雄蕊长短不齐；花瓣长圆形，白色或粉红色；花柱长于雄蕊，子房密被茸毛。果实斜卵形或长圆状卵形，扁平，长 3 ～ 4 cm，直径 2 ～ 3 cm，顶端尖或稍钝，外面密被短柔毛，果肉薄，成熟时开裂；核卵形、宽椭圆形或短长圆形。核壳硬，黄白色或褐色，顶端尖，两侧不对称，腹缝较弯，具尖锐的龙骨状凸起，表面具孔穴；种仁甜或苦。花期 3 ～ 4 月；果期 7 ～ 8 月。

【生　　境】栽培。

【分　　布】新疆有栽培；陕西、山东、甘肃、河北等省有少量引种。中亚也有分布。

【采集加工】秋季果实成熟后采收，取核，晒干。

【性味功能】一级湿热，生湿生热，润肺止咳，强身健脑，润肠软便，热身壮阳，填精固精。

【主治用法】治干性肺虚咳嗽，身体虚弱，记忆力减退，便秘，精液稀少，早泄遗精。用量：7 ～ 15 g。

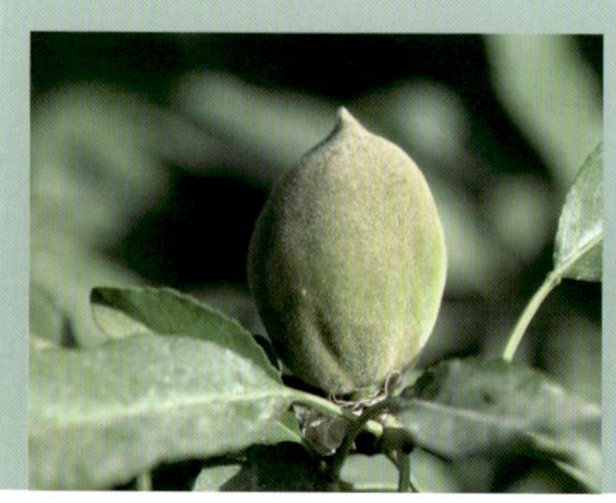

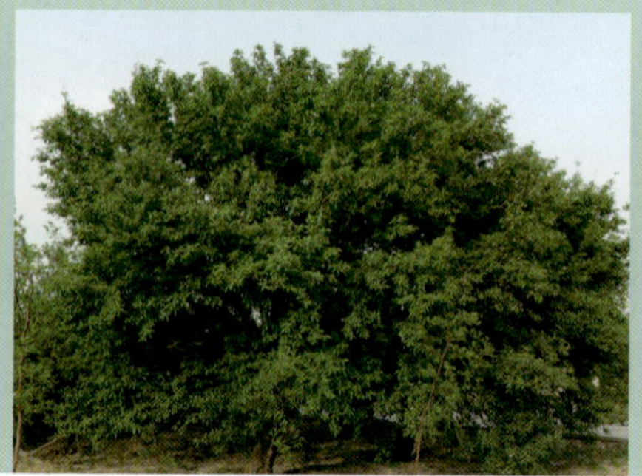

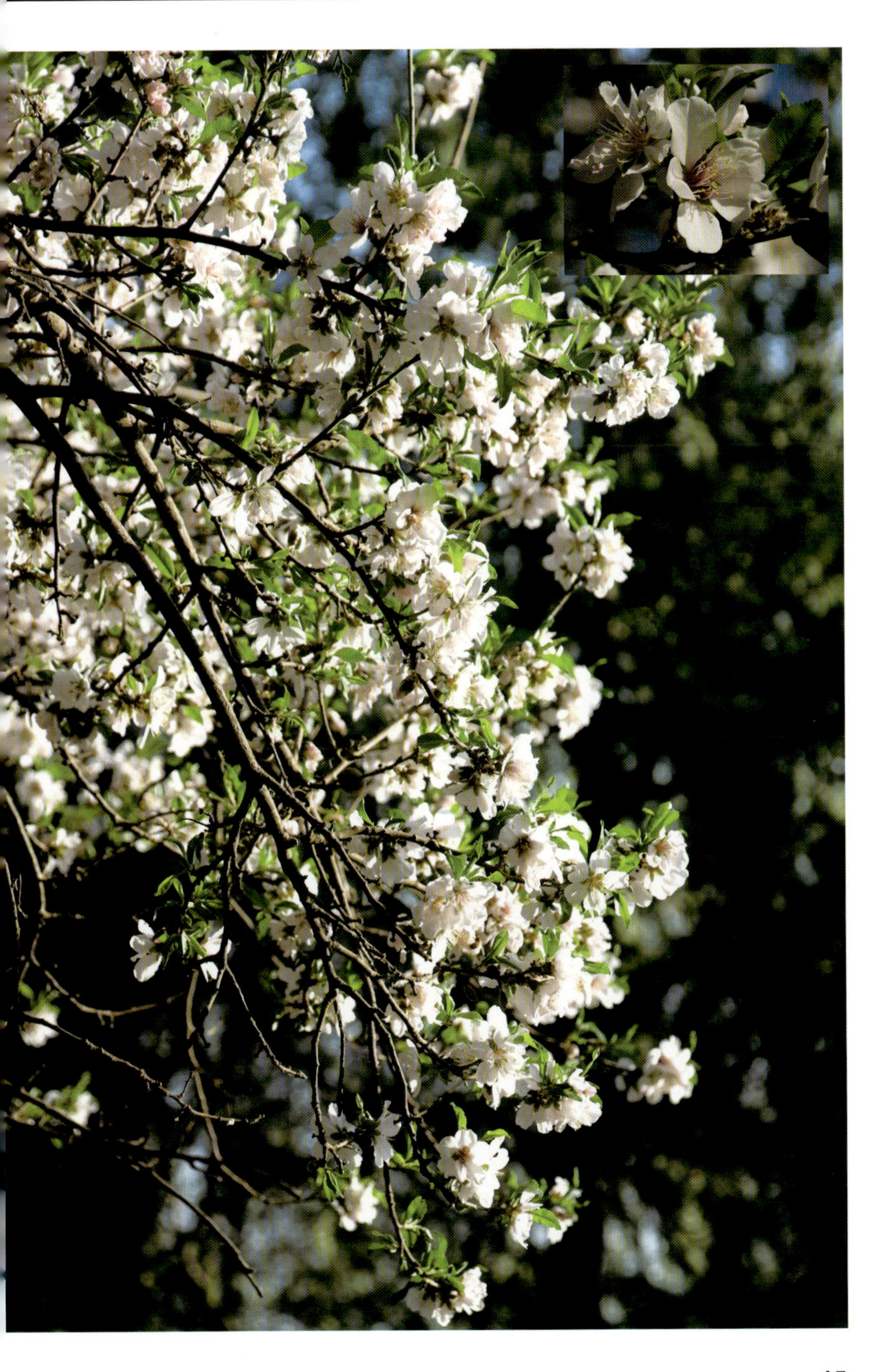

野扁桃

Amygdalus ledebouriana Schlecht.

【别　　名】野巴旦

【基　　原】来源于蔷薇科桃属野扁桃 **Amygdalus ledebouriana** Schlecht. 的种子入药。

【形态特征】灌木，高 1 ~ 1.5 m。枝条交叉伸展，嫩枝数量多而短缩；多年生枝灰色或淡红灰色；一年生枝淡红褐色，无毛。叶在长枝上互生，在短枝上簇生，叶片狭长圆形、长圆状披针形或披针形，长 3 ~ 6 cm，宽 0.5 ~ 1.5 cm，顶端渐尖，稀微钝，基部狭楔形，两面无毛，边缘有锯齿。花单生，与叶同放，花梗短；萼筒圆筒形，无毛，萼片卵形或卵状披针形，边缘具腺状小齿；花瓣为长圆状卵形，顶端钝或有凹缺。粉红色；雄蕊多数，短于花瓣；子房密被长柔毛，花柱与雌蕊几近等长。核果卵球形，直径 1 ~ 2 cm，外面密被淡黄色长柔毛；果肉干燥，成熟时开裂，核卵球形，两侧扁，腹缝肥厚而较弯，背缝龙骨状，顶端有小凸尖，基部偏斜，表面有不明显的洼点，粗糙，核壳厚而坚硬。花期 5 ~ 6 月；果期 7 ~ 8 月。

【生　　境】生于海拔 1200 m 左右干旱草坡及谷地。

【分　　布】新疆。哈萨克斯坦也有分布。

【采集加工】秋季果实成熟后采收取核，晒干。

【性味功能】一级湿热，生湿生热，润肺止咳，强身健脑，润肠软便，热身壮阳，填精固精。

【主治用法】治干性肺虚咳嗽，身体虚弱，记忆力减退，便秘，精液稀少，早泄遗精。用量：7 ~ 15 g。

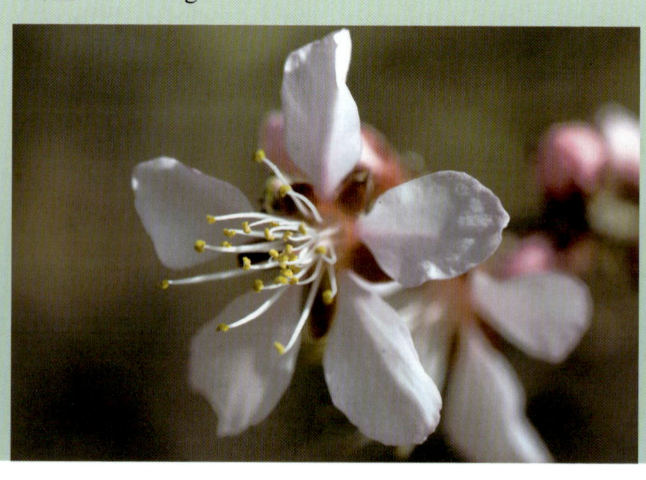

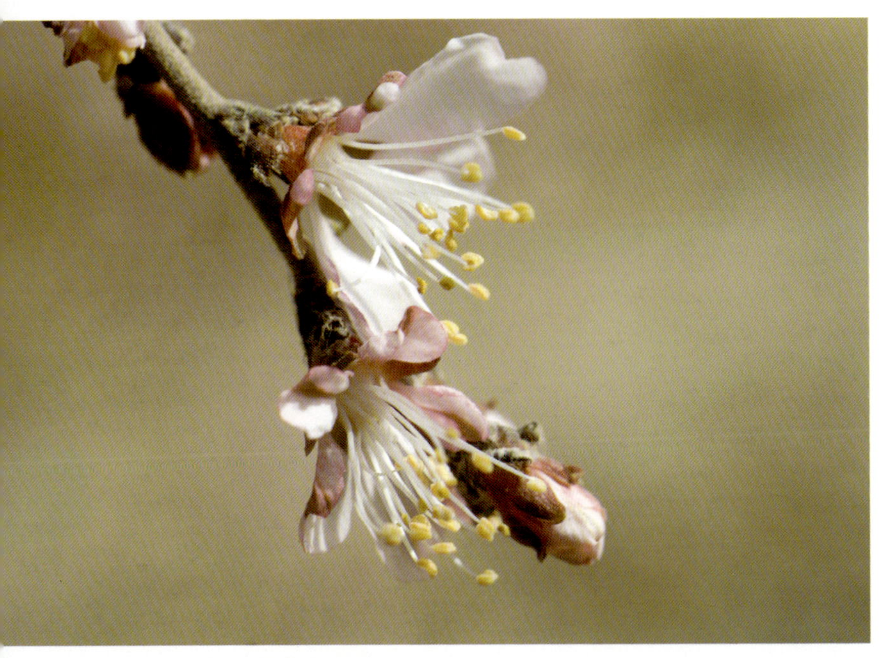

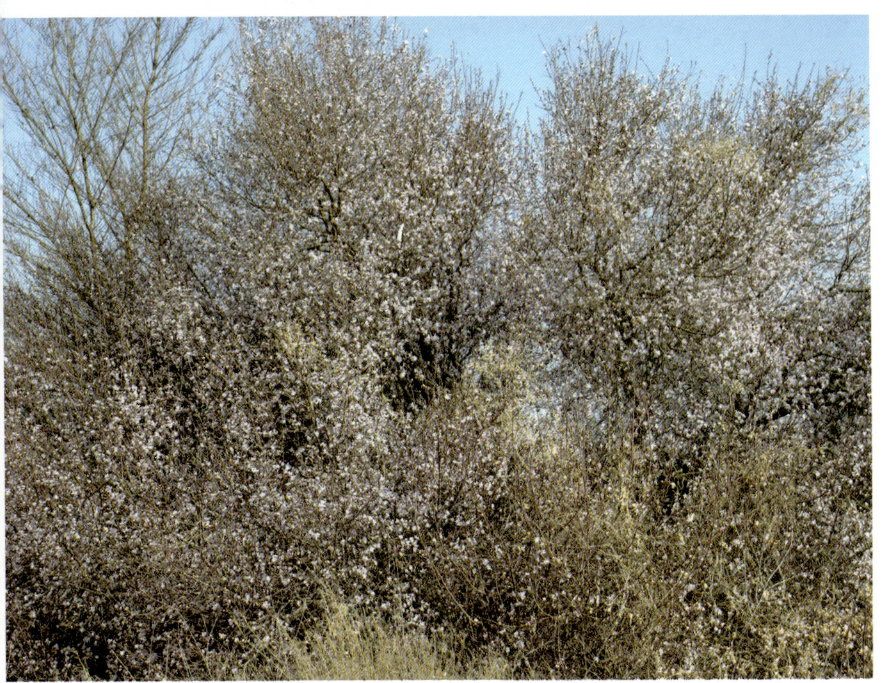

大苞点地梅

Androsace maxima L.

【基　　原】来源于报春花科点地梅属大苞点地梅 **Androsace maxima** L. 的干燥全草入药。

【形态特征】一年生草本。主根细长，具少数侧根。植物体疏被柔毛和小腺毛。叶丛莲座状；叶片狭倒卵形、椭圆形或倒披针形，长 5 ～ 15 mm，宽 2 ～ 5 mm，顶端锐尖或稍钝，中部以上边缘具小牙齿，稍肉质，两面近于无毛或疏被柔毛，基部渐狭成较短宽的叶柄或几无柄。花葶 2 ～ 4 个，直立，高 2 ～ 7.5(15) cm，被卷曲的柔毛和小腺毛；伞形花序多花，被柔毛和小腺毛；苞片大，椭圆形或长圆状倒卵形，长 5 ～ 7(15) mm，宽 1 ～ 2.5 mm，顶端钝或微尖，全缘，基部渐狭；花梗直立，长 10 ～ 15 mm；花萼杯状，长 3 ～ 4 mm，果期增大，长可达 5 ～ 10 mm，分裂可达全长的 2/3 或 2/5，疏被柔毛和小腺毛，萼齿三角状披针形，顶端渐尖，稍肉质，果期黄褐色；花冠白色或淡粉红色，冠筒约为花萼长的 2/3，有时与花萼近等长，冠檐直径 4 ～ 6 mm，花冠裂片长圆形，长 1 ～ 2 mm，顶端钝圆。蒴果近球形，稍短于花萼或与花萼近等长。花期 5 ～ 6 月；果期 7 ～ 8 月。

【生　　境】生于高山及亚高山草原、森林草甸、山坡林缘，洪积平原、山前沟口、林间空地、山坡荒地、河漫滩。

【分　　布】内蒙古、甘肃、新疆、宁夏、陕西、山西等省区；欧洲、俄罗斯、蒙古、中亚、克什米尔地区、北非也有分布。

【采集加工】花期采集，除去杂质，晒干。

【性味功能】味苦、辛，性寒。清热解毒，消肿止痛，消炎，利水。

【主治用法】用于热性水肿，风火赤眼，急慢性咽喉肿痛等。

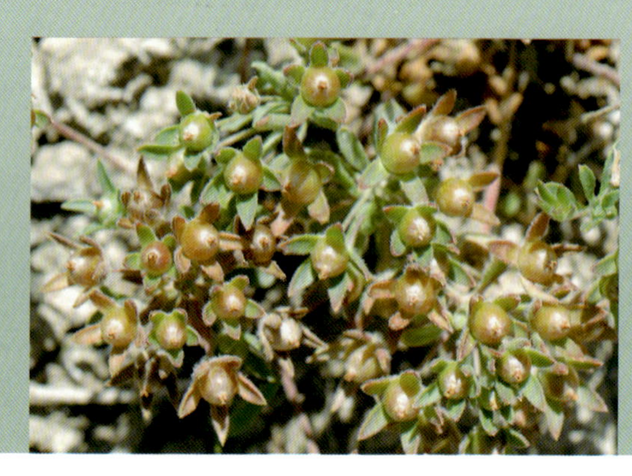

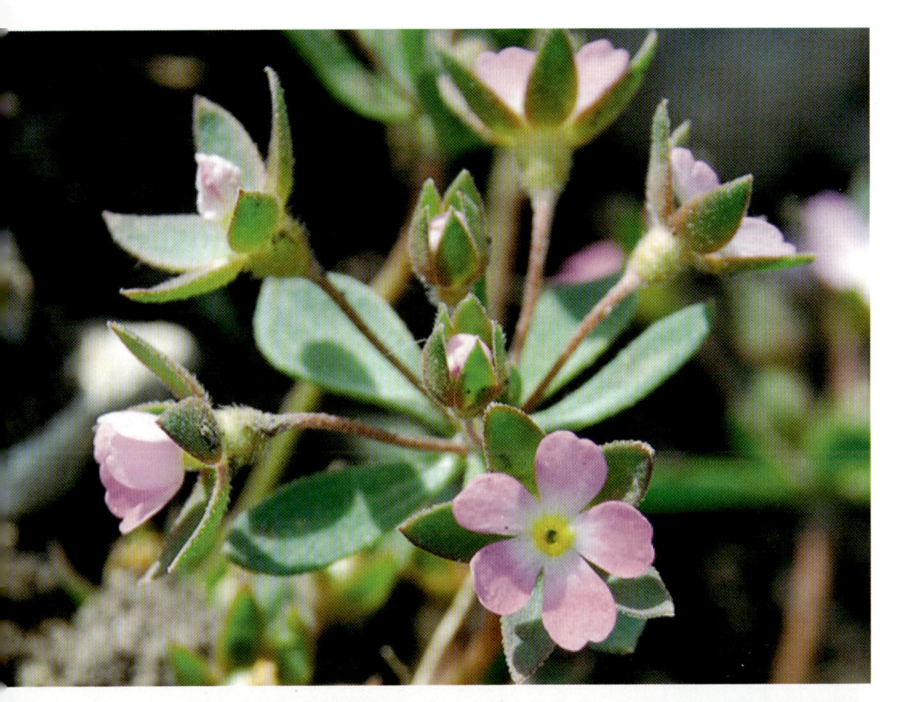

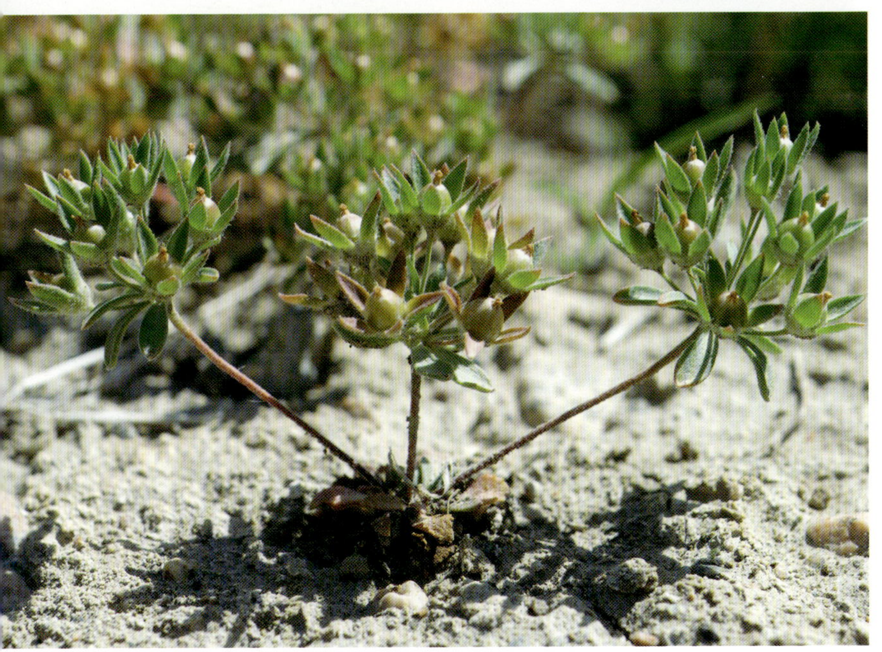

大花银莲花

Anemone silvestris L.

【基　　原】来源于毛茛科银莲花属大花银莲花 **Anemone silvestris** L. 的全草入药。

【形态特征】多年生草本，植株高 18 ～ 50 cm。根状茎垂直或稍斜，长达 3 cm，粗 2 ～ 2. 5 mm。基生叶 3 ～ 9，有长柄；叶片心状五角形，长 2 ～ 5 cm，宽 2. 5 ～ 8 cm，三全裂，中裂片近无柄或有极短柄；菱形或倒卵状菱形，三裂近中部，二回裂片不分裂或浅裂，有稀疏齿牙，侧裂片斜扇形，二深裂，表面近无毛，背面沿脉疏被短柔毛；叶柄长 4 ～ 21 cm，有柔毛。花葶 1，直立；苞片 3，有柄（长 0. 6 ～ 3 cm）稍不等大，似基生叶，但较小，基部截形或圆形；花梗 l，长 5. 5 ～ 24 cm，有短柔毛；萼片 5（6），白色，倒卵形，长 1. 5 ～ 2 cm，宽 1 ～ 1. 4 cm，外面密被绢状短柔毛；雄蕊长约 4 mm，花药椭圆形，顶端有小短尖头，花丝丝形；花托近球形，与雄蕊近等长；心皮 180 ～ 240，长约 1 mm，子房密被短柔毛，柱头球形。聚合果直径约 lcm；瘦果长约 2 mm，有短柄，密被长绵毛。花期 5 ～ 6 月。

【生　　境】生于山谷草地。

【分　　布】吉林、黑龙江、内蒙古、新疆等省区。欧洲、西伯利亚、蒙古也有分布。

【采集加工】春末夏初采挖，晒干或鲜用。

【性味功能】味辛，性温。芳香开窍，化痰，安神。

【主治用法】治热病昏迷，癫痫，神经官能症，耳鸣耳聋。用量：3 ～ 9 g。

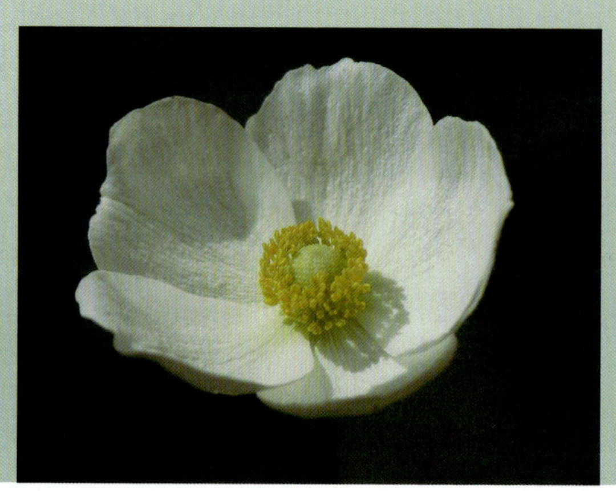

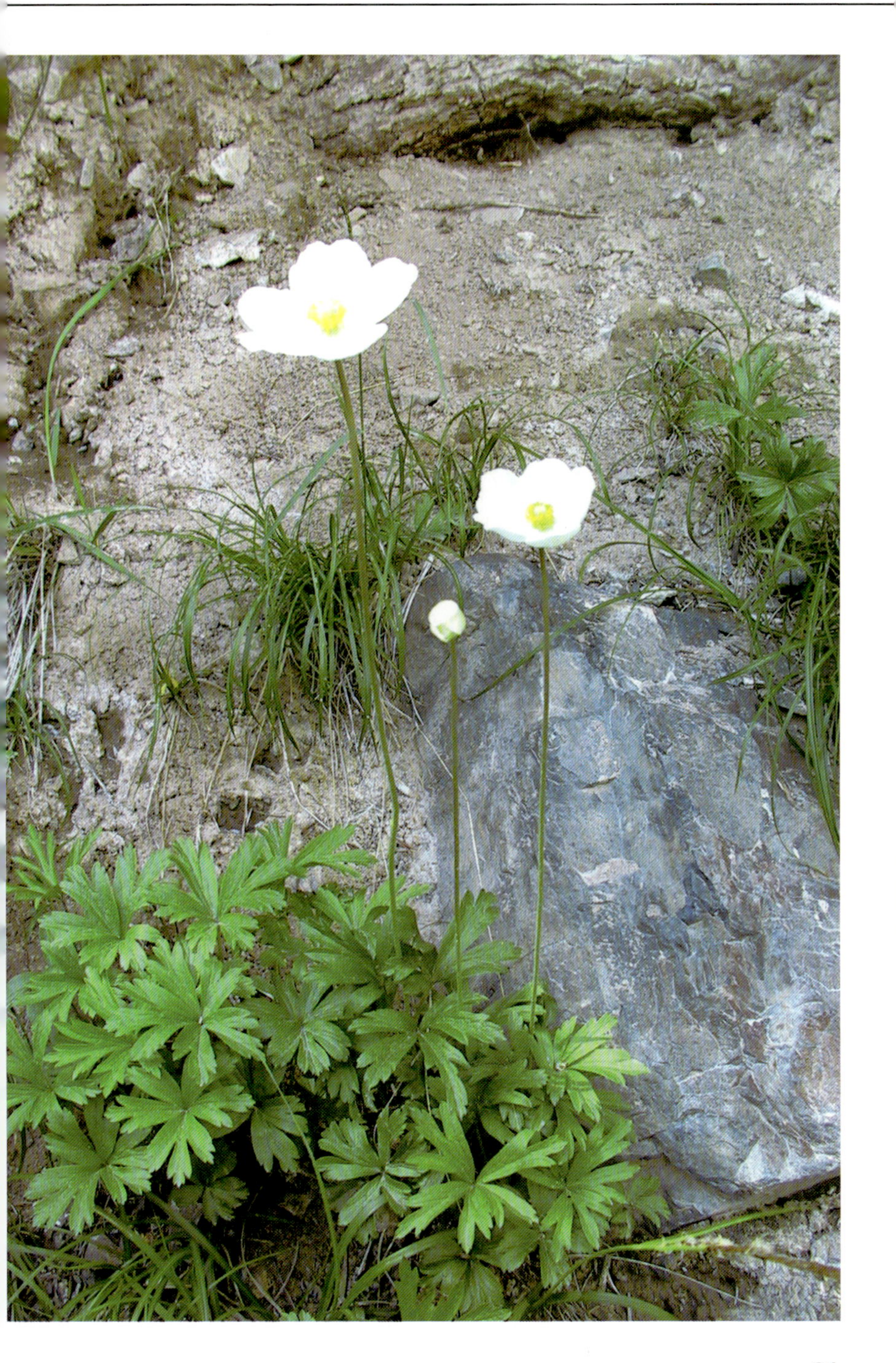

毛头牛蒡

Arctium tomentosum Mill.

【基　　原】来源于菊科牛蒡属毛头牛蒡 **Arctium tomentosum** Mill. 的干燥成熟果实。

【形态特征】二年生草本植物，高达 2 m。根肉质，粗壮，肉红色。茎直立，绿色，带淡红色，多分枝，分枝粗壮，全部茎枝被稀疏蛛丝毛及乳突状短毛并混杂以黄色小腺点。基生叶卵形，长 25 ～ 50 cm 或更长，宽 10 ～ 30 cm 或更宽，顶端急尖或钝，有小尖头，基部心形或宽心形，有长叶柄，边缘有稀疏的刺尖，两面异色，上面绿色，被稀疏的乳突状毛及黄色小腺点，下面灰白色，被稠密的茸毛及黄色小腺点；中部与上部茎叶与基生叶同形，并具有等样及等量的毛被；最上部茎叶卵形或卵状长椭圆形。头状花序多数，在茎枝顶端排成大型伞房花序或头状花序少数，排成总状或圆锥状伞房花序，花序梗粗壮。总苞卵形或卵球形，直径 1. 5 ～ 2 cm。总苞片多层，多数，外层钻形或披针状或三角状钻形，长约 6 mm，宽约 1 mm；中层线状钻形，长 1 ～ 1. 4 cm，宽达 2 mm；中外层苞片顶端有倒钩刺；内层苞片披针形或线状披针形，长约 1. 5 cm，顶端渐尖，无钩刺。全部或几全部苞片外面被膨松蛛丝毛。小花紫红色，花冠长 9 ～ 12 mm，檐部长 4. 5 ～ 6 mm，外面有黄色小腺点，细管部长 4. 5 ～ 6 mm。瘦果浅褐色，倒长卵形或偏斜倒长卵形，长 5 ～ 6 mm，宽 2. 5 mm，两侧压扁，有多数凸起的细脉纹及深棕褐色的形状各异的色斑。冠毛浅褐色，多层，基部不连合成环，冠毛刚毛糙毛状，不等长，分散脱落。花、果期 7 ～ 9 月。

【生　　境】生于山坡草地。

【分　　布】新疆。中亚、欧洲等地也有分布。

【采集加工】秋季果实成熟时采收，将全株割下或剪取果穗，晒干。

【性味功能】味辛、苦，性寒。疏散风热，宣肺透疹，解毒利咽。

【主治用法】用于风热感冒，咳嗽痰多，麻疹，风疹。

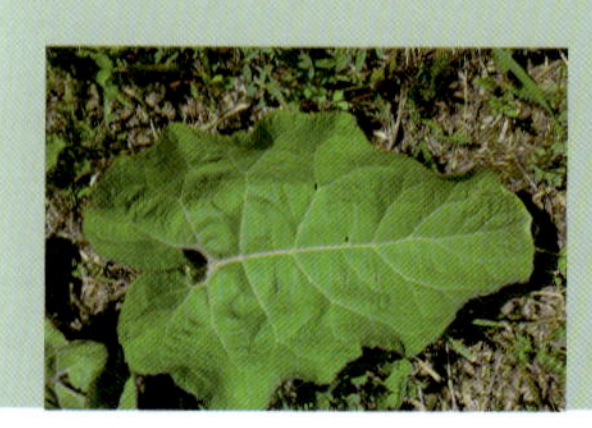 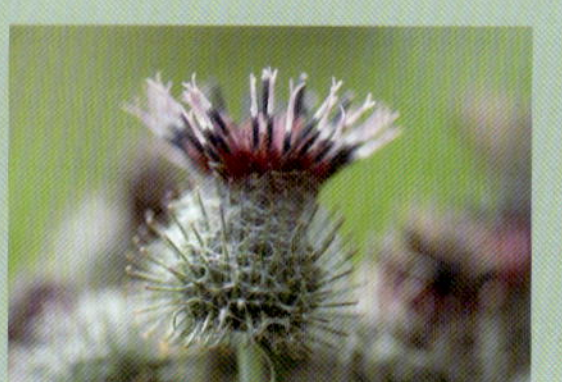 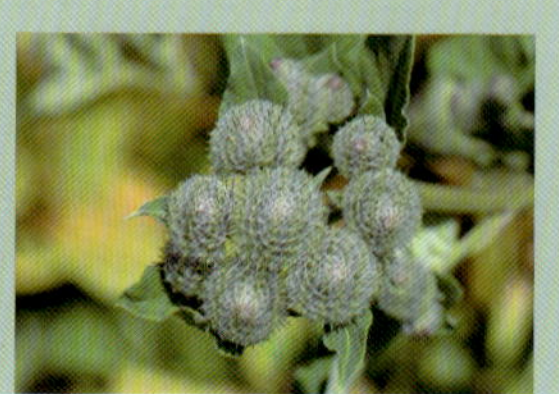

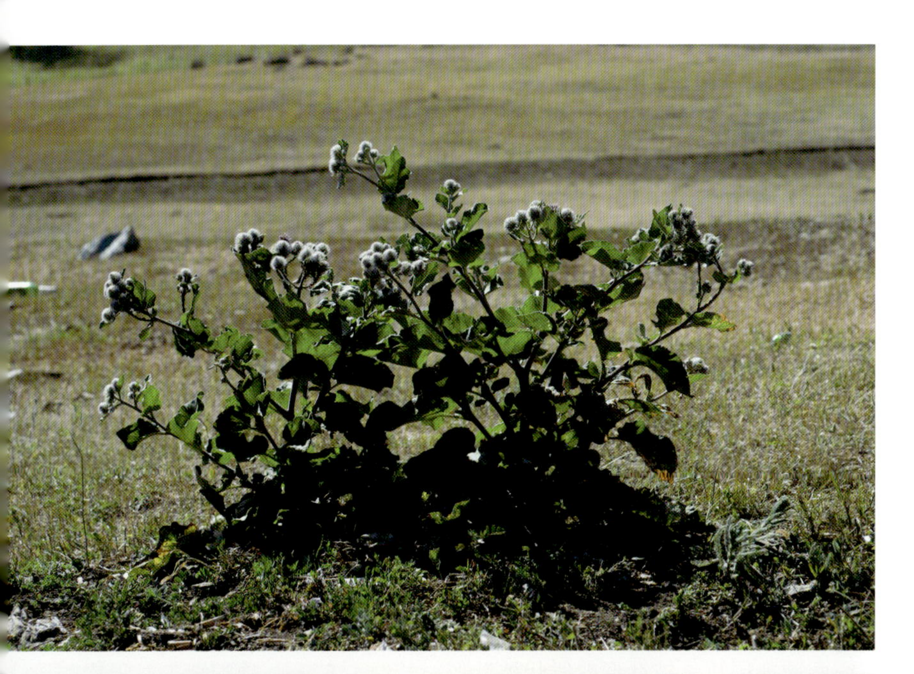

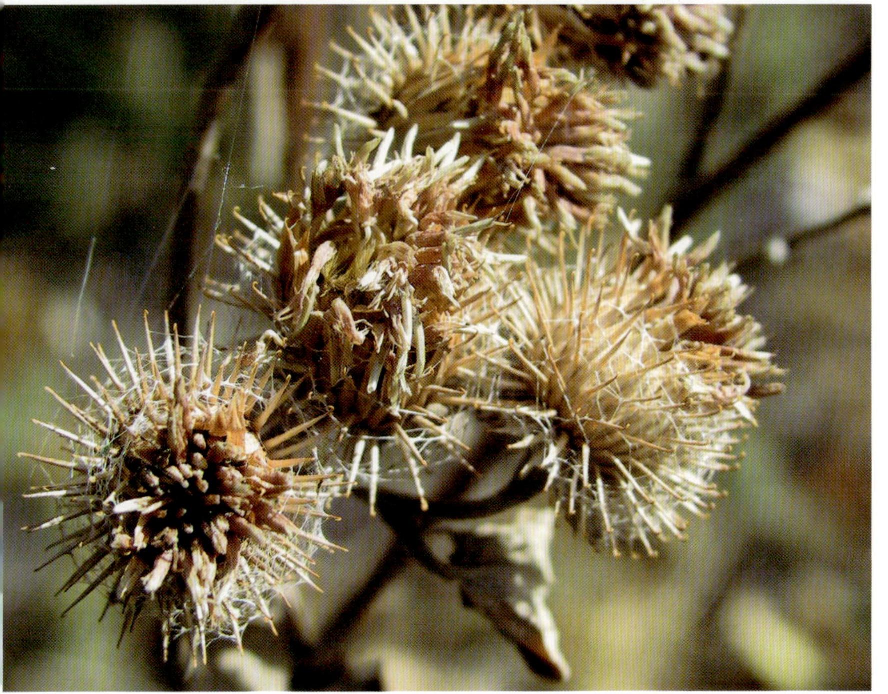

龙蒿

Artemisia dracunculus L.

【基　　原】来源于菊科蒿属龙蒿 **Artemisia dracunculus** L. 的干燥全草入药。

【形态特征】半灌木状草本。根粗大或略细，木质，垂直；根状茎粗，木质，直立或斜上长，直径0.5～2 cm，常有短的地下茎。茎通常多数，成丛，高40～150 cm，褐色或绿色，有纵棱，下部木质，稍弯曲，分枝多，开展，斜向上；茎、枝初时微有短柔毛，后渐脱落。叶无柄，初时两面微有短柔毛，后两面无毛或近无毛，下部叶花期凋谢；中部叶线状披针形或线形，长3～7 cm，宽2～3 mm，顶端渐尖，基部渐狭，全缘；上部叶与苞片叶略短小，线形或线状披针形，长0.5～3 cm，宽1～2 mm。头状花序多数，近球形、卵球形或近半球形，直径2～2.5 mm，具短梗或近无梗，斜展或略下垂，基部有线形小苞叶，在茎的分枝上排成复总状花序，并在茎上组成开展或略狭窄的圆锥花序；总苞片3层，外层总苞片略狭小，卵形，背面绿色，无毛，中、内层总苞片卵圆形或长卵形，边缘宽膜质，或全为膜质，花序托小，凸起；雌花6～10朵，花冠狭管状或稍呈狭圆锥状，檐部具2(3)裂齿，花柱伸出花冠外，顶端2叉，叉端尖；两性花8～14朵，不孕育，花冠管状，花药线形，顶端附属物尖，长三角形，基部圆钝，花柱短，上端棒状，2裂，不叉开，退化子房小。瘦果倒卵形或椭圆状倒卵形。花、果期7～10月。

【生　　境】多生于干山坡、草原、半荒漠草原、森林草原、林缘、田边、路旁、干河谷、河岸阶地、亚高山草甸等地区，也见于盐碱滩附近，常成丛生长。

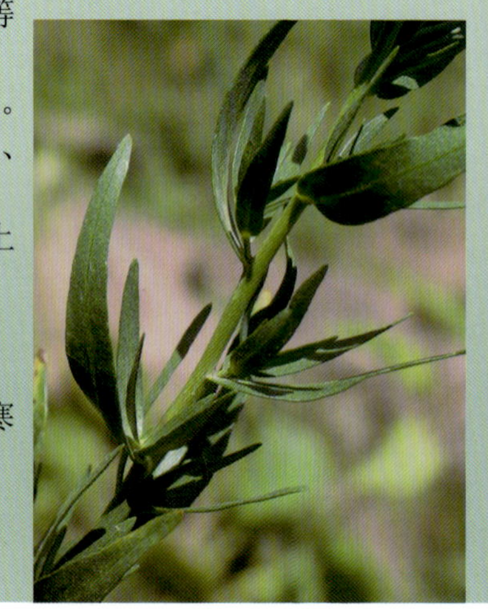

【分　　布】我国东北、华北、西北。蒙古、阿富汗、印度、巴基斯坦、俄罗斯、中亚、欧洲、北美洲也有分布。

【采集加工】夏季初花期，割取地上部分，阴干或晒干。

【性味功能】祛风散寒，宣肺止咳，芳香开窍。

【主治用法】用于受寒感冒，肠胃寒痛，风湿性关节炎及食欲不振。

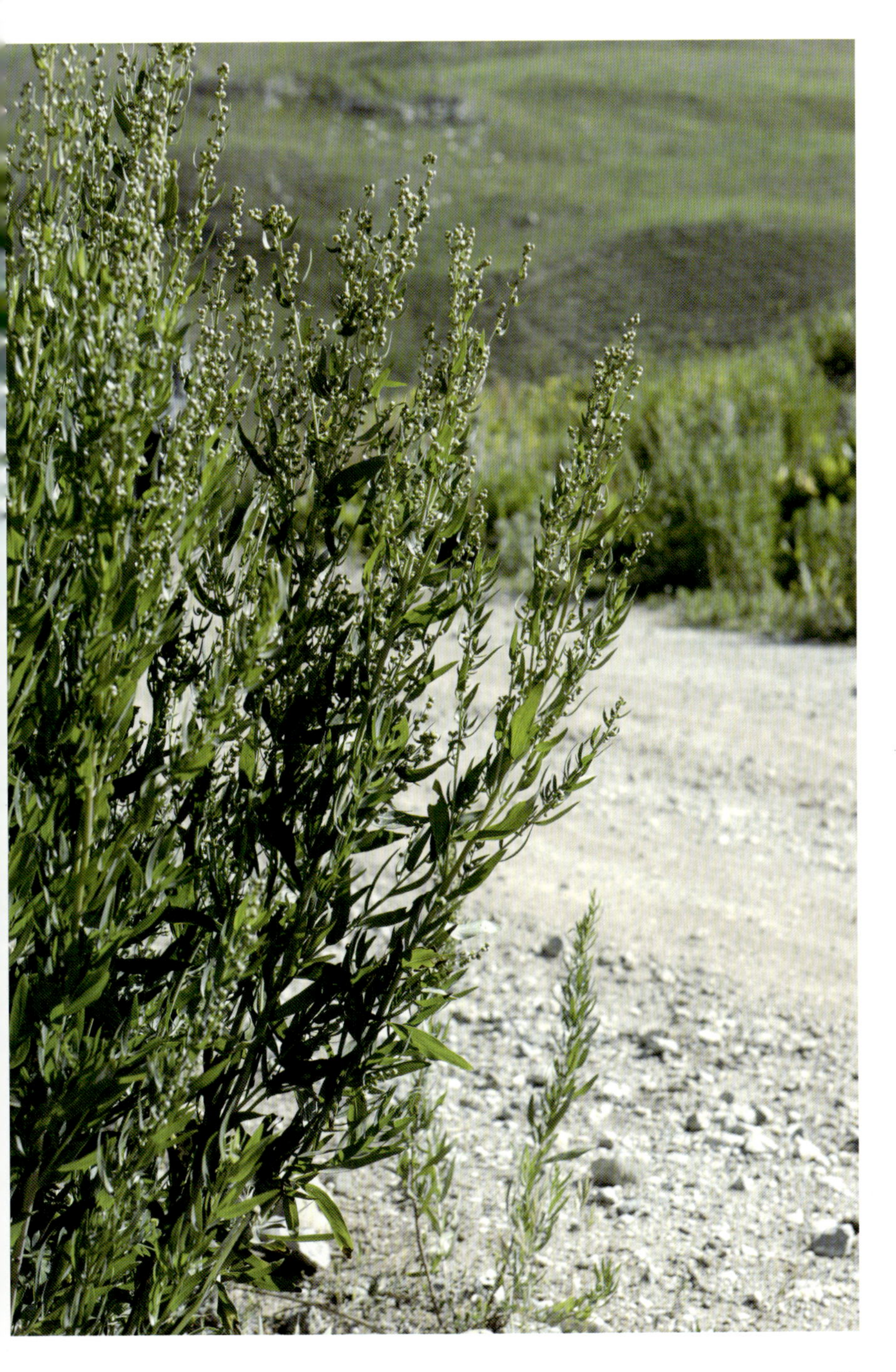

新疆天门冬

Asparagus neglectus Kar. et Kir.

【基　　原】来源于百合科天门冬属新疆天门冬 **Asparagus neglectus** Kar. et Kir. 的干燥块根入药。

【形态特征】多年生直立草本或攀援植物。地下根较粗。茎高 50 ～ 80 cm，近平滑或略具条纹，中部常有纵向剥离的白色薄膜，除基部外每个节上都有多束叶状枝，分枝较密集。幼枝略具条纹。叶状枝每 7 ～ 25 枚成簇，一般稍弧曲，长 5 ～ 17 mm，粗 0. 2 ～ 0. 3 mm，茎上枝多成束聚生，长于 1 cm，且达几十枚。茎上的鳞片状叶基部有长 2 ～ 3 mm 的刺状距，分枝上的距短或不甚明显。花 1 ～ 2 朵腋生；花梗长约 1 ～ 1. 5 cm，关节位于上部；雄花，钟状；花被片长圆形，长 5 ～ 7 mm；雄蕊 6 枚，着生在花被片基部，花药长卵形；雌花：花被片较雄花为小，长 2. 5 ～ 3 mm。果为浆果，球形。种子多数。花期 6 月；果期 7 ～ 8 月。

【生　　境】生于平原沙漠地及灌丛中。

【分　　布】新疆。中亚也有。

【采集加工】立秋后采挖，洗净泥土，除去须根，水煮至皮裂，剥去外皮，切段，晒干。

【性味功能】味甘、苦，性寒。养阴润燥，清肺生津。

【主治用法】用于肺燥干咳，顿咳痰黏，腰膝酸痛，内热消渴，咽干口渴。

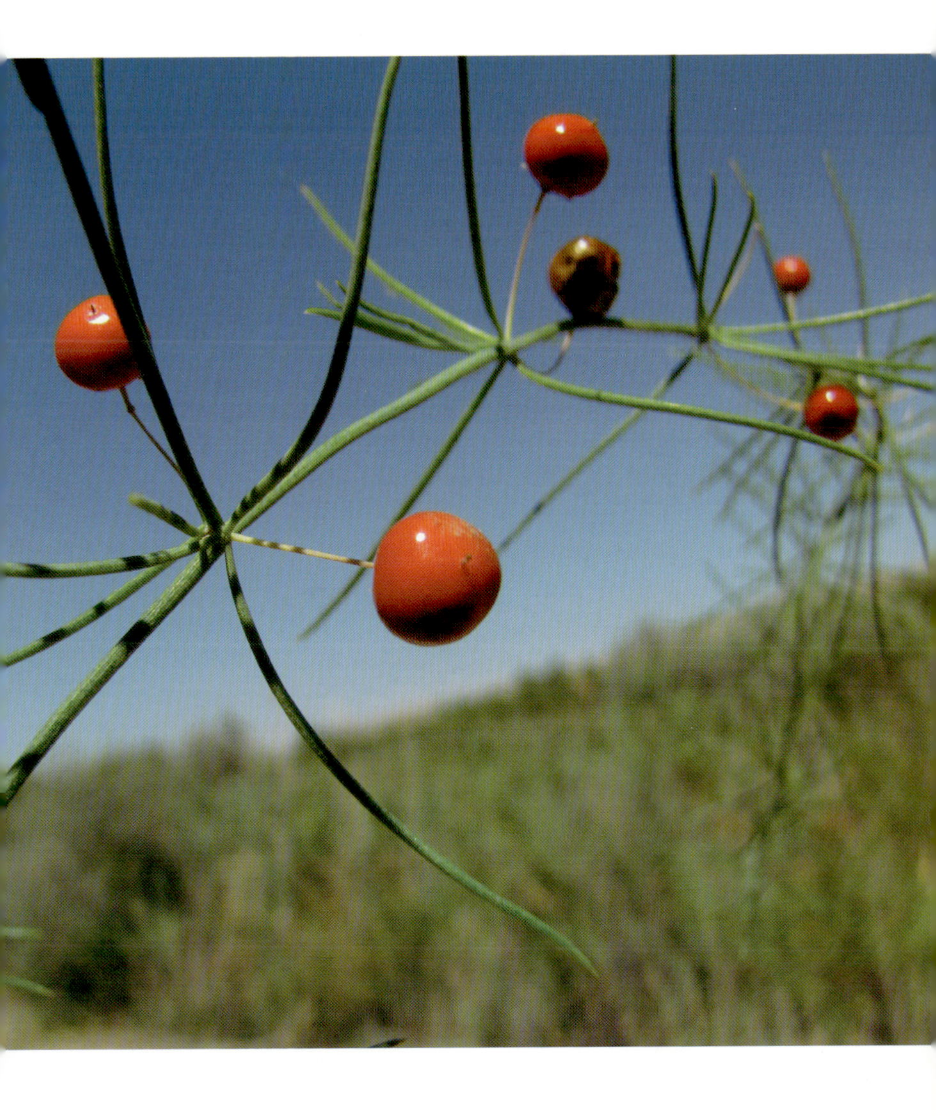

糙　草

Asperugo procumbens L.

【基　　原】来源于紫草科糙草属糙草 **Asperugo procumbens** L. 的干燥全草入药。

【形态特征】一年生蔓生草本。茎细弱，攀缘，高可达 90 cm，中空，有 5 ～ 6 条纵棱，沿棱有短倒钩刺，通常有分枝。下部茎生叶具叶柄，叶片匙形，或狭长圆形，长 5 ～ 8 cm，宽 8 ～ 15 mm，全缘或有明显的小齿，两面疏生短糙毛；中部以上茎生叶无柄，渐小并近于对生。花通常单生叶腋，具短花梗；花萼长约 1. 6 mm，5 裂至中部稍下，有短糙毛，裂片线状披针形，稍不等大，裂片之间各具 2 个小齿，花后增大，左右压扁，略呈蚌壳状，边缘具不整齐锯齿，直径达 8 mm；花冠蓝色，长约 2. 5 mm，筒部比檐部稍长，檐部裂片宽卵形至卵形，稍不等大，喉部附属物疣状；雄蕊 5，内藏，花药长约 0. 6 mm；花柱长约 0. 8 mm，内藏。小坚果狭卵形，灰褐色，长约 3 mm，表面有疣点，着生面圆形。花期 4 ～ 5 月；果期 5 ～ 6 月。

【生　　境】生于山地草原、草甸、林缘、河谷及平原绿洲，为广布种。

【分　　布】陕西、甘肃、青海、新疆、西藏、四川、河北。亚洲西部、中亚、欧洲、非洲也有分布。

【采集加工】夏季采挖，去净泥土，晒干。

【性味功能】味辛，性寒。清热解毒。

【主治用法】用于感冒发热，咳嗽胸痛。

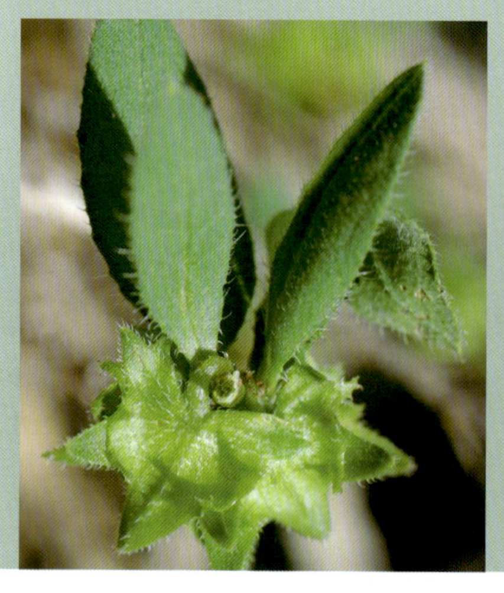

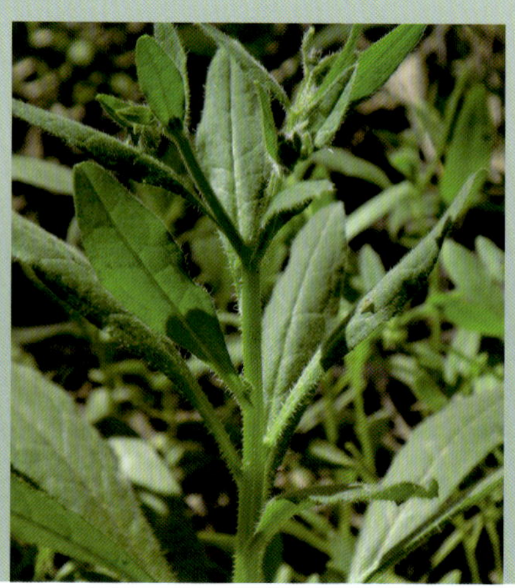

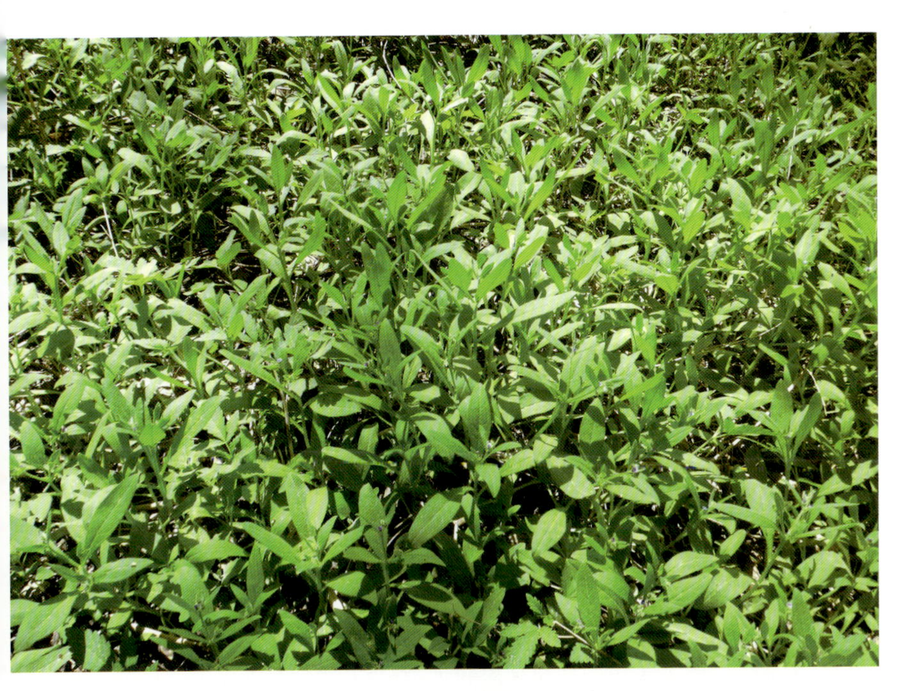

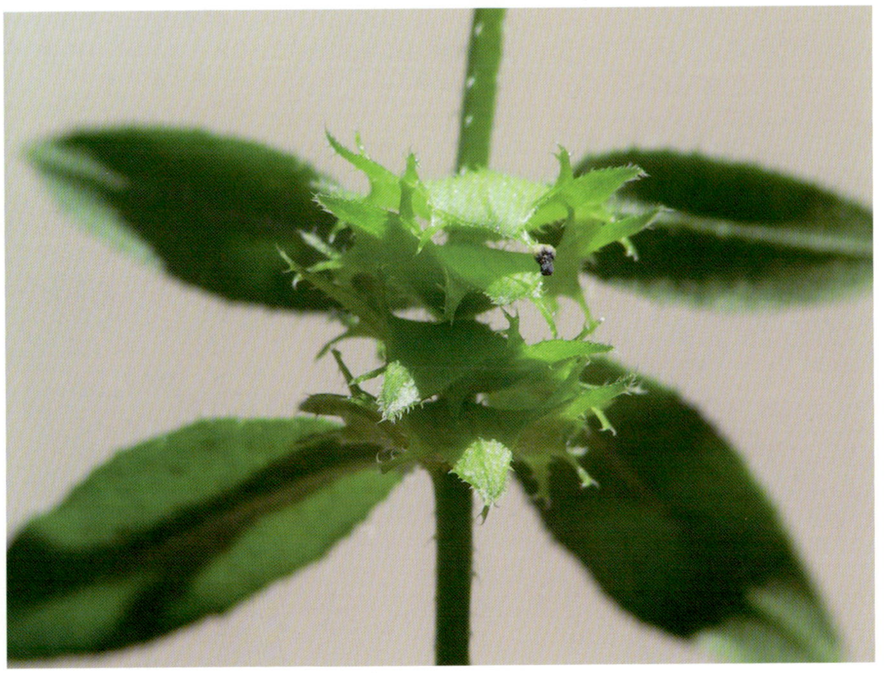

小檗

Berberis amurensis Rupr.

【基　　原】来源于小檗科小檗属小檗 **Berberis amurensis** Rupr. 的干燥根、根皮、茎、茎皮入药。

【形态特征】落叶灌木，高约3 m。枝灰黄色，具条棱，刺粗大，通常3叉，长8～20 mm。叶倒卵状椭圆形或卵形，长3～8 cm，边缘密生刺状细锯齿，顶端急尖或钝，基部渐窄成柄，具网状脉，叶柄长5～10 mm。总状花序，长3～7 cm，展开或下垂；花柄长5～10 mm；花黄色，萼片倒卵形，内轮的长3～4 mm；花瓣长2～3. 5 mm，顶端微凹。浆果椭圆形，长约1 cm，直径约6 mm，鲜红色，常被白粉，含2种子。花期5～6月。

【生　　境】栽培。

【分　　布】我国东北、华北地区以及山东、陕西、甘肃、新疆。朝鲜、日本，西伯利亚也有分布。

【采集加工】春秋季采挖，除去枝叶、须根及泥土，将皮剥下，分别切片，晒干备用。

【性味功能】味苦，性寒。清热燥湿，泻火解毒。

【主治用法】用于细菌性痢疾，肠胃炎，副伤寒，消化不良，黄疸，肝硬化腹水，泌尿系统感染，急性肾炎，扁桃体炎，口腔炎，外用治中耳炎，目赤肿痛，外伤感染。

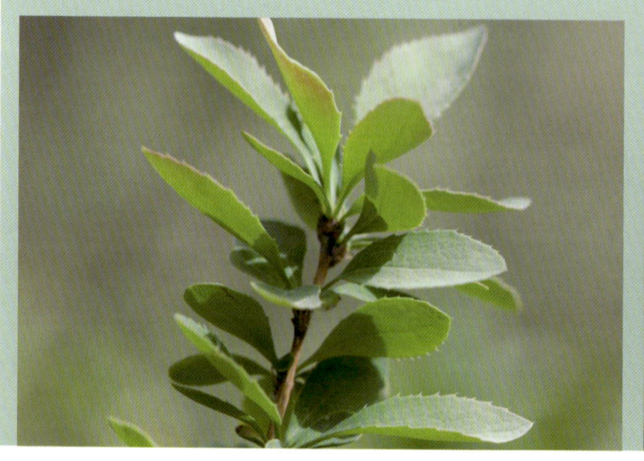

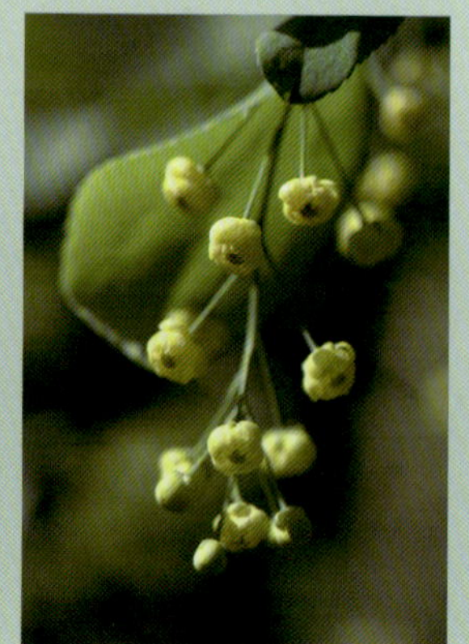

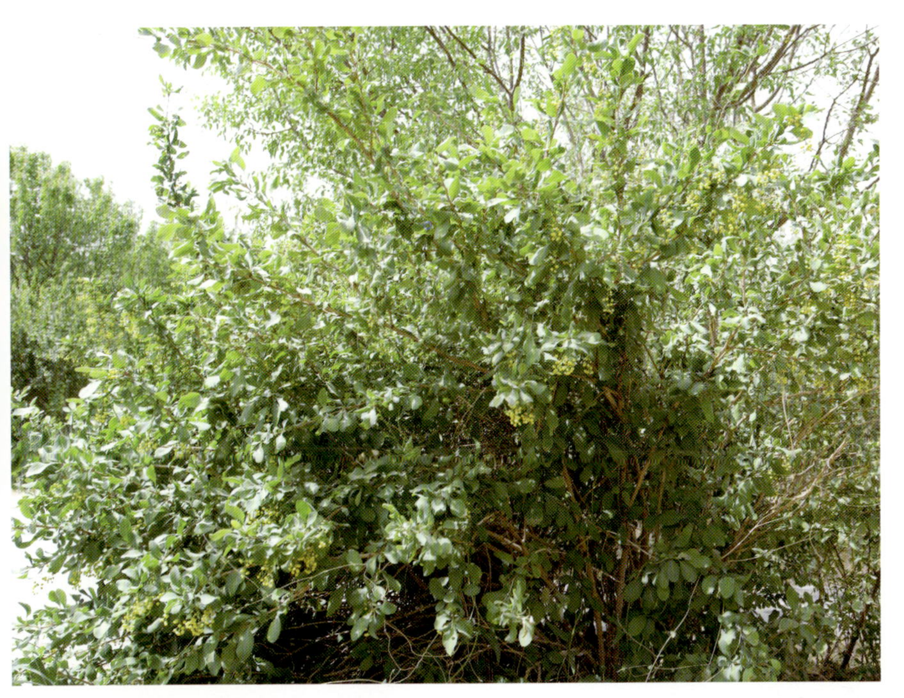

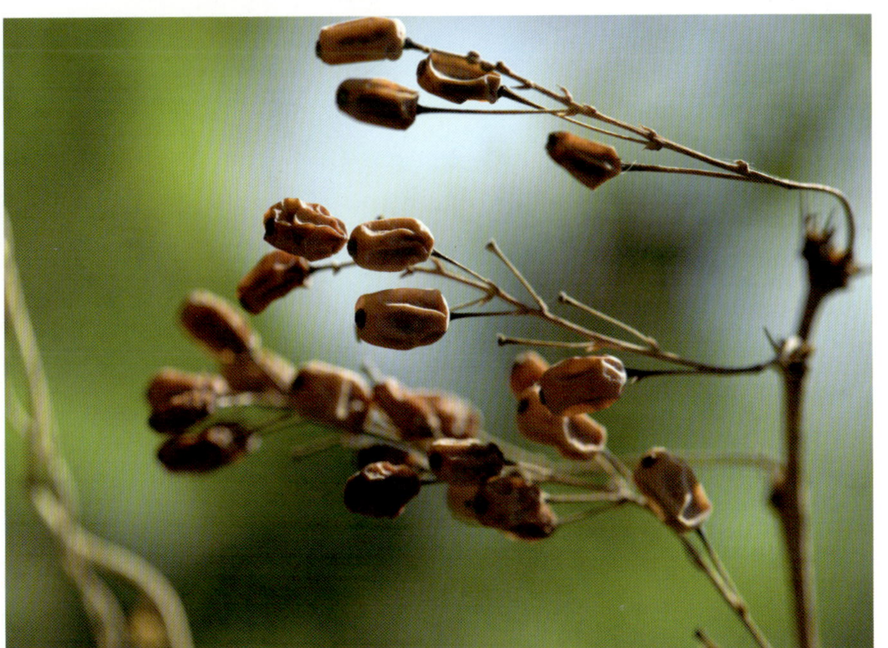

黑果小檗

Berberis hetropoda Schrenk.

【基　　原】来源于小檗科小檗属黑果小檗 **Berberis hetropoda** Schrenk. 的干燥根、根皮、茎、茎皮入药。

【形态特征】灌木，高 1 ～ 2 m。幼枝红褐色，有条棱，老枝灰色，刺单 1 或 2 分叉，长 1 ～ 3 cm，米黄色。叶革质，绿色，倒卵形，长 (1) 2 ～ 1. 5 cm，宽 2 ～ 3　cm，无毛，顶端圆，基部渐窄成柄，全缘或具不明显的刺状齿牙。总状花序，长 1 ～ 4 cm，花稀疏，具 3 ～ 9 花。花梗长 4 ～ 5 mm；苞片 2，披针形，微小；薄片 6 ～ 8 枚，花瓣状，宽卵形到倒卵形，长 4 ～ 7 mm，宽 3 ～ 4. 5 mm；花瓣 6，宽倒卵形或宽椭圆形，长 5. 5 ～ 6 mm，宽 5 ～ 5. 5 mm，基部有蜜腺 2；雄蕊 6，短于花瓣；雌蕊筒状，柱头盘状。浆果球形或广椭圆形，直径可达 1. 2 cm，紫黑色，被白粉。种子长卵形，长 5 ～ 5. 5 mm，表面有皱纹。花期 5 月；果期 7 ～ 8 月。

【生　　境】生于海拔 1700 ～ 2900 m 山前灌丛及中山带的河岸两边。

【分　　布】新疆。蒙古、哈萨克斯坦也有分布。

【采集加工】春秋采挖，除去枝叶、须根及泥土，将皮剥下，分别切片，晒干备用。

【性味功能】味苦，性寒。清热燥湿，泻火解毒。

【主治用法】治细菌性痢疾、胃肠炎、副伤寒、消化不良、黄疸、肝硬化腹水、泌尿系感染、急性肾炎、扁桃体炎、口腔炎、支气管炎；外用治中耳炎、目赤肿痛、外伤感染。用量 10 ～ 15 g，外用适量，研粉调敷。

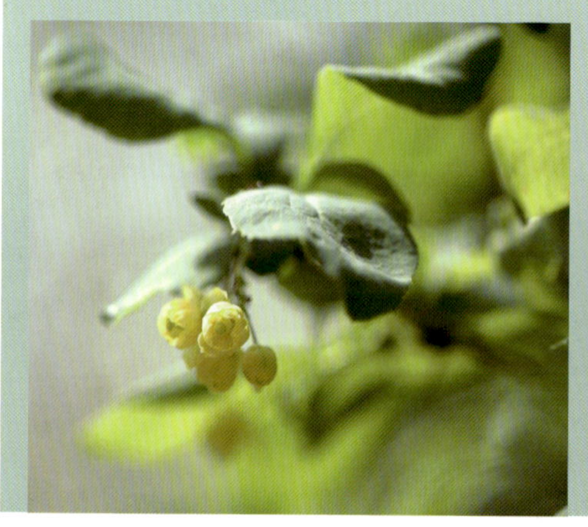

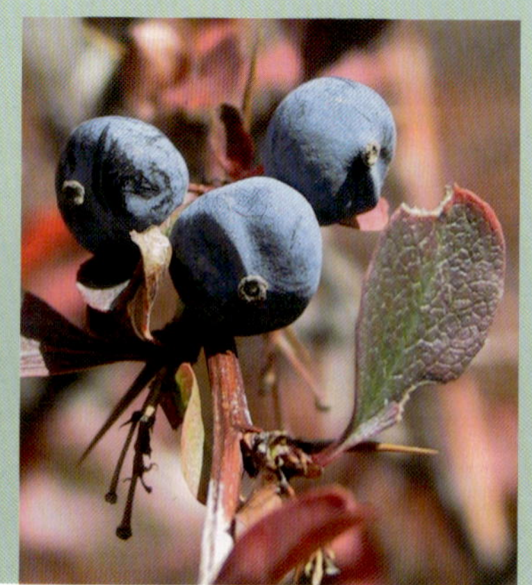

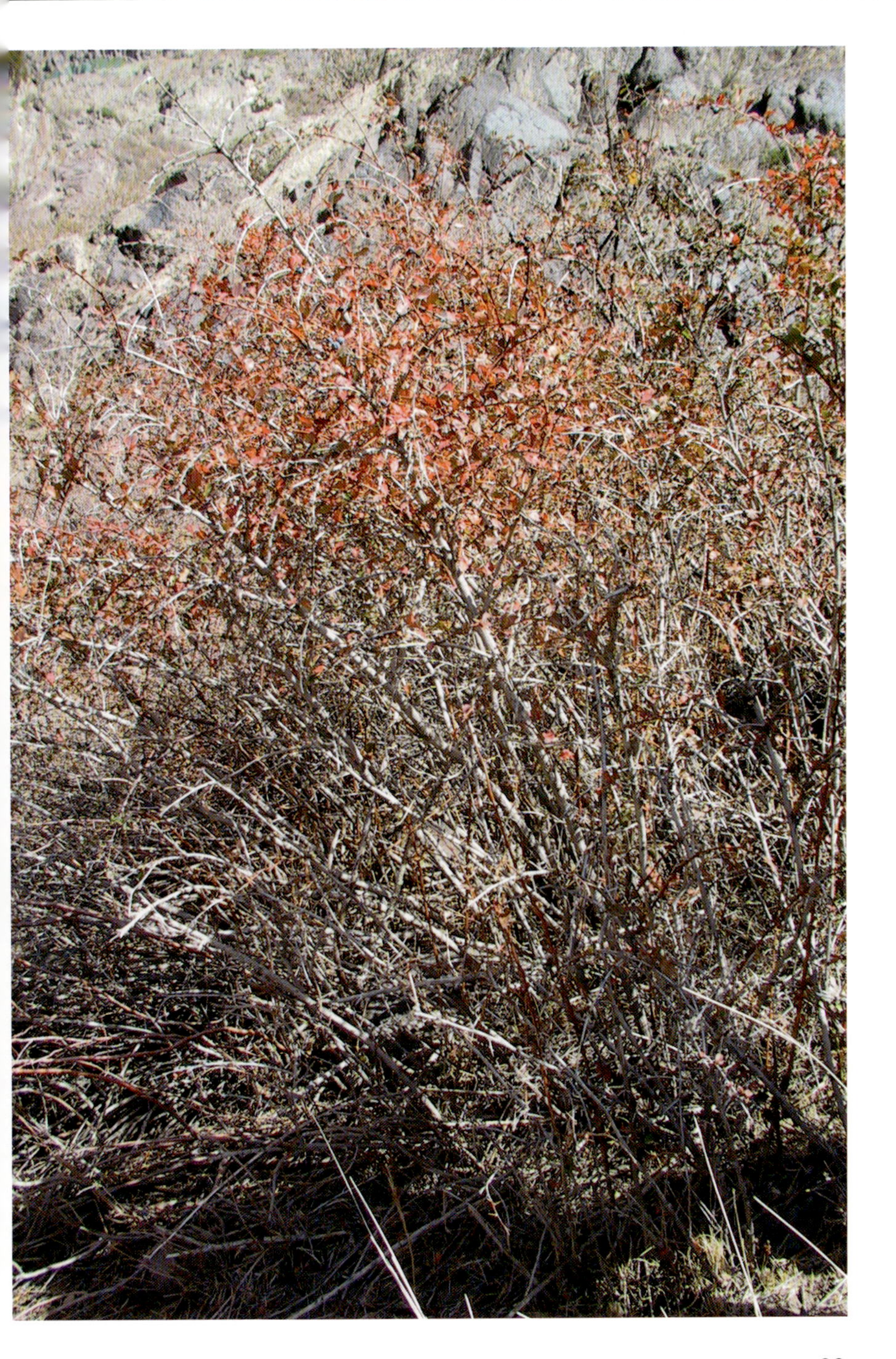

厚叶岩白菜

Bergenia crassifolia (L.) Fritsch.

【基　　原】来源于虎耳草科岩白菜属厚叶岩白菜 **Bergenia crassifolia** (L.) Fritsch. 的全草入药。

【形态特征】多年生草本，高 15 ～ 30 cm。根状茎粗壮，具枯残托叶鞘。茎短粗，无分枝。叶基生；革质，厚，圆形、椭圆形、倒卵形，长 5 ～ 12. 5 cm，宽 3. 0 ～ 9. 5 cm，顶端钝圆，边缘呈波状齿，基部常楔形，稀浅心形，两面具腺状小窝点，无毛；叶柄长 3 ～ 9 cm。花葶仅上部具无柄或短柄腺毛。聚伞花序圆锥状，长 3. 5 ～ 13 cm；花梗长 2 ～ 5 mm；花托杯状，外被疏生近无柄腺毛；萼片 5，革质，倒卵形至三角状阔倒卵形，顶端钝或微凹，背面疏生近无柄腺毛；花瓣 5，紫红色，椭圆形至阔卵形，顶端微凹，基部具短爪；雄蕊 10；心皮 2，子房卵球形，花柱 2。蒴果，2 瓣裂。种子黑色，具棱。果期 6 ～ 9 月。

【生　　境】生于海拔 1000 ～ 2600 m 高山带岩石缝隙、西伯利亚落叶松林下、河谷针叶与阔叶混交林的林缘。

【分　　布】新疆阿尔泰山。蒙古、朝鲜，西伯利亚也广泛分布。

【采集加工】夏季采收，晒干备用。

【性味功能】味甘、微涩，性凉。清热解毒，调肝健脾，化痰止咳，止血调经。

【主治用法】治肝脾虚弱、劳伤吐血、内伤咳血、肺病咳喘、妇女白带及男子淋浊；外敷治无名肿毒、黄水疮。内服：6 ～ 12 g。外用适量，鲜品捣敷；或研末调敷。

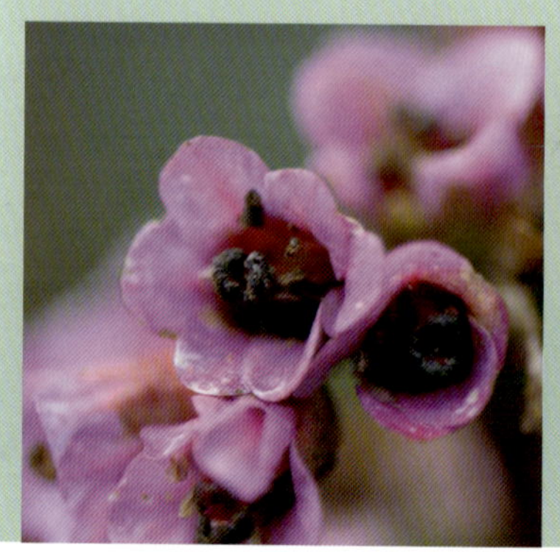

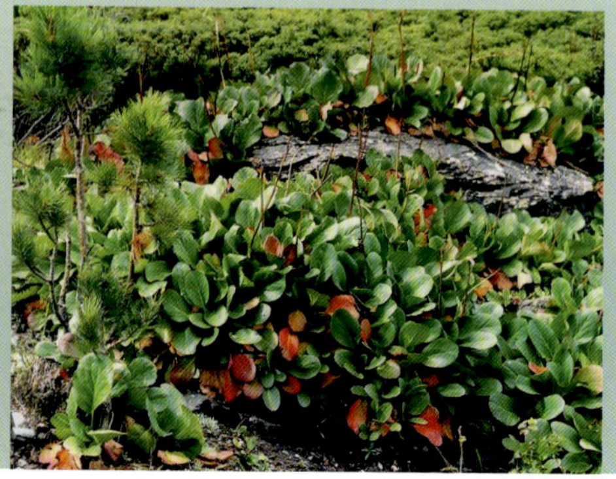

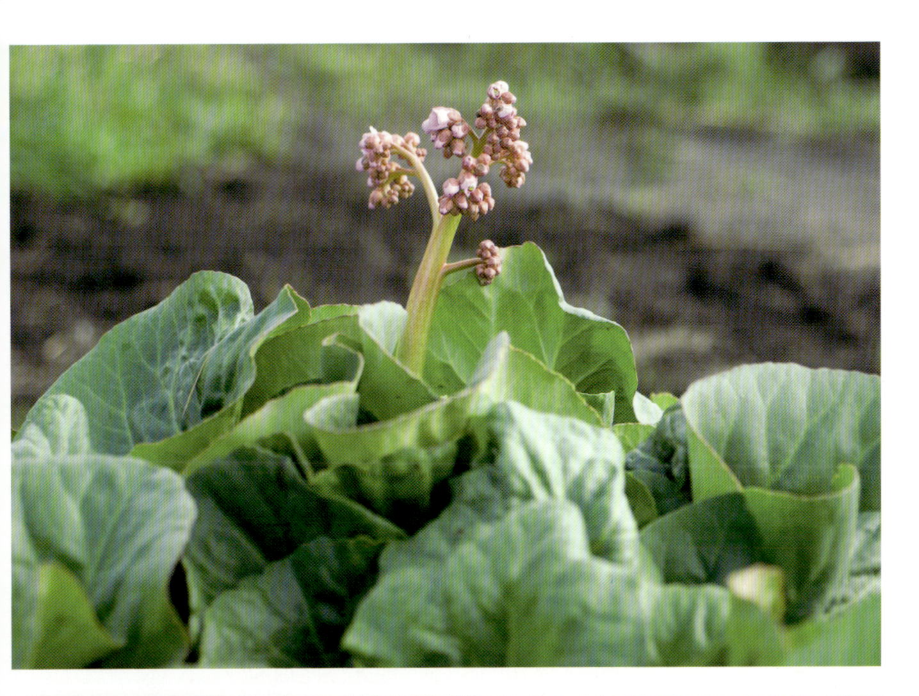

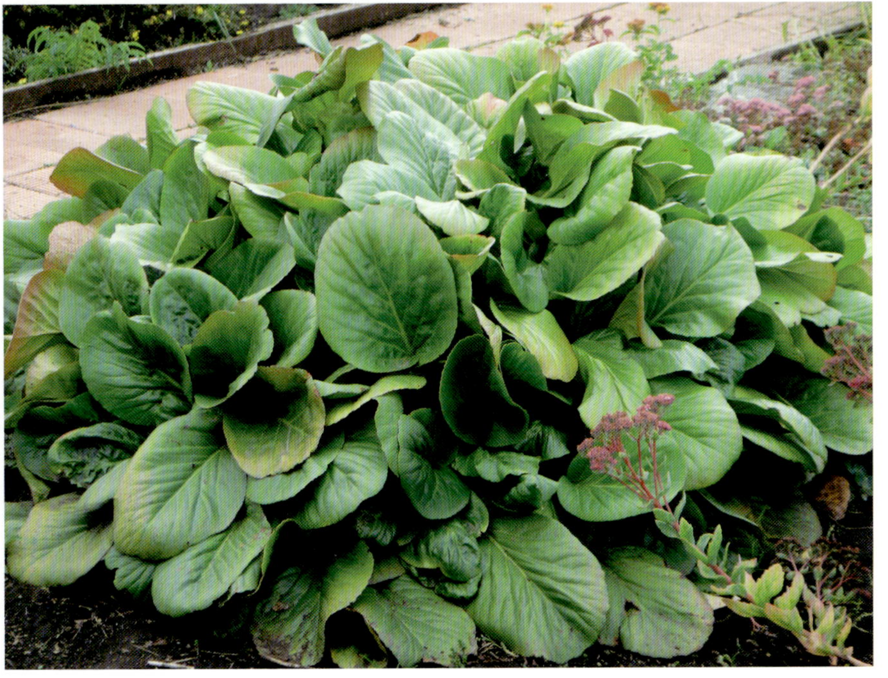

金黄柴胡

Bupleurum aureum Fisch.ex Hoffm.

【别　　名】穿叶柴胡

【基　　原】来源于伞形科柴胡属金黄柴胡 **Bupleurum aureum** Fisch. ex Hoffm. 的根入药。

【形态特征】多年生草本，高 50 ～ 120 cm。根状茎匍匐，棕色。茎通常单一，稀 2 ～ 3，有细棱槽，淡黄绿色，有时带淡紫红色，不分枝或在上部稍有分枝，无毛，有光泽。叶大，表面绿色，背面有白霜呈粉绿色，光滑无毛；茎下部叶片广卵形或近圆形，有时长倒卵形，长 4 ～ 6. 5 cm，宽 3 ～ 5 cm，顶端圆钝或钝尖，基部渐狭成长柄；茎中部以上叶为茎贯穿，无柄，大头提琴状、长圆状卵形或卵形，长 12 ～ 20 cm，宽 3 ～ 5. 5 cm，顶端钝尖，基部耳形抱茎至圆形。复伞形花序生于茎端或茎枝顶端，直径 3 ～ 10 cm，伞幅 6 ～ 10，不等长，总苞片 3 ～ 5，卵形或近圆形，不等大；小伞形花序有花 15 ～ 20，花梗长 1. 5 ～ 3 mm，小总苞片 5，稀 6 ～ 7，广卵形或椭圆形，长 5 ～ 12 mm，宽 7 ～ 9 mm，等大，质薄，金黄色；花黄色，萼齿不明显，花瓣中脉颜色较深，小舌片大，长方形，花柱基淡黄色，扁盘形，花柱较长，果时外弯。果实长圆形至椭圆形，长 4 ～ 6 mm，宽 2. 5 ～ 3 mm，深褐色，果棱显著凸起；每个棱槽内油管 3，合生面油管 4。花期 7 ～ 8 月；果期 8 ～ 9 月。

【生　　境】生于海拔 1000 ～ 2500 m 山坡林缘、灌丛中。

【分　　布】新疆。欧洲、蒙古、哈萨克斯坦、吉尔吉斯斯坦也有分布。

【采集加工】春、秋挖取根部，去净茎苗、泥土，晒干。

【性味功能】味苦，性凉。和解表里，疏肝，升阳。

【主治用法】治寒热往来，胸满胁痛，口苦耳聋，头痛目眩，疟疾，下痢脱肛，月经不调，子宫下垂。

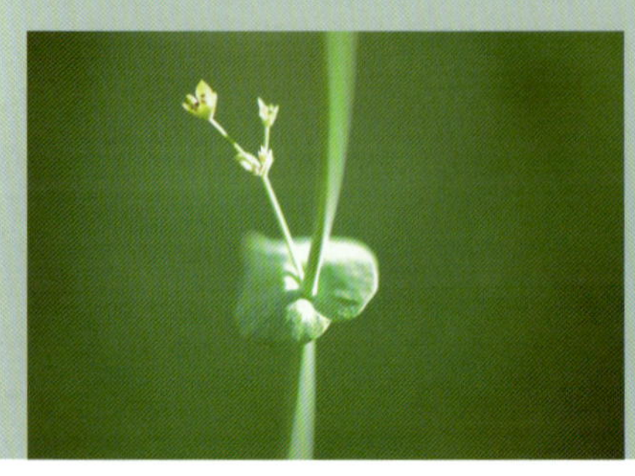

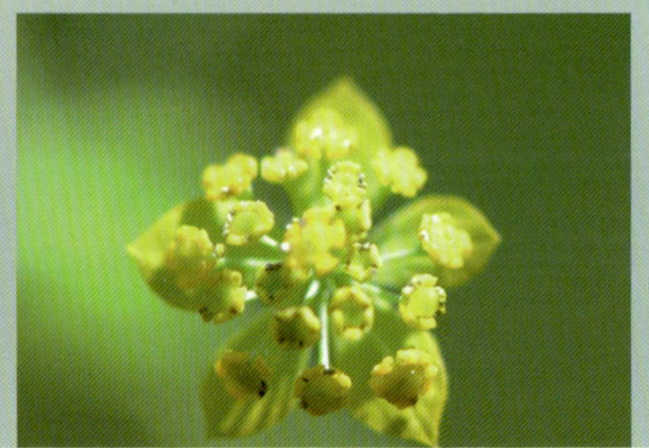

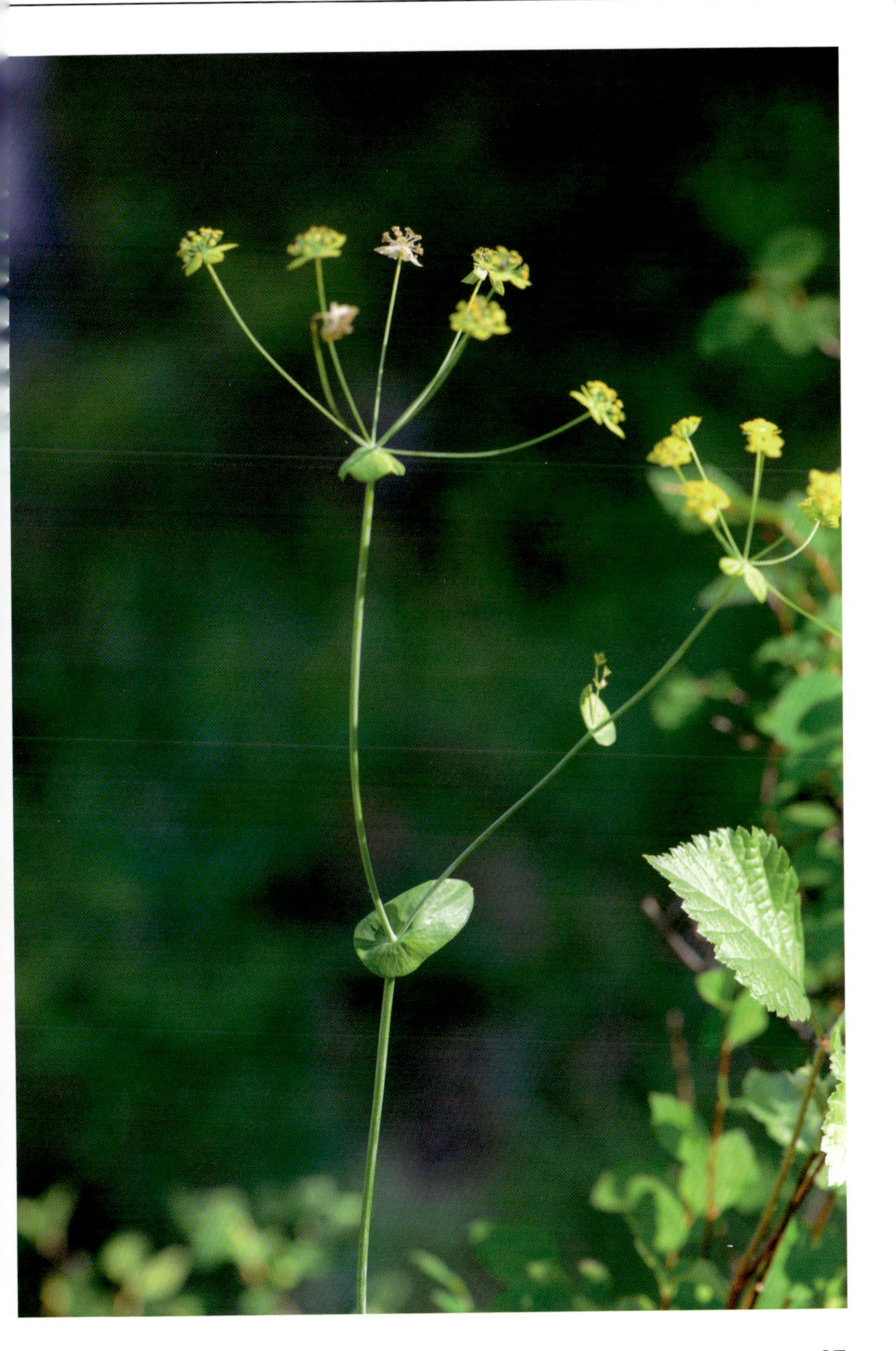

假苇拂子茅

Calamagrostis pseudophragmites (Hall. f.) Koel.

【基　　原】来源于禾本科拂子茅属假苇拂子茅 **Calamagrostis pseudophragmites** (Hall. f.) Koel. 的全草入药。

【形态特征】多年生草本。具根状茎；秆直立，高 40 ～ 120 cm，直径 1. 5 ～ 4 mm。叶鞘短于节间，有时下部者长于节间，平滑无毛；叶舌膜质，长 4 ～ 9 mm，长圆形，顶端钝，易撕裂，外面被皮刺；叶片扁平或内卷，上面及边缘粗糙，下面平滑，长 10 ～ 30 cm，宽 1. 5 ～ 5(7) mm。圆锥花序长圆状披针形，疏松开展，长 10 ～ 25 cm，宽 (2) 3 ～ 5 cm，分枝簇生，直立，稍糙涩；小穗长 5 ～ 7 mm，草黄色或带紫色；颖条状披针形，成熟后张开，顶端长渐尖，不等长，第二颖较第一颖短 1/4 ～ 1/3，具 1 脉或第二颖具 3 脉，主脉粗糙；外稃膜质，长 3 ～ 4 mm，具 3 脉，顶端全缘，稀微齿裂，芒自顶端或稍下伸出，细直，长 1 ～ 3 mm，基盘两侧的柔毛等长或稍短于小穗；内稃长为外稃的 1/3 ～ 2/3；花药长 1 ～ 2 mm。花、果期 6 ～ 8 月。染色体 2 n ＝ 28。

【生　　境】生于平原绿洲及山区。

【分　　布】我国东北、华北、西北以及四川、云南、贵州、湖北等省区。欧亚大陆温带区域也有分布。

【采集加工】夏秋采收。

【性味功能】味酸，性平。催产助生。

【主治用法】用作催产、产后止血。内服：煎汤 6 ～ 9 g。

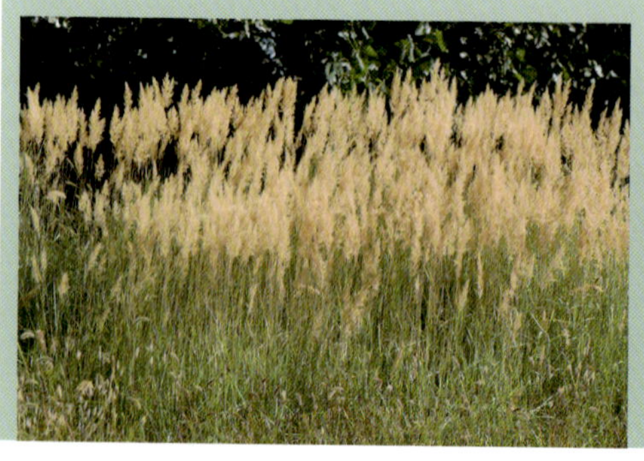

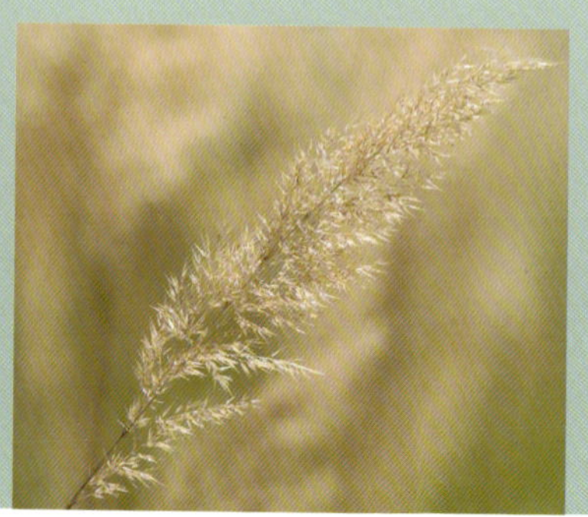

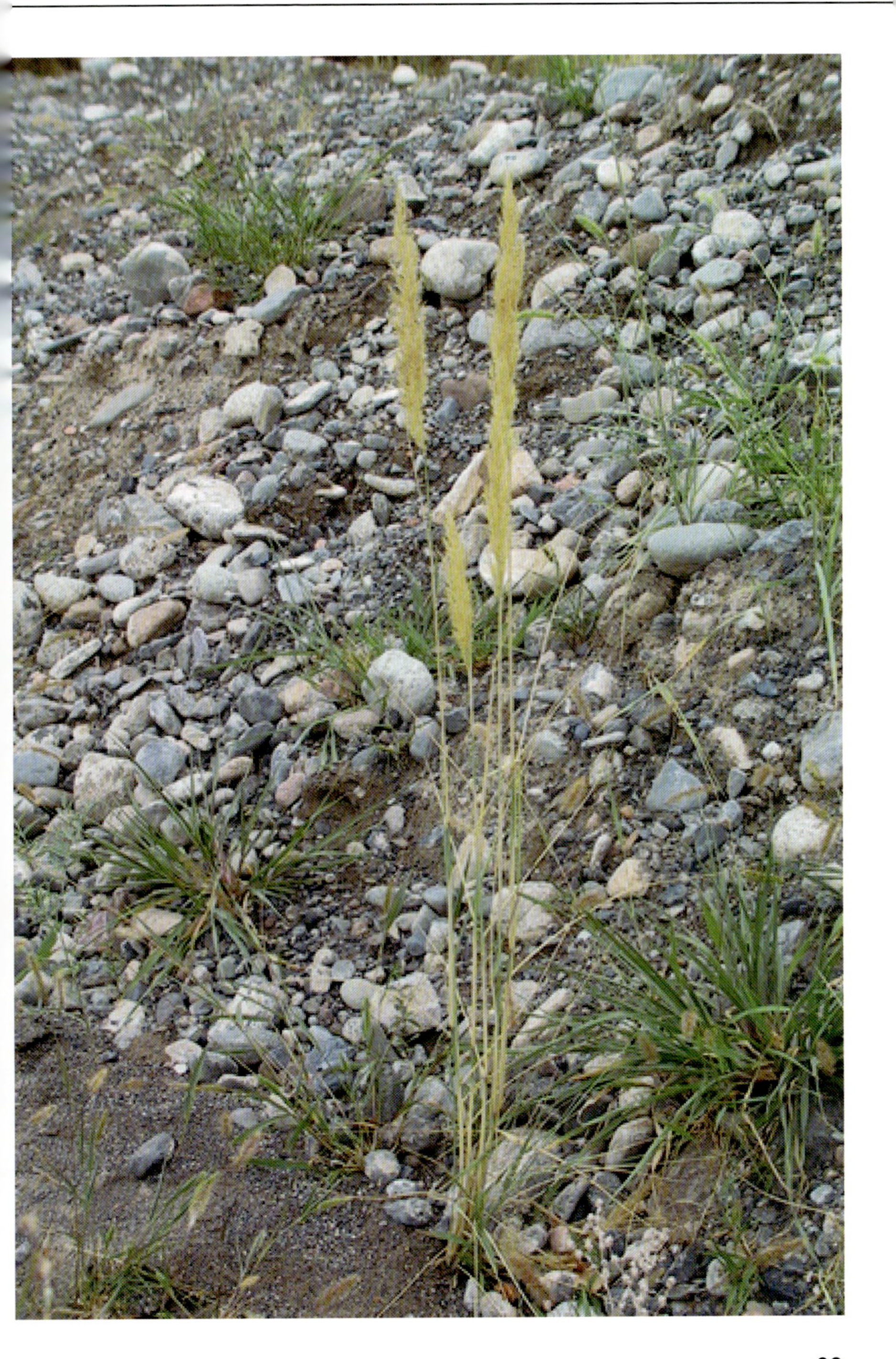

红果沙拐枣

Calligonum rubicundum Bge.

【基　　原】来源于蓼科沙拐枣属红果沙拐枣 **Calligonum rubicundum** Bge. 的干燥带果全草入药。

【形态特征】灌木，高通常 80 ～ 150 cm。木质化老枝暗红色、红褐色或灰褐色；幼枝灰绿色，节间长 1 ～ 4 cm。条形叶长 2 ～ 5 mm。花被片粉红色或红色，果期反折。果实（包括翅）卵圆形、宽卵形或近圆形，长 14 ～ 20 mm，宽 14 ～ 18 mm；幼果淡绿色、淡黄色或鲜红色，熟果淡黄色、黄褐色或暗红色；瘦果扭转，肋较宽；翅近革质，较厚，质硬，有脉纹，边缘有单齿、重齿或全缘。花期 5 ～ 6 月；果期 6 ～ 7 月。

【生　　境】生于流动沙丘、半固定沙丘、沙地及丘间低地。

【分　　布】新疆额尔齐斯河流域。哈萨克斯坦也有分布。

【采集加工】春夏季采挖根部。夏秋季果实成熟时采收全草，洗净，晒干。

【性味功能】味苦，性微寒。清热解毒，利尿，降血压。

【主治用法】用于热淋，尿浊，疥疮，皮肤皲裂。

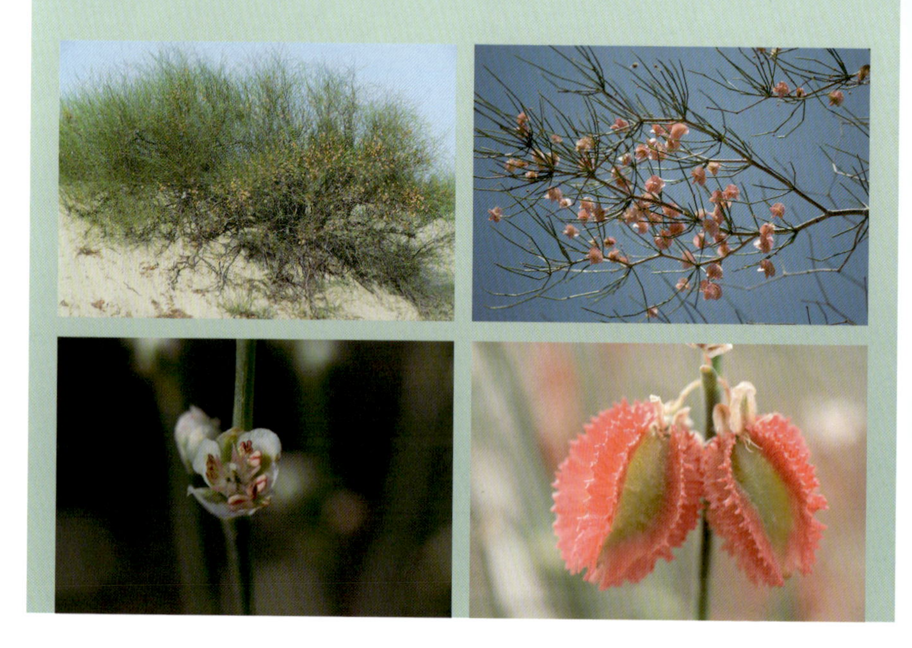

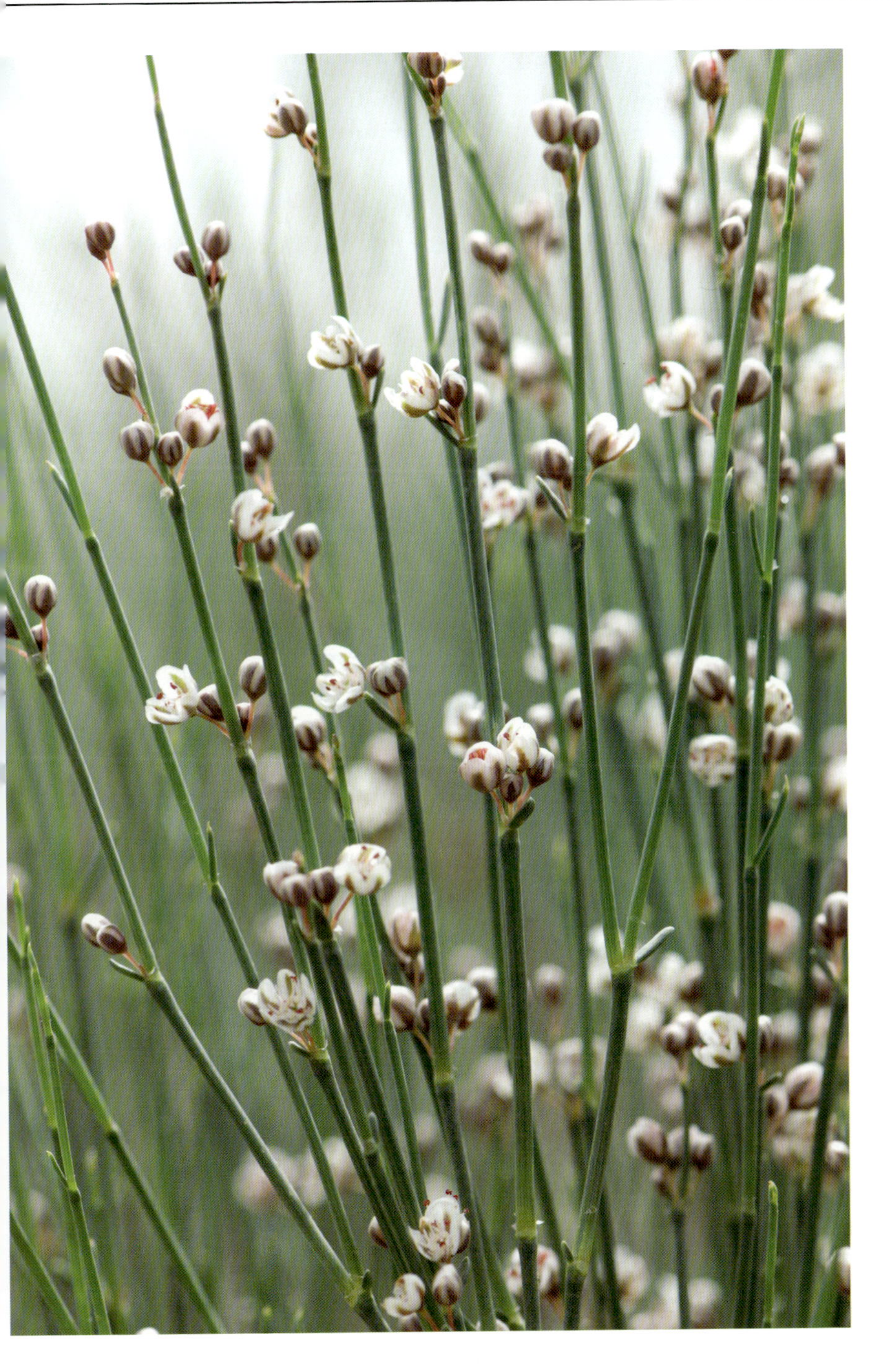

小甘菊

Cancrinia discoidea (Ledeb.) Poljak.

【别　　名】金纽扣

【基　　原】来源于菊科小甘菊属小甘菊 **Cancrinia discoidea** (Ledeb.) Poljak. 的干燥全草入药。

【形态特征】二年生草本，高 5 ～ 25 cm。主根细，自基部多分枝，直立或斜升，无明显主茎，被白色绵毛。基生叶多数，密集，被白色绵毛，灰绿色，叶的轮廓为长圆形或卵形，长 2 ～ 4 cm，宽 0.5 ～ 1.5 cm，二回羽状深裂，裂片 2 ～ 5 对，每个裂片又 2 ～ 5 深裂或浅裂，少全缘，末回裂片卵形至宽线形，顶端钝或渐尖，具长柄，柄基部扩大。头状花序单生，球形，直径 1 ～ 1.5 cm，花序梗长 4 ～ 15 cm，直立；总苞半球形，直径 7 ～ 12 mm，被疏绵毛至几无毛；总苞片 3 ～ 4 层，草质，长 3 ～ 4 mm，覆瓦状排列，外层线状披针形，长 2 ～ 7.5 mm，宽 0.7 ～ 1.2 mm，中内层线状长圆形，长 2.5 ～ 3 mm，宽 1 ～ 2 mm，全部总苞片边缘白色膜质；花序托锥状球形；全部小花两性，筒状，黄色，长 1.8 ～ 2.2 mm，檐部 5 齿裂。瘦果长约 2 mm，无毛，具 5 条纵肋；冠状冠毛长约 1 mm，膜质，5 裂，分裂至中部。花、果期 6 ～ 9 月。

【生　　境】生于山坡、荒地和戈壁。

【分　　布】新疆、甘肃、西藏等地。蒙古及中亚也有分布。

【采集加工】春夏季采收全草，阴干。

【性味功能】味芳香、微苦，性寒。消肿，健脑强筋，凉肝明目，安神催眠。

【主治用法】用于头痛眩晕，目赤肿痛，泪囊炎，口腔炎。

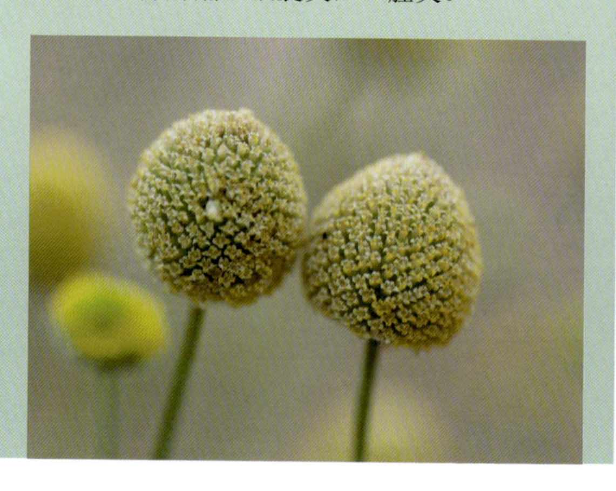

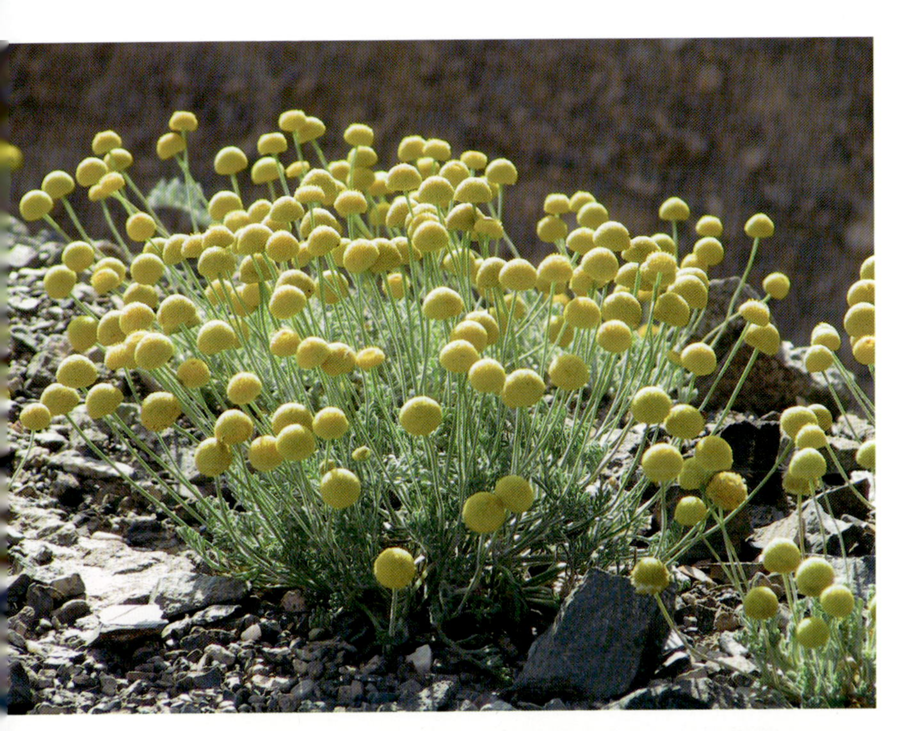

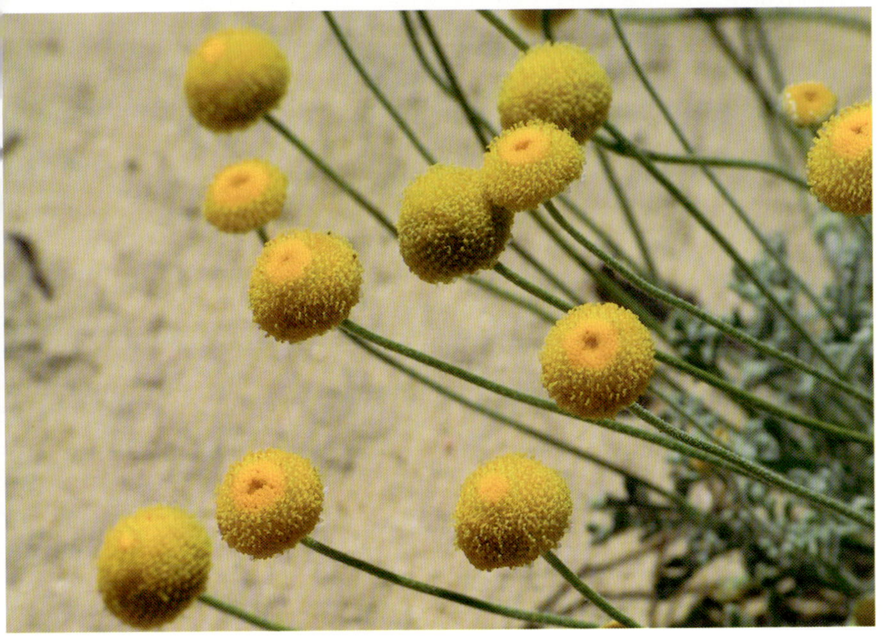

山柑

Capparis spinosa L.

【别　　名】老鼠瓜、棰果藤

【基　　原】来源于山柑科山柑属山柑 **Capparis spinosa** L. 的干燥成熟果实、根皮入药。

【形态特征】藤本或小半灌木，根粗壮。枝条平卧，辐射状展开，长 2 ～ 3 m，无毛或被茸毛。托叶 2，变成刺状，直或弯曲，黄色。单叶互生，肉质，圆形、椭圆形或倒卵形，顶端常具尖刺，无毛，上端幼叶被白色茸毛，叶柄长 4 ～ 8 mm。花大，直径 2 ～ 4 cm，单生于叶腋；萼片 4，排列成 2 轮，外轮二枚龙骨状，其中 1 枚较大；花瓣 4，白色或粉红色，其中 2 枚较大，基部相连，膨大，具白色柔毛；雄蕊多数，长于花瓣；雌蕊子房柄长 3 ～ 5 cm，花盘被基部膨大的花瓣与萼片所包被。蒴果浆果状，椭圆形，长 2 ～ 4 cm，宽 1.5 ～ 3 cm，无毛，果肉血红色。种子肾形，直径约 3 mm，具褐色斑点。花期 5 ～ 6 月；果期 6 ～ 8 月。

【生　　境】生长在荒漠地带的戈壁、沙地、石质山坡及山麓，也见于农田附近。

【分　　布】甘肃、西藏、新疆。哈萨克斯坦、阿富汗、伊朗、土耳其以及欧洲南部也有分布。

【采集加工】夏秋采收，晒干。

【性味功能】味辛、苦，性温。祛风止痛，除湿散寒。

【主治用法】主治风湿痹痛、牙痛、泄泻、痢疾。外用：3 ～ 6 g，捣敷。根皮内服：4 ～ 5 g，对胃有害。

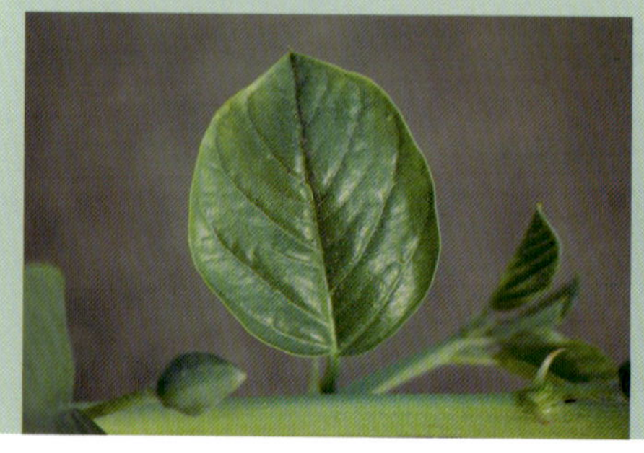

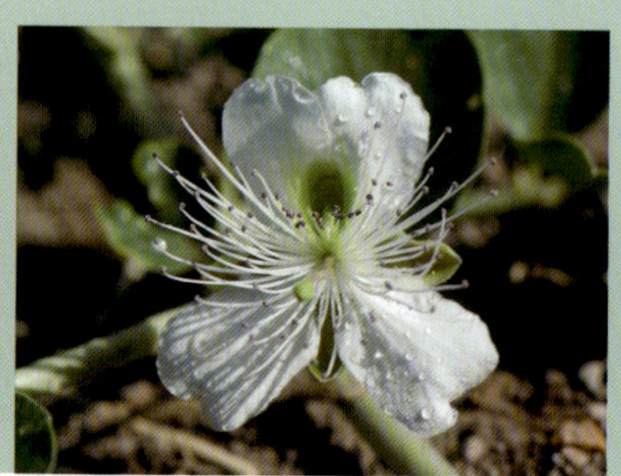

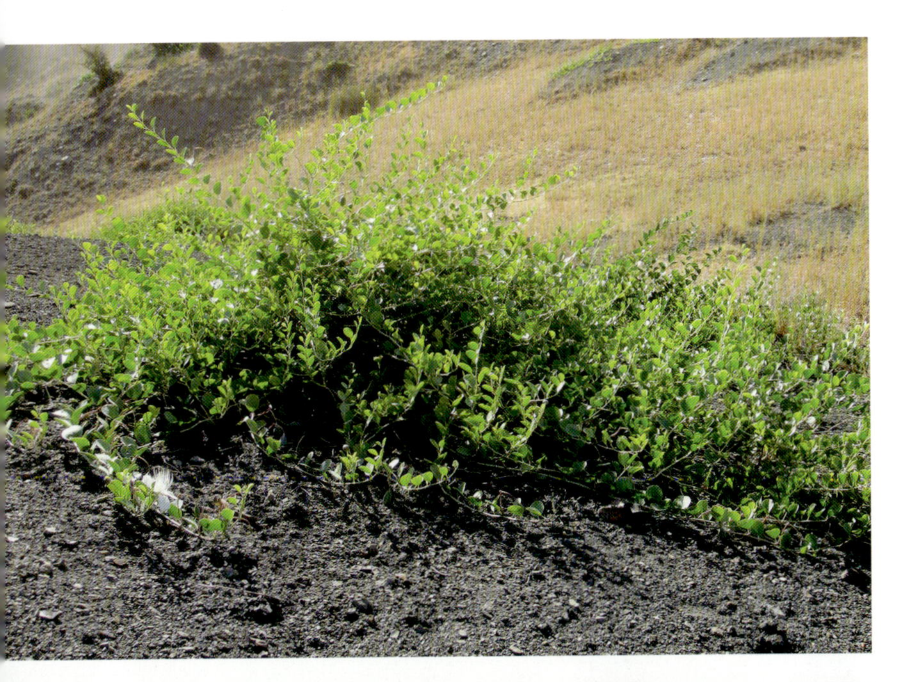

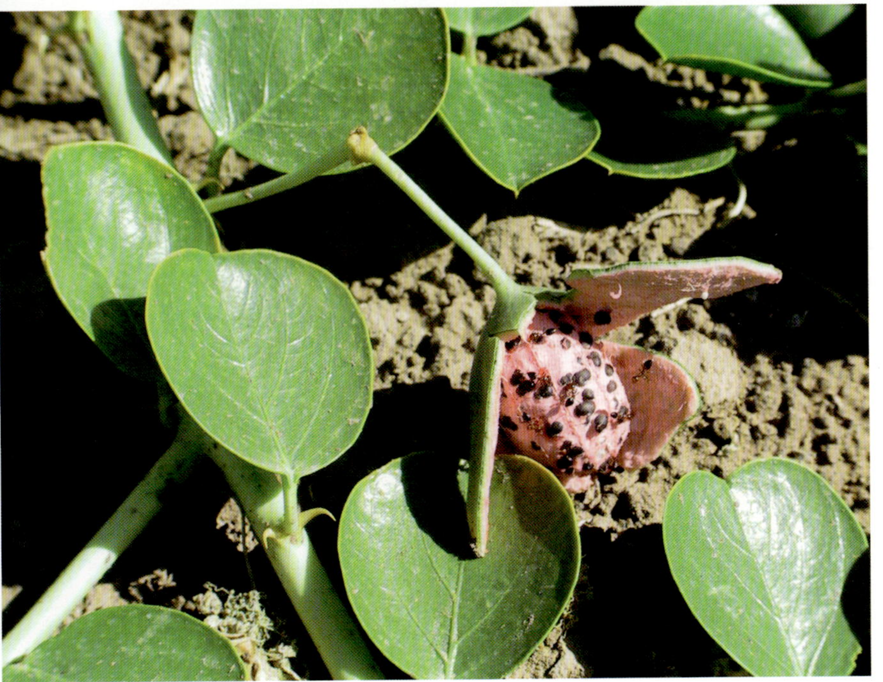

刺叶锦鸡儿

Caragana acanthophylla Kom.

【基　　原】来源于蝶形花科锦鸡儿属刺叶锦鸡儿 **Caragana acanthophylla** Kom. 的花入药。

【形态特征】灌木，高 0.7 ～ 1.5 cm，由基部多分枝。老枝深灰色，一年生枝浅褐色，嫩枝有条棱，被伏贴短柔毛。羽状复叶有 (2) 3 ～ 4 (5) 对小叶；托叶在长枝者硬化成针刺，长 2 ～ 5 mm，宿存，短枝者脱落；叶轴在长枝者硬化成针刺，长 1.5 ～ 4 cm，宿存，粗壮，短枝者纤细，脱落；小叶倒卵形、狭倒卵形或长圆形，长 4 ～ 12 mm，宽 3 ～ 5 mm，顶端钝，有刺尖，基部稍狭，两面近无毛或疏被短伏贴柔毛。花梗单生，长 1 ～ 2.5 cm，中上部具关节，苞片早落；花萼钟状管形，长 6 ～ 10 mm，近无毛；花冠黄色，长 26 ～ 30 mm，旗瓣宽卵形，翼瓣长圆形，瓣柄长约为瓣片的 1/3 ～ 1/2，耳齿状，龙骨瓣的瓣柄长约为瓣片的 3/4，耳短小，子房近无毛。荚果长 2 ～ 3 cm，宽约 4 mm。花期 4 ～ 5 月；果期 7 月。

【生　　境】生于山前冲积扇低洼地、盐碱地、干旱砾石山坡、山坡灌丛、山谷、河岸、山前平原、沙地、荒山、冲击扇荒漠及干坡草地。

【分　　布】新疆。中亚也有分布。

【采集加工】花期采收。

【性味功能】味甘、微苦，性寒。祛风除湿，健脾化积，补益肝肾。

【主治用法】主治风湿痹痛，腰膝酸痛，食积停滞，小儿疳积，肝肾不足之月经不调、白带、虚损等症。内服：煎汤，12 ～ 18 g。

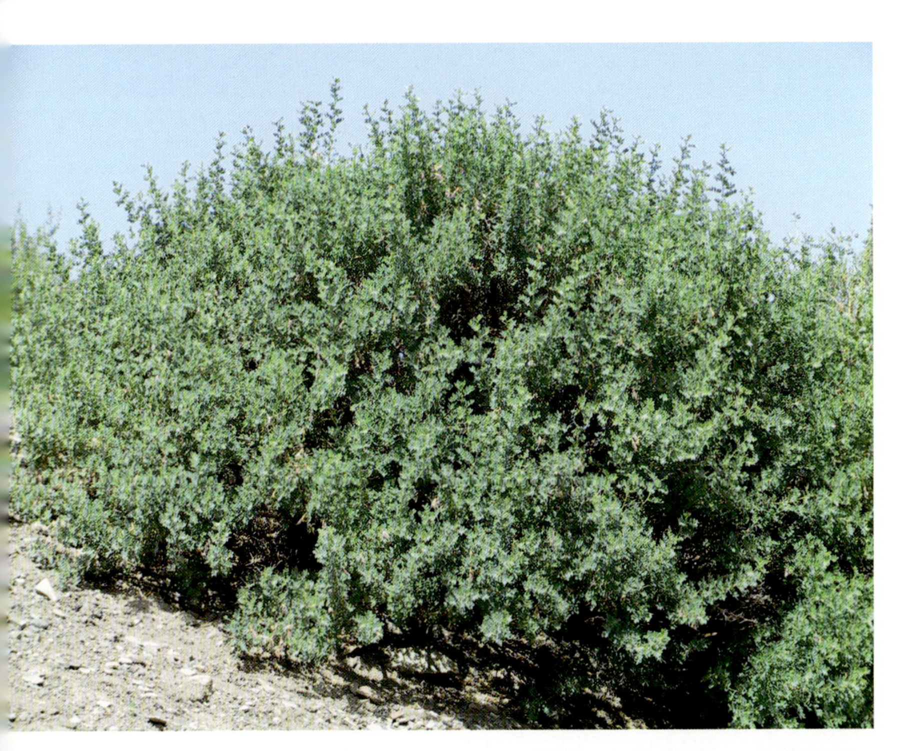

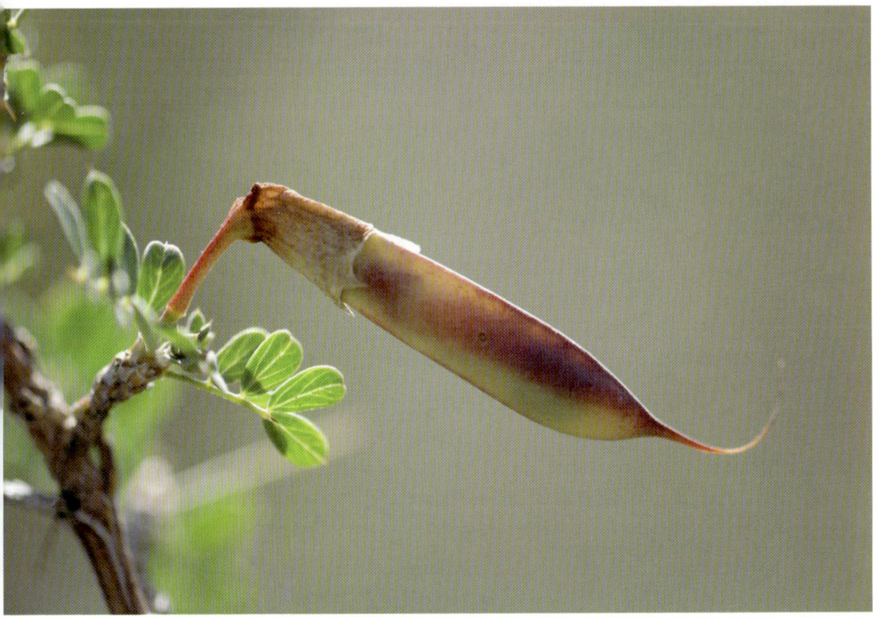

树锦鸡儿

Caragana arborescens Lam.

【别　　名】蒙古锦鸡儿

【基　　原】来源于蝶形花科锦鸡儿属树锦鸡儿 **Caragana arborescens** Lam. 的根和花入药。

【形态特征】小乔木或大灌木，高 2 ～ 6 m；老枝深灰色，平滑，稍有光泽，小枝有棱，幼时被柔毛，绿色或黄褐色。羽状复叶有 4 ～ 8 对小叶；托叶针刺状，长 5 ～ 10 mm，长枝者脱落，极少宿存；叶轴细瘦，长 3 ～ 7 cm，幼时被柔毛；小叶长圆状倒卵形、狭倒卵形或椭圆形，长 1 ～ 2(2. 5) cm，宽 5 ～ 10(13) mm，顶端圆钝，具刺尖，基部宽楔形，幼时被柔毛，或仅下面被柔毛。花梗 2 ～ 5 簇生，每梗 1 花，长 2 ～ 5 cm，关节在上部，苞片小，刚毛状；花萼钟状，长 6 ～ 8 mm，宽 7 ～ 8 mm，萼齿短宽；花冠黄色，长 16 ～ 20 mm，旗瓣菱状宽卵形，宽与长近相等，顶端圆钝，具短瓣柄，翼瓣长圆形，较旗瓣稍长，瓣柄长为瓣片的 3/4，耳距状，长不及瓣柄的 1/3，龙骨瓣较旗瓣稍短，瓣柄较瓣片略短，耳钝或略呈三角形；子房无毛或被短柔毛。荚果圆筒形，长 3. 5 ～ 6 cm，粗 3 ～ 6. 5 mm，顶端渐尖，无毛。花期 5 ～ 6 月；果期 8 ～ 9 月。

【生　　境】生于河湖岸边盐碱地、山地、林间或林缘、河滩、河谷山坡灌丛及丘陵。

【分　　布】新疆、黑龙江、内蒙古、河北、山西、陕西、甘肃。哈萨克斯坦也有分布。

【采集加工】秋季挖根，洗净晒干或除去木心切片晒干。春季采花晒干。

【性味功能】根：味甘、微辛，性平。花：味甘，性温。根：滋补强壮，活血调经，祛风利湿。花：祛风活血，止咳化痰。

【主治用法】根治高血压病，头昏头晕，耳鸣眼花，体弱乏力，月经不调，白带，乳汁不足，风湿关节痛，跌打损伤。花用于头晕耳鸣，肺虚咳嗽，小儿消化不良。

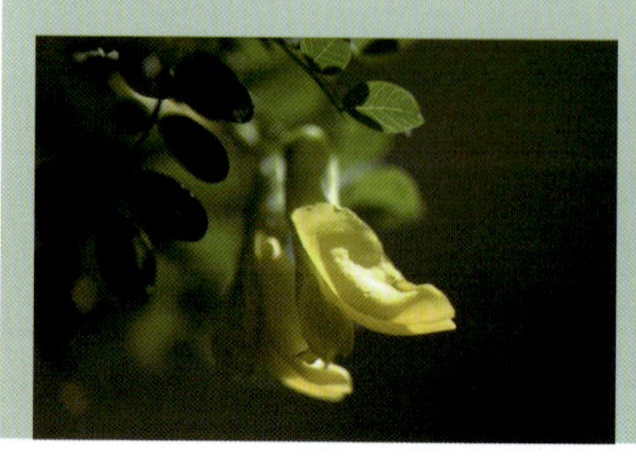
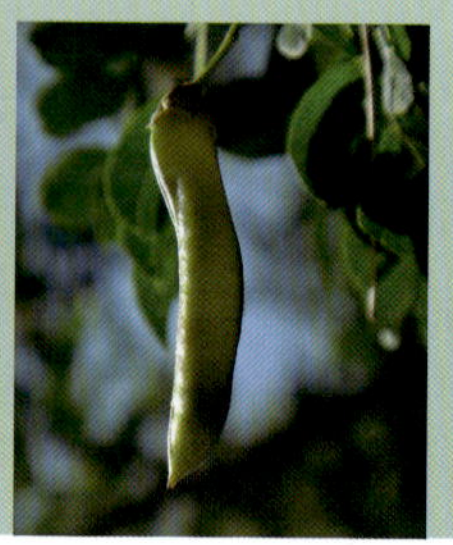
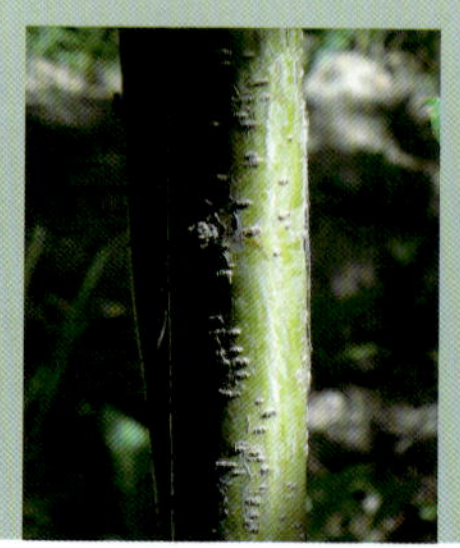

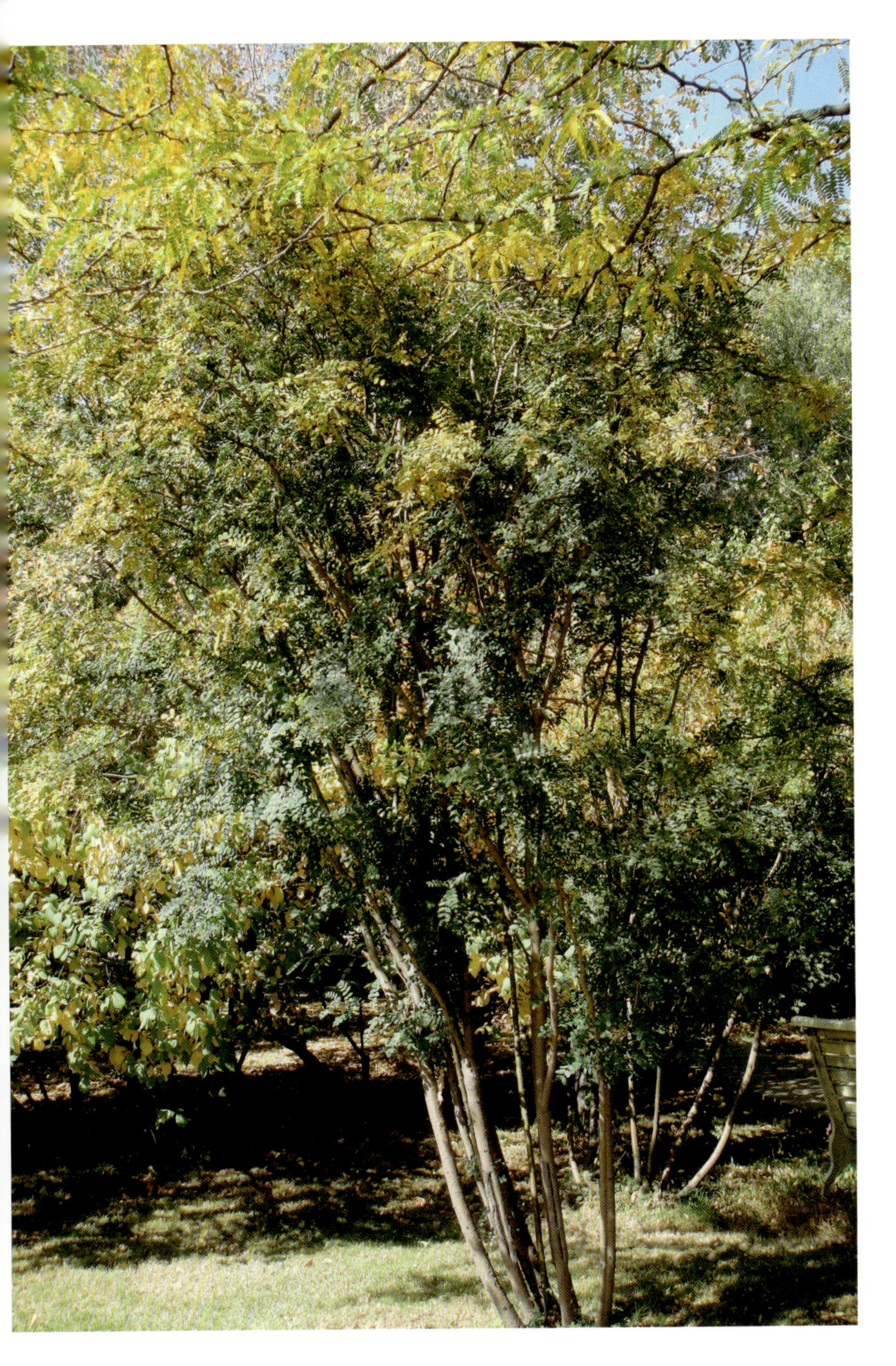

黄金树

Catalpa speciosa Warder. ex Engelm.

【基　　原】来源于紫葳科梓树属黄金树 **Catalpa speciosa** Warder. ex Engelm. 的种子入药。

【形态特征】落叶乔木，枝开展，树冠阔，高 4 ～ 8 m。树皮淡红褐色，成厚鳞片状开裂；小枝初时为淡绿微带紫色，被疏柔毛，一年生枝为淡橙色，无毛。叶对生宽卵形，长 15 ～ 30 cm，宽 11 ～ 20 cm，顶端渐尖，基部截形至心形，全缘，初时两面均被毛，后表面无毛，背面密生弯柔毛，基部三主脉；叶柄稍有毛。圆锥花序顶生，长约 15 cm，花少数；花梗紫色，无毛，具 1 ～ 3 小苞片；花萼 2 裂，裂片近圆形，被毛；花冠白色，长约 5 cm，略呈 2 唇形，下唇裂片微凹，内有 2 黄色条纹及淡紫色斑点；发育雄蕊 2 枚；子房 2 室。蒴果，长不及 40 cm，宽约 1. 5 cm，果皮厚。种子长圆形，长约 2. 5 cm，宽约 6 mm，淡褐色，两端有极细的白色丝状毛。花期 5 ～ 6 月；果期 8 ～ 9 月。

【生　　境】栽培。

【分　　布】我国多地有栽培。原产美国。

【采集加工】采摘成熟果实，除去果肉，取种子晒干。

【性味功能】味苦，性平；有毒。清热，祛痰，消积，杀虫。

【主治用法】治喉痹肿痛，咳喘，食滞，白带，痞积，疮痹，肿毒。用于白喉症，精囊病，淋浊尿频。内服：煎汤，用量 5 ～ 10 g；研末或煨食。外用研末吹喉、擦牙，或煎汤洗、熬膏涂。

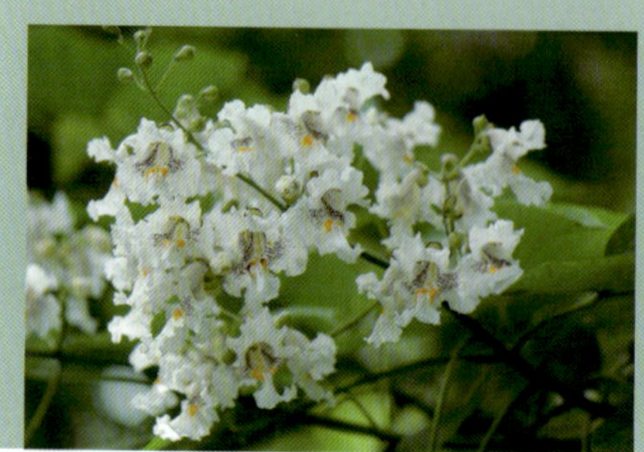

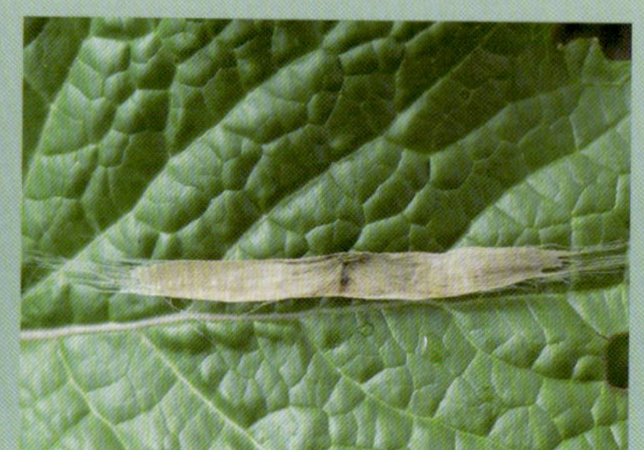

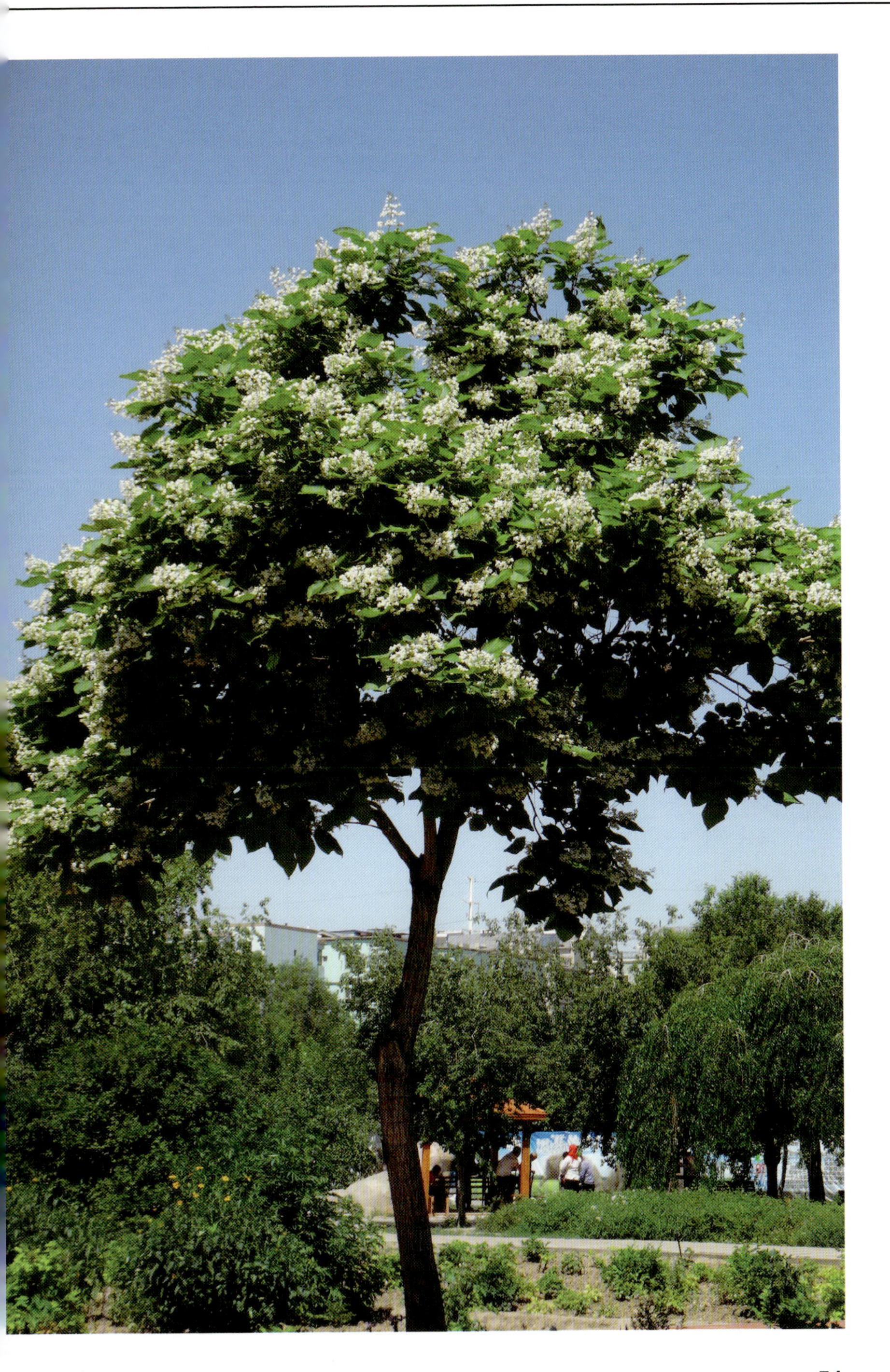

柳 兰

Chamerion angusitifolium (L.) Scop.

【基　　原】来源于柳叶菜科柳兰属柳兰 **Chamerion angusitifolium** (L.) Scop. 的全草或根状茎入药。

【形态特征】多年生草本，高 40 ～ 100 cm，茎直立，常不分枝。叶互生，较密集，披针形，长 10 ～ 15 cm，宽 1 ～ 3 cm，顶端渐尖，基部楔形，全缘，有时皱纹状，少反卷，叶脉明显，无毛或微被毛，具短柄。总状花序顶生，伸长，长 12 ～ 18 cm；苞片条形，长 1 ～ 2 cm；花大，两性，花柄 1 ～ 1.5 cm，密被短柔毛。萼筒稍延伸于子房上，裂片 4，紫色，条状披针形，长 1 ～ 1.5 cm，外面被短柔毛；花瓣 4，紫红色，倒卵形，长约 1.5 cm，顶端钝圆，基部具短爪；雄蕊 8，4 长 4 短；子房下位，柱头 4 裂，裂片条形，外面紫色，里面黄色，长约 3 mm，幼时直立，后反卷，花柱基部有毛，与雄蕊等长，俯状下垂。蒴果圆柱形，长 6 ～ 10 cm，密被短柔毛。种子多数，顶端具种缨。花期 6 ～ 8 月；果期 8 ～ 9 月。

【生　　境】生于亚高山草甸、山地草原、林缘、山谷低湿地、沼泽、河边。

【分　　布】新疆。欧洲、中亚、北美洲也有分布。

【采集加工】秋季采挖，洗净晒干或鲜用。

【性味功能】味甘、苦，性平。通乳生乳，利尿消肿，调经活血，消炎止痛，通便，减肥。

【主治用法】主治乳汁不足，体虚浮肿，跌打损伤，大便干燥等症。内服：6 ～ 15 g。

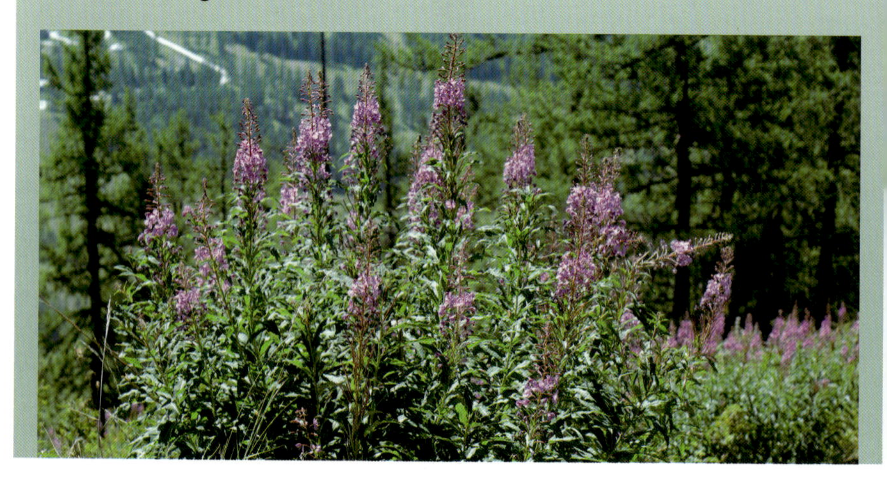

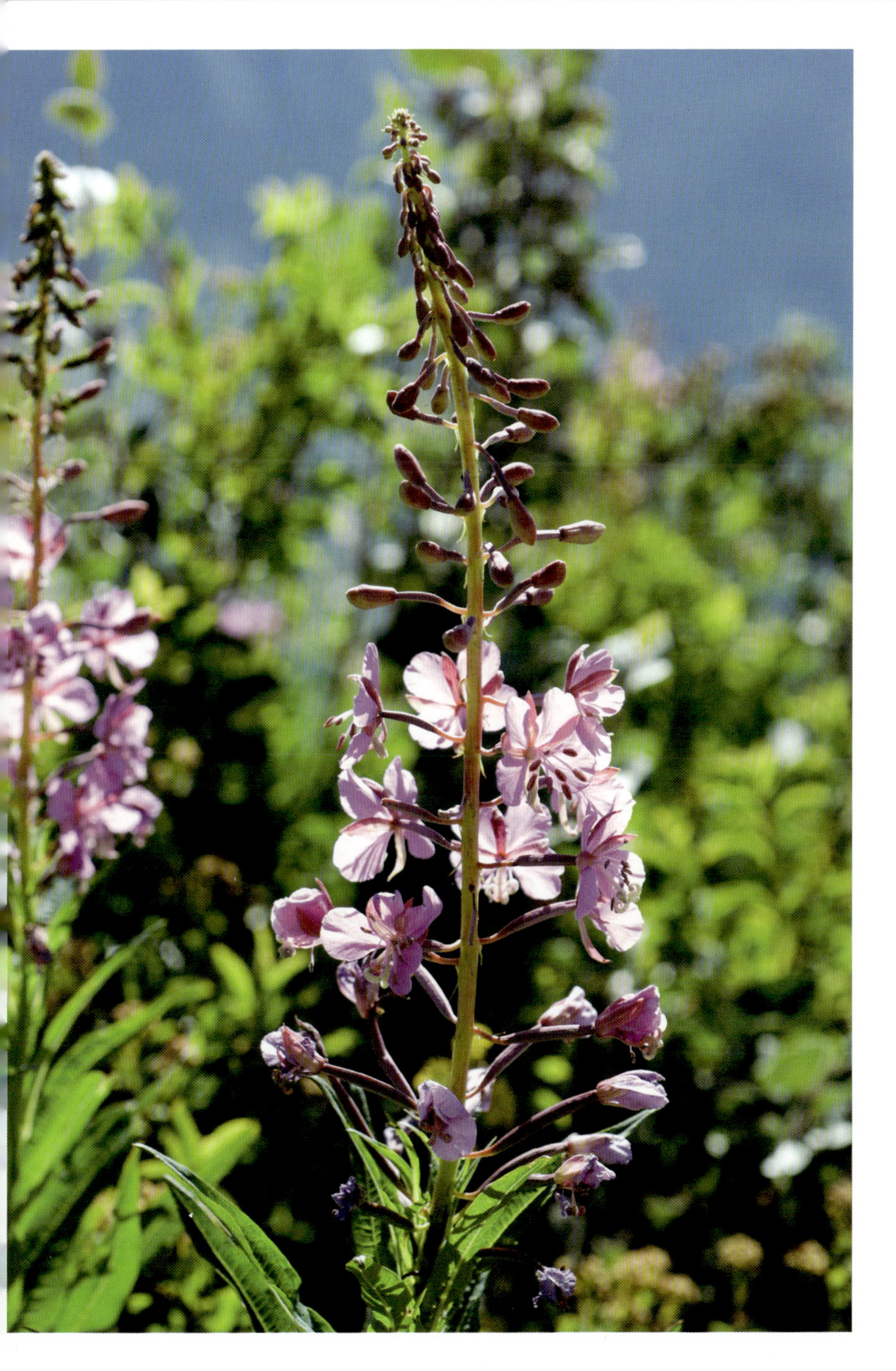

刺藜

Chenopodium aristatum L.

【别　　名】刺穗藜、针尖藜

【基　　原】来源于藜科藜属刺藜 **Chenopodium aristatum** L. 的干燥全草入药。

【形态特征】一年生草本，高 10 ～ 40 cm，后期常带紫红色。茎直立，多分枝，具色条，无毛或稍有毛。叶条形至狭披针形，长 2 ～ 5（7）cm，宽 0.4 ～ 1 cm，全缘，顶端渐尖，基部收缩成短柄，中脉明显，淡黄色。花小，极密，形成复二歧聚伞花序，生于枝顶及叶腋，最末端的分枝针刺状；花两性，几无柄；花被片 5，狭椭圆形，背面稍肥厚，边缘膜质，果时开展。胞果圆形，顶基扁，果皮与种子贴生。种子小，直径 1 mm 以下，横生，圆形，边缘截平或具棱。花期 8 ～ 9 月；果期 10 月。

【生　　境】生于芨芨草滩、平原农田边、山地草原带的山谷及干旱阳坡。

【分　　布】我国东北、华北、西北、四川。欧洲也有分布。

【采集加工】夏秋采挖，洗净，切段，晒干。

【性味功能】味淡，性平，活血调经，祛风止痒。

【主治用法】用于月经过多，痛经，闭经，过敏性皮炎，荨麻疹，风疹等。

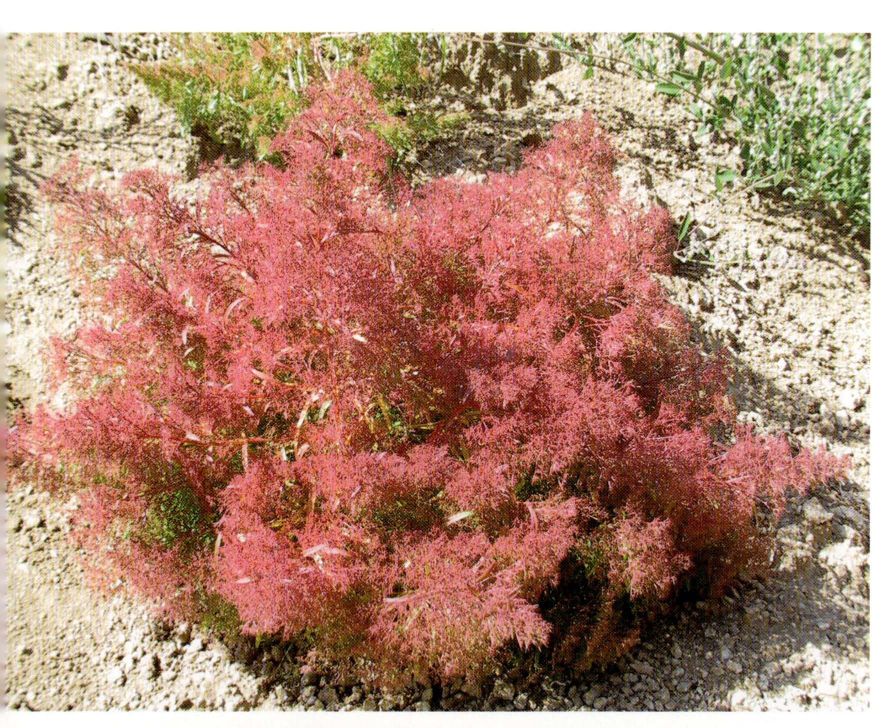

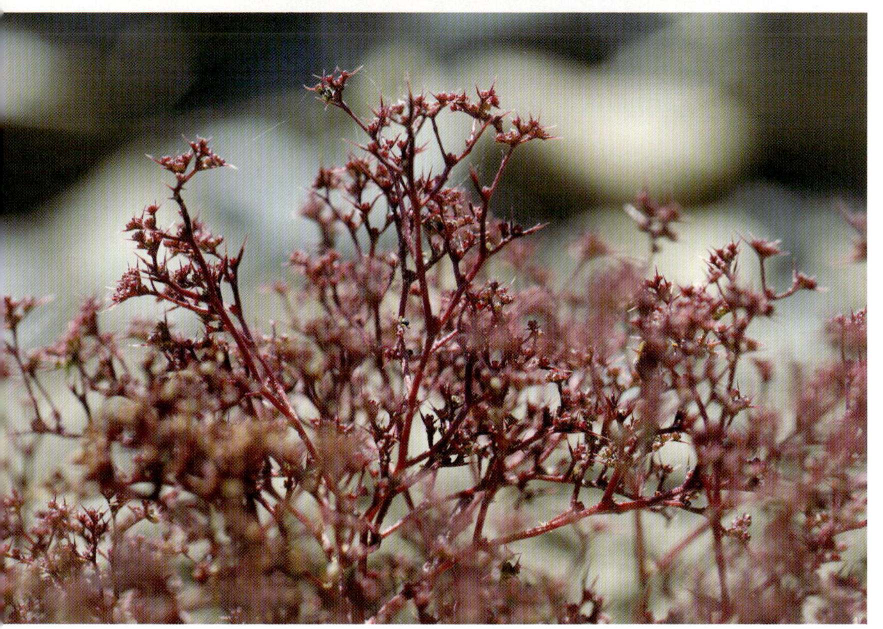

香 藜

Chenopodium botrys L.

【基　　原】来源于藜科藜属香藜 **Chenopodium botrys** L. 的幼嫩全草入药。

【形态特征】一年生草本，高 20 ～ 50 cm，黄绿色，全株有乳头状腺毛和强烈气味。茎直立，自基部多分枝，圆柱形或具棱，常有色条。叶互生，具长叶柄，叶片矩圆形，长 2 ～ 4 cm，宽 1 ～ 2 cm，羽状深裂；裂片钝，通常具钝齿；花序上部的叶较小，披针形，分裂不明显或全缘。花两性，复二歧式聚伞花序生于枝条上部叶腋，再集成尖塔形圆锥状花序；花被片 5，少为 4，矩圆形，背面有密腺毛，无纵隆脊，边缘膜质，果时直立；雄蕊 1 ～ 3；柱头 2。胞果扁球形，果皮膜质。种子横生，黑色，有光泽，直径小于 1 mm。花期 7 ～ 8 月；果期 8 ～ 9 月。

【生　　境】生于农田边、水渠旁、撂荒地、河岸、山间谷地、沙质坡地、干旱山坡、砾质荒漠及荒漠草原。

【分　　布】新疆。蒙古、西伯利亚、中亚、伊朗也有分布。

【采集加工】春、夏季割取全草，去杂质，鲜用或晒干备用。

【性味功能】味甘，性平；有小毒。清热祛湿，解毒消肿，杀虫止痒。

【主治用法】治发热，咳嗽，痢疾，腹泻，腹痛，疝气，龋齿痛，湿疹，疥癣，白癜风，疮疡肿痛，毒虫咬伤。内服：煎汤，15 ～ 30 g。外用：适量，煎水漱口或熏洗；或捣涂。

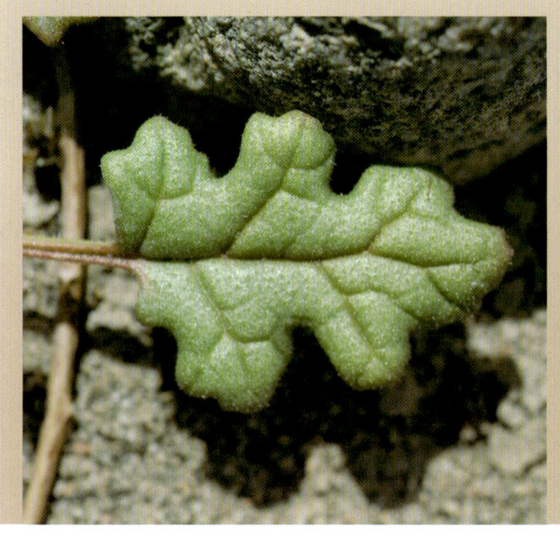

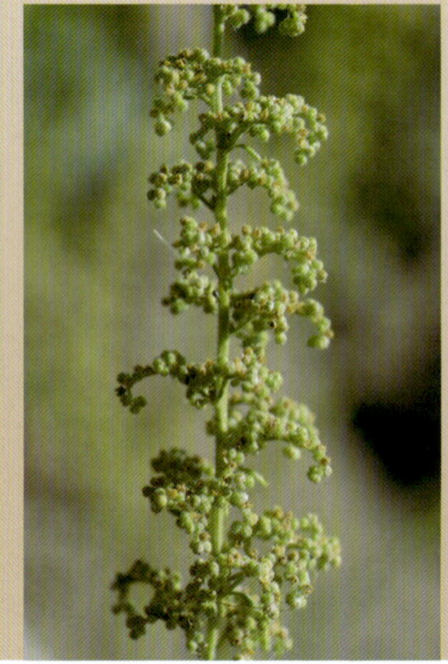

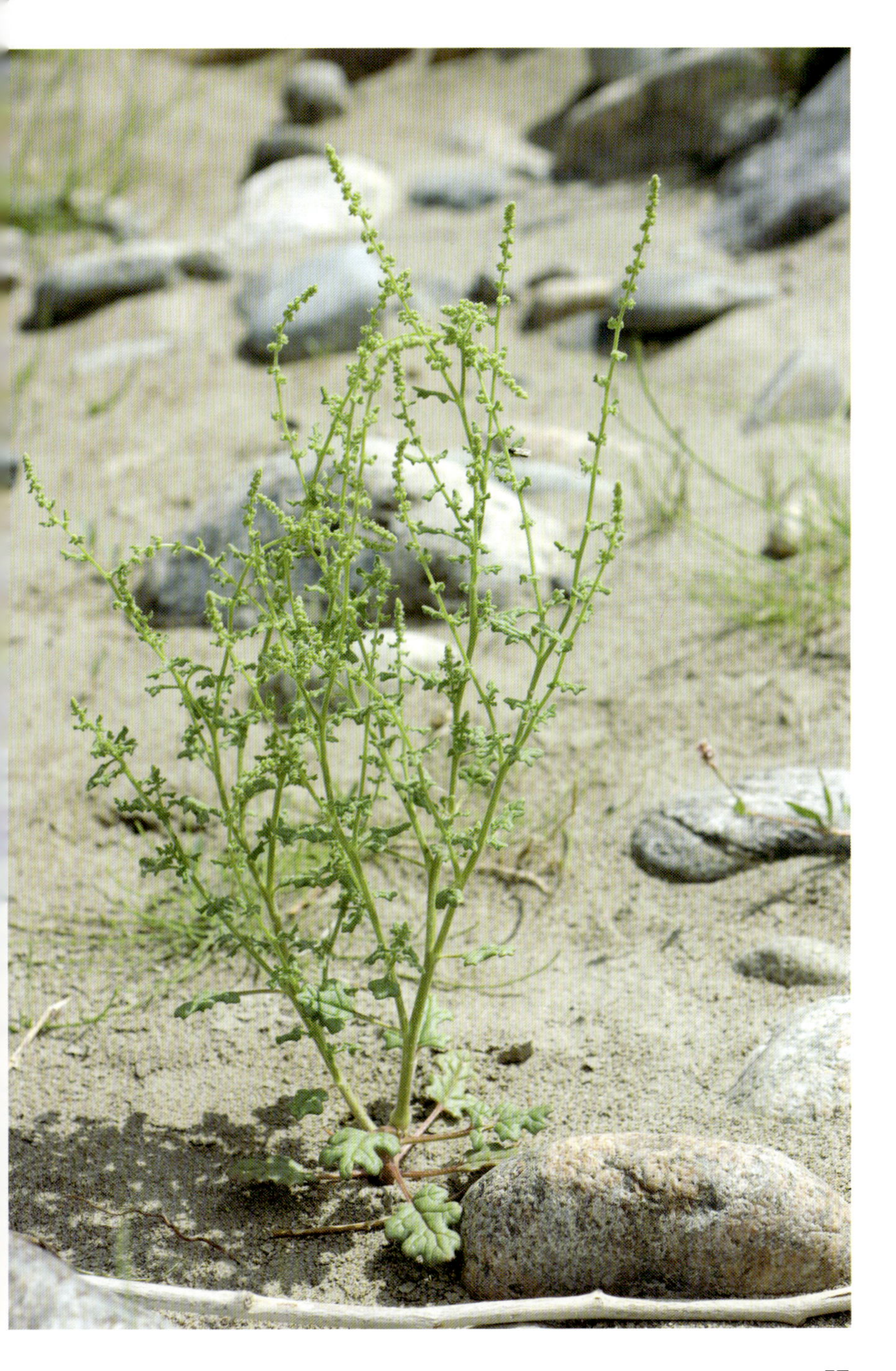

灰绿藜

Chenopodium glaucum L.

【基　　原】来源于藜科藜属灰绿藜 **Chenopodium glaucum** L. 的幼嫩全草入药。

【形态特征】一年生草本，高 10 ～ 40 cm，具粉。茎多分枝。枝外倾或平展，具条棱，有绿色或紫红色条纹。叶具柄；叶片矩圆状卵形至披针形，长 1 ～ 4 cm，宽 0.6 ～ 1.5(2) cm，顶端急尖或钝，基部渐狭，边缘具缺刻状牙齿，上面无粉，深绿色，平滑，下面有密粉而呈灰白色，或稍带紫红色。花两性兼有雌性，常数朵聚集成团伞花序，顶生或腋生，再排成间断的穗状或圆锥状花序；花被片 3 或 4，稍肥厚，基部合生；雄蕊 1 ～ 2；柱头 2。胞果顶端露出花被外，果皮黄白色。种子扁球形，横生、斜生或直立，表面有细点纹。花、果期 5 ～ 10 月。

【生　　境】生于农田边、水渠沟旁、平原荒地、山间谷地等。

【分　　布】我国东北、华北、西北及江苏、浙江、湖南、湖北等省。广布全球温带地区。

【采集加工】春、夏季割取全草，去杂质，鲜用或晒干备用。

【性味功能】味甘，性平；有小毒。清热祛湿，解毒消肿，杀虫止痒。

【主治用法】治发热，咳嗽，痢疾，腹泻，腹痛，疝气，龋齿痛，湿疹，疥癣，白癜风，疮疡肿痛，毒虫咬伤。内服：煎汤，15 ～ 30 g。外用：适量，煎水漱口或熏洗或捣涂。

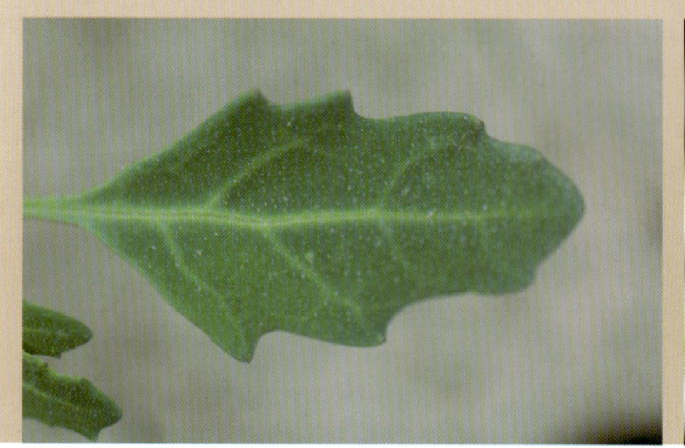

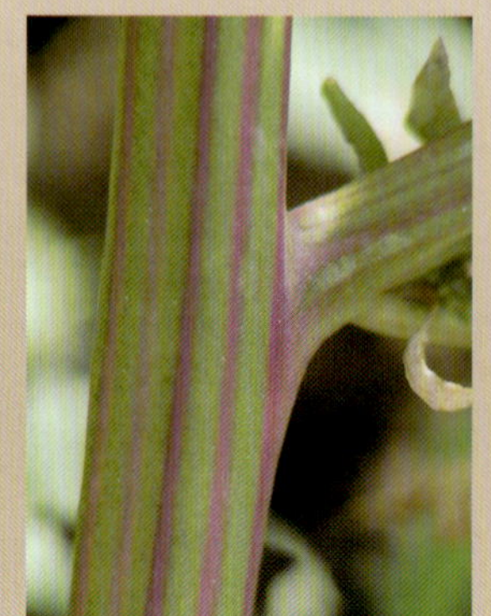

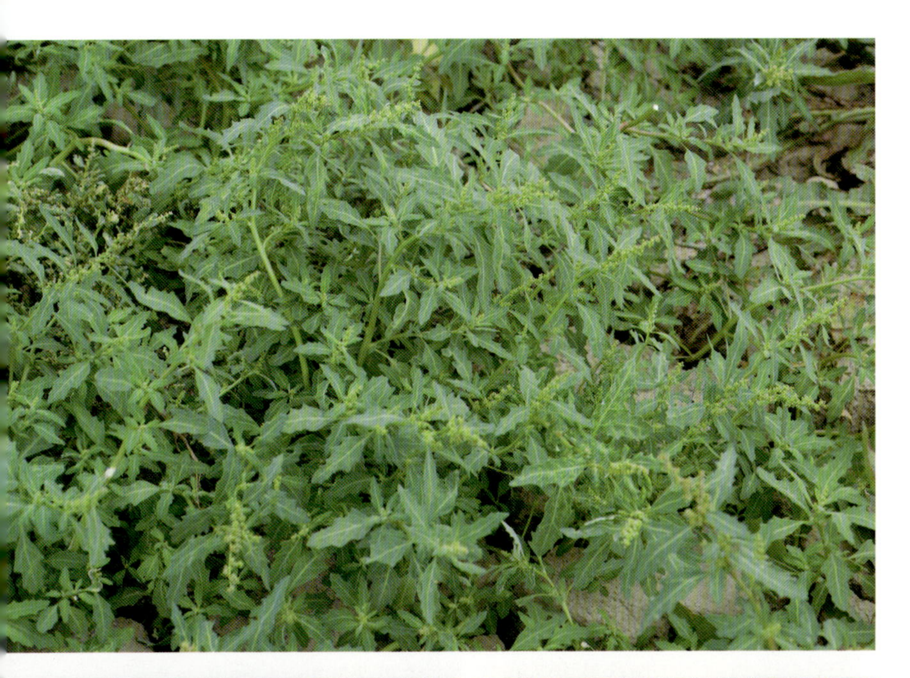

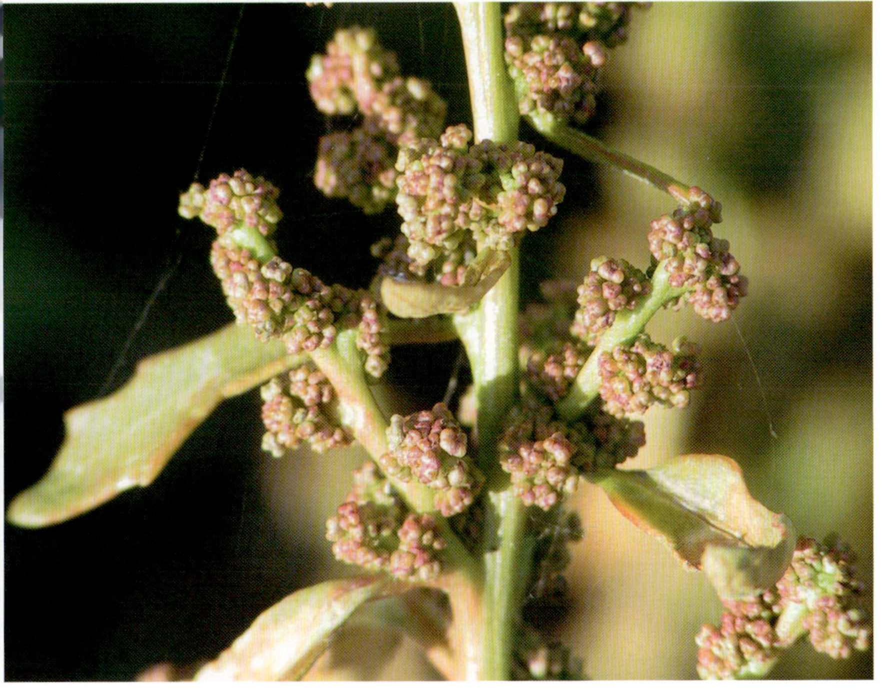

粉苞苣

Chondrilla piptocoma Fisch. et Mey.

【基　　原】来源于菊科粉苞苣属粉苞苣 **Chondrilla piptocoma** Fisch. et Mey. 的全草入药。

【形态特征】多年生草本，高 30 ～ 80 cm，被尘状白色柔毛，在放大镜下始可分辨，有的无毛。茎直立，于基部分枝，基部毛特密，几成薄的毡状毛，有的毛脱落而光裸，常成紫红色。下部茎生叶（早枯未见）“长圆形或倒卵形，长 3. 5 ～ 7 cm，宽约 4 mm，倒向羽裂或具疏齿”，中上部叶窄线形或丝状，长 4 ～ 6 cm，宽 0. 5 ～ 1 mm，渐尖，全缘。头状花序单生于小枝端或花序梗上，花序梗长 5 ～ 10 mm；总苞长 11 ～ 13 mm，外层总苞片卵形、卵状长圆形或卵状三角形，长 1 ～ 1. 5 mm，内层总苞片 8，条形，顶端渐尖，中脉清楚，边缘淡白色膜质，被毛同茎，淡绿色；舌状花约 10，黄色，长约 1. 9 cm，舌片长 7 ～ 8 mm，宽约 2 ～ 2. 5 mm，前端 5 齿裂。瘦果果体长 3 ～ 4 mm，无凸起或近顶端有少量的瘤或鳞片，齿冠鳞片 5，短，3 裂，裂齿近等长，喙长 0.5 ～ 1. 5 mm，有关节，关节高于齿冠，顶端头状变大；冠毛长 6 ～ 8 mm。花期 6 ～ 9 月。

【生　　境】生于砾质荒漠或砾质山坡。

【分　　布】新疆。中亚、西伯利亚也有分布。

【采集加工】7 ～ 8 月采集。

【性味功能】味苦，性微寒。清热解毒，消炎止痛。

【主治用法】用于治疗黄疸型肝炎、结膜炎、疖肿。内服：6 ～ 12 g。

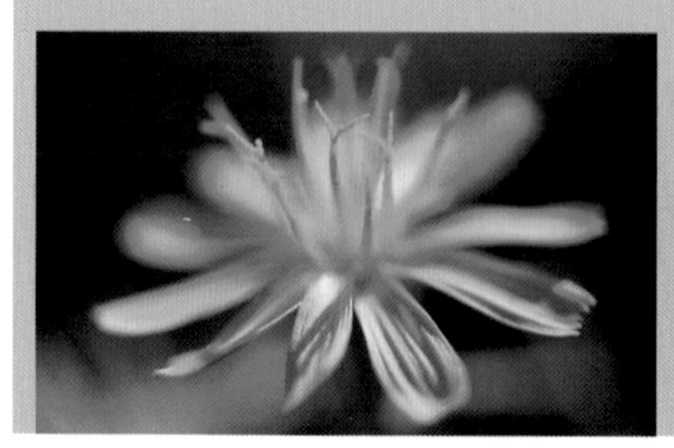

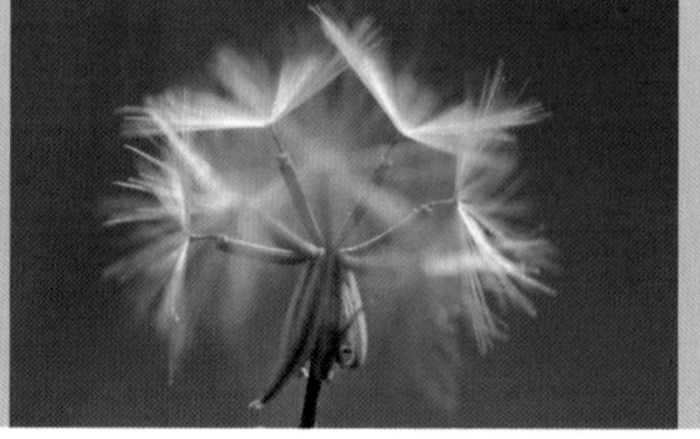

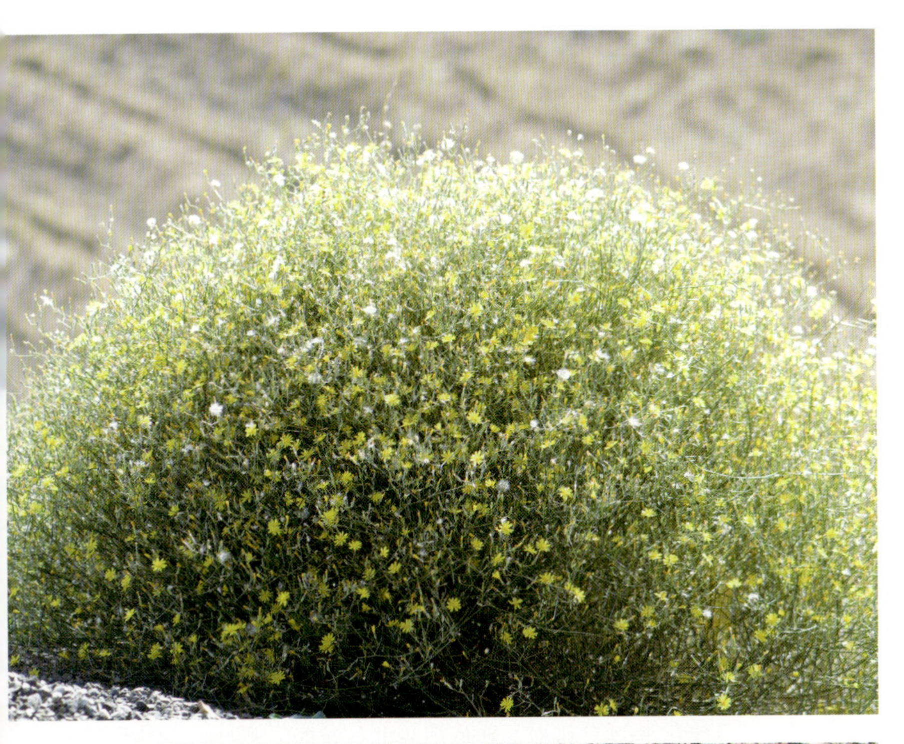

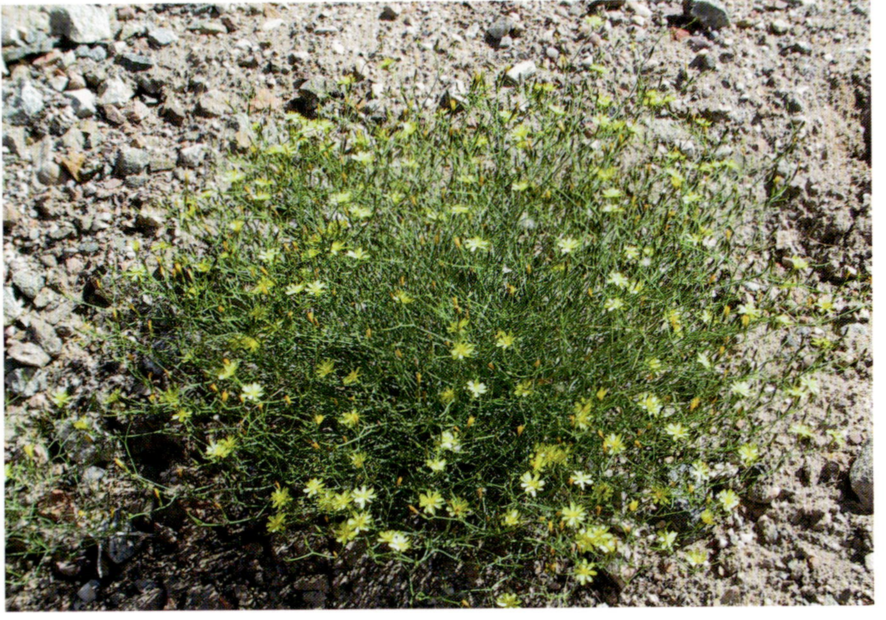

丝路蓟

Cirsium arvense (L.) Scop.

【别　　名】田蓟

【基　　原】来源于菊科蓟属丝路蓟 **Cirsium arvense** (L.) Scop. 的全草入药。

【形态特征】多年生草本，高30～160 cm。根直伸。茎直立，上部分枝，无毛或接近头状花序处有稀疏的蛛丝状柔毛，花序枝下面的叶腋有短缩的不育枝。叶上面绿色，下面淡绿色，两面无毛或下面多少被蛛丝状柔毛，质地软或硬；茎下部叶椭圆形或椭圆状披针形，长7～17 cm，宽1.5～4.5 cm，羽状浅裂或半裂，裂片偏斜三角形或偏斜半椭圆形，沿缘常有2～3个刺齿，齿端有长达5 mm的小针刺，齿缘针刺较短，有短柄；向上叶渐小，与茎下部叶同形，无柄。头状花序少数或多数在茎枝顶端排列成圆锥伞房状；总苞卵形或卵状长圆形，直径1～2 cm；总苞片约5层，覆瓦状排列，绿色或暗紫红色或淡黄色，外层和中层总苞片卵形或卵状披针形，顶端具直立或反折的短针刺，边缘有细蛛丝状柔毛，内层总苞片线状披针形或线形，顶端膜质，渐尖；小花紫红色，雌性花花冠长1.7 cm，细管部长于檐部3～4倍，两性花花冠长1.8 cm，细管部长1.2 cm，檐部长6 mm，两种花冠的檐部都5裂几达基部。瘦果近圆柱形，顶端截形，淡黄色或棕褐色，长2.5～4 mm；冠毛多层，污白色或淡褐色，刚毛长羽状，长达2.8 cm，明显长于小花花冠。花、果期6～9月。

【生　　境】生于荒漠戈壁、沙地、荒地、河滩、水边、路旁、田间以及砾石山坡等地。

【分　　布】新疆、甘肃、青海、西藏。欧洲、中亚也有分布。

【采集加工】夏季采集，除去杂质，切段阴干备用。

【性味功能】味甘，性凉。散瘀，排脓，消肿，清热解毒，凉血止血。

【主治用法】主治肺热咳嗽，肺脓疡，高热不退，痈肿疮疖，脓血不净。用量：6～10 g。

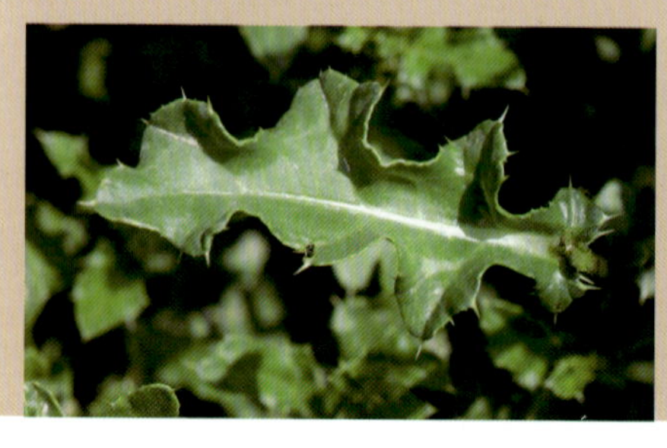

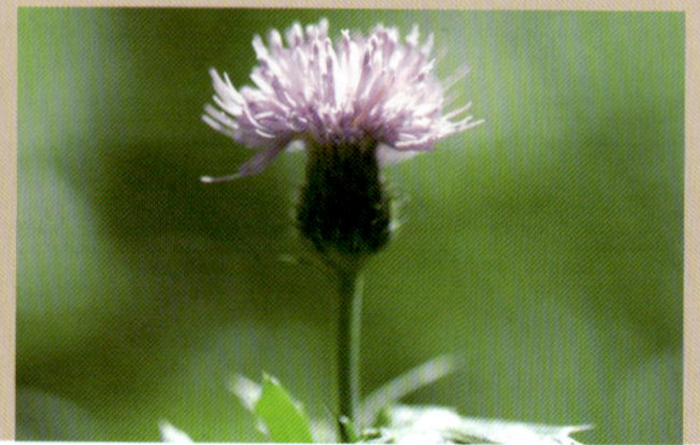

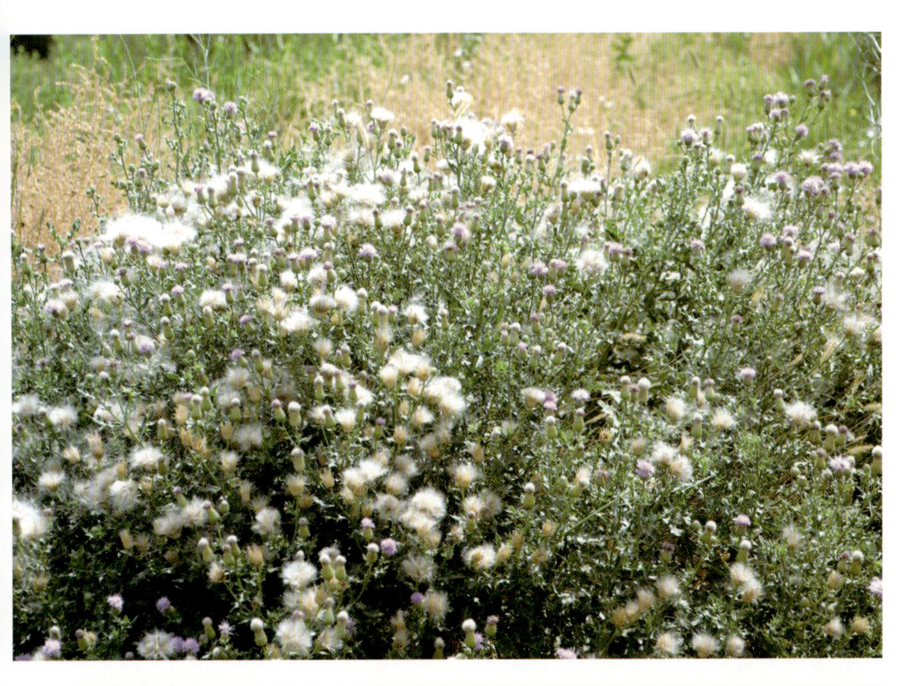

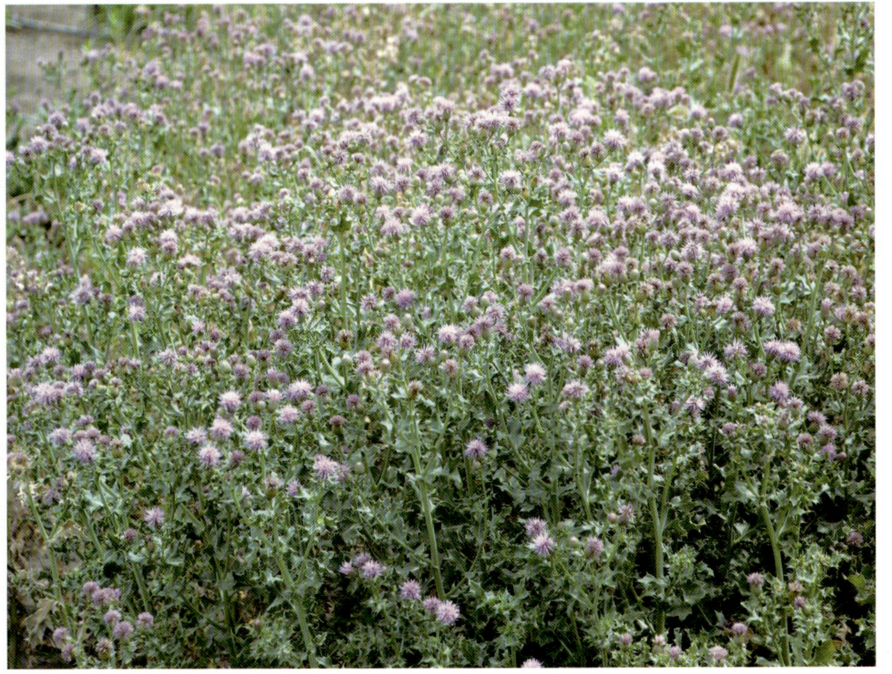

管花肉苁蓉

Cistanche tubulosa (Schrenk)Wight.

【基　　原】来源于列当科肉苁蓉属管花肉苁蓉 **Cistanche tubulosa**（Schrenk）Wight. 的肉质茎入药。

【形态特征】多年生寄生草本。植株高 60 ～ 75 cm。茎不分枝，基部直径 2 ～ 3 cm。叶三角状披针形，长 2 ～ 3 cm，宽约 0. 5 cm，向上渐窄。穗状花序，长 13 ～ 25 cm，直径 4 ～ 5 cm，苞片三角状披针形，长 1. 5 ～ 2 cm，宽约 0. 6 cm；小苞片 2 枚，线状披针形，长 1. 1 ～ 1. 3 cm，宽 1 ～ 1. 5 mm；花萼筒状，长约 1. 2 cm，顶端 5 裂至中部，裂片近等大，长卵形或长椭圆形，长约 6 mm，宽约 4 mm；花冠筒状漏斗形，长约 3. 5 cm，顶端 5 裂，近等大，近圆形，长约 5 mm，宽约 7 mm，无毛；雄蕊 4 枚，花丝着生于筒基部 8 ～ 9 mm 处，长 1. 5 ～ 1. 7 cm，基部稍膨大，密被黄白色长柔毛，花药卵圆形，长 4 ～ 5 mm，密被长 2 ～ 3 mm 的黄白色柔毛，基部钝圆，不具小尖头。蒴果长圆形，长约 1. 5 cm，直径约 1 cm。种子多数，近圆形，长 0. 8 ～ 1 mm，黑褐色，外面网状，有光泽。花期 5 ～ 6 月；果期 7 ～ 8 月。

【生　　境】生于准噶尔盆地、塔里木盆地沙漠边缘。寄生于柽柳属（Tamarix L. ）植物的根上。

【分　　布】新疆。广布于非洲、阿拉伯半岛，巴基斯坦、印度、哈萨克斯坦。

【采集加工】春季苗未出土或刚出土时采挖，除去花序，切段，晒干。

【性味功能】味甘、咸，性温。补肾阳，益精血，润肠通便。

【主治用法】主治阳痿，不孕，腰膝酸软，筋骨无力，肠燥便秘。用量 6 ～ 9 g。

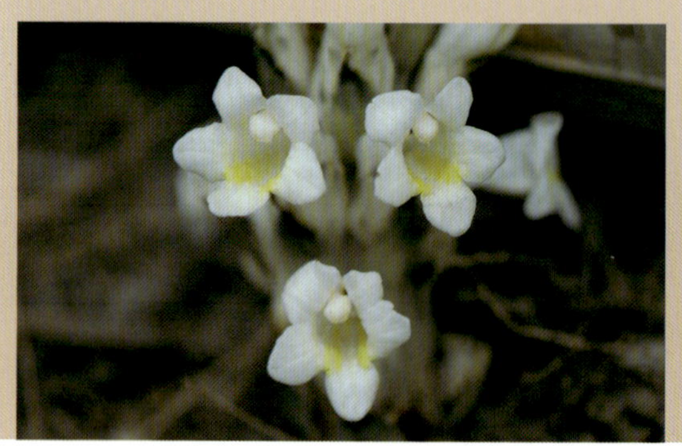

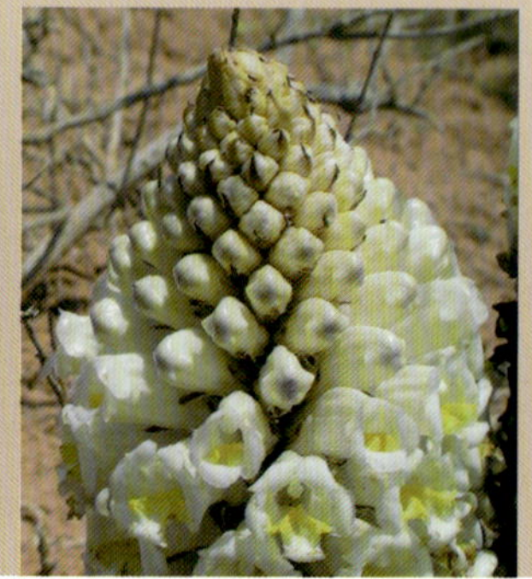

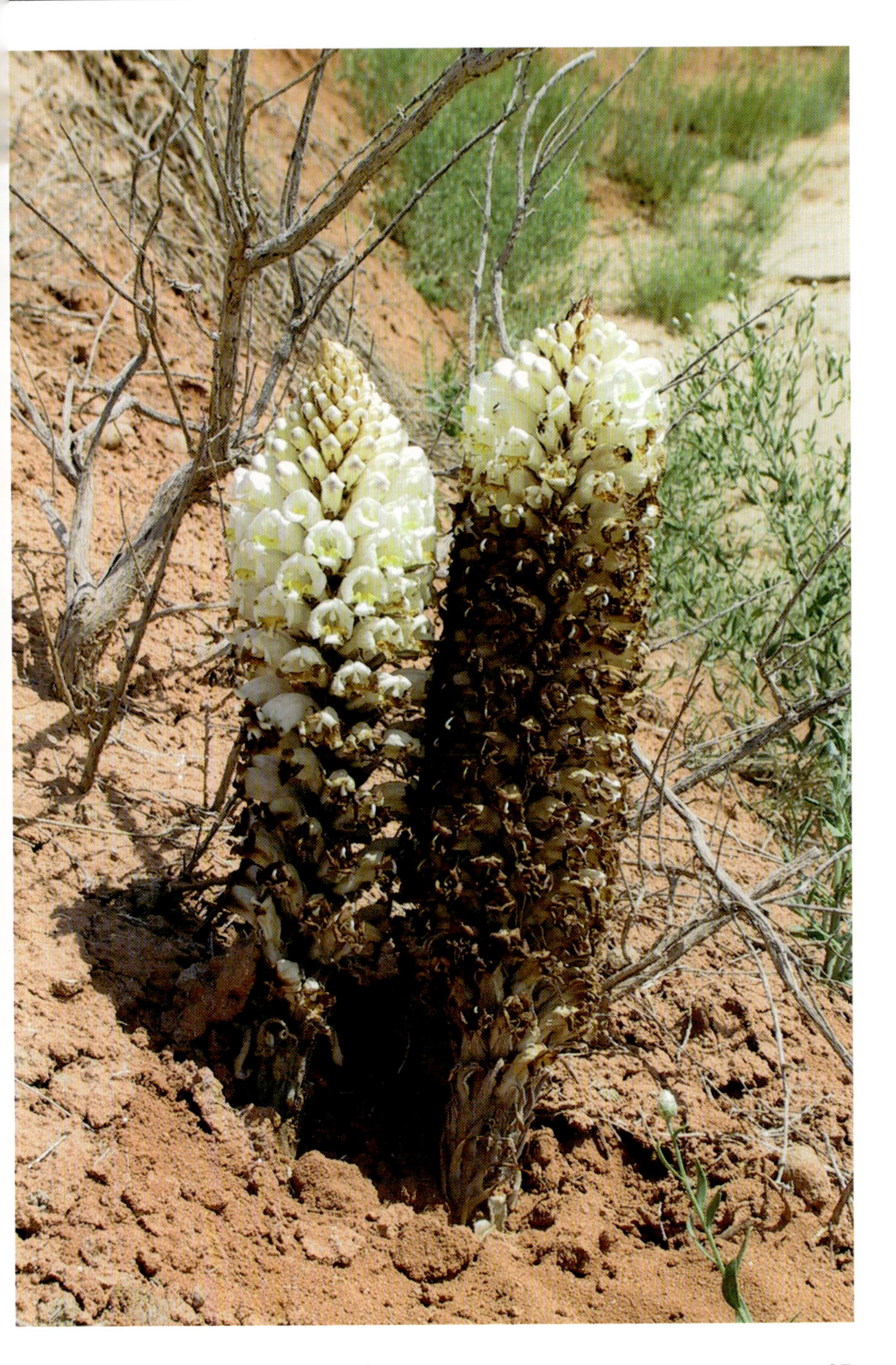

粉绿铁线莲

Clematis glauca Willd.

【基　　原】来源于毛茛科铁线莲属粉绿铁线莲 **Clematis glauca** Willd. 的全草入药。

【形态特征】藤本。茎稍细，有棱。一至二回羽状复叶；小叶有柄，2～3全裂或深裂、浅裂至不裂，中间裂片较大，椭圆形、长圆形或长卵形，长1.5～5 cm，宽1～2 cm，基部圆形或圆楔形，全缘或有少数牙齿，两侧裂片短小。常为单歧聚伞花序，3花；苞片叶状，全缘或2～3裂；萼片4，黄色，或外面基部带紫红色，长椭圆形、卵形，顶端渐尖，长1.3～2 cm，宽5～8 mm，边缘有短茸毛，其余无毛，瘦果卵形至倒卵形，长约2 mm，宿存花柱长4 cm。花期6～7月；果期8～10月。

【生　　境】生于山地灌丛的平原河漫滩、城郊、田间及荒地。

【分　　布】新疆、青海、甘肃、陕西、山西。蒙古、西伯利亚、中亚也有分布。

【采集加工】四季可采，去粗皮，用时切段或片。

【性味功能】味苦，性微寒。清热利水，通经活络。

【主治用法】治尿路感染，小便不利，涩痛，妇女经闭，乳汁不通。

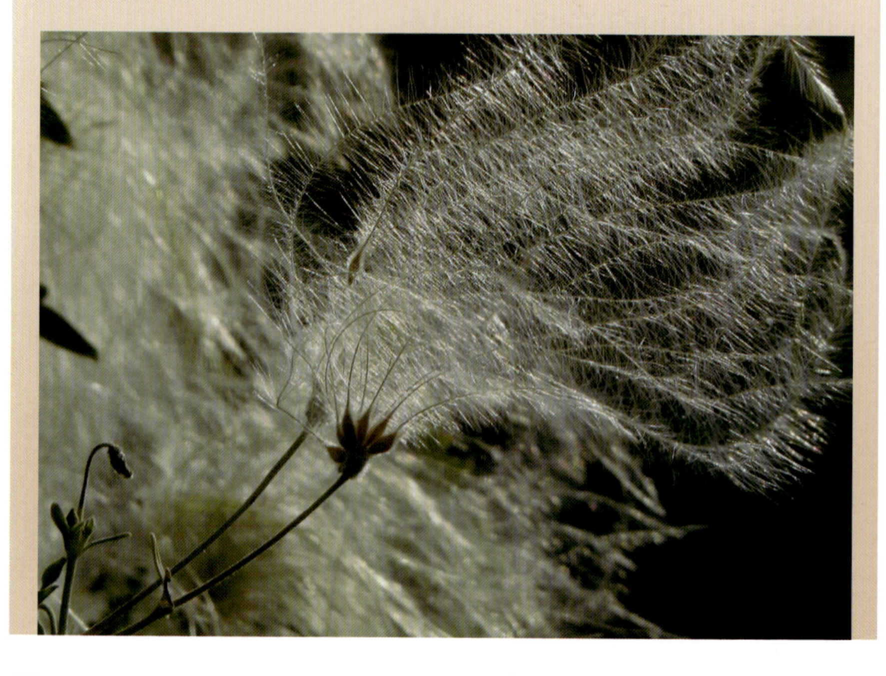

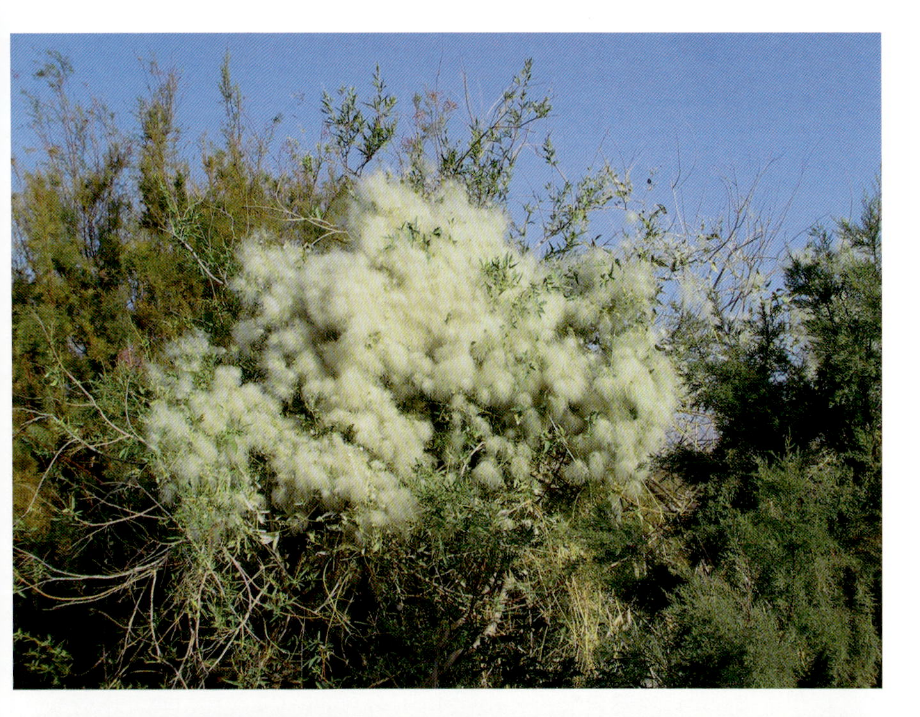

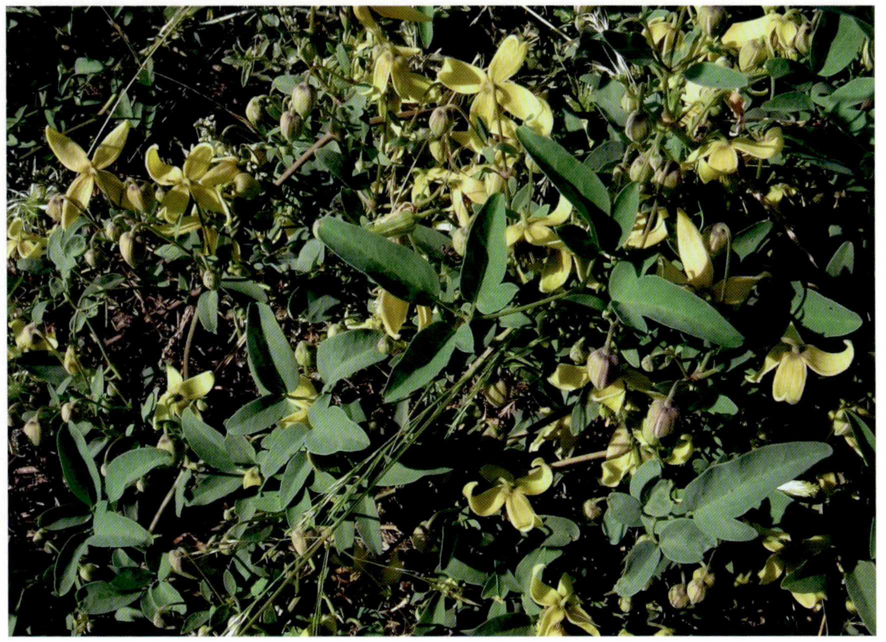

西伯利亚铁线莲

Clematis sibirica (L.) Mill.

【基　　原】来源于毛茛科铁线莲属西伯利亚铁线莲 **Clematis sibirica** (L.) Mill. 的地上部分入药。

【形态特征】木质藤本。茎圆柱形，光滑无毛，当年生枝基部有宿存的鳞片，外层鳞片三角形，革质，长 4 ～ 5 mm，顶端锐尖，内层鳞片膜质，长椭圆形，顶端常 3 裂，有稀疏柔毛。叶为二回三出复叶，小叶叶形及大小变化较大，从卵状椭圆形、窄卵形至卵状披针形，有时叶基偏斜，长 2. 5 ～ 5 cm，宽 1. 2 ～ 2. 2 cm，顶端渐尖，两侧的小叶常偏斜，顶端和基部全缘，中部有整齐的矩齿，两面均不被毛，叶脉在背面微隆起；小叶柄短或不明显，微被柔毛；叶柄长 3 ～ 5 cm，有疏柔毛。单花，与二叶同自芽中伸出，花梗长 5 ～ 6 cm，花基部有密柔毛，无苞片；花钟状下垂，直径 3 cm；萼片 4 枚，黄色或淡黄色，长椭圆形或窄卵形，长 3 ～ 6 cm，宽 1 ～ 1. 5 cm，质薄，脉纹明显，外面有稀疏短柔毛，内面无毛；退化雄蕊花瓣状，长为萼片之半，条形，顶端变宽成匙状，钝圆或微凹，花丝扁平，中部增宽，两端渐狭，被短柔毛。花药椭圆形，内向着生，药隔被毛；子房被短柔毛，花柱被绢状毛。瘦果倒卵形，长 5 mm，粗 2 ～ 3 mm，微被毛，宿存花柱长 3 ～ 3. 5 mm，有黄色柔毛。花、果期 6 ～ 8 月。

【生　　境】生于山地的针叶林下及林缘。

【分　　布】新疆、吉林、黑龙江。欧洲、西伯利亚、中亚也有分布。

【采集加工】夏秋季采割，去净杂质，晒干。

【性味功能】味辛，苦，性微寒。清心火，泄湿热，通血脉。

【主治用法】主治心火上炎，肝胆湿热，血瘀不畅等症。

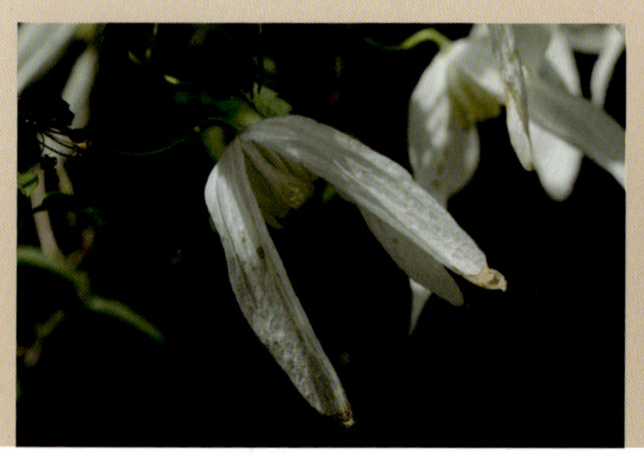

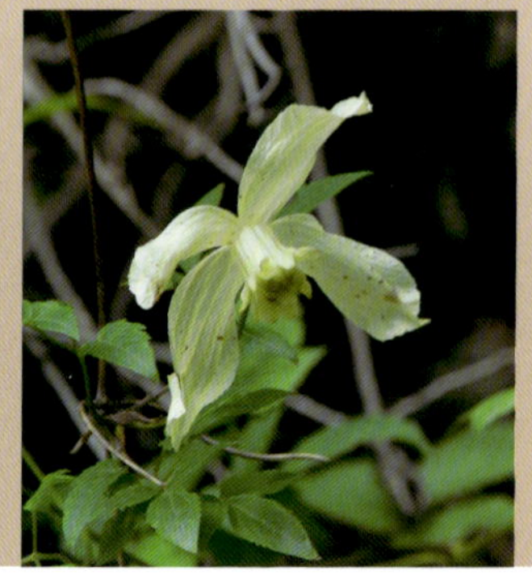

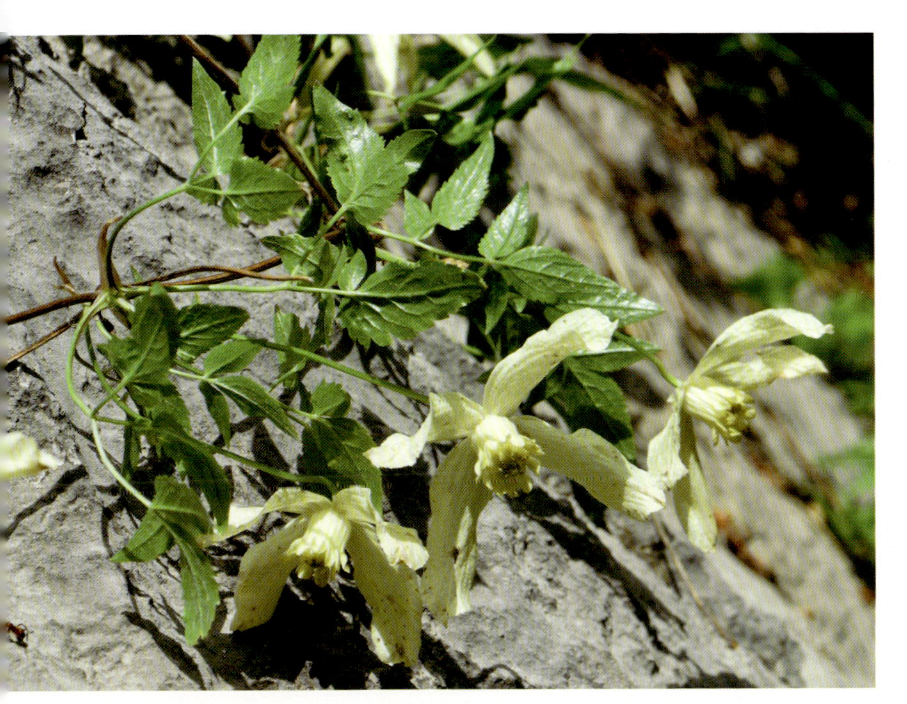

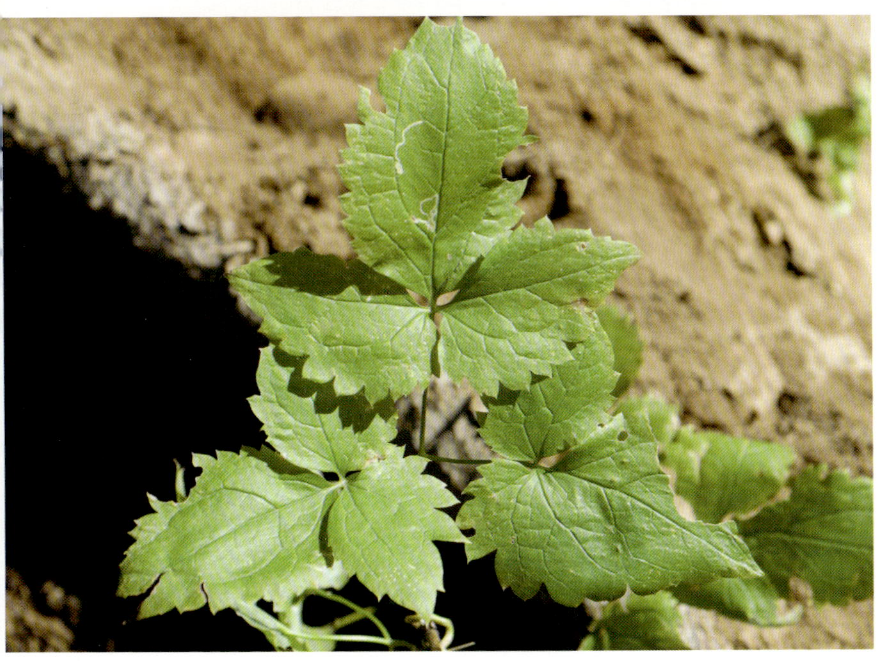

准噶尔铁线莲

Clematis songarica Bge.

【基　　原】来源于毛茛科铁线莲属准噶尔铁线莲 **Clematis songarica** Bge. 的全草入药。

【形态特征】直立小灌木，高 40 ～ 120 cm。枝有棱，无毛或稍有柔毛。单叶对生或簇生；叶片薄革质，长圆状披针形、狭披针形至披针形，长 3 ～ 15 cm，宽 0.2 ～ 2 cm，顶端锐尖或钝，基部渐成柄，叶分裂程度变异较大，茎下部叶子从全缘至边缘整齐的矩齿，茎上部叶子全缘、边缘矩齿裂至羽状裂；两面无毛；叶柄长 0.5 ～ 3 cm。花序为聚伞花序或圆锥状聚伞花序，顶生；花直径 2 ～ 3 cm；萼片 4，开展，白色或淡黄色，长圆状倒卵形至宽倒卵形，长 0.5 ～ 2 cm，宽 0.3 ～ 1 cm，顶端常近截形而有凸头或凸尖，外面密生茸毛，内面有短柔毛至近无毛；雄蕊无毛，花丝线形。瘦果略扁，卵形或倒卵形，长 3 ～ 5 cm，密生白色柔毛，宿存花柱长 2 ～ 3 cm。花期 6 ～ 7 月；果期 7 ～ 8 月。

【生　　境】生于荒漠低山麓前洪积扇，石砾质冲积堆及荒漠河岸。

【分　　布】新疆、内蒙古。蒙古、中亚也有分布。

【采集加工】四季可采，去粗皮，用时切段或片。

【性味功能】味苦，性微寒。清热利水，通经活络。

【主治用法】治尿路感染，小便不利，涩痛，妇女经闭，乳汁不通。

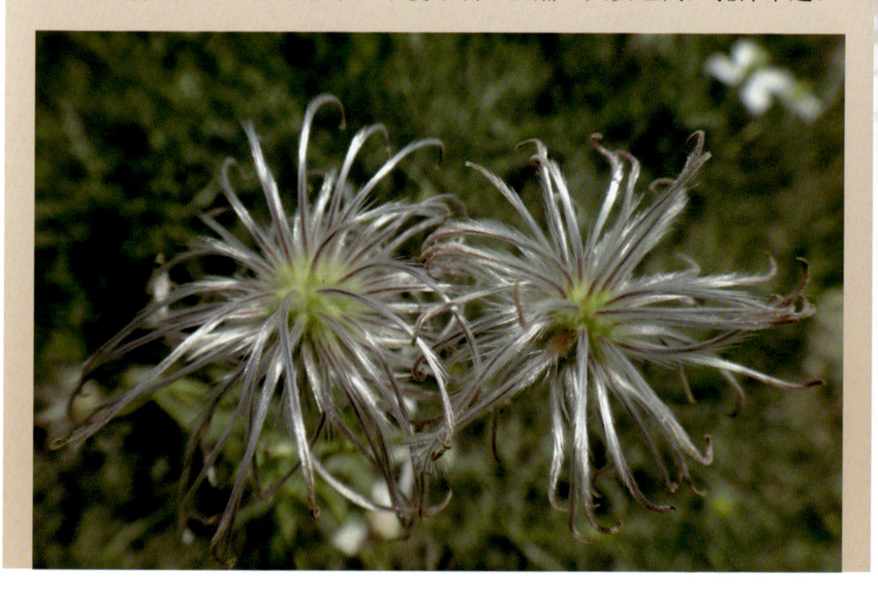

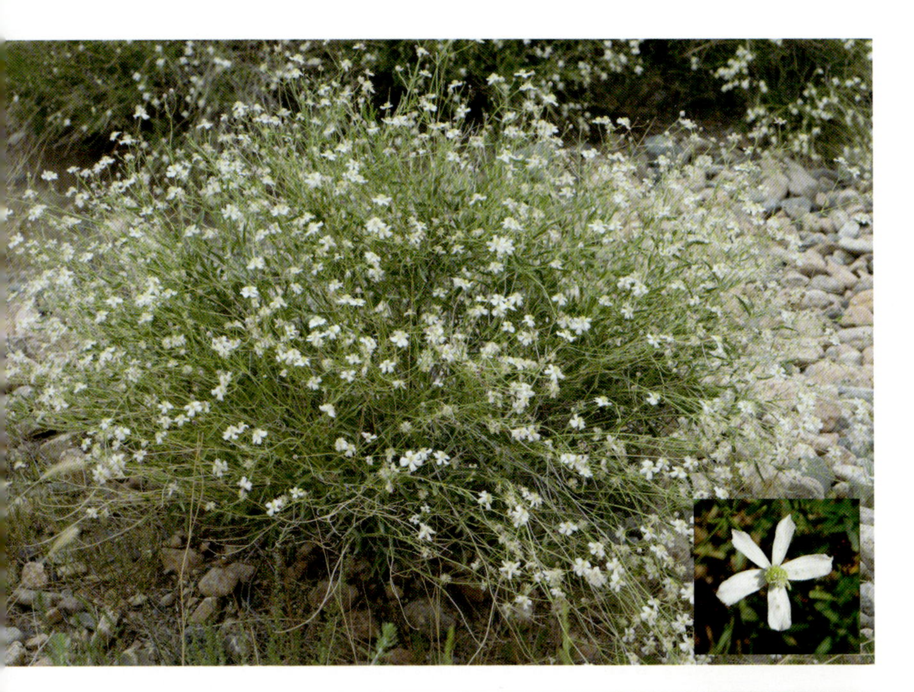

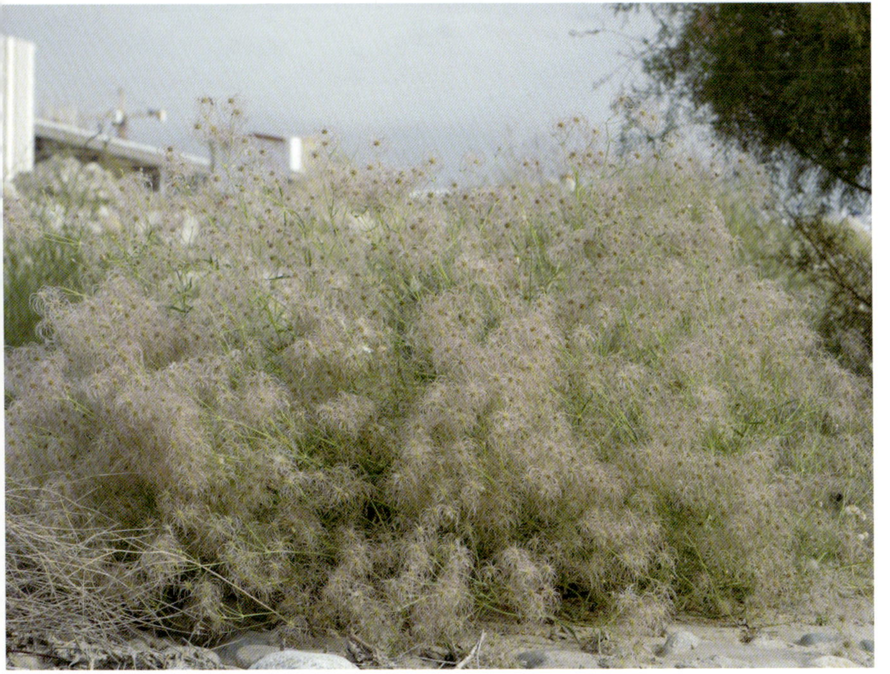

新疆党参

Codonopsis clematidea(Schrenk)C.B. Clarke

【基　　原】来源于桔梗科党参属新疆党参 **Codonopsis clematidea**（Schrenk）C.B. Clarke 的干燥根入药。

【形态特征】多年生草本，有白色乳汁。根胡萝卜状圆柱形，长达 50 cm，直径达 1 ～ 4 cm。茎高达 1 m，直立或曲折，幼时有短柔毛，后变无毛，下部有较多，上部有稀疏的分枝，有时茎棱形。叶对生有细柄，中部以上叶互生，卵形卵状椭圆形，或广披针形，少有基部浅心形，长 1 ～ 3 cm，宽 1 ～ 2 cm，顶端急尖，全缘，两面被短柔毛。花单生茎与分枝顶端，有花梗，密生短柔毛；花萼长圆形或卵状披针形，只在裂片上部有短柔毛，筒长达 2 mm，裂片 5，长约 1. 4 cm，开花后强烈增粗和伸展；花冠蓝色，钟状，常长于花萼的 1 ～ 2 倍，长约 3 cm，无毛，5 浅裂；雄蕊 5，花丝矩圆形；子房半下位，3 室，柱头 3 裂，胚珠多数。蒴果圆锥形，花萼宿存。种子狭椭圆形，两端钝尖，无翅，淡褐色。花期 6 ～ 7 月；果期 8 月。

【生　　境】生于山地草原、亚高山草甸、疏林下、林缘、灌丛、河谷。

【分　　布】新疆。俄罗斯、中亚也有分布。

【采集加工】春秋或深秋采挖根部。

【性味功能】味甘，性平。养血生津，健脾益肺。

【主治用法】用于脾肺虚弱，气短心悸，虚喘咳嗽，内热消渴，气血不足。

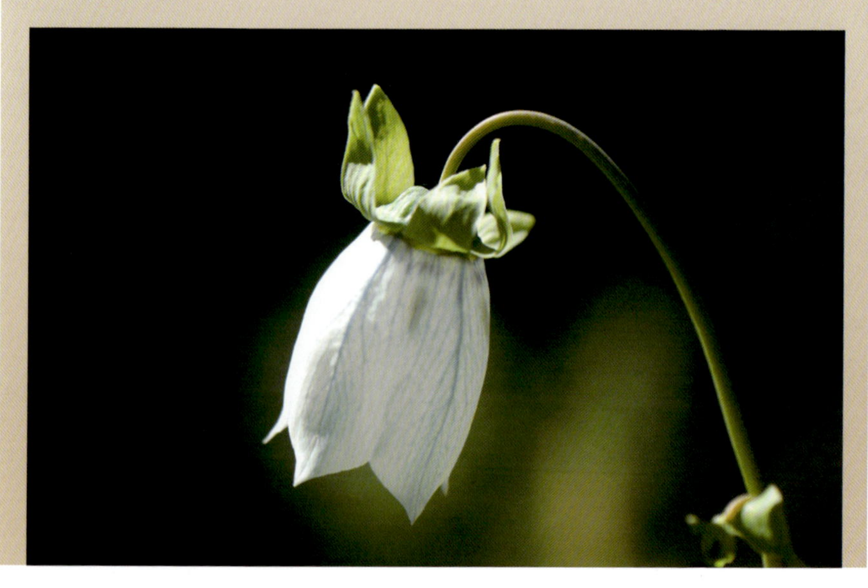

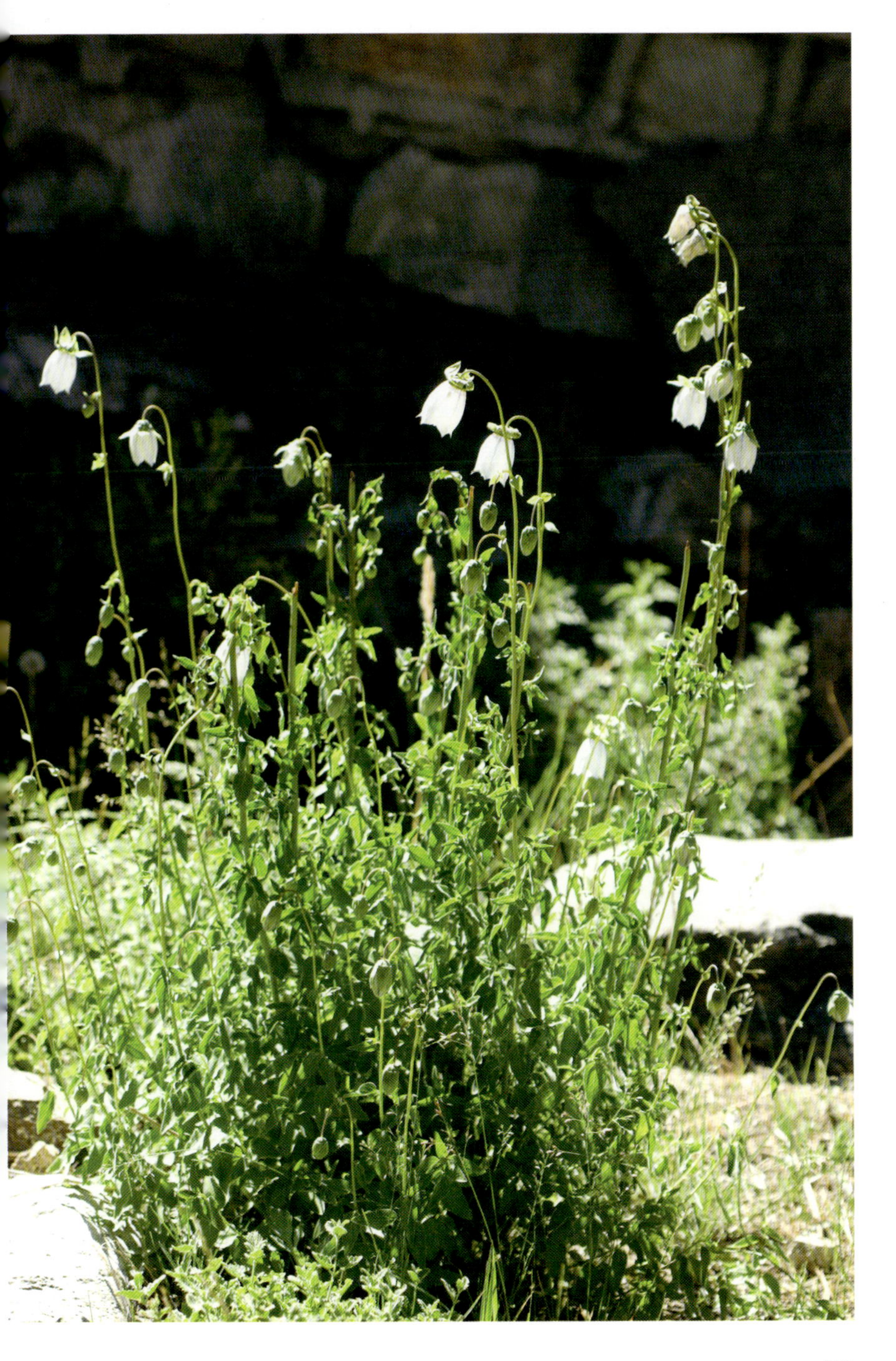

倒披针叶虫实

Corispermum lehmannianum Bge.

【基　　原】来源于藜科虫实属倒披针叶虫实 **Corispermum lehmannianum** Bge. 的干燥全草入药。

【形态特征】一年生草本，高 10 ～ 40 cm。茎直立，圆柱形，毛被部分脱落；多分枝，下部分枝长，上升，上部较短，近直立。叶倒披针形或矩圆状倒披针形，长 1 ～ 3. 5 cm，宽 2 ～ 8 mm，顶端急尖或近圆形具小尖头，基部渐狭，1 脉。顶生侧生穗状花序纤细，稀疏，通常长 5 ～ 10 cm；苞片自花序基部向上逐渐由叶状过渡到披针形和卵形，比果实狭窄，长于果实，最上部几与果长相等。花被片 1；雄蕊 1 ～（3）。果实广椭圆形，长 2 ～ 3 mm，宽 1. 5 ～ 2 mm，顶端圆形，基部圆楔形，背部凸起，中央压扁，腹部扁平，无毛，光滑，黄绿色；果核倒卵形；果喙粗短，三角状，喙尖直立；果翅明显，不透明，边缘具不规则细齿。花、果期 5 ～ 7 月。

【生　　境】生于半固定沙丘、沙地、干河床及沙质荒漠。

【分　　布】新疆。中亚、阿富汗、伊朗也有分布。

【采集加工】夏秋季采收，晒干。

【性味功能】微苦，性凉。清湿热，利小便。

【主治用法】用于小便不利，热淋，黄疸。

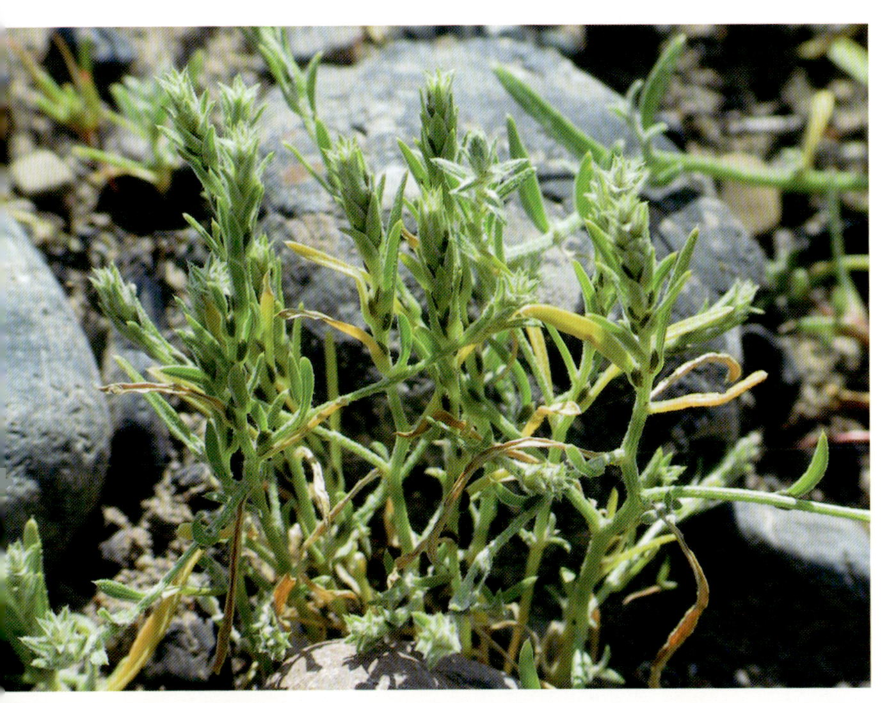

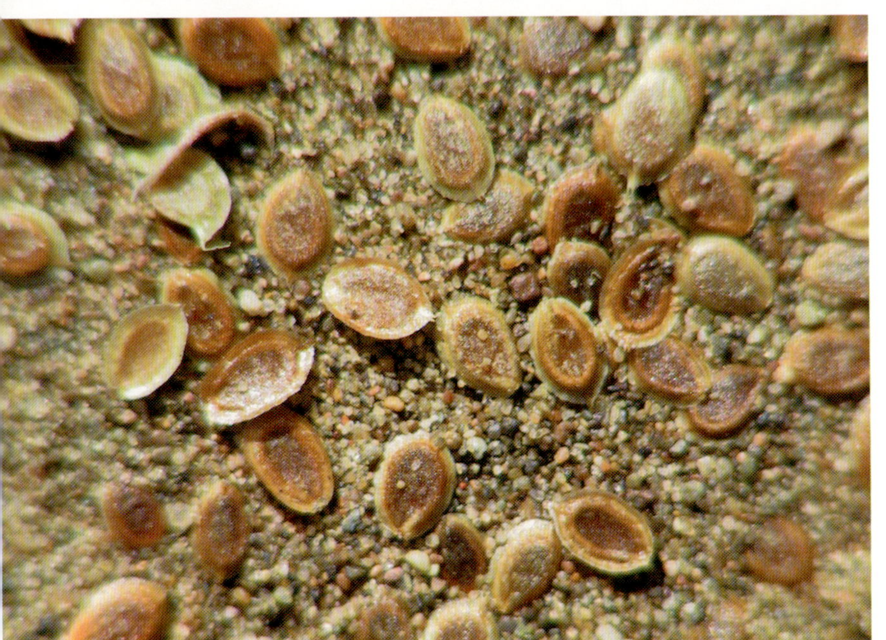

新疆元胡

Corydalis glaucescens Rgl.

【别　　名】灰叶延胡索、灰叶元胡

【基　　原】来源于罂粟科紫堇属新疆元胡 **Corydalis glaucescens** Rgl. 的块茎入药。

【形态特征】多年生草本，高 5 ～ 35 cm。块根球状，直径 1 ～ 2 cm。茎基有 1 枚鳞片，茎生叶 2 ～ 3 枚，叶具长柄，长 1 ～ 1. 5 cm，二回三裂或五裂，第一回羽片广卵形，长 1 ～ 1. 5 cm，宽 1. 2 ～ 2. 4 cm，末回裂片长圆形或倒卵形，顶端急尖，全缘。总状花序，中央花多（6 ～ 14 朵），高出叶丛，侧生花少（2 ～ 4 朵），二者果时均伸长；每花 1 苞片，苞片披针形，长于花梗，长 1 ～ 1. 5 cm；萼片早落未见，花瓣紫红色，上花瓣连距长 2 ～ 2. 5 cm，顶端微凹，距圆筒状，末端钝，上翘而稍作镰状曲，内侧花瓣瓣片与瓣爪等长，瓣片顶端相连，两侧有窄的膜质边缘，爪与上花瓣相连，上雄蕊花丝变宽处与内侧花瓣相连，蜜腺体长约 1 mm，下雄蕊花丝基部与下花瓣相连；雌蕊柱头圆形，具圆齿或星状。蒴果椭圆状长圆形，长约 15 mm，宽约 3 mm，下垂，果柄延长，超出苞片。花期 4 ～ 5 月。

【生　　境】生于荒漠及灌丛。

【分　　布】新疆。哈萨克斯坦也有分布。

【采集加工】5 ～ 6 月间，茎叶枯萎时采挖。挖取后，搓去外面浮皮，放入沸水中烫煮，随时翻动，至内部呈黄色时，捞出，晒干。

【性味功能】味辛、苦，性温。活血散瘀，利气止痛。

【主治用法】用于全身各部气滞血瘀之痛，痛经，经闭，症瘕，产后瘀阻，跌扑损伤，疝气作痛。水煎服。煎剂用量：3 ～ 15 克。丸散用量：0. 35 ～ 13. 5 克。外用适量。

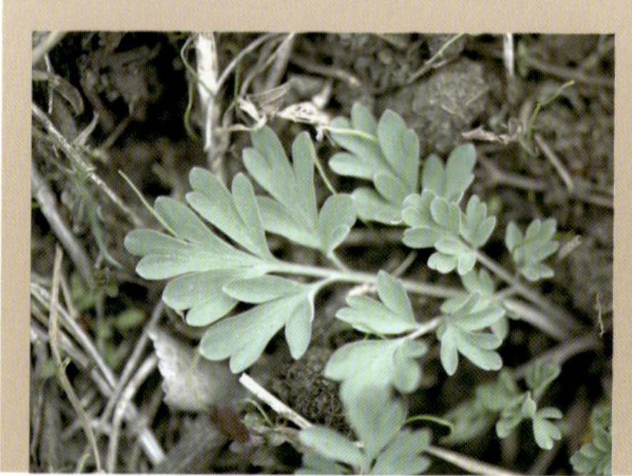

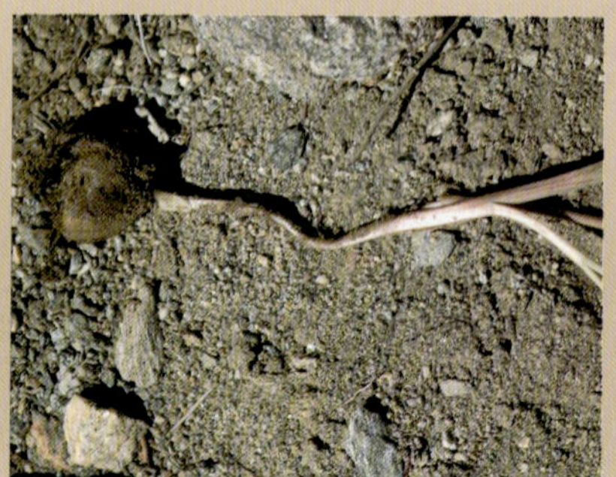

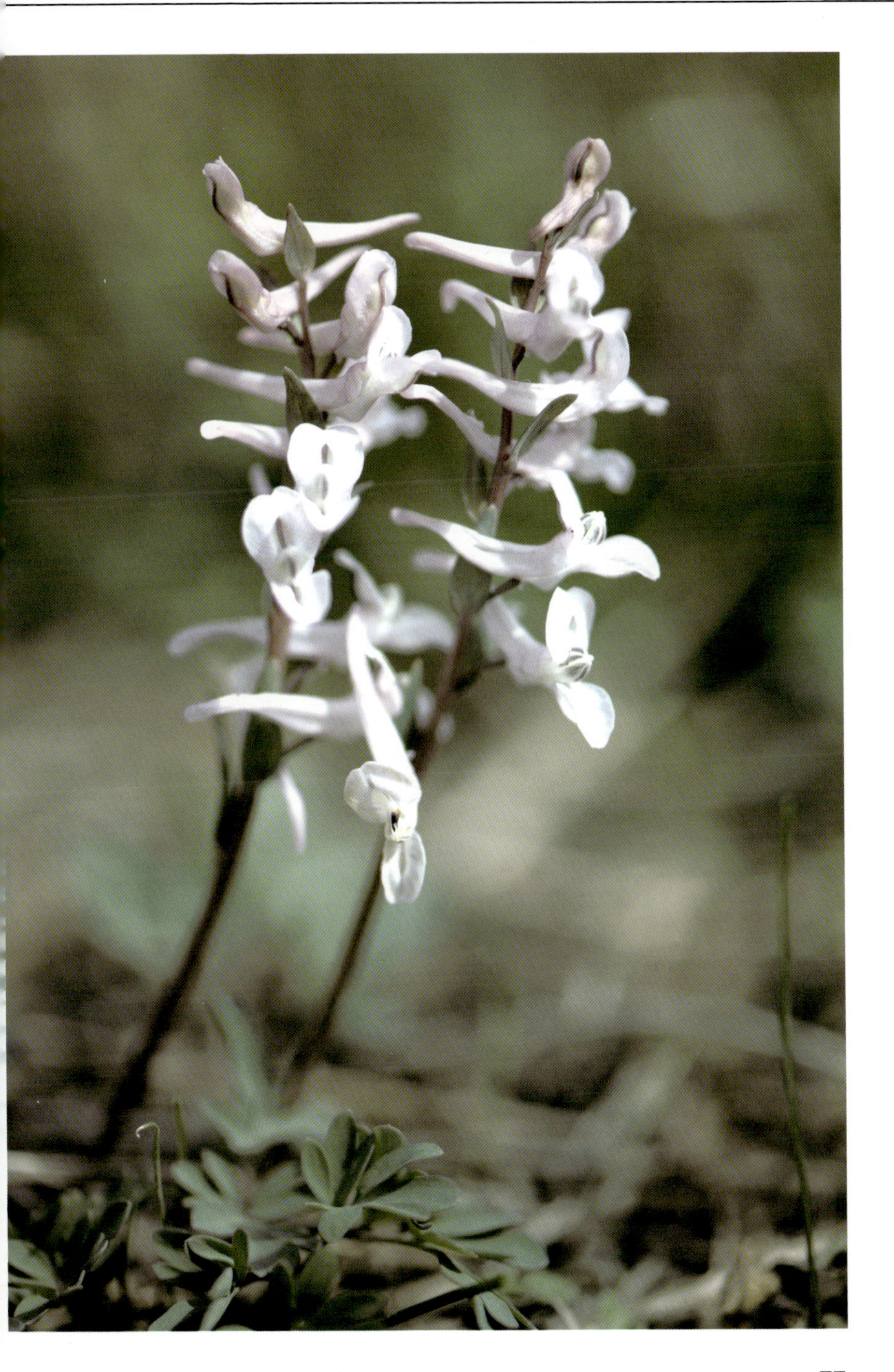

阿尔泰黄堇

Corydalis nobilis (L.)Pers.

【别　　名】阿山紫堇

【基　　原】来源于罂粟科紫堇属阿尔泰黄堇 **Corydalis nobilis** (L.) Pers. 的全草或根入药。

【形态特征】多年生草本，高 25 ～ 60 cm，于根颈处分枝，并被枯叶柄。茎具棱槽，叶大，基生叶具长柄，长 7 ～ 20 cm，基部变宽成鞘状，茎生叶柄短以至无柄，叶片卵形或宽卵形，大者长可达 20 cm，宽 10 cm，二回羽状叶，第一回下部为复叶（小叶柄长 0. 5 ～ 3 cm)，上部为深裂或全裂，第二次为全裂或深裂，末级羽片 2 ～ 3 浅裂或具大锯齿，裂片或锯齿急尖。总状花序顶生，果时伸长，每花 1 苞片，宿存，下部者 3 深裂，长约 1. 5 cm，宽约 1. 3 cm，向上逐渐简化成披针形；花梗短于苞叶，萼片 2，膜质，长宽近相等的不规则形状，直径约 2 mm，有不规则的齿，前端有 1 长尖；花冠黄色，内侧花瓣顶端紫色，上花瓣连距长 2 ～ 2. 2 cm，顶端钝或急尖，或有小尖头，背侧沿中脉有1长约 4 mm 的浅圆弧状的翅，距筒状，粗、长、钝，长约 9 mm，上翘，下花瓣前端兜状，有 1 钝尖头，背侧沿中脉有 1 长 0. 4 mm 的浅圆弧状翅，近基部背侧成龙骨状；内侧花瓣瓣片稍长于爪，瓣片顶端相连，有膜质宽边，爪向下渐窄，雄蕊上花丝变宽处与内侧花瓣相连。蒴果长椭圆形，长 1. 5 ～ 1. 8 cm，宽 5 ～ 6 mm，两端急尖，花柱宿存，长约 2 mm；胎座框宿存。种子黑色，发亮，扁的圆形，直径约 3 mm，种柄宿存，与种皮同色同质地，向顶侧有 1 弯镰状种阜。花期 5 月；果期 6 月。

【生　　境】生于山区林下或河谷。

【分　　布】新疆。西伯利亚也有分布。

【采集加工】夏季采收，洗净，晒干。

【性味功能】味苦、涩，性寒；有毒。清热利湿，解毒杀虫。

【主治用法】治湿热泄泻，痢疾，黄疸，目赤肿痛，聤耳流脓，疮毒，疥癣，毒蛇咬伤。内服：煎汤用量，3 ～ 6 g，鲜者 15 ～ 30 g；或捣汁。外用适量捣敷；或用根以酒、醋磨汁搽。

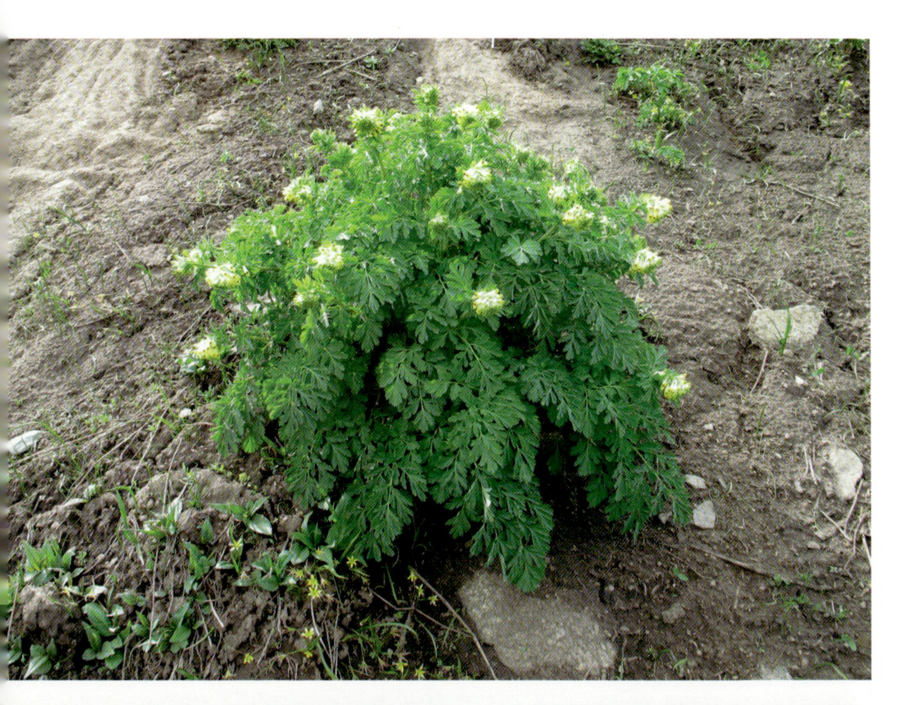

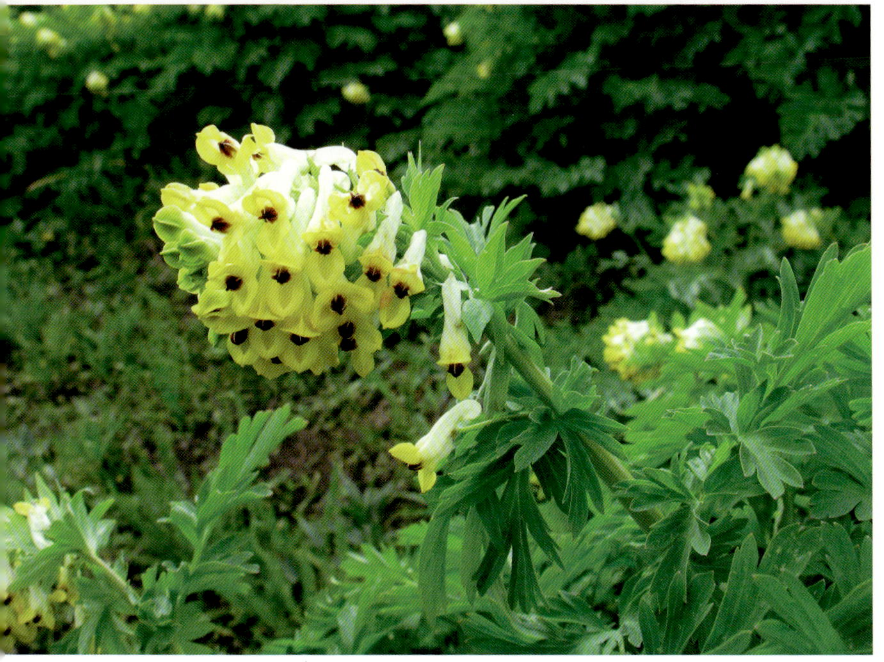

直立黄堇

Corydalis stricta Steph.

【别　　名】直立紫堇

【基　　原】来源于罂粟科紫堇属直立黄堇 **Corydalis stricta** Steph. 的全草或根入药。

【形态特征】多年生草本，高 20 ～ 40 cm。根粗。茎直立，在基部有宿存的枯叶柄。基生叶多数，长者可达 15 cm，宽 2 ～ 3 cm，稍肉质，蓝灰色，第一回为羽状复叶，小叶宽卵形到卵状长圆形，长 1 ～ 2 cm，宽 6 ～ 15 mm；第二回（即小叶）再 3 ～ 5 裂，每个裂片均急尖；叶柄长 4 ～ 5 cm，下部者叶柄变宽 (6 ～ 7 mm)，宿存，向上叶柄渐短至无。总状花序顶生，果时伸长，每花 1 苞片，苞片线状披针形，下部者长 12 ～ 14 mm，长于花梗；萼片卵形，边缘有齿，长 2 ～ 3 mm，花黄色，长 13 ～ 18 mm，外面的花瓣较暗，紫色，冠檐缘有波状齿，末端有小的急尖，距短，钝，囊状，长 2 ～ 3 cm，宽 2 ～ 4 mm。果梗长约 8 mm，后弯，下垂；蒴果线状长圆形，长约 2. 2 cm，宽 2 ～ 4 mm，花柱长约 4 mm；果梗及胎座框宿存。花期 5 ～ 6 月。

【生　　境】生于荒漠草原到山地荒漠草原。

【分　　布】新疆、青海、西藏。蒙古、西伯利亚也有分布。

【采集加工】夏季采收，洗净，晒干。

【性味功能】味苦、涩，性寒；有毒。清热利湿，解毒杀虫。

【主治用法】治湿热泄泻，痢疾，黄疸，目赤肿痛，聤耳流脓，疮毒，疥癣，毒蛇咬伤。内服：煎汤用量，3 ～ 6 g，鲜者 15 ～ 30 g；或捣汁。外用适量捣敷；或用根以酒、醋磨汁搽。

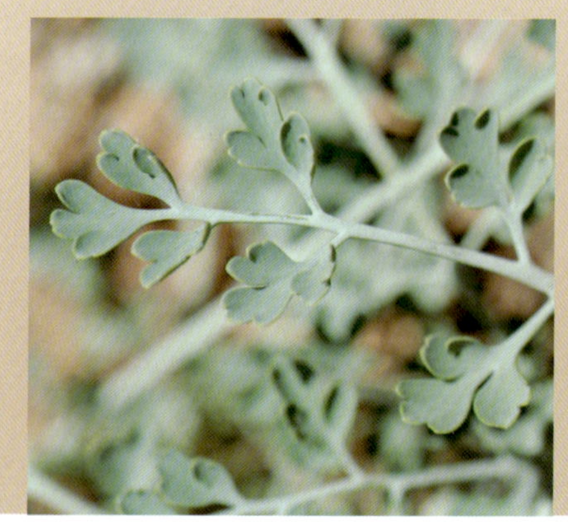

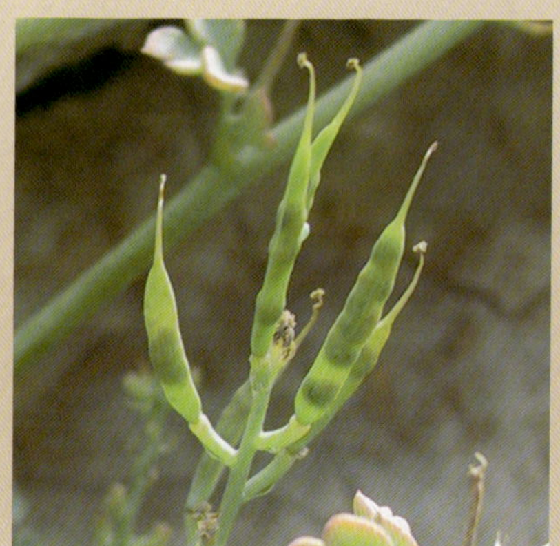

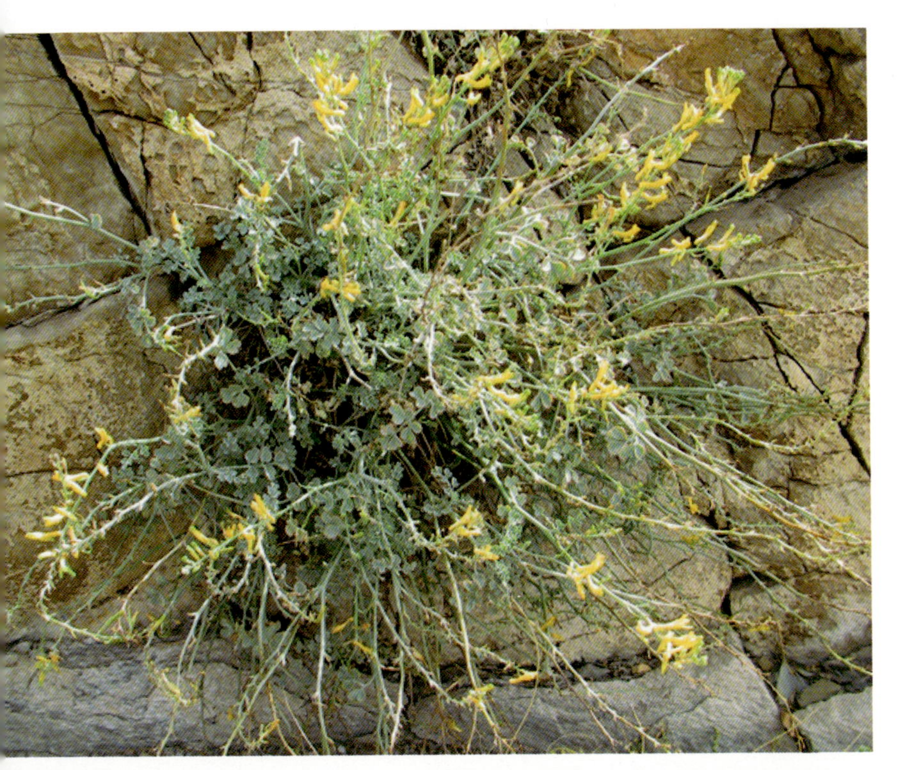

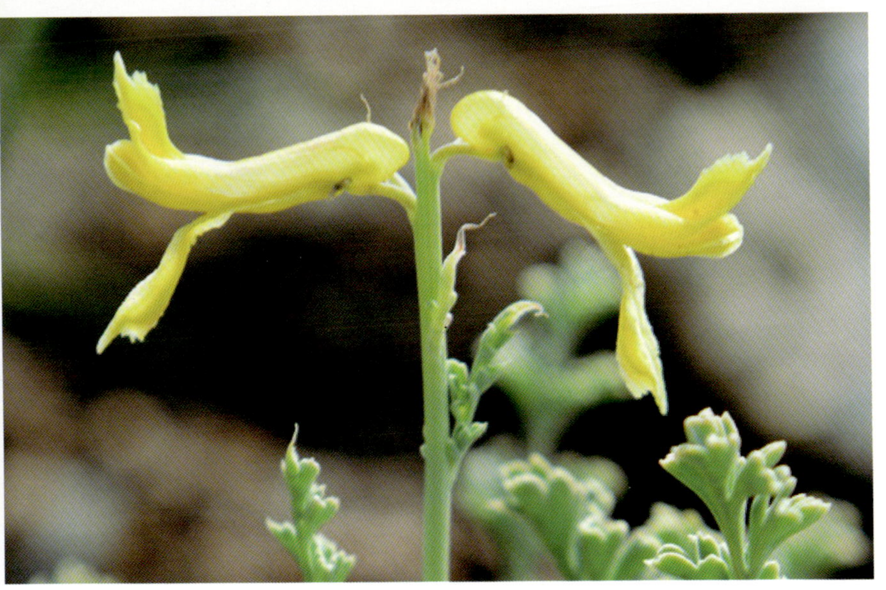

黑果栒子

Cotoneaster melanocarpus Lodd.

【基　　原】来源于蔷薇科栒子属黑果栒子 **Cotoneaster melanocarpus** Lodd. 的嫩枝或果实入药。

【形态特征】灌木，高 1～1.5 m。小枝红褐色，有光泽，幼时被柔毛，后脱落。叶片卵圆形或椭圆形，长 2～4 cm，宽 1.5～3 cm，顶端钝或微尖，有时凹缺，基部圆形，上面绿色，被疏柔毛，下面被灰白色茸毛；叶柄具毛。聚伞花序，下垂，有花 5～15 朵；花梗被毛；萼筒与萼片外面无毛；花瓣近圆形，直立，粉红色；花柱 2～3，离生；子房顶端具柔毛。果实倒卵状球形，直径 6～9 mm，蓝黑色，被蜡粉，具 2～3 核。花期 5～6 月；果期 8～9 月。

【生　　境】生于山坡或谷地灌丛。

【分　　布】新疆、内蒙古、吉林、黑龙江、河北、甘肃等地。蒙古、中亚也有分布。

【采集加工】夏季采集嫩枝，切段晒干。果实未完全成熟时采集果实，晒干备用。

【性味功能】味酸、涩，性凉。清热化湿，止血，止痛。

【主治用法】治泄泻，腹痛，吐血，牙龈出血，月经过多，痛经，带下病。

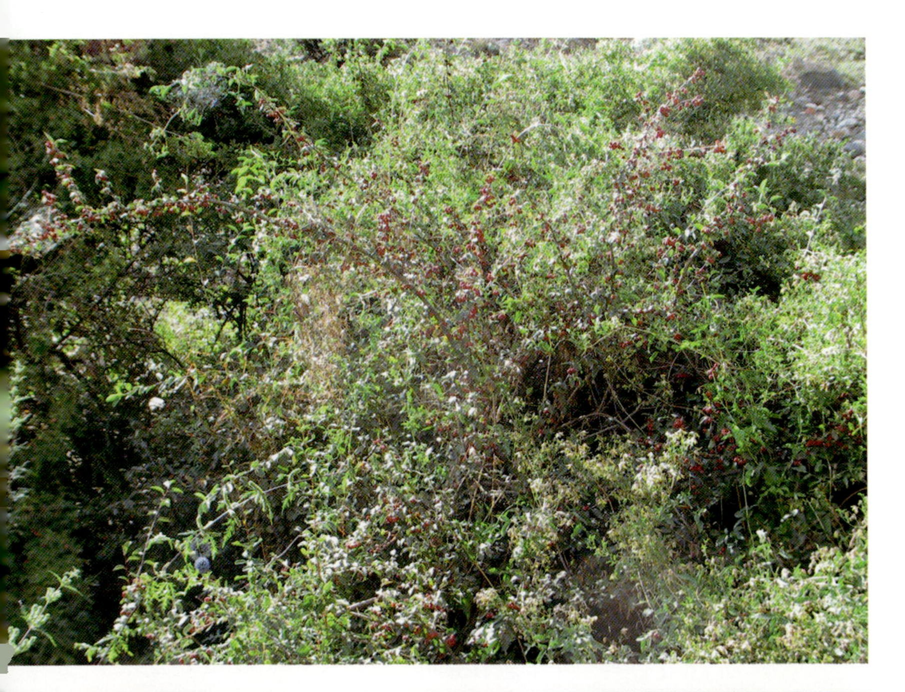

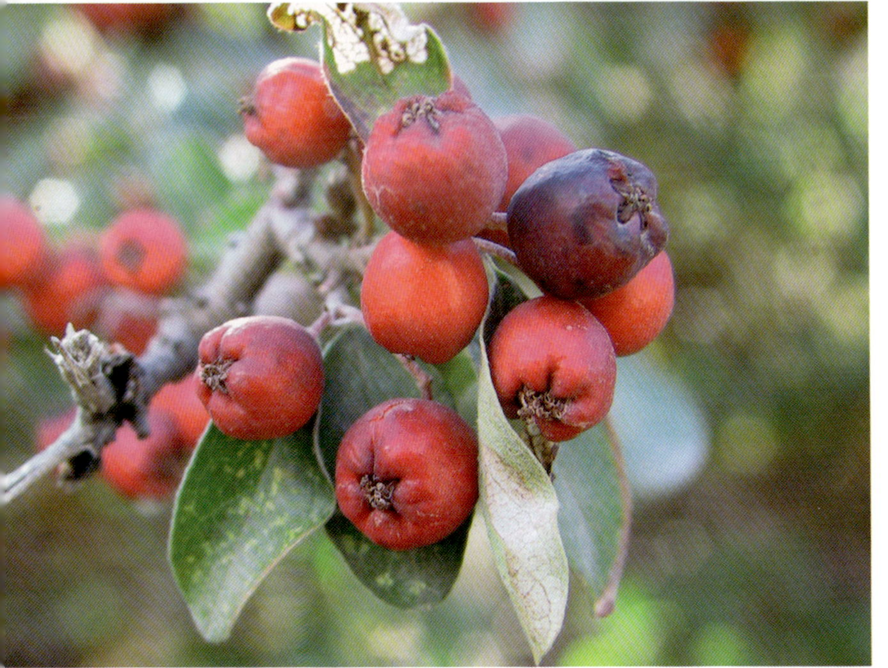

黄果山楂

Crataegus chlorocarpa Lenne et C. Koch

【别　　名】阿尔泰山楂

【基　　原】来源于蔷薇科山楂属黄果山楂 **Crataegus chlorocarpa** Lenne et C. Koch 的花、果和根入药。

【形态特征】乔木，高 3 ～ 7 m，植株上部无刺，下部萌条多刺。小枝粗壮，棕红色，有光泽；冬芽近球形，红褐色。叶片阔卵形或三角状卵形，基部楔形或宽楔形，常 2 ～ 4 裂，基部 2 对深裂，裂片平展，边缘有疏锯齿，上面被疏柔毛，下面脉腋有毛丛；托叶大型，镰刀状，边缘有腺齿。复伞房花序，花多密集；花梗无毛；苞片针形，膜质，边缘有腺齿；花直径 1 ～ 1.5 cm；萼筒钟状，萼片三角状卵形，短于萼筒，先端渐尖，全缘，无毛；花瓣近圆形，白色；雄蕊 20，稍短于花瓣；花柱 4 ～ 5，子房上部有疏柔毛。果实球形，直径约 1 cm，金黄色，无汁，粉质；萼片宿存，反折；小核 4 ～ 5，内面两侧有洼痕。花期 5 ～ 6 月；果期 8 ～ 9 月。

【生　　境】生于林缘、谷地及山间台地。

【分　　布】新疆。中亚也有分布。

【采集加工】春秋采根，夏季采叶，秋季采果，切片或纵切两瓣晒干。

【性味功能】味微甘、酸，性温。清热消食，散瘀止痛，健脾和胃。

【主治用法】治小儿消化不良，食积腹胀，产后腹痛，细菌性痢疾，肠炎，高血压，高血脂。

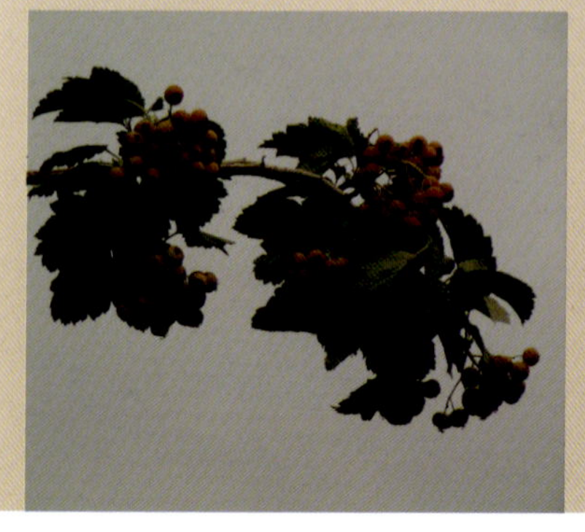

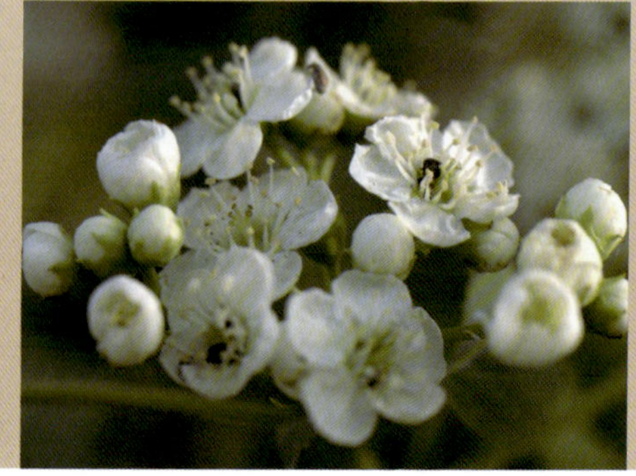

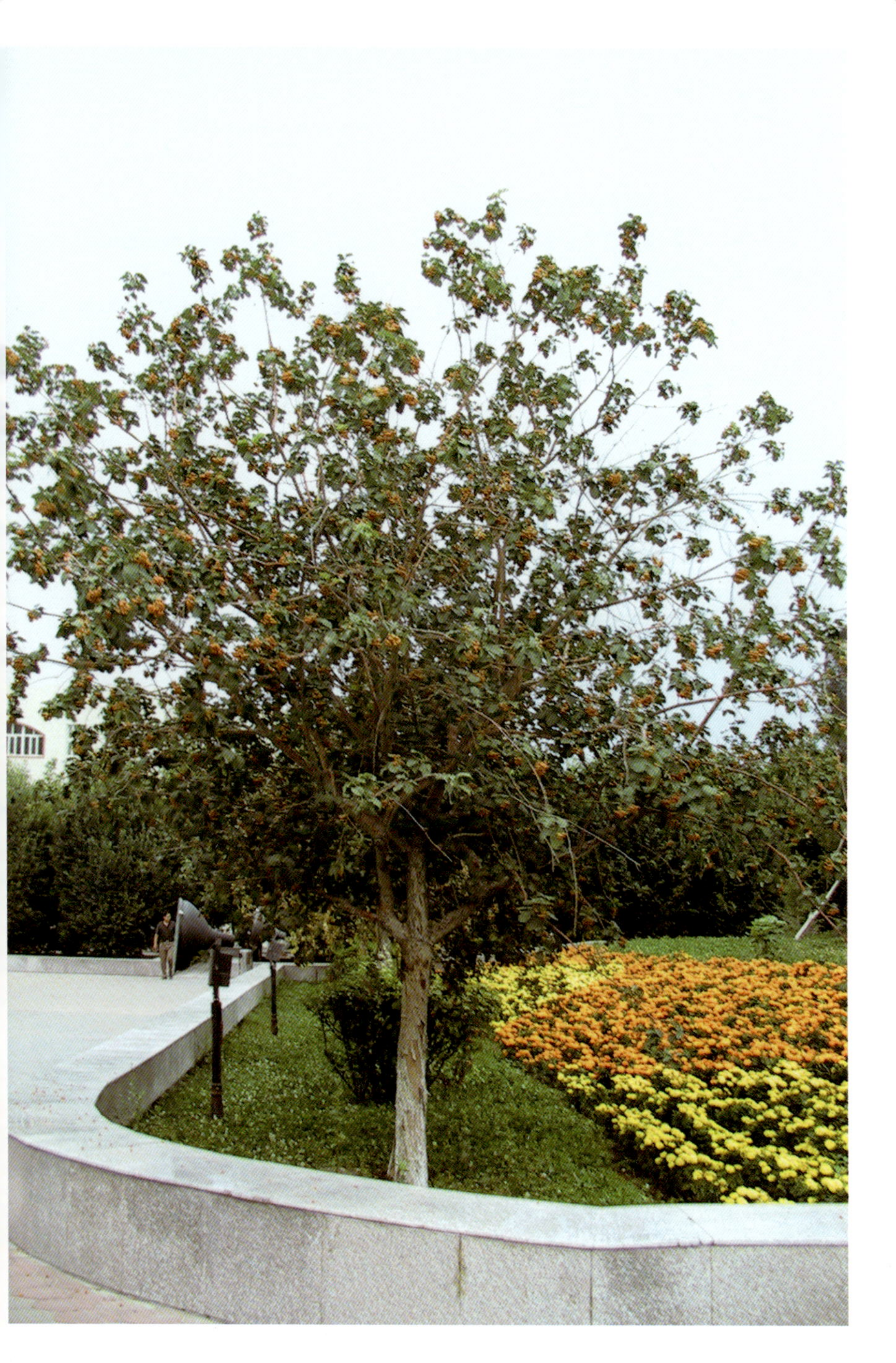

红果山楂

Crataegus sanguinea Pall.

【别　　名】辽宁山楂

【基　　原】来源于蔷薇科山楂属红果山楂 **Crataegus sanguinea** Pall. 的花、果和根入药。

【形态特征】小乔木，高 2 ～ 4 m；刺粗壮、锥形。当年生枝条紫红色或紫褐色，有光泽，多年生枝条灰褐色；冬芽三角状卵形，紫褐色。叶片宽卵形或菱状卵形，基部楔形，边缘有 3 ～ 4 对浅裂片，两面散生短柔毛，下面沿脉较多；托叶镰刀形或卵状披针形，边缘有锯齿。伞房花序，花梗无毛；苞片线形，边缘有腺齿，早落；花直径约 8 mm；萼筒钟状；萼片三角状卵形，全缘；花瓣长圆形，白色；雄蕊 20，与花瓣等长；花柱常 3，稀 5，子房顶端被柔毛。果实近球形，直径约 1 cm，血红色，萼片宿存，反折；小核 3，稀 5，两侧有洼点。花期 5 ～ 6 月；果期 7 ～ 8 月。

【生　　境】生于山地林缘或河边。

【分　　布】我国东北、华北及内蒙古、新疆。蒙古、西伯利亚也有分布。

【采集加工】春秋采根，夏季采叶，秋季采果，切片或纵切两瓣晒干。

【性味功能】味微甘、酸，性温。清热消食，散瘀止痛，健脾和胃。

【主治用法】治小儿消化不良，食积腹胀，产后腹痛，细菌性痢疾，肠炎，高血压，高血脂。

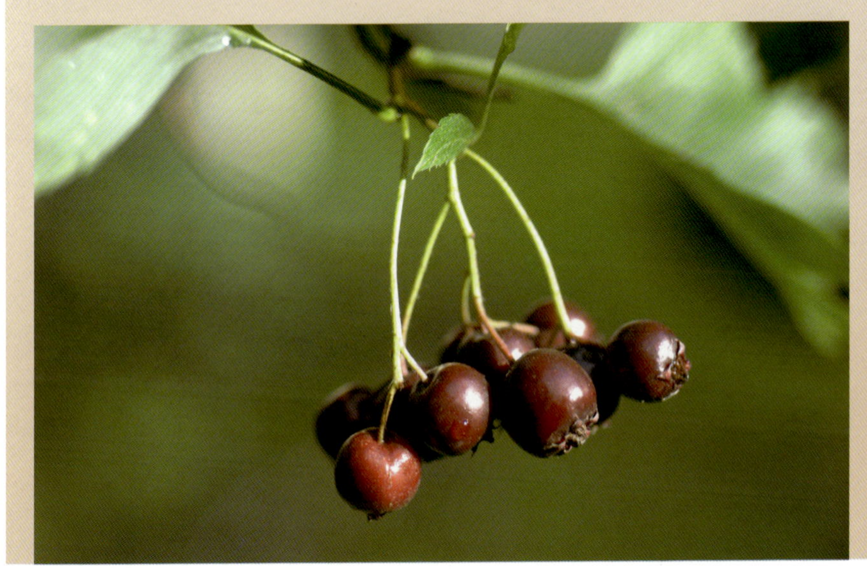

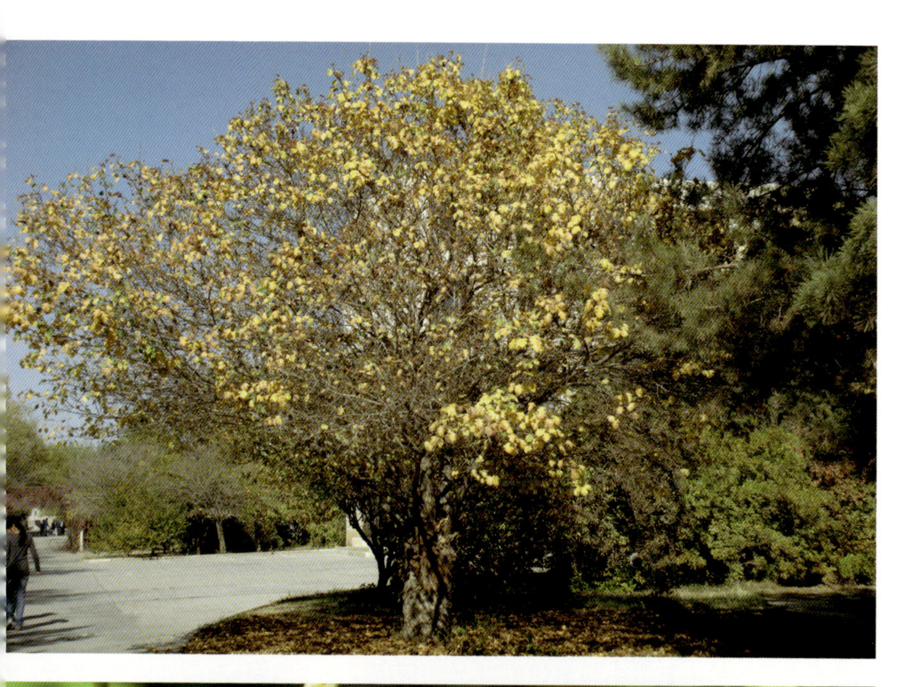

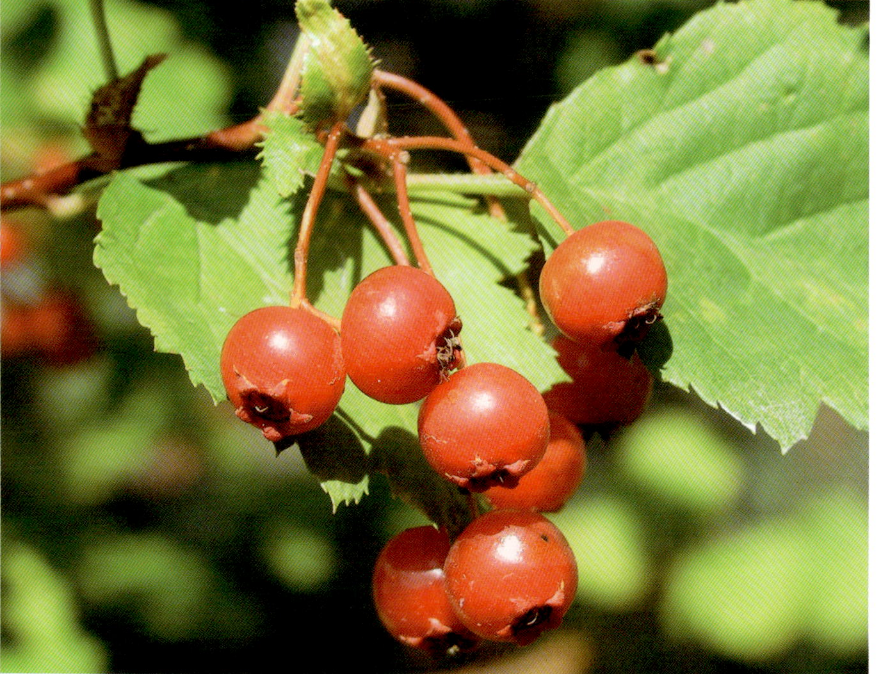

准噶尔山楂

Crataegus songorica C. Koch

【基　　原】来源于蔷薇科山楂属准噶尔山楂 **Crataegus songorica** C. Koch 的花、果和根入药。

【形态特征】小乔木，稀灌木，高 3 ～ 5 m。当年生枝条紫红色，多年生枝条灰褐色，刺粗壮。叶片阔卵形或菱形，常 2 ～ 3 羽状深裂，顶端裂片有不规则的缺刻状粗齿牙，幼叶时有毛，后脱落；托叶呈镰刀状弯曲，边缘有齿。多花的伞房花序；萼筒钟状，萼片三角卵形或宽披针形，较萼筒短；雄蕊 15 ～ 20，花药粉红色；花柱 2 ～ 3，子房顶端有柔毛。果实椭圆形或球形，直径 1 ～ 1.5 cm，黑紫色，具少数淡色斑点；萼片宿存，反折；小核 2 ～ 3，两侧平滑。花期 5 ～ 6 月；果期 7 ～ 8 月。

【生　　境】生于河谷或干旱碎石坡地。

【分　　布】新疆。中亚、伊朗也有分布。

【采集加工】春秋采根，夏季采叶，秋季采果，切片或纵切两瓣晒干。

【性味功能】味微甘、酸，性温。清热消食，散瘀止痛，健脾和胃。

【主治用法】治小儿消化不良，食积腹胀，产后腹痛，细菌性痢疾，肠炎，高血压，高血脂。

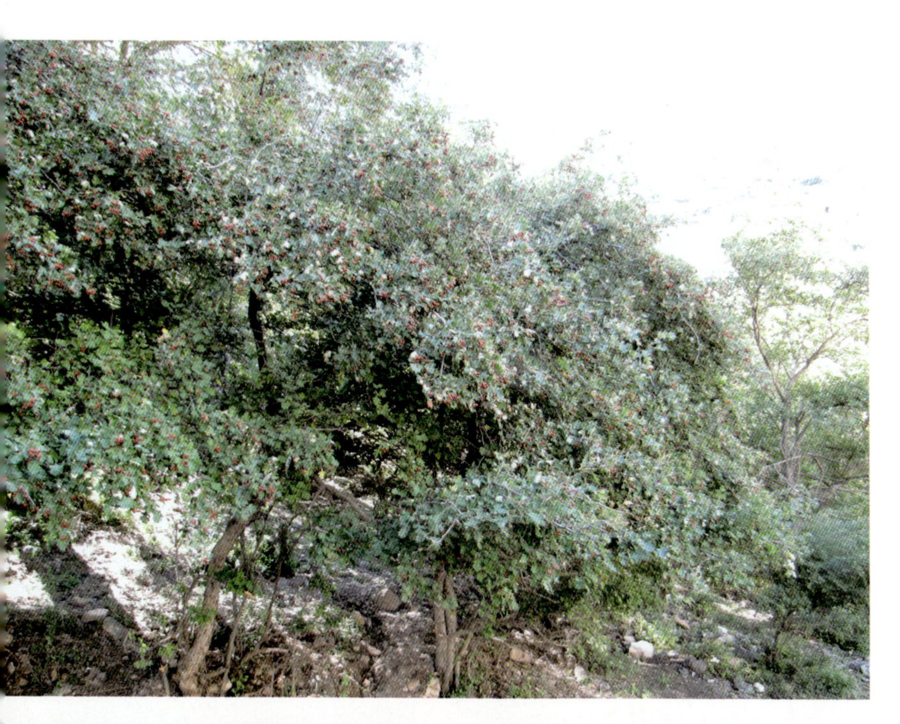

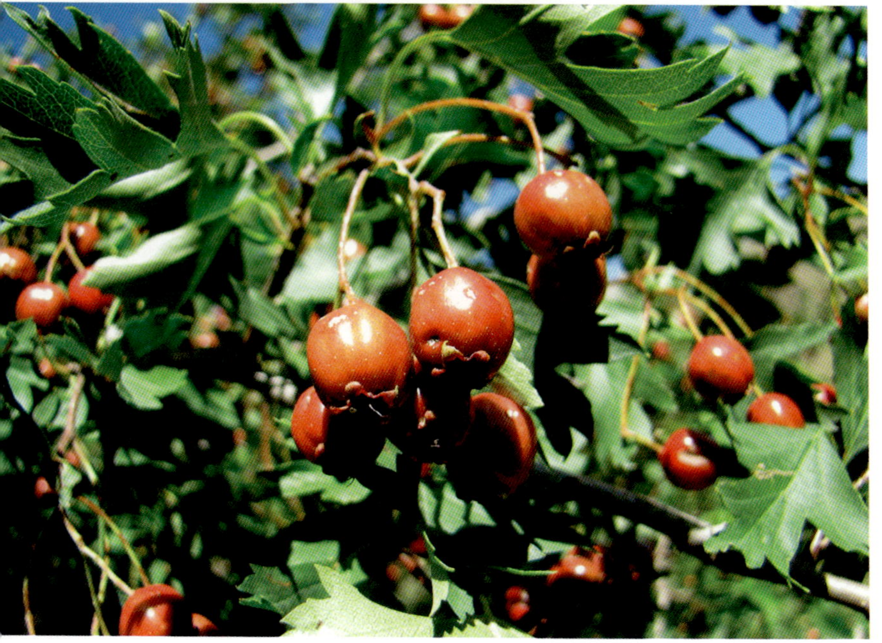

南方菟丝子

Cuscuta australis R.Br.

【基　　原】本品为旋花科菟丝子属南方菟丝子 **Cuscuta australis** R.Br. 的干燥成熟种子。

【形态特征】一年生寄生草本。茎缠绕，金黄色，纤细，直径 1 mm 左右。无叶。花序侧生；少花或多花簇生成小伞或小团伞花序，总花序梗近无；苞片及小苞片均小，鳞片状；花梗稍粗壮，长 1 ～ 2. 5 mm；花萼杯状，基部连合，裂片 3 ～ 4(5)，长圆形或近圆形，通常不等大，长约 0. 8 ～ 1. 8 mm，顶端圆；花冠乳白色或淡黄色，杯状，长约 2 mm，裂片卵形或长圆形，顶端圆，约与花冠管近等长，直立，宿存；雄蕊着生于花冠裂片弯缺处，比花冠裂片稍短；鳞片小，边缘短流苏状；子房扁球形，花柱 2，等长或稍不等长，柱头球形。蒴果扁球形，直径 3 ～ 4 mm，下半部为宿存花冠所包，成熟时不规则开裂，不为周裂。通常有 4 种子，淡褐色，卵形，长约 1. 5 mm，表面粗糙。

【生　　境】生于准噶尔盆地。寄生于豆科、菊科等草本或小灌木上。

【分　　布】新疆。亚洲、大洋洲也有分布。

【采集加工】秋季果实成熟时采收植株，晒干，打下种子，除去杂质。

【性味功能】味甘，性温。滋补肝肾，固精缩尿，安胎，明目，止泻。

【主治用法】用于阳痿遗精，尿有余沥，遗尿尿频，腰膝酸软，目昏耳鸣，肾虚胎漏，胎动不安，脾肾虚泻；外治白癜风。用量 6 ～ 12 g。

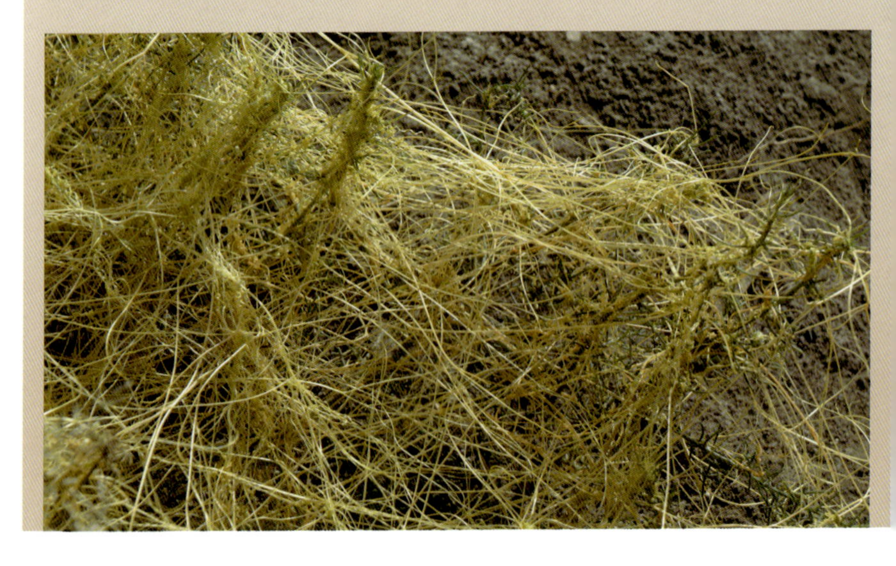

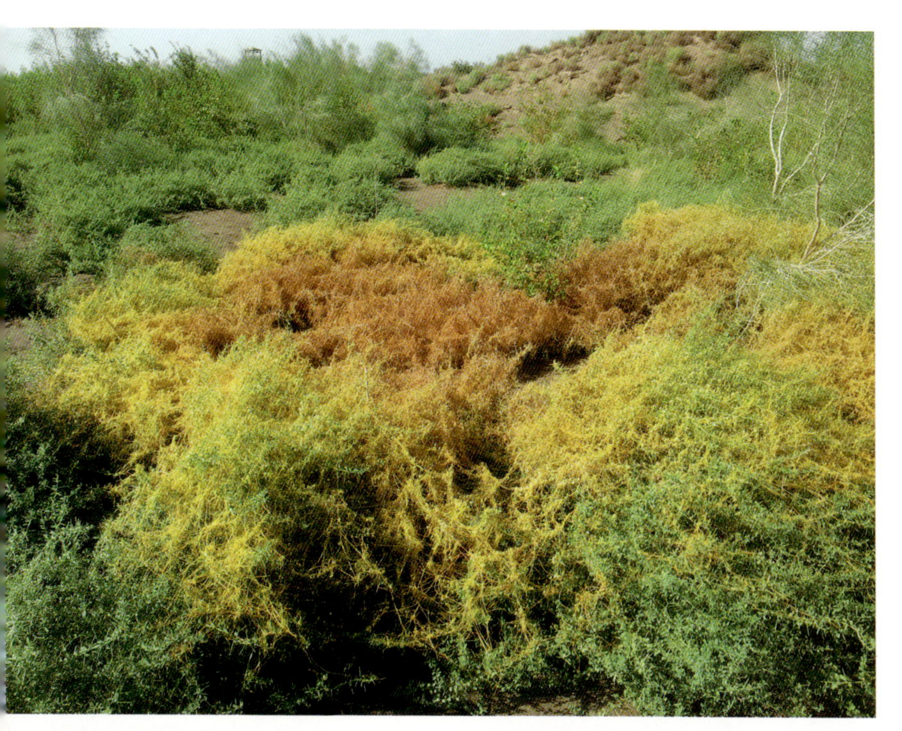

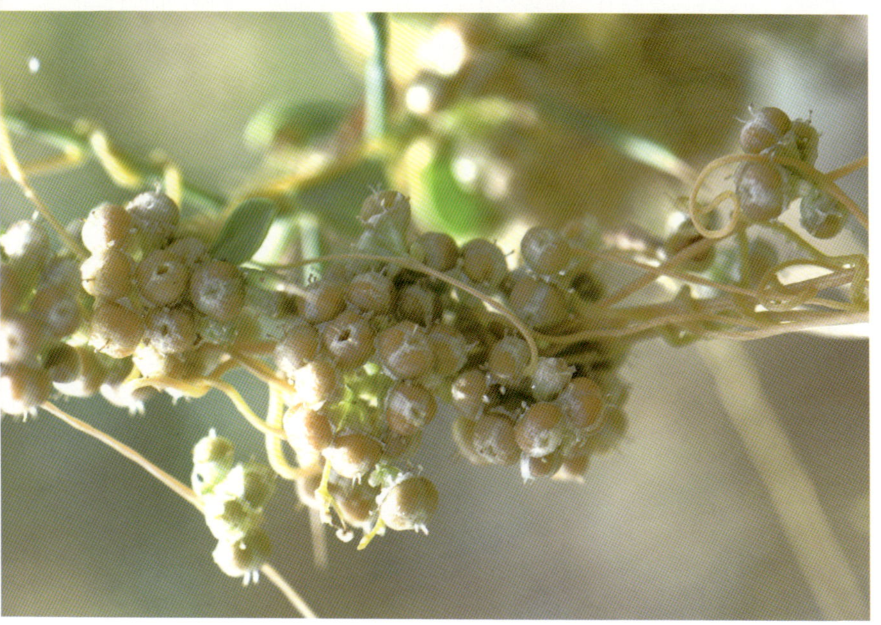

榅 桲

Cydonia oblonga

【基　　原】来源于蔷薇科榅桲属榅桲 **Cydonia oblonga** Mill. 的果实入药。

【形态特征】灌木或小乔木，高 3 ～ 6 m。嫩枝密被灰黄色茸毛，二年生枝毛脱落，紫褐色。单叶互生，叶片卵形或长圆形，长 4 ～ 6 cm，宽 3 ～ 4 cm，顶端凸尖，基部圆形或近心形，上面灰绿色，下面密被柔毛；托叶卵形，早落。花单生枝端，花直径 4 ～ 5 cm；萼筒钟状，外面密被茸毛，萼片卵形或宽披针形，边缘有腺齿，反折，比萼筒长，内外两面均被茸毛；花瓣倒卵形，白色；雄蕊 20，短于花瓣；花柱 5，离生，基部密被长茸毛。果实梨形，直径 4 ～ 5 cm，密被黄色茸毛，有香味；萼片宿存，反折；果梗短粗，被茸毛。花期 4 ～ 5 月；果期 10 月。

【生　　境】栽培。

【分　　布】新疆、陕西、江西、福建等地。原产中亚。

【采集加工】成熟后采收，阴干。

【性味功能】味甘、酸，性温。祛湿解暑，舒筋活络。

【主治用法】主治伤暑，呕吐，腹泻，消化不良，关节疼痛，腓肠肌痉挛。用量 5 ～ 15 g。

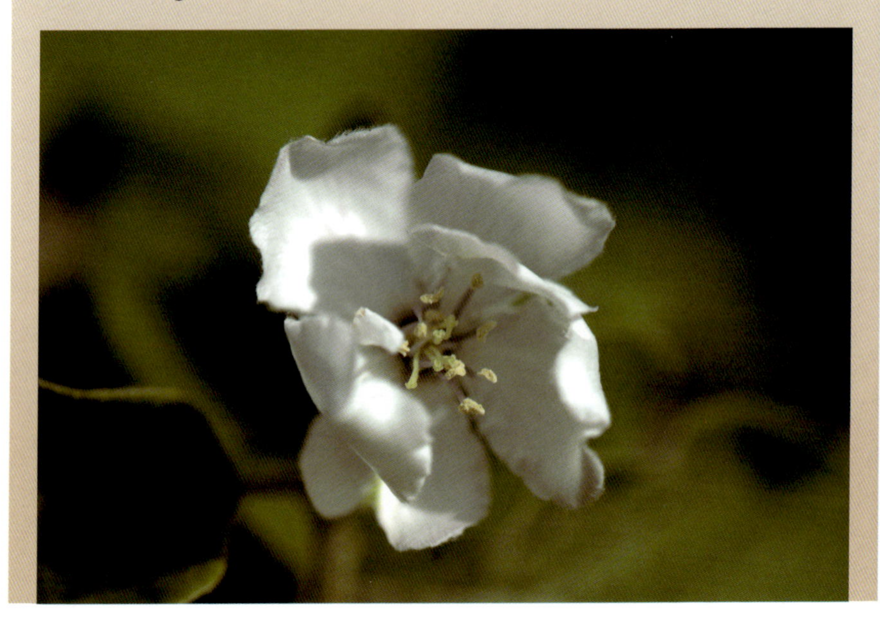

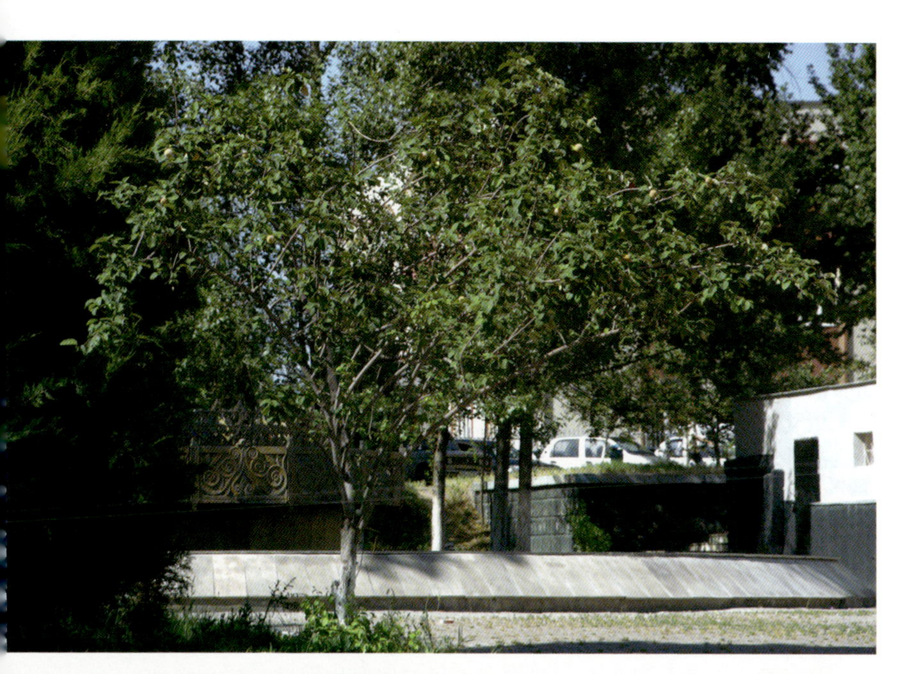

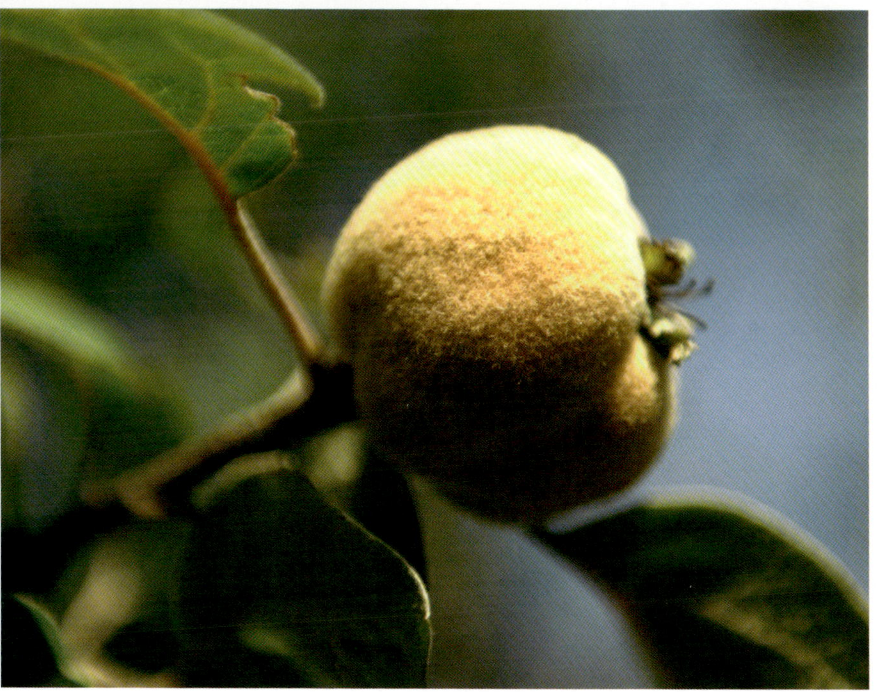

喀什牛皮消

Cynanchum kashgaricum Liou f.

【基　　原】来源于萝藦科鹅绒藤属喀什牛皮消 **Cynanchum kashgaricum** Liou f. 的块根入药。

【形态特征】多年生草本，直立，高 40 ～ 50 cm。主根粗壮、明显。茎直立，多分枝，黄绿色，有细棱。单叶对生，三角状卵形或宽心形，长 6 ～ 20 mm，宽 6 ～ 23 mm，顶端锐尖，基部心形，两面无毛，黄绿色，表面侧脉不明显，背面侧脉明显。伞房状聚伞花序生于中上部叶腋，总花梗粗壮，长约 5 mm；花小，直径约 4 mm，花梗长约 2 mm，被鳞毛和腺点；果时花序轴及总花梗粗壮，长 1.2 ～ 2 cm，直立；花萼背部密被鳞毛或腺点，绿色，上部边缘有时暗紫色，萼 5 裂，裂片披针形，长约 1 mm；花冠暗紫色，被鳞毛和腺点，5 深裂，裂片长圆状披针形，长约 1 ～ 1.5 mm，宽 1 mm；副花冠 2 轮，外轮顶部具齿裂或全缘，内轮顶端卵形，副花冠长于合蕊冠。蓇葖果单一，生花序轴顶端，窄披针形，长 5 ～ 6 cm，直径 5 ～ 6 mm。花期 5 ～ 6 月；果期 8 ～ 9 月。

【生　　境】生于天山南坡及阿尔金山的山地半荒漠及荒漠。

【分　　布】新疆。

【采集加工】10 ～ 11 月挖根，洗净，晒干。

【性味功能】味甘、微苦，性微温。补肝肾，益精血，强筋骨，止心痛。

【主治用法】用于肝肾阴虚所致的头昏眼花，失眠健忘，须发早白，腰膝酸软，筋骨不健，胸闷心痛。内服：煎汤，7 ～ 15 g；或入丸、散。

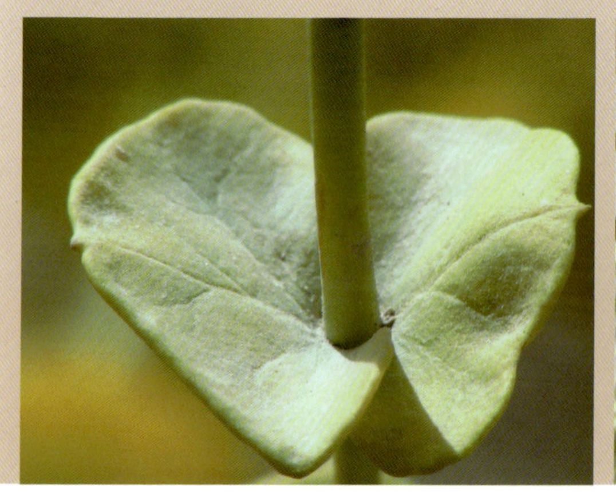

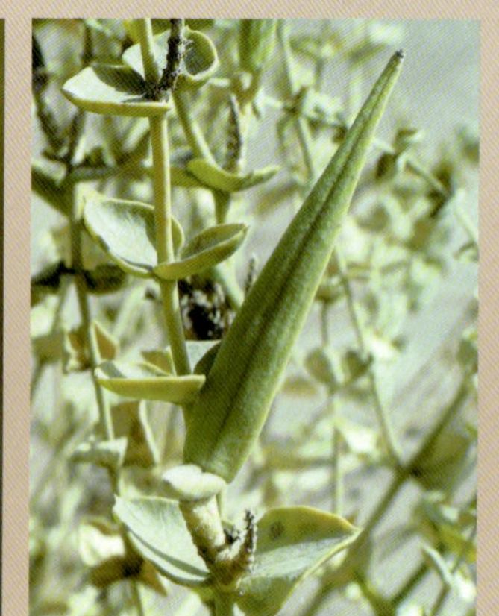

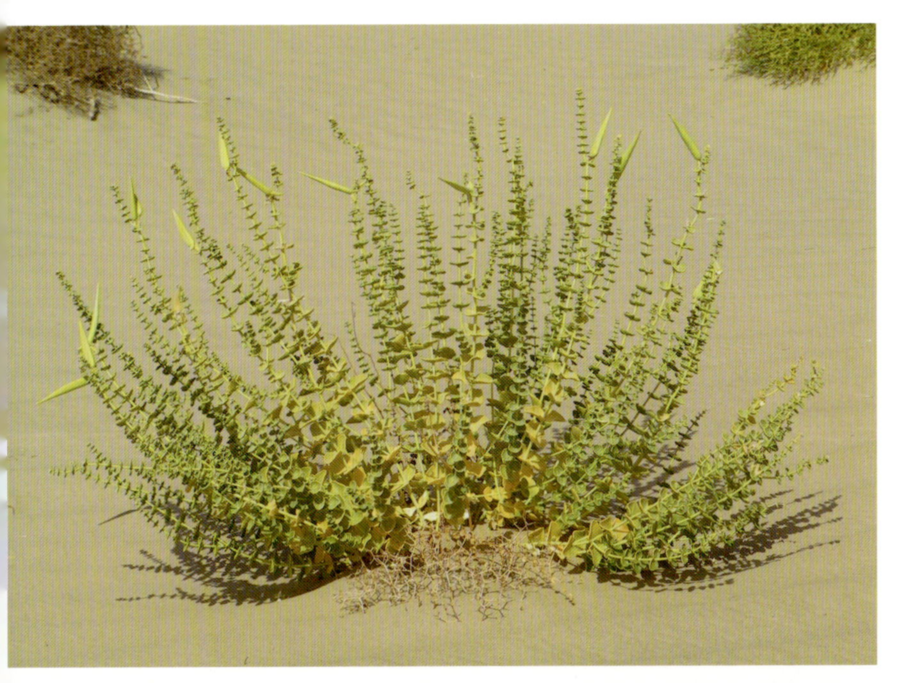

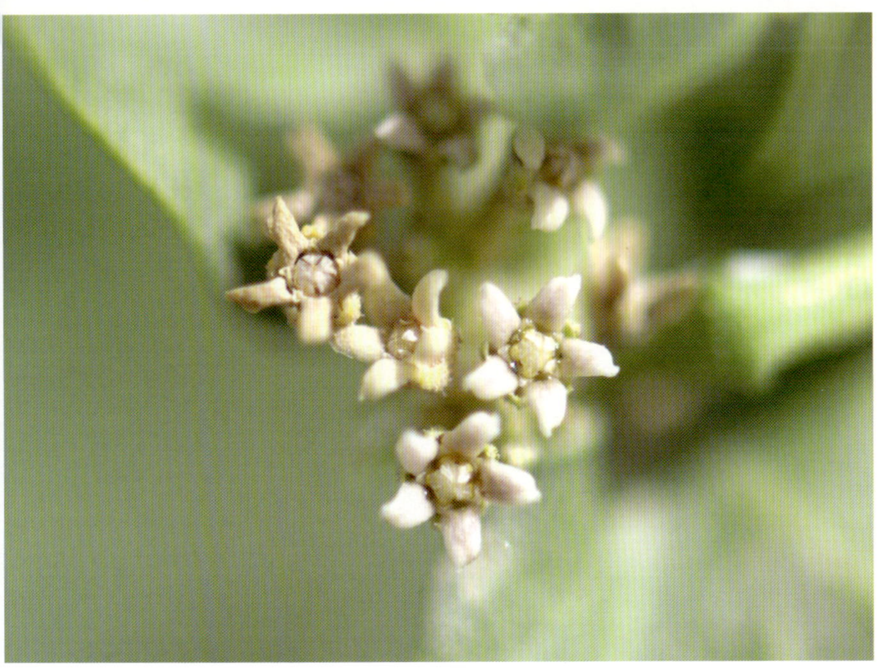

戟叶鹅绒藤

Cynanchum sibiricum Willd.

【基　　原】来源于萝摩科鹅绒藤属戟叶鹅绒藤 **Cynanchum sibiricum** Willd. 的块根入药。

【形态特征】多年生缠绕藤本；全株含白色乳汁。根粗壮，圆柱状，土灰色，直径约 2 cm。茎被短柔毛。叶对生，纸质，戟形或戟状心形，表面绿色，背面淡绿色，两面均被短疏柔毛，脉及边缘有时毛较密；长 2～8 cm，基部宽 3～4. 5 cm，顶端长渐尖，基部具 2 个长圆形而平行或略为叉开的垂片。花序腋生，聚伞花序伞房状，花序梗长 3～5 cm；花萼披针形，长约 1. 5 mm，外面被柔毛，内部腺体极小；花冠外面白色，内面紫色，裂片短圆形，或窄卵形或宽披针形；长 4 mm，宽 1. 3 mm；副花冠双轮，外轮筒状，较长，顶端具 5 条不同长短的丝状舌片，内轮 5 条裂片较短；花粉块短圆状，下垂；子房平滑无毛，柱头隆起，顶端微 2 裂。蓇葖果单生，窄披针形，长 9～11 cm，直径约 1 cm。种子矩圆形，长 4～6 mm，宽约 2 mm，棕色，顶端有白色绢质种毛，长 3 cm。花期 7 月；果期 8～10 月。

【生　　境】生于绿洲及其边缘。

【分　　布】内蒙古、甘肃、宁夏、新疆、西藏等地。蒙古、俄罗斯、中亚也有分布。

【采集加工】10～11 月挖根，洗净，晒干。

【性味功能】味甘、微苦，性微温。补肝肾，益精血，强筋骨，止心痛。

【主治用法】用于肝肾阴虚所致的头昏眼花，失眠健忘，须发早白，腰膝酸软，筋骨不健，胸闷心痛。内服：煎汤，7～15 g；或入丸、散。

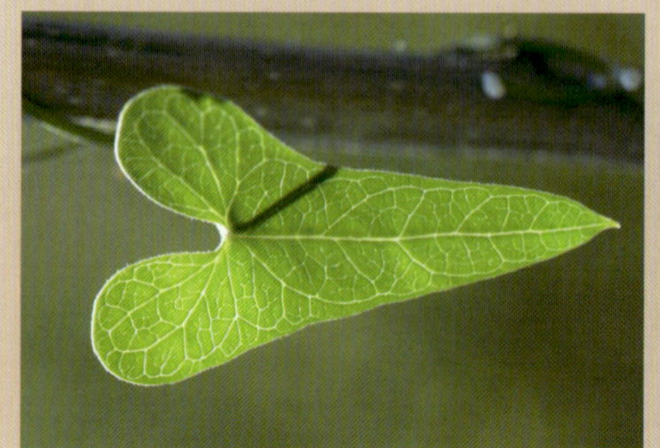

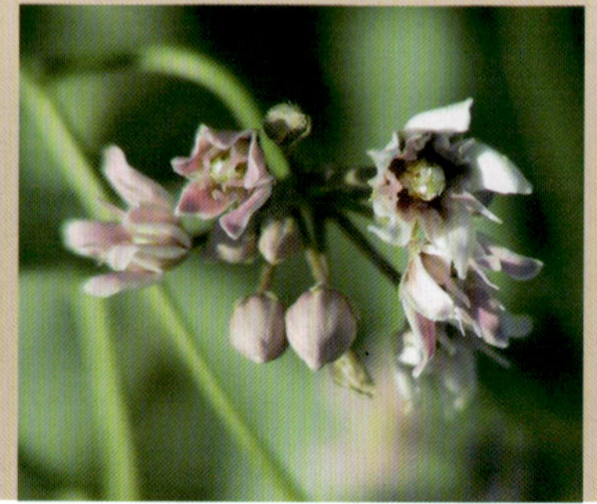

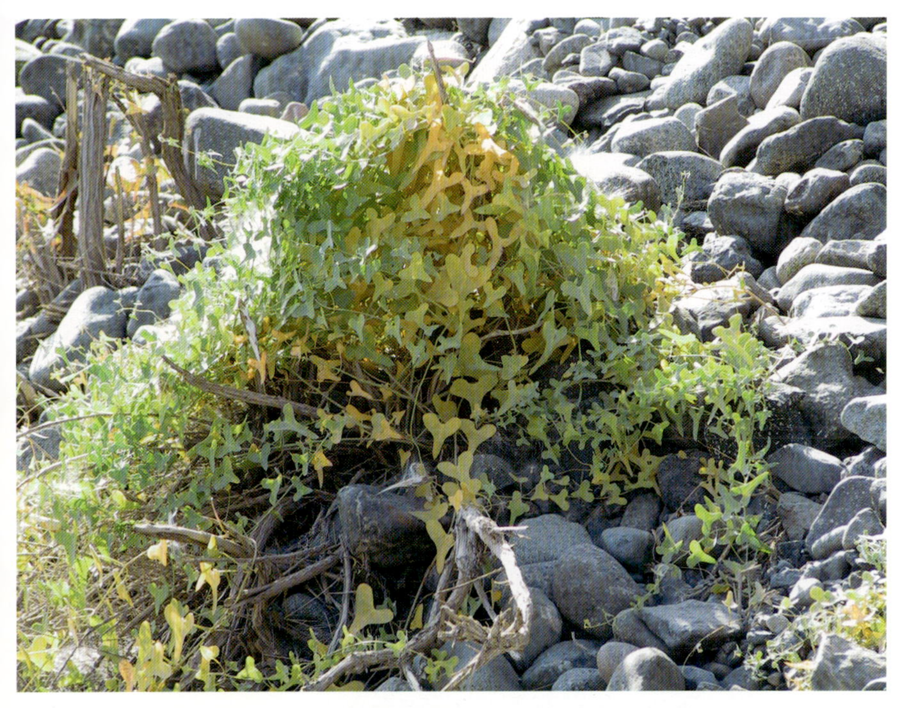

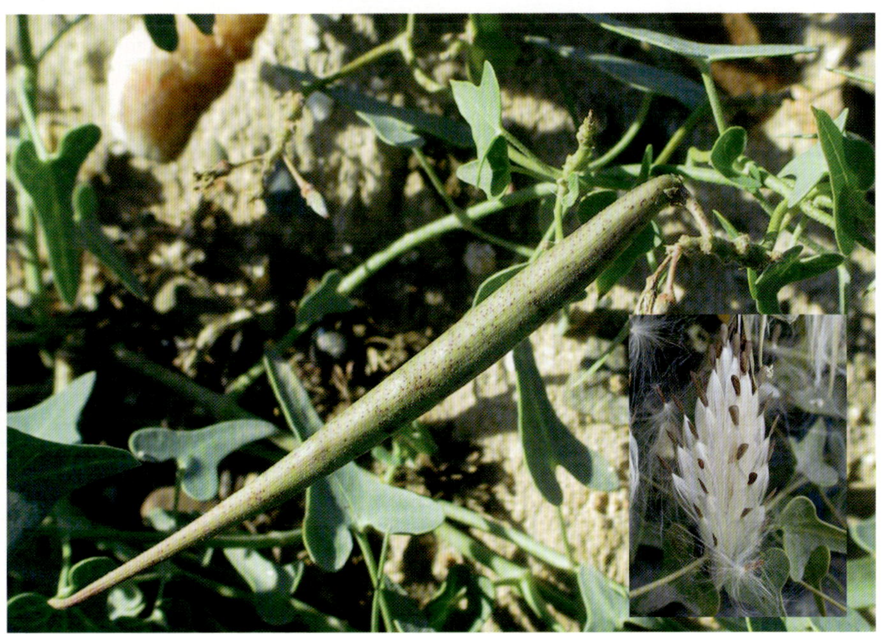

大果琉璃草

Cynoglossum divaricatum Steph. ex Lehm.

【基　　原】来源于紫草科琉璃草属大果琉璃草 **Cynoglossum divaricatum** Steph. ex Lehm. 的根皮、叶入药。

【形态特征】多年生草本，高25～100 cm，具红褐色粗壮直根。茎直立，中空，具肋棱，由上部分枝，分枝开展，被向下贴伏的柔毛。基生叶和茎下部叶长圆状披针形或披针形，长7～15 cm，宽2～4 cm，顶端钝或渐尖，基部渐狭成柄，灰绿色，上下面均密生贴伏的短柔毛；茎中部及上部叶无柄，狭披针形，被灰色短柔毛。花序顶生及腋生，长约10 cm，花稀疏，集为疏松的圆锥状花序；苞片狭披针形或线形；花梗细弱，长3～10 mm，花后伸长，果期长2～4 cm，下弯，密被贴伏柔毛；花萼长2～3 mm，外面密生短柔毛，裂片卵形或卵状披针形，果期几不等大，向下反折；花冠蓝紫色，长约3 mm，檐部直径3～5 mm，深裂至下1/3，裂片卵圆形，顶端微凹，喉部有5个梯形附属物，附属物长约0. 5 mm；花药卵球形，长约0. 6 mm，着生花冠筒中部之上；花柱肥厚，扁平。小坚果卵形，长4. 5～6 mm，宽约5 mm，密生锚状刺，背面平，腹面中部以上有卵圆形的着生面。花期6～7月；果期8月。

【生　　境】生于山地草原、林带阳坡、干山坡、平原荒漠。

【分　　布】我国东北、华北及甘肃、新疆。蒙古、西伯利亚也有分布。

【采集加工】春秋季采挖。

【性味功能】味苦，性寒。清热解毒，活血散瘀，消肿止痛，提脓生肌，调经。

【主治用法】用于疮疖痈肿，毒蛇咬伤，跌打损伤，骨折，月经不调。

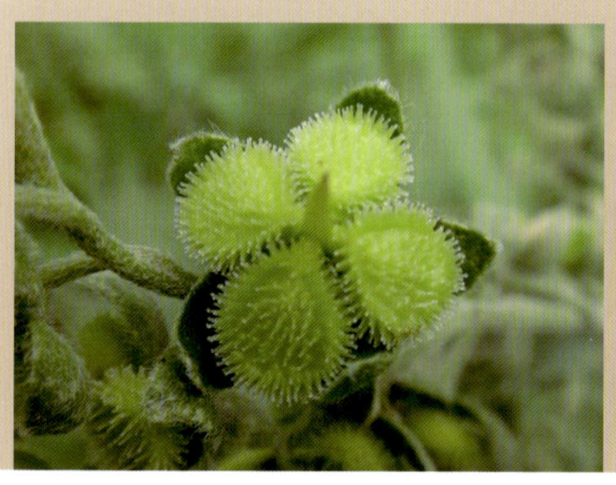

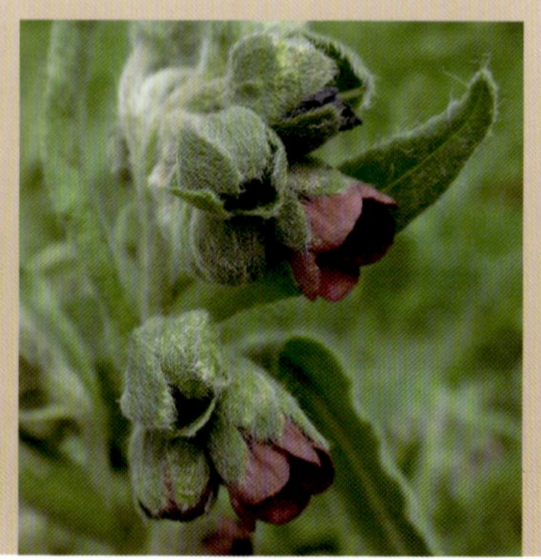

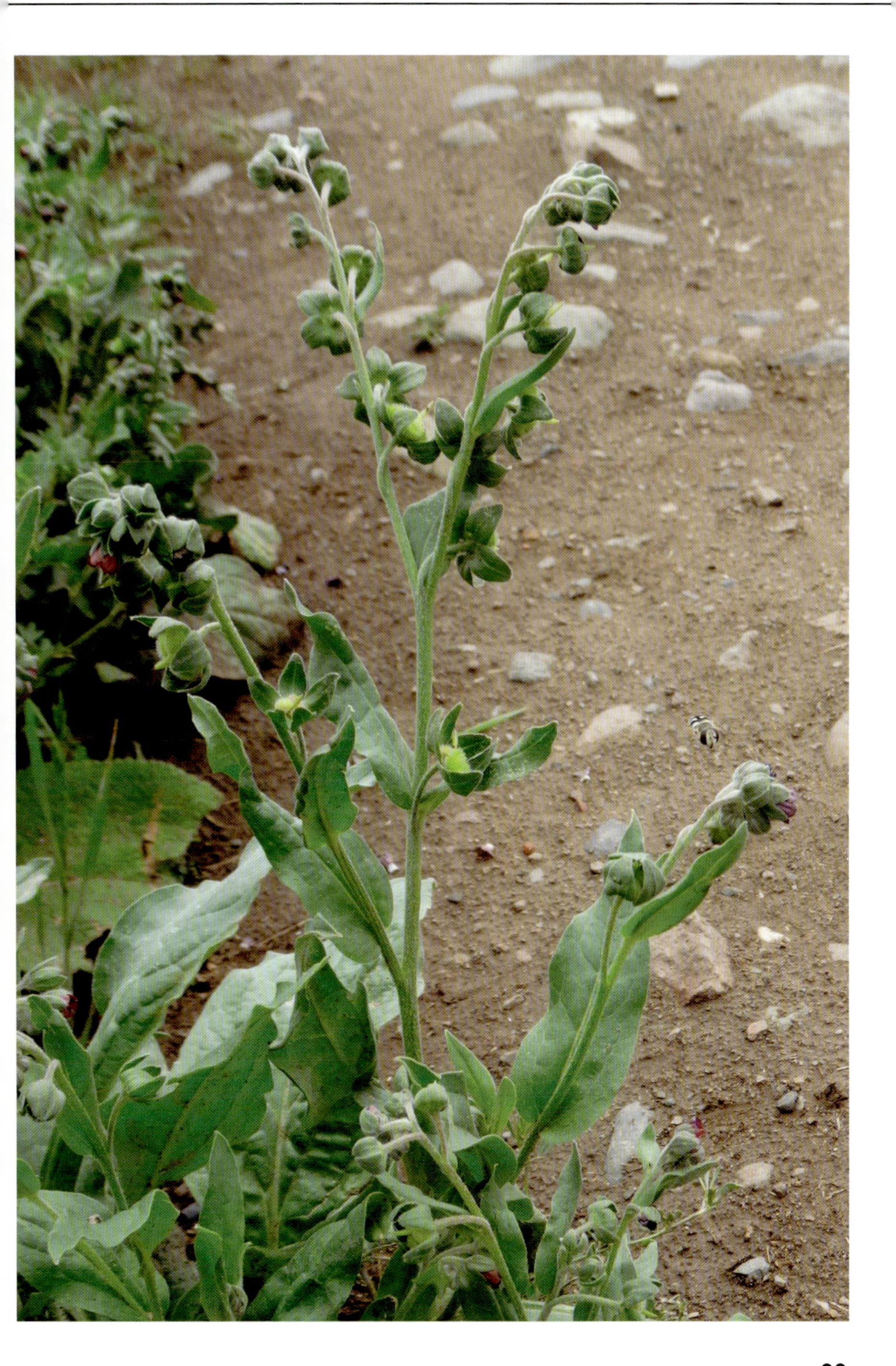

锁　阳

Cynomorium songaricum Rupr.

【基　　原】来源于蛇菰科锁阳属锁阳 **Cynomorium songaricum** Rupr. 的干燥肉质茎入药。

【形态特征】多年生肉质寄生草本，无叶绿素，高 10 ～ 36 cm，大部分埋藏于土中。茎圆柱状，暗紫红色或褐色，直立，直径 2 ～ 6 cm，基部膨大，有散生的鳞片，中部或基部较密集，向上渐稀，鳞片状叶呈卵状三角形，长 5 ～ 10 mm，宽 5 ～ 7 mm，顶端尖。肉穗花序生于茎顶，伸出地面，棒状、矩圆形或狭椭圆形，长 3 ～ 13 cm，直径 2 ～ 4 cm，生密集的小花和鳞片叶；花杂性，有香气；雄花长 3 ～ 6 mm；花被片 4，离生或合生，倒披针形或匙形，长 2. 5 ～ 3. 5 mm，宽 0. 8 ～ 1. 2 mm，下部白色，上部紫红色，蜜腺近倒圆锥形，长 2 ～ 3 mm，顶端 4 ～ 5 牙齿，鲜黄色，雄蕊 1，盛花时长达 6 mm；雌花长约 3 mm，花被片 5 ～ 6，条状披针形，子房下位；两性花少见。小坚果近球形，长约 1 mm，顶端有宿存的浅黄色花柱。花期 5 ～ 7 月。

【生　　境】生于含盐碱的沙地。寄生于白刺、柽柳等植物的根上。

【分　　布】新疆、青海、甘肃、内蒙古、陕西等地。蒙古、哈萨克斯坦、伊朗也有分布。

【采集加工】春季采挖，除去花序，切段，晒干。

【性味功能】味甘，性温。补肾阳，益精血，润肠通便。

【主治用法】用于腰膝痿软，阳痿滑精，肠燥便秘。用法用量：5 ～ 9 g。

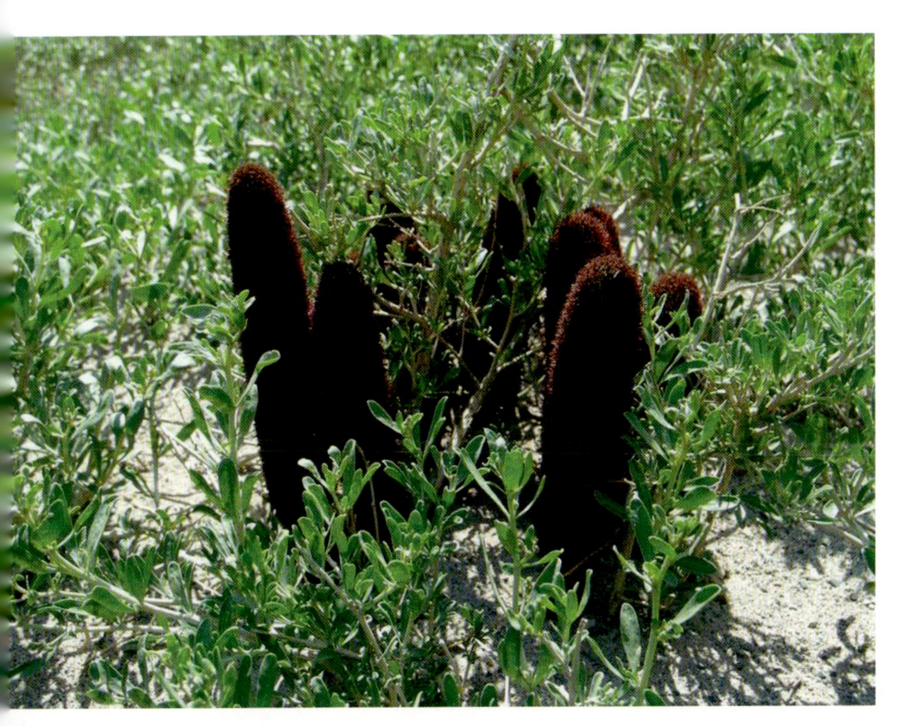

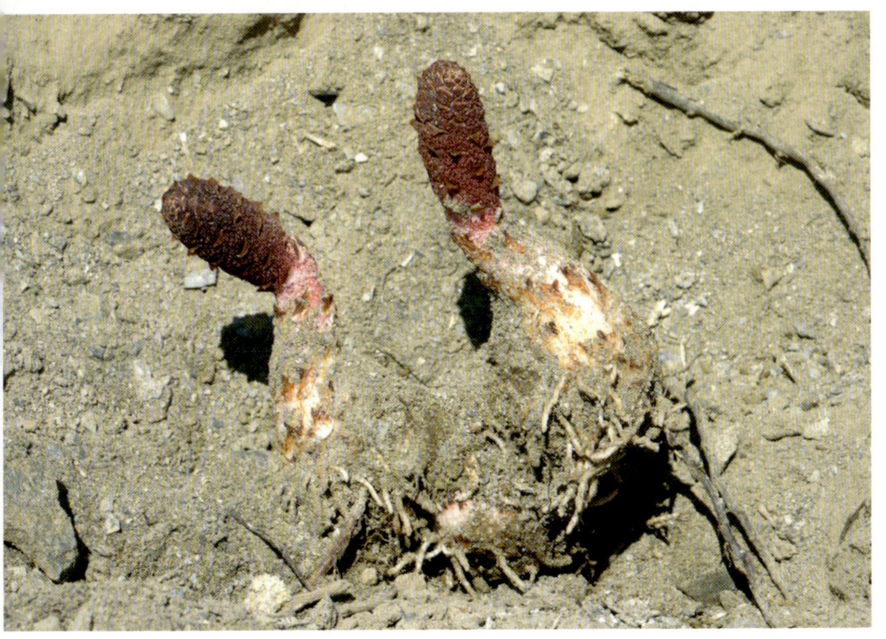

毛曼陀罗

Datura innoxia Mill.

【基　　原】来源于茄科曼陀罗属毛曼陀罗 **Datura innoxia** Mill. 的叶入药。

【形态特征】一年生直立草本或半灌木状，高 1 ~ 2 m，全体密被细腺毛和短柔毛。茎粗壮，下部灰白色，分枝灰绿色或微带紫色。叶片广卵形，长 10 ~ 18 cm，宽 4 ~ 15 cm，顶端急尖，基部不对称近圆形，全缘而微波状或有不规则的疏齿，侧脉每边 7 ~ 10 条。花单生于枝杈间或叶腋，直立或斜生；花梗长 1 ~ 2 cm，初直立，花萎谢后渐转向下弓曲。花萼圆筒状而不具棱角，长 8 ~ 10 cm，直径 2 ~ 3 cm，向下渐稍膨大，5 裂，裂片狭三角形，有时不等大，长 1 ~ 2 cm，花后宿存部分随果实增大而渐大呈五角形，果时向外反折；花冠长漏斗状，长 15 ~ 20 cm，檐部直径 7 ~ 10 cm，下半部带淡绿色，上部白色，花开放后呈喇叭状，边缘有 10 尖头；花丝长约 5. 5 cm，花药长 1 ~ 1. 5 cm；子房密生白色柔针毛，花柱长 13 ~ 17 cm。蒴果俯垂，近球状或卵球状，直径 3 ~ 4 cm，密生细针刺，针刺有韧曲性，全果亦密生白色柔毛，成熟后淡褐色，由近顶端不规则开裂。种子扁肾形，长约 5 mm，宽 3 mm。花期 6 ~ 7 月；果期 8 ~ 9 月。

【生　　境】生于住宅旁、路边。

【分　　布】新疆、河北、山东、河南、湖北、江苏等地。亚洲其他地区、欧洲、南美洲、北美洲也有分布。

【采集加工】7 ~ 8 月间采收，晒干或烘干。

【性味功能】味苦、辛，性温；有毒。镇咳平喘，止痛拔脓。

【主治用法】主治喘咳，痹痛，脚气，脱肛，痈疽疮疖。内服：煎汤，0. 3 ~ 0. 6 g；或浸酒。外用适量煎水洗，或捣汁涂。

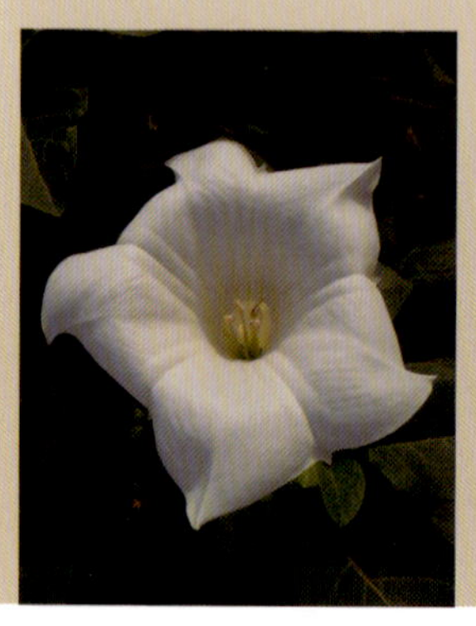
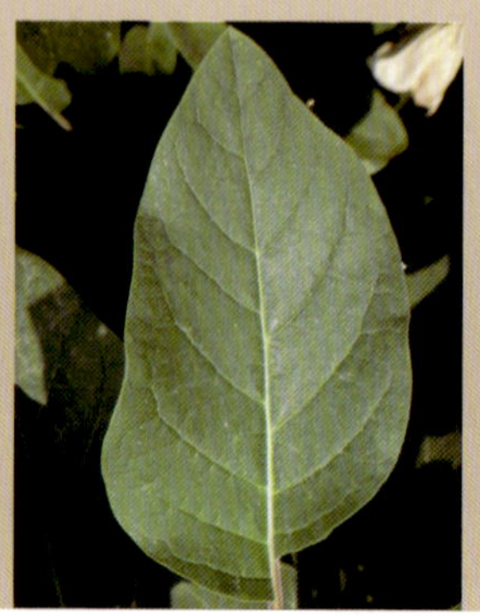
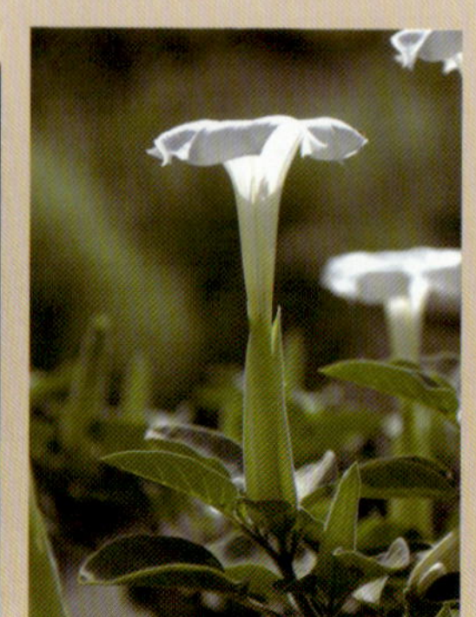

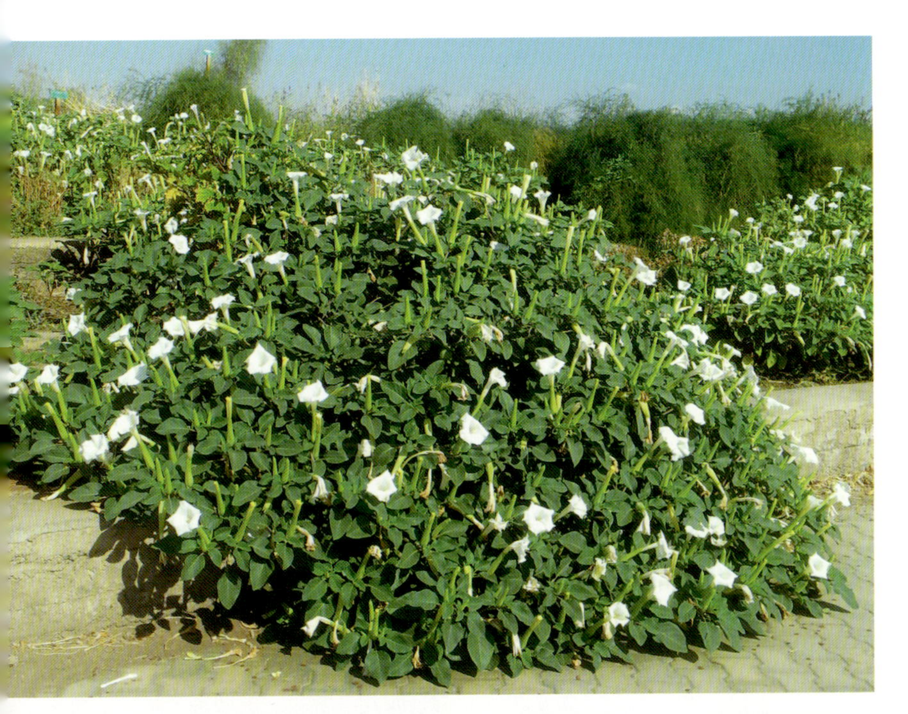

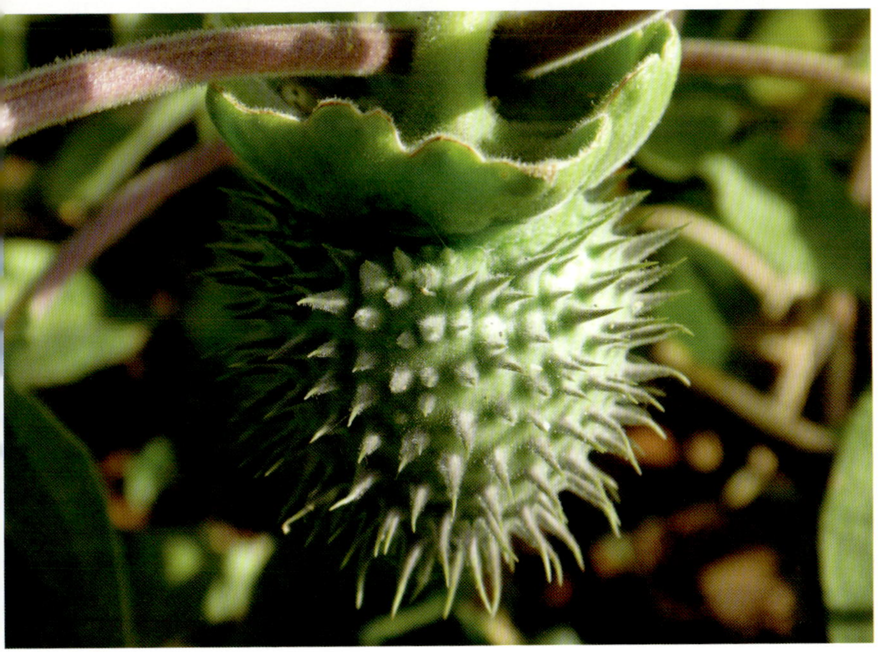

野胡麻

Dodartia orientalis L.

【基　　原】来源于玄参科野胡麻属野胡麻 **Dodartia orientalis** L. 的根或全草入药。

【形态特征】多年生直立草本，高 15 ～ 50 cm，无毛或幼嫩时疏被柔毛。根粗壮，伸长，长可达 20 cm，带肉质，须根少。茎单一或束生，近基部被棕黄色鳞片，茎从基部起至顶端多四分枝。茎伸直，细瘦，具棱角，扫帚状。叶疏生，茎下部的对生或近对生，上部的常互生，宽条形，长 1 ～ 4 cm，全缘或有疏齿。总状花序顶生，伸长，花常 3 ～ 7 朵，稀疏；花梗短，长 0. 5 ～ 1 mm；花萼近革质，长约 4 mm，萼齿宽三角形，近相等；花冠紫色或深紫红色，长 1. 5 ～ 2. 5 mm，花冠筒长筒形，上唇短而伸直，卵形，端 2 浅裂，下唇褶襞密被多细胞腺毛，侧裂片近圆形，中裂片凸出，舌状；雄蕊花药紫色，肾形；子房卵圆形，长 1. 5 mm，花柱伸直，无毛。蒴果圆球形，直径约 5 mm，褐色或暗棕褐色，具短尖头。种子卵形，长 0. 5 ～ 0. 7 mm，黑色。花、果期 5 ～ 9 月。

【生　　境】生于各山区低山带，田野、坡地。

【分　　布】新疆、内蒙古、甘肃、四川。蒙古、俄罗斯、哈萨克斯坦、伊朗也有分布。

【采集加工】果期采收，晒干。

【性味功能】微苦，性凉。清热解毒，散风止痒。

【主治用法】用于上呼吸道感染，肺炎，气管炎，扁桃体炎，淋巴结炎，尿道感染，神经衰弱。外用治皮肤瘙痒，荨麻疹，湿疹。用量：16 ～ 32 g。外用适量煎水洗。

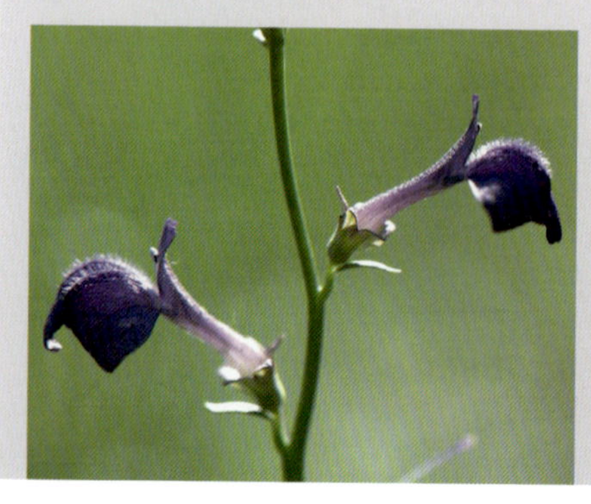

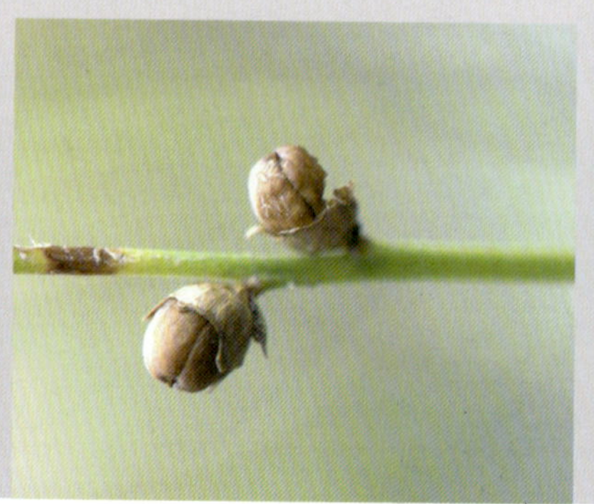

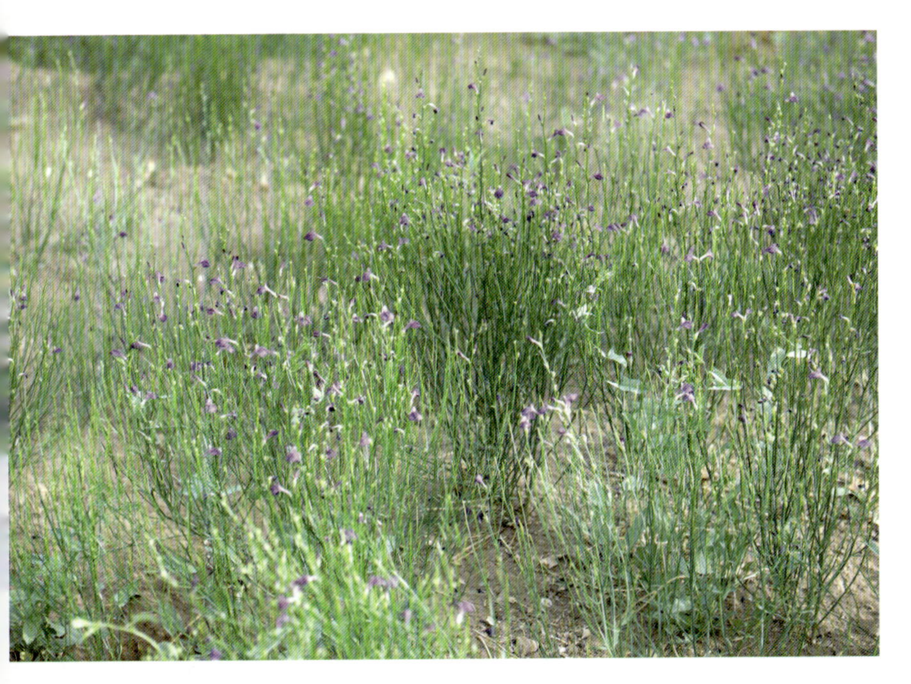

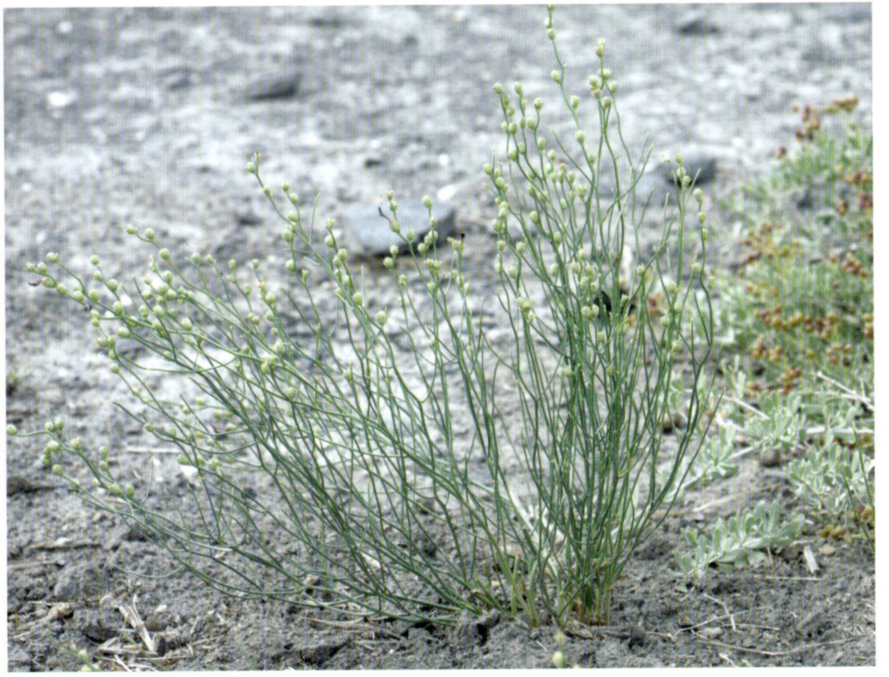

垂花青兰

Dracocephalum nutans L.

【基　　原】来源于唇形科青兰属垂花青兰 **Dracocephalum nutans** L. 的干燥地上部分入药。

【形态特征】多年生草本。茎高 20 ～ 60 cm，多数，直立，不分枝或有少数分枝，被短柔毛。基生叶和茎下部叶具长于叶片的柄，叶柄被短柔毛，叶片卵形，顶端钝，叶基心形，边缘具钝锯齿，无毛，长 1 ～ 3 cm，宽 1 ～ 2 cm，背面通常紫红色，茎中部叶具等于或短于叶片的柄，叶片长椭圆状卵形，长达 3 ～ 4 cm，宽 1 ～ 2 cm，无毛，顶端钝，叶基截平或不明显心形，边缘具钝锯齿，茎上叶较小，具不明显的或不超过叶片长度 1 半的短柄，被疏短柔毛。花具短柄，假轮生于茎上部叶腋；萼片长圆形，长 4 ～ 5 mm，宽 2 ～ 3 mm，暗紫红色，全缘，被短柔毛，不明显二唇，上唇 3 裂至 3/4 处，中萼齿卵形，宽于披针状侧萼齿 3 ～ 4 倍，下唇 2 裂至基部，萼齿披针形，上，下唇萼齿皆具短芒；花冠蓝紫红色，长 15 ～ 20 mm，外面被短柔毛，冠檐二唇形，上唇直立，长约 4 mm，顶端 2 裂，裂片长圆形，长 2 mm，下唇较大，中裂片肾形，长约 5 mm，顶端微凹，两侧裂片半圆形，长约 1 mm；雄蕊 4 个，后对雄蕊不伸出花冠；花柱微伸出。小坚果。种子暗棕褐色。花期 7 ～ 8 月；果期 9 月。

【生　　境】生于山地草原、针叶林阳坡、高山及亚高山草甸。

【分　　布】新疆、内蒙古、黑龙江等地。中亚也有分布。

【采集加工】夏季割取地上部分，晒干或鲜用。

【性味功能】味微苦，性温。疏风清热，凉血解毒，止咳平喘。

【主治用法】用于感冒头痛，咽喉肿痛，咳嗽，黄疸，痢疾。

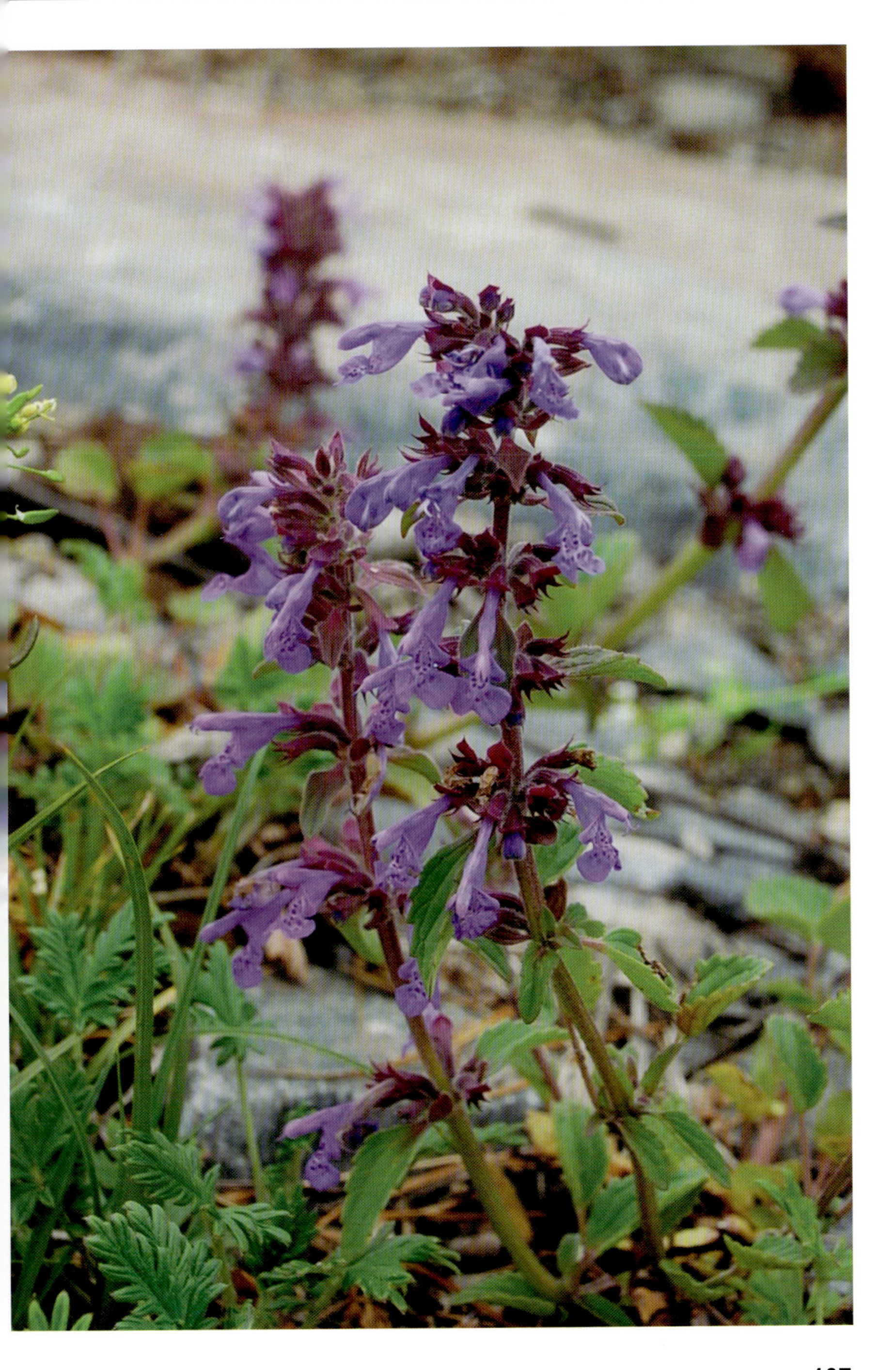

丝毛蓝刺头

Echinops nanus Bge.

【基　　原】来源于菊科蓝刺头属丝毛蓝刺头 **Echinops nanus** Bge. 的干燥根入药。

【形态特征】一年生草本，稀二年生，高 12 ～ 30 cm。根直伸。茎直立，中部分枝，白色或灰白色，密被蛛丝状柔毛。叶质地薄，两面灰白色，密被蛛丝状柔毛，通常下面更密；基生叶和茎下部叶有短柄，叶片长圆形或披针形，长 3 ～ 10 cm，宽 1 ～ 3 cm，羽状半裂或浅裂，裂片 2 ～ 4(5) 对，长卵形或三角状披针形，边缘有稀疏的刺齿；向上叶渐小，与下部叶同形，但无柄，叶片通常不分裂。复头状花序单生茎枝顶端，直径 2 ～ 3 cm；头状花序长约 1. 3 cm；基毛白色，糙毛状，不等长，长不到总苞长度的一半；总苞有 12 ～ 14 个分离的总苞片，外层总苞片线形，上部稍宽，顶端渐尖成芒刺状，边缘有糙毛状缘毛，外面被短糙毛，中层总苞片长椭圆形，顶端针刺状渐尖，沿下部边缘有糙毛状缘毛，外面上部密被短糙毛，内层总苞片长圆形，稍短于中层总苞片，顶端芒刺分裂，居中的较长，外面密被蛛丝状柔毛；小花蓝色，花冠 5 深裂，裂片线形，花冠筒被腺毛和短糙毛。瘦果倒圆锥形，密被伏贴的棕黄色长毛，遮盖冠毛；冠毛膜片状线形，不等长，边缘糙毛状，中部以下联合。花、果期 6 ～ 8 月。

【生　　境】生于荒漠的沙地、砾石地、前山和低山山坡。

【分　　布】新疆。中亚、蒙古也有分布。

【采集加工】春秋二季采挖，除去须根及泥沙，晒干。

【性味功能】味微涩、苦，性寒。清热解毒，排脓止血，消痈下乳。

【主治用法】用于诸疮痈风，乳痈肿痛，乳汁不通，瘰疬疮毒。又用作驱蛔剂。用量：4. 5 ～ 9 g。

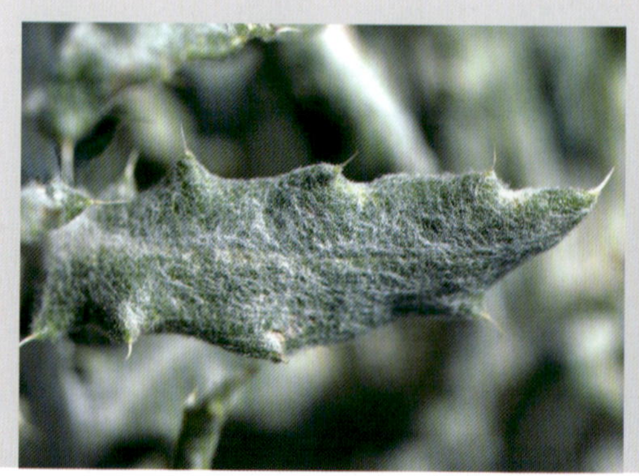

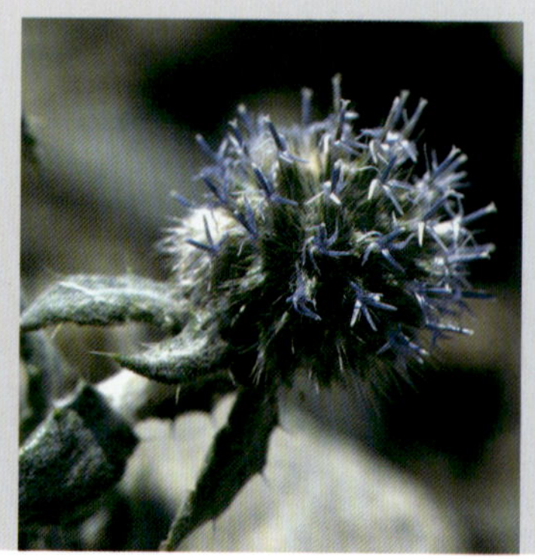

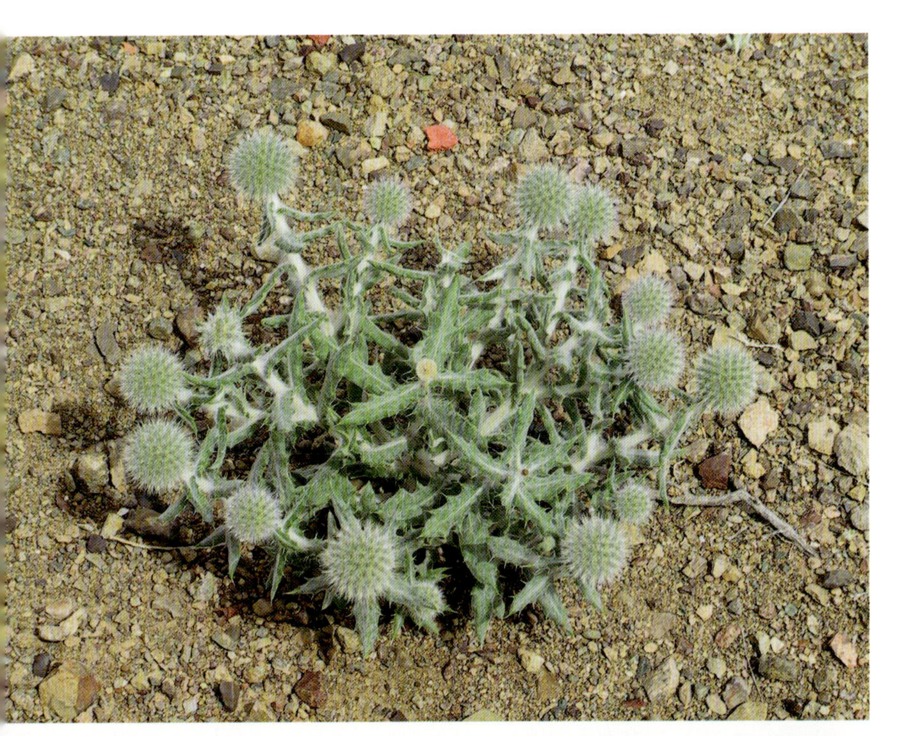

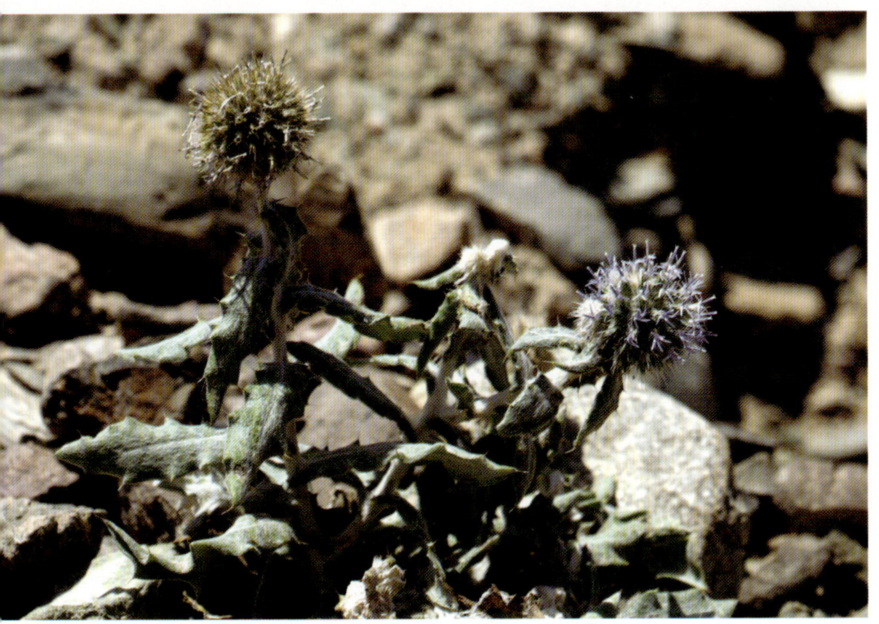

蓝蓟

Echium vulgare L.

【基　　原】来源于紫草科蓝蓟属蓝蓟 **Echium vulgare** L. 的干燥花入药。

【形态特征】二年生草本。茎高达 100 cm，有开展的长硬毛和短密伏毛，通常多分枝。基生叶和茎下部叶线状披针形，长可达 12 cm，宽可达 1. 4 cm，基部渐狭成短柄，两面有长糙伏毛；茎上部叶较小，披针形，无柄。花序狭长，花多数，较密集；苞片狭披针形，长 4 ～ 15 mm；花萼 5 裂至基部，外面有长硬毛，裂片披针状线形，长约 6 mm，果期增大至 10 mm；花冠斜钟状，两侧对称，蓝紫色，长约 1. 2 cm，外面有短伏毛，檐部不等浅裂，上方 1 个裂片较大；雄蕊 5，花丝长 1 ～ 1. 2 cm，花药短，长圆形，长约 0. 5 mm；花柱长约 1. 4 cm，顶端 2 裂，柱头顶生，细小。小坚果卵形，长约 2. 5 mm，表面有疣状凸起，着生面居果的基部。

【生　　境】生于阿尔泰山、塔尔巴哈台山及天山的山地草原和山坡。

【分　　布】新疆。亚洲、欧洲也有分布。

【采集加工】夏季盛花期割取花，晒干。

【性味功能】性凉。止咳平喘，健胃舒肝，清热解毒，清脑降压。

【主治用法】用于热咳痰喘，肺胃热结，食欲不振，头晕头痛，高血压。

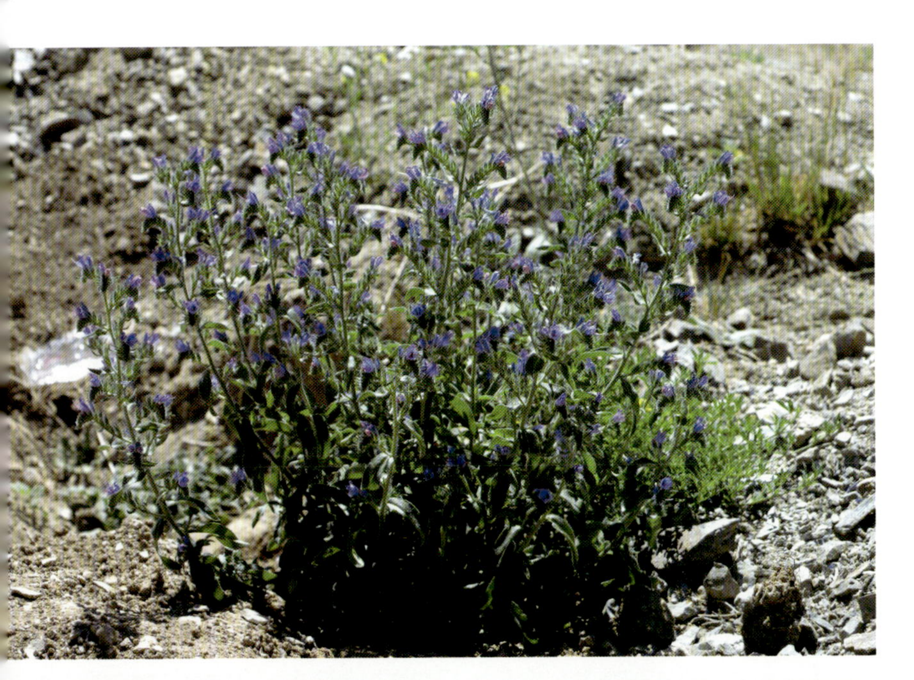

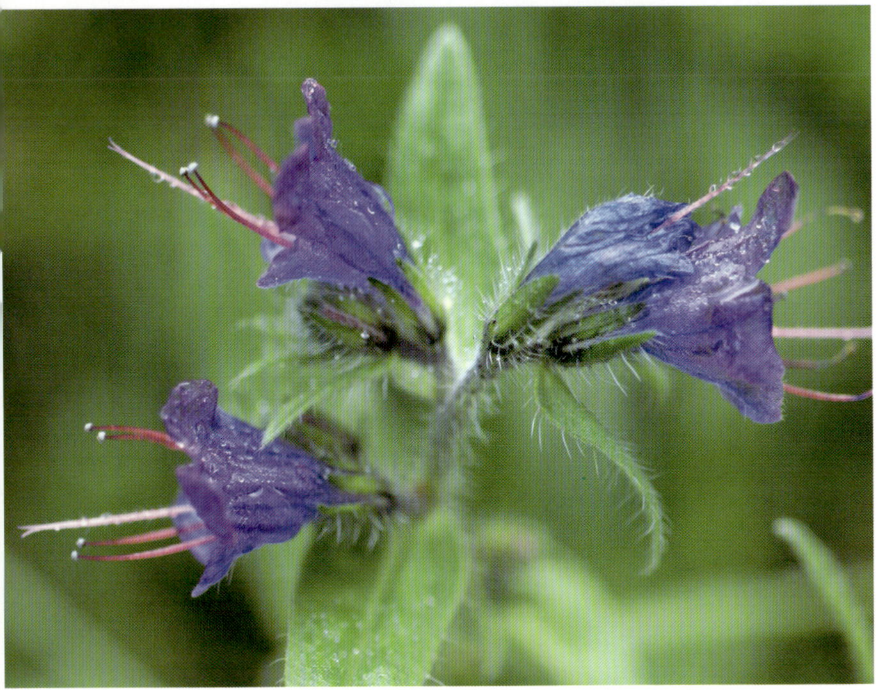

大果沙枣

Elaeagnus moorcroftii Wall.ex Schlecht.

【基　　原】来源于胡颓子科胡颓子属大果沙枣 **Elaeagnus moorcroftii** Wall.ex Schlecht. 以果实或树皮入药。

【形态特征】落叶乔木或小乔木，高 5 ～ 10 m，无刺或具刺，刺长 30 ～ 40 mm，棕红色，发亮；幼枝密被银白色鳞片，老枝鳞片脱落，红棕色，光亮。叶薄纸质，矩圆状披针形至线状披针形，长 3 ～ 7 cm，宽 1 ～ 1. 3 cm，顶端钝尖，基部楔形，全缘，上面幼时具银白色圆形鳞片，成熟后部分脱落，带绿色，下面灰白色，密被白色鳞片，有光泽，侧脉不甚明显，叶柄纤细，银白色，长 5 ～ 10 mm。花银白色，直立或近直立，密被银白色鳞片，芳香，常 1 ～ 3 花簇生新枝基部 5 ～ 6 片叶的叶腋，花梗长 2 ～ 8 mm；萼筒钟状，长 4 ～ 5 mm，在裂片下面不收缩，在子房上骤收缩，裂片宽卵形或卵状矩圆形，长 3 ～ 4 mm，顶端钝渐尖，内面被白色星状柔毛；雄蕊几无花丝，花药几无花丝，花药淡黄色，矩圆形，长 2. 2 mm；花柱直立，无毛，上端弯曲；花盘明显，圆锥形，包围花柱的基部，无毛。果实椭圆形，长 9 ～ 12 mm，直径 6 ～ 10 mm，粉红色，密被银白色鳞片；果肉乳白色，粉质，果梗短，粗壮，长 3 ～ 6 mm。花期 5 ～ 6 月；果期 9 月。

【生　　境】生于山地、平原、沙滩、荒漠及河谷地带。

【分　　布】我国西北、辽宁、河北、山西、河南、内蒙古。俄罗斯，中东、欧洲也有。

【采集加工】树皮四季可剥，刮去外层老皮，剥取内皮，晒干备用。果实在秋末冬初成熟时采摘晒干。

【性味功能】树皮：味酸、微苦，性凉。果实：味酸、微甘，性凉。树皮：清热凉血，收敛止痛。

【主治用法】用于慢性气管炎，胃痛，肠炎，白带；外用治烧烫伤，止血。树皮：用量 7 ～ 10 g；果：用量 16 ～ 32 g；外用适量，树皮煎浓液涂患处。

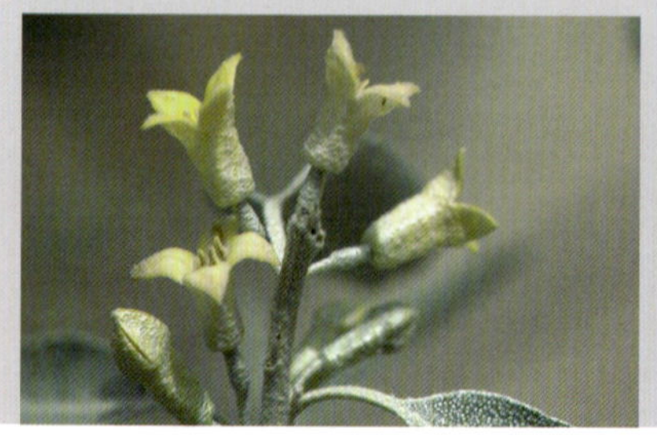
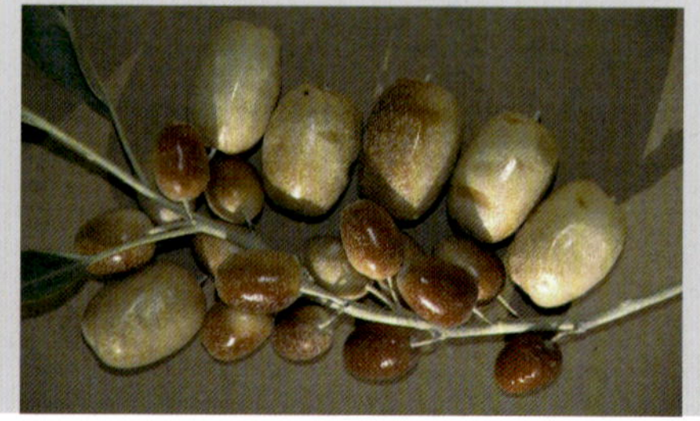

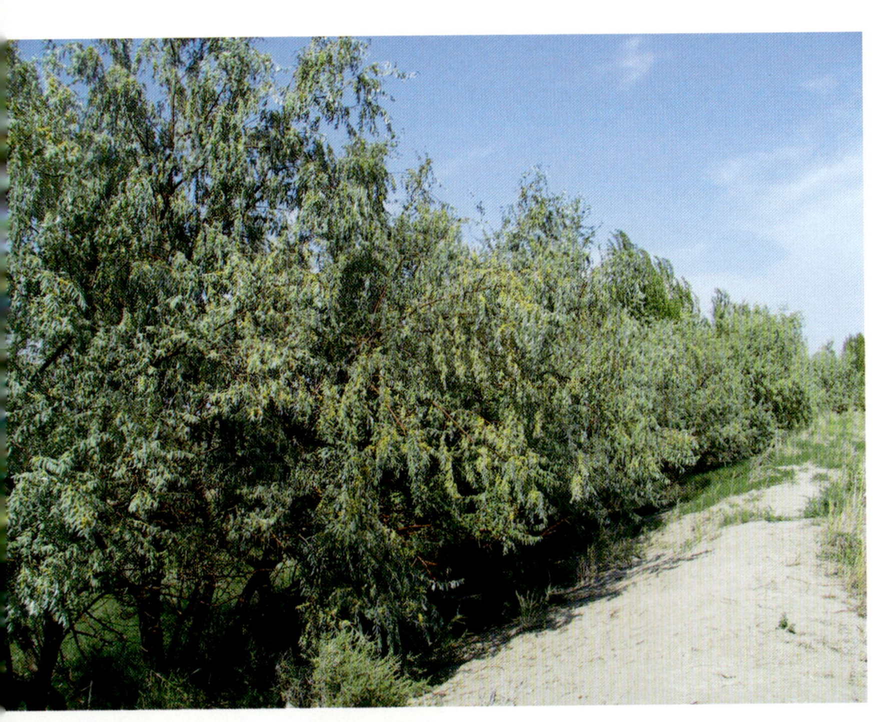

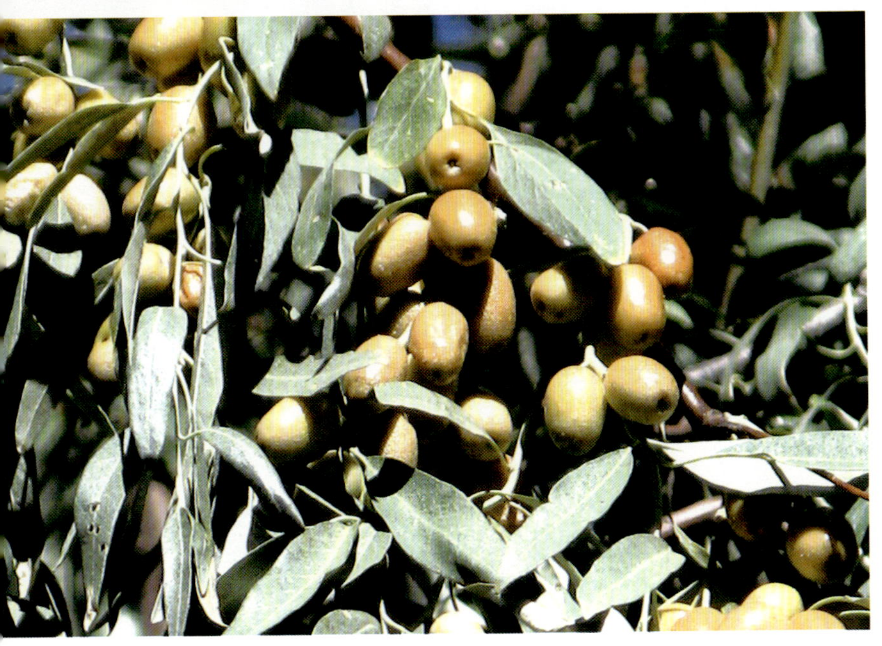

尖果沙枣

Elaeagnus oxycarpa Schlechtend.

【基　　原】来源于胡颓子科胡颓子属尖果沙枣 **Elaeagnus oxycarpa** Schlechtend. 的果实或树皮入药。

【形态特征】落叶乔木或小乔木，高 5 ～ 20 m，具细长的刺；幼枝密被银白色鳞片，老枝鳞片脱落，圆柱形，红褐色。叶纸质，窄矩圆形至线状披针形，长 3 ～ 7 cm，宽 0.6 ～ 1.2 cm，顶端钝尖或短渐尖，基部楔形或近圆形，上面灰绿色，下面银白色，两面均密被银白色鳞片，中脉在上面微凹下，侧脉 7 ～ 9 对，不明显；叶柄长 6 ～ 10 mm，上面有浅沟，密被白色鳞片。花白色略带黄色，常 1 ～ 3 花簇生于新枝下部叶腋；萼筒漏斗形或钟形，长约 4 mm，在子房上部收缩，裂片长卵形，长约 3 mm，宽约 2 mm，顶端短渐尖，内面黄色，疏被白色星状柔毛，雄蕊 4，花丝淡白色；花柱圆柱形，顶端弯曲近环形，长 5.6 ～ 6.5 mm；花盘发达，长圆锥形，长 1 ～ 1.9 mm，顶端有白色柔毛。果实球形或近椭圆形，长 9 ～ 10 mm，直径 6 mm，乳黄色至橙黄色，具白色鳞片；果肉粉质；果梗长 3 ～ 6 mm；密被银白色鳞片。花期 5 ～ 6 月；果期 9 ～ 10 月。

【生　　境】生于戈壁沙滩、田边、路旁。

【分　　布】新疆。哈萨克斯坦也有分布。

【采集加工】树皮四季可剥，刮去外层老皮，剥取内皮，晒干备用。果实在秋末冬初成熟时采摘晒干。

【性味功能】树皮：味酸、微苦，性凉。果实：味酸、微甘，性凉。树皮：清热凉血，收敛止痛。

【主治用法】用于慢性气管炎，胃痛，肠炎，白带；外用治烧烫伤，止血。树皮：用量 7 ～ 10 g；果：用量 16 ～ 32 g；外用适量，树皮煎浓液涂患处。

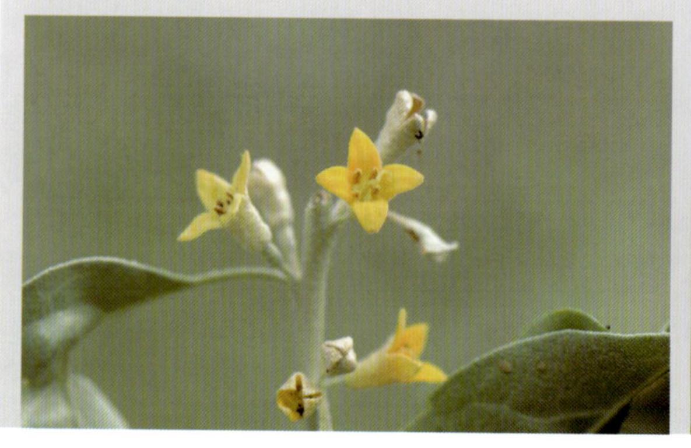

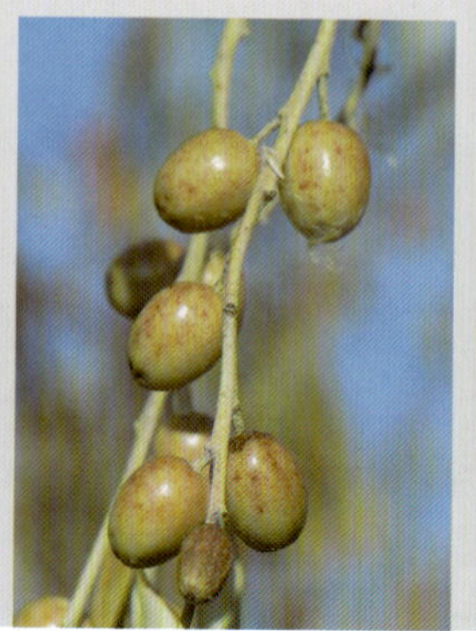

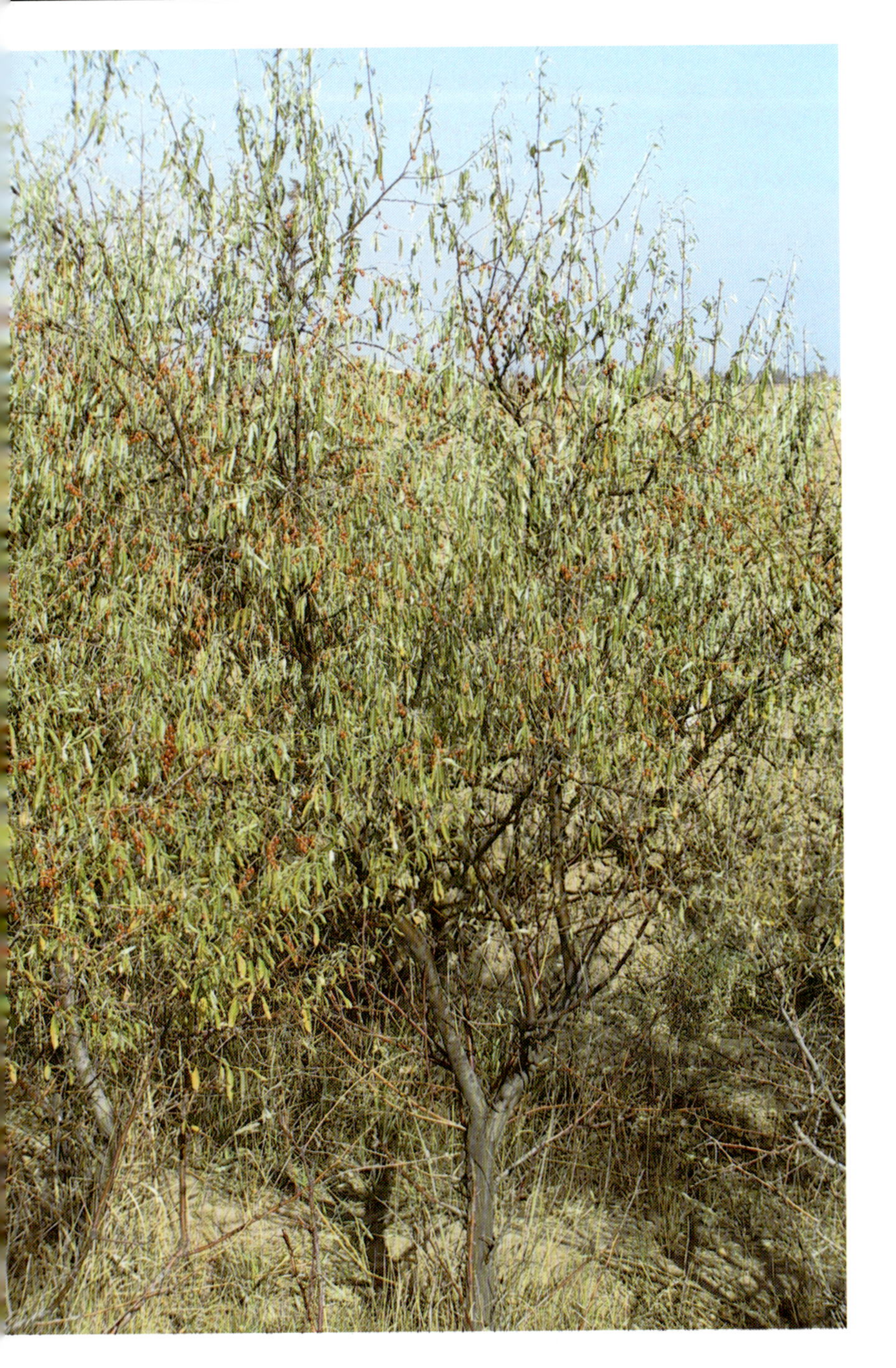

蓝枝麻黄

Ephedra glauca Regel

【别　　名】蓝麻黄

【基　　原】来源于麻黄科麻黄属蓝麻黄 **Ephedra glauca** Regel 的干燥根和根茎入药。

【形态特征】小灌木，高 20 ～ 80 cm，茎基部粗约 1 cm，直立或偃卧而具斜上升的小枝；皮淡灰色或淡褐色，条状剥落。上年枝淡黄绿色，节间长 3 ～ 4 cm，直径约 2 ～ 3. 5 mm，具残存叶鞘，从节上对生或轮生出当年生小枝；当年生枝几相互平行向上，淡灰绿色，密被蜡粉，光滑，具浅沟纹，节间长 2 ～ 3 cm，直径 1. 5 ～ 2 mm；由根状茎或匍匐茎上发出的新枝，节间长 5 ～ 6 cm，直径约 2 ～ 3 mm；从节上复出细小枝。叶片 2 枚连合成鞘，长 1. 5 ～ 2 mm，4/5 连合，背部稍增厚，具两条几平行而不达顶端的棱肋，形成狭三角形或狭长圆形叶片，顶端钝或渐尖，基部沿节上一圈增厚，连接叶片的膜较宽，近革质，淡黄绿或淡黄褐色，后变淡灰白色，常具横纹。雄球花（聚合小孢子叶球）椭圆形或长卵形，无柄或具短柄，对生或轮生节上；基部具一对几平展或微下弯、背部淡绿色的总苞片；两边各具一枚基部连合、边缘膜质、背部淡绿色具棱脊的舟形苞片；内含 3 朵花，中间 1 朵最大、最长，两侧各 1 朵较小，中间的 1 朵也具淡绿色小苞片和 3 朵花，但中间 1 朵常不育，均着生在薄膜质、中部以下连合的假花被（小孢子叶）中；从第二对苞片开始，两边各含 1 朵花，包围在中部以下连合、薄膜质的假花被（小孢子叶）中；在最上一对苞片中，含 3 朵花，中间 1 朵最大，它包围在中部以下连合的 1 对苞片中，内含 2 朵花；雄蕊柱（花药轴）全缘，长 1 ～ 2 mm，伸出，具 6 ～ 7 对无柄的花粉囊。雌球花含 2 种子，长圆状卵形，无柄或具短柄（长 4 ～ 8 mm），对生或几枚成簇对生；苞片 3 ～ 4 对，交互对生，草质，淡绿色，具白膜质边缘，成熟时红色，后期微发黑；最下一对总苞片呈叶鞘状，中部以下连合，不随雌球花脱落；第二、第三对苞片依次较大，下部连合；最内层（上部）苞片最大，中部以下连合。种子 2 粒，不露出，椭圆形，长约 5 mm，宽约 2 mm，灰棕色，背部凸，腹面平凹；种皮光滑，有光泽；珠被管长 2 ～ 3 mm，螺旋状弯，顶端具全缘浅裂片。花期 6 月；果期 8 月。

【生　　境】生于前山荒漠砾石阶地、黄土状基质冲积扇、冲积堆、干旱石质山脊、冰积漂石坡地、石质陡峭山坡。

【分　　布】新疆、青海、甘肃、内蒙古。中亚也有分布。

【采集加工】秋末采挖，除去残茎、须根和泥沙，干燥。

【性味功能】味甘、涩，性平。固表止汗，发汗散寒，宣肺平喘，利水消肿。

【主治用法】主治自汗，盗汗，风寒感冒，胸闷喘咳，风水浮肿，支气管哮喘。蜜麻黄润肺止咳。多用于表症已解，气喘咳嗽。用量 3 ～ 9 g。外用适量，研粉撒扑。

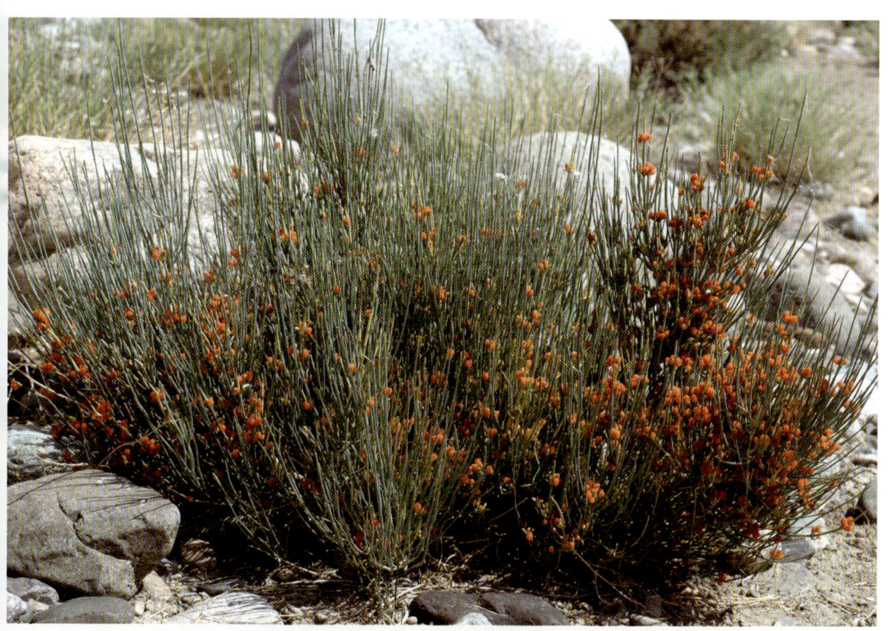

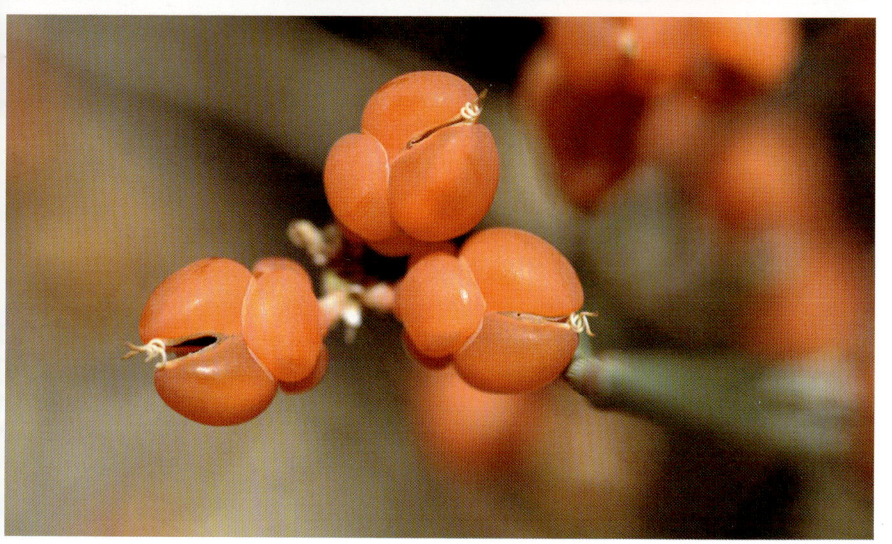

膜翅麻黄

Ephedra przewalskii Stapf

【别　　名】膜果麻黄、勃麻黄

【基　　原】来源于麻黄科麻黄属膜翅麻黄 **Ephedra przewalskii** Stapf 的干燥根和根茎入药。

【形态特征】灌木，高 20 ～ 100 cm，基部直径约 1 cm；皮灰白色或淡灰黄色，细纤维状裂。基部多分枝；前年以上的老枝淡灰色或淡黄色；枝皮纵条裂，内含丝状纤维，皮破裂后，枝呈淡灰棕色或深灰色，密被灰粉质，具多数长圆形横生皮孔，从节上生出上年小枝；上年小枝淡黄绿色，节间直径约 1. 5 ～ 2 mm，具浅沟纹，沿棱脊上微有细小瘤点或几光滑，从节上对生或轮生出多数当年生枝；当年生枝淡绿色，较细，节间长 2 ～ 3 cm，直径约 1 mm，从节上重复对生或轮生短小枝，小枝末端常呈“之”形弯曲或拳卷。叶 3 或 2 枚，下部 1/2 ～ 2/3 生成鞘状；裂片三角形或狭三角形，背部棕红色而具膜质边缘，斜上展、外展或反卷，基部增厚而隆起，有皱纹，连接叶片之间的淡白色膜上常有横皱纹。雄球花无梗，密集成团伞花序，淡褐色或淡黄褐色；苞片 3 ～ 4 轮，每轮 3 片，阔倒卵形或圆卵形，中肋草质，绿色，边缘具宽膜质翅；假花被（由 2 枚对生小孢子叶发育成的特殊花被）宽而微拱凸似蚌壳状；雄蕊柱（“花药轴”）仅顶端分离；花粉囊（小孢子囊）7 ～ 8 枚，具短梗。雌球花幼时淡绿褐色或淡红褐色，近圆球形，直径 3 ～ 4 mm；苞片 4 ～ 5 轮，每轮 3 片，少 2 片对生，扁圆形或三角状扁卵形，中肋草质，绿色，边缘具膜质翅，基部窄缩成短柄状，最上一轮或一对苞片各生一雌花；胚珠顶端成短嘴状，由珠孔伸出的珠被管长 1. 5 ～ 2 mm，直或末端微弯，裂口约占全长的 1/2；雌球花成熟时苞片增大，成淡棕色、干燥、半透明的薄膜片。种子常 3 粒，少 2 粒，包于暗褐色、有光泽、革质囊状“花被”（大孢子叶）中，长卵圆形，长约 3 ～ 4 mm，直径约 2 mm，常 3 棱或平凸，顶端缩成嘴状尖，背面有细密皱纹。花期 5 ～ 6 月；果期 7 ～ 8 月。

【生　　境】生于石质荒漠和沙地。

【分　　布】新疆、青海、甘肃、宁夏、内蒙古。蒙古也有分布。

【采集加工】秋末采挖，除去残茎、须根和泥沙，干燥。

【性味功能】味甘、涩，性平。固表止汗，发汗散寒，宣肺平喘，利水消肿。

【主治用法】主治自汗，盗汗，风寒感冒，胸闷喘咳，风水浮肿，支气管哮喘。蜜麻黄润肺止咳。多用于表症已解，气喘咳嗽。用量 3 ～ 9 g。外用适量，研粉撒扑。

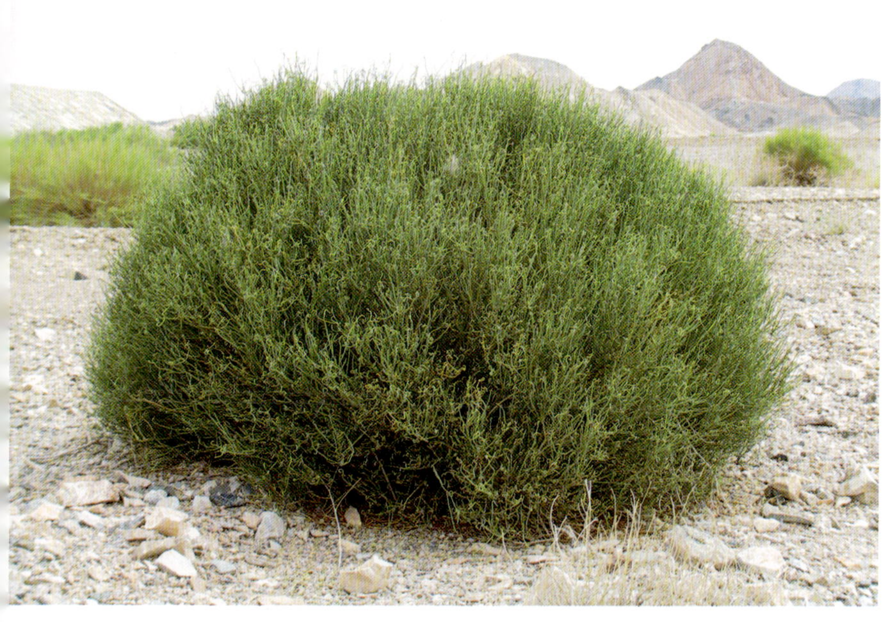

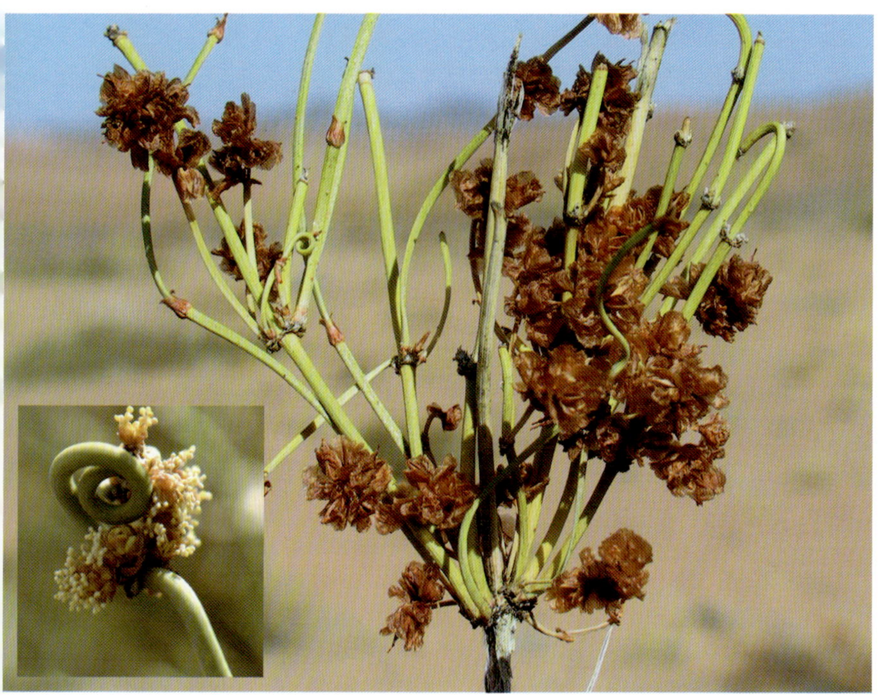

细子麻黄

Ephedra regeliana Florin

【基　　原】来源于麻黄科麻黄属细子麻黄 **Ephedra regeliana** Florin 的干燥根和根茎入药。

【形态特征】草木状小灌木，高 2 ～ 10 cm，无主茎。地下茎发达；幼茎纤细，有节，全由叶鞘鞘筒的表皮层包被，棕红色，鞘筒具 2 枚尖三角形裂片，以后随细茎增粗，鞘筒和表皮层破裂，形成剥落的含纤维质的条状裂片；成长的地下茎垂生或斜展，长 15 ～ 20 cm，粗约 2 ～ 5 mm，从膨大节上发出纤维状细根，并由顶芽附近的侧芽形成二歧状分枝，几平行或斜展向上生长，而在地表下第一节上再形成二叉状分枝，在地表处发出 2 ～ 3 侧枝，仅长出 1 ～ 2 节间后，顶芽干枯，而从其节上成对发出新枝，以后逐年重复被更替，致使在地表形成粗至 1 ～ 2 cm 的疙瘩状茎基；或在平原地区，地表的 2 ～ 3 侧枝初期匍匐生长，或有时向上生长，后者，待小枝上部干枯脱落后，基部节间仍形成匍匐状，这些小枝只生长 1 ～ 2 节间后，逐年重复更替顶芽，而形成垫状灌丛；上年小枝稍粗，淡黄绿色，仅 1 ～ 2 节间；当年生小枝绿色，纤细，微粗糙，直径约 1 ～ 1. 5 mm，节间长 1. 5 ～ 2 cm。叶 2 枚，对生，连合成鞘筒，长约 2 mm；裂片三角形，背部微增厚成狭三角形，连接膜灰白色或淡棕褐色，下部具横皱纹，基部沿节上一圈增厚，微有色；枝下部叶鞘破裂，裂片干枯残存或脱落；枝基部叶鞘灰白色，圆筒形，浅裂，宿存。雄球花卵形或椭圆形，单生，少簇生于具有叶鞘筒的长 1 ～ 2 cm 的短枝顶端，长约 4 ～ 5 mm，具 4 ～ 5 对苞片，每苞片腋部具 1 朵花；苞片背部淡绿色，稍增厚，边缘膜质，下部苞片舟形，顶端稍尖，上部苞片匙形或风兜形，顶端钝圆；薄膜质假花被近倒卵形；雄蕊柱（花药轴）长 2 ～ 3 mm，远伸出；花粉囊 6 ～ 7 枚，在下部苞片中仅 4 ～ 5 枚，且具短柄，上部（最内部）者较多，无柄。雌球花含 2 种子，单或 2 ～ 3 枚簇生于 1 ～ 2（4）cm 长的短枝顶端，具 3 ～ 4 对苞片；苞片草质或薄革质，背部绿色，稍增厚，边缘白膜质，下部者卵形，仅基部连合，中部者阔卵形，近中部以下连合，最内层苞片椭圆形，几全部连合，仅顶端有小裂缝；成熟雌球花卵形或阔卵形，长约 4 ～ 5 mm，直径 3 ～ 4 mm；苞片肉质，红色或橙红色，后期紫黑色，具狭膜质边缘。种子 2 粒，内藏，卵形或狭卵形，栗褐色，光滑而有光泽，长约 3 ～ 4 mm，宽约 1. 5 ～ 2 mm，顶端钝，背部凸，微有皱纹，腹面平凹；珠被管内藏或微伸出，长约 1 mm，直，少微弯。花期 5 ～ 6 月；果期 7 ～ 8 月。

【生　　境】生于平原砾石戈壁、干旱低山坡至高山石坡、石缝。

【分　　布】新疆。中亚，阿富汗、印度也有分布。

【采集加工】秋末采挖，除去残茎、须根和泥沙，干燥。

【性味功能】味甘、涩，性平。固表止汗，发汗散寒，宣肺平喘，利水消肿。

【主治用法】主治自汗，盗汗，风寒感冒，胸闷喘咳，风水浮肿，支气管哮喘。蜜麻黄润肺止咳。多用于表症已解，气喘咳嗽。用量 3 ～ 9 g。外用适量，研粉撒扑。

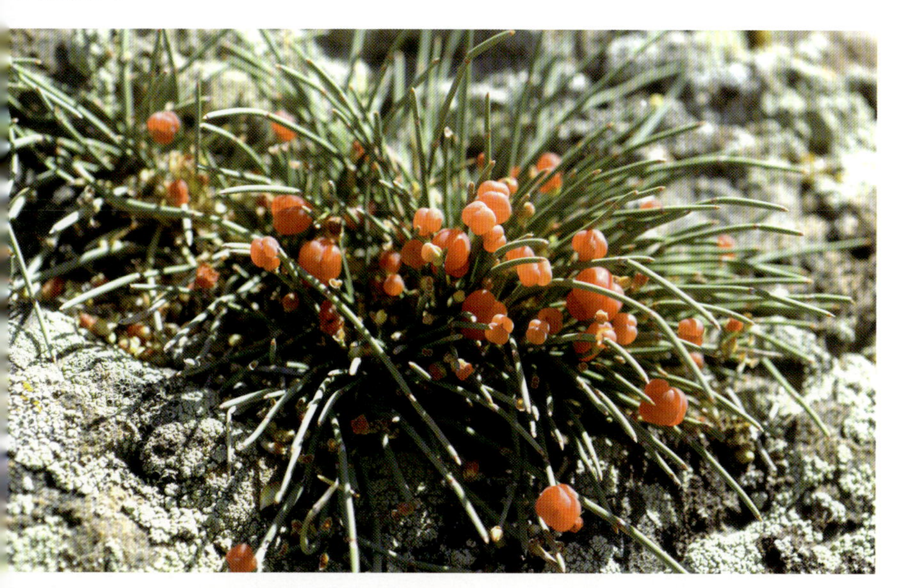

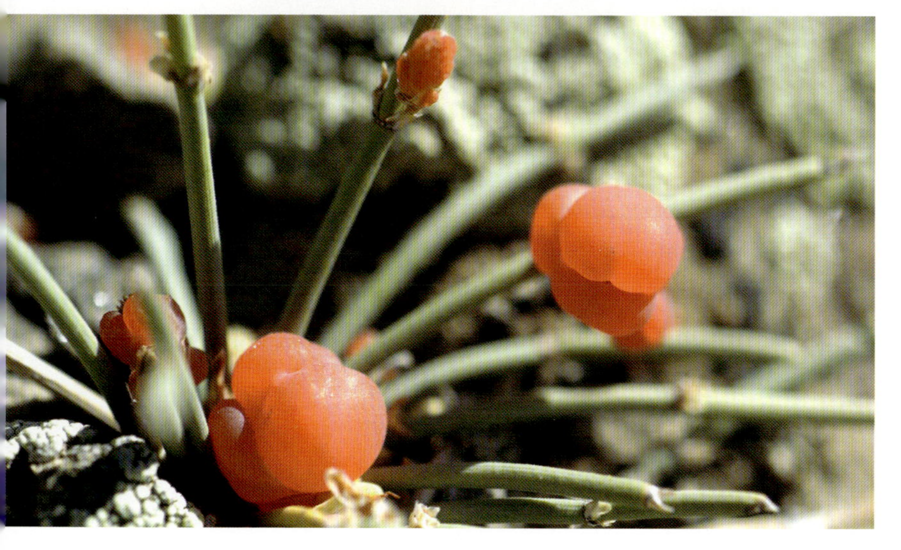

准噶尔大戟

Euphorbia soongarica Boiss.

【基　　原】来源于大戟科大戟属准噶尔大戟 **Euphorbia soongarica** Boiss. 的根入药。

【形态特征】多年生草本，高 50 ～ 100 cm。根较粗，圆柱形，斜升，多头。茎少数或多数，丛生，直立，有纵棱，无毛，分枝，上部具花序梗，下部具不育枝。叶互生，倒披针形或披针形，长 2 ～ 11 cm，宽 5 ～ 20 mm，顶端渐尖或急尖，基部楔形，叶缘上部具细锯齿，近无柄；不育枝上的叶线状披针形，较茎上叶窄小；苞叶数片，轮生，长圆状披针形，长 1 ～ 3 cm，宽 4 ～ 10 mm，近全缘，无柄；小苞叶 2，对生或轮生，椭圆状倒卵形或圆状卵形，长 4 ～ 10 mm，宽 2 ～ 8 mm，淡黄色。杯状花序顶生，在茎端具 5 ～ 11 伞梗的复伞形状花序，每 1 伞梗同单生于叶腋的花序梗一样，2 回具 3 小伞梗，再 2 裂；总苞钟状，直径 2 ～ 2. 5 mm，外面无毛，里面有毛，沿边缘 5 裂，裂片小，圆形有缘毛；腺体 5，椭圆形，无角，淡褐色；花柱 3，1 ～ 2. 5 mm，中部以下合生，顶端 2 裂。蒴果卵形，压扁，直径 4 ～ 5 mm，有 3 浅沟，每 1 开裂果瓣背面开始整个被小疣点，以后仅有稀疏的疣点。种子卵形，长约 3 mm，光滑无毛，褐色，具盘状凸起无柄的种阜。花、果期 6 ～ 8 月。

【生　　境】生于潮湿的盐碱洼地、撂荒地以及河谷岸边。

【分　　布】新疆。俄罗斯、哈萨克斯坦也有分布。

【采集加工】春季未发芽前，或秋季茎叶枯萎时采挖，除去残茎及须根，洗净晒干。

【性味功能】味苦、辛，性寒；有毒。泻水逐饮，消肿散结。

【主治用法】主治水肿，水臌，痰饮，瘰疬，痈疽肿毒。内服：煎汤，用量 2 ～ 3 g，或入丸、散。外用：适量煎水熏洗。

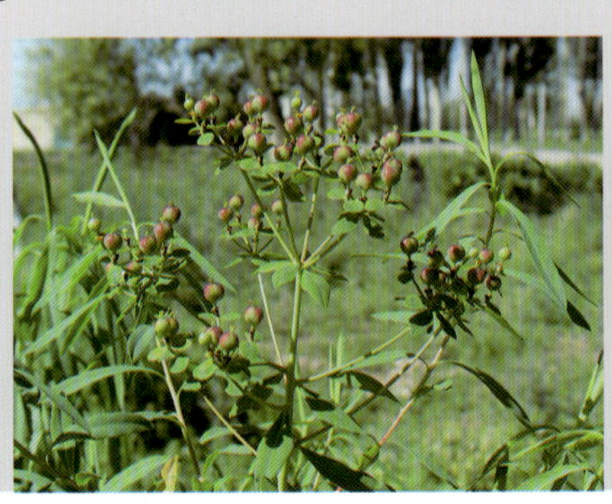

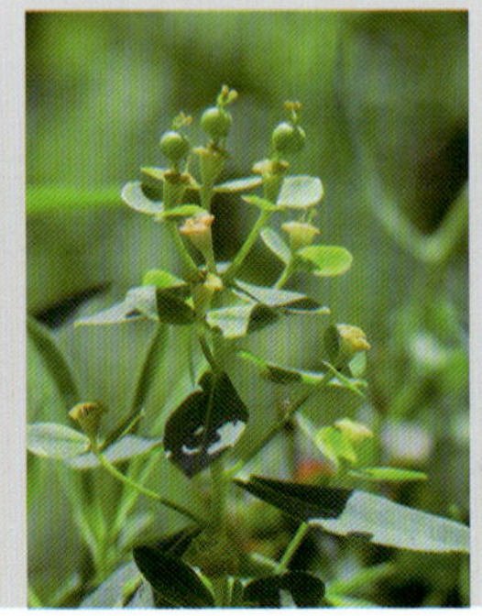

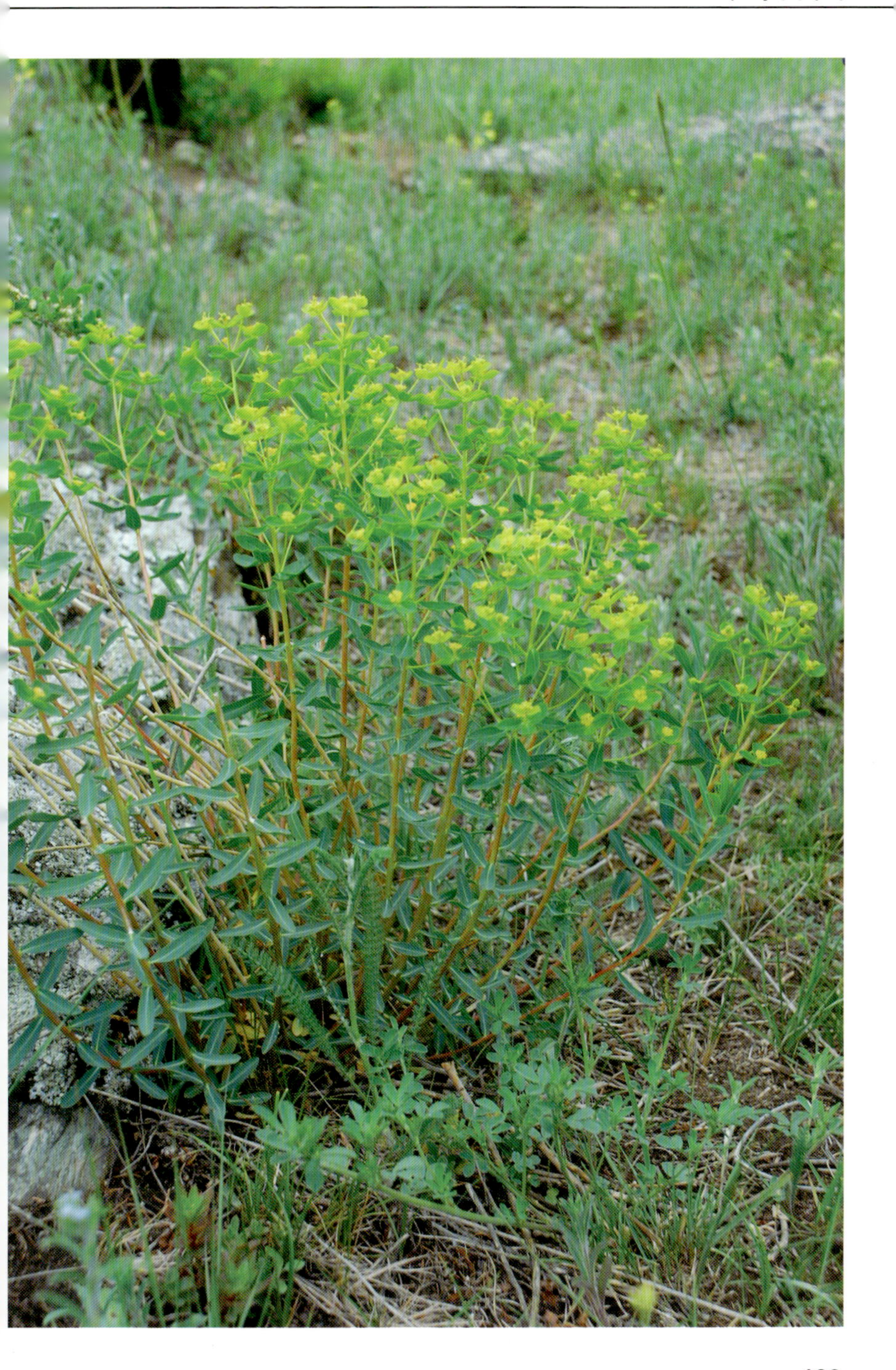

全裂叶阿魏

Ferula dissecta (Ledeb.) Ledeb.

【基　　原】来源于伞形科阿魏属全裂叶阿魏 **Ferula dissecta** (Ledeb.) Ledeb. 的根和植物树脂入药。

【形态特征】多年生草本，高 50 ～ 100 cm。根圆柱形，粗壮；根颈通常单一，有时分叉，残存有褐色的枯叶鞘纤维。茎单一，稀 2，较细，有细棱槽，节部略膨大，常带紫红色，从中部向上分枝成圆锥状，枝多为轮生。叶灰绿色，密被短硬毛；基生叶多数，有短柄，柄的基部扩展成鞘，叶片宽卵形，三出式 4 ～ 5 回羽状全裂，末回裂片线形，长 1 ～ 2 mm；茎生叶向上渐小，简化，叶鞘披针形或卵形，抱茎，成熟时变硬近革质。复伞形花序生于茎枝顶端，直径 4 ～ 8 cm，伞幅 4 ～ 14，近等长，无总苞片，中央花序无梗或有长梗，侧生花序 1 ～ 5，通常轮生，长超出中央花序；小伞形花序有花 8 ～ 15，小总苞片小，披针形，脱落；花黄色，萼齿小，三角形，花瓣长卵形，顶端渐尖，向内弯曲，花柱基扁平圆锥状，边缘增宽，花柱延长，柱头头状。果实椭圆形，长 7 ～ 11 mm，宽 3 ～ 5 mm，有窄边，果棱丝状；每个棱槽内油管 1，合生面油管 6。花期 5 月；果期 6 月。

【生　　境】生于砾石质山坡和蒿属荒漠。

【分　　布】新疆。俄罗斯、蒙古、哈萨克斯坦也有分布。

【采集加工】夏季采挖，取出根内分泌出的树脂，晒干。

【性味功能】味辛，性温。健胃消积，散寒止痛。

【主治用法】治食积，消化不良，脘胁冷痛，风湿关节痛。内服：研末，1 ～ 2 g。外用：适量熬制药膏或研末入膏药内敷贴。

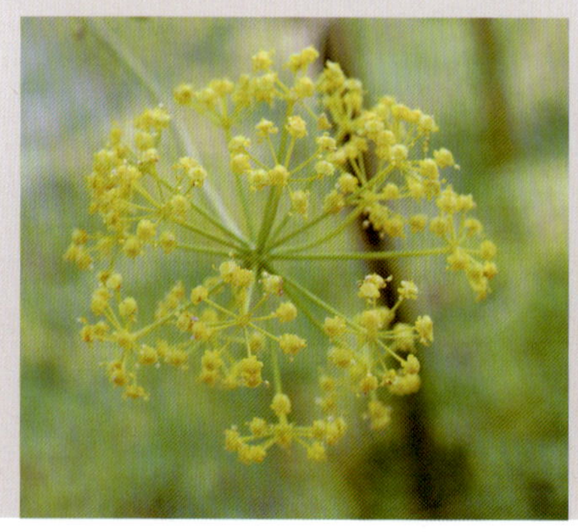

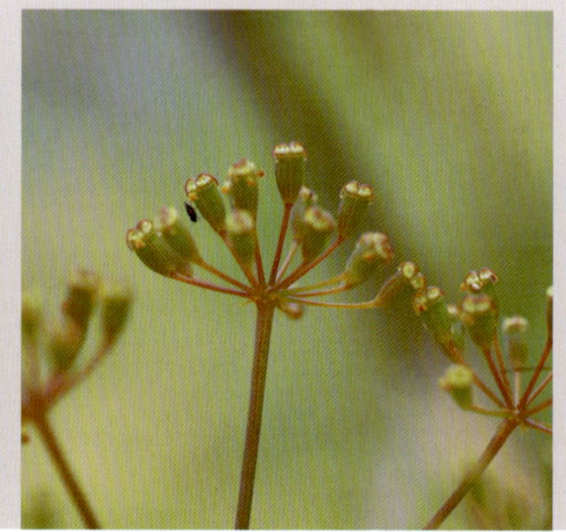

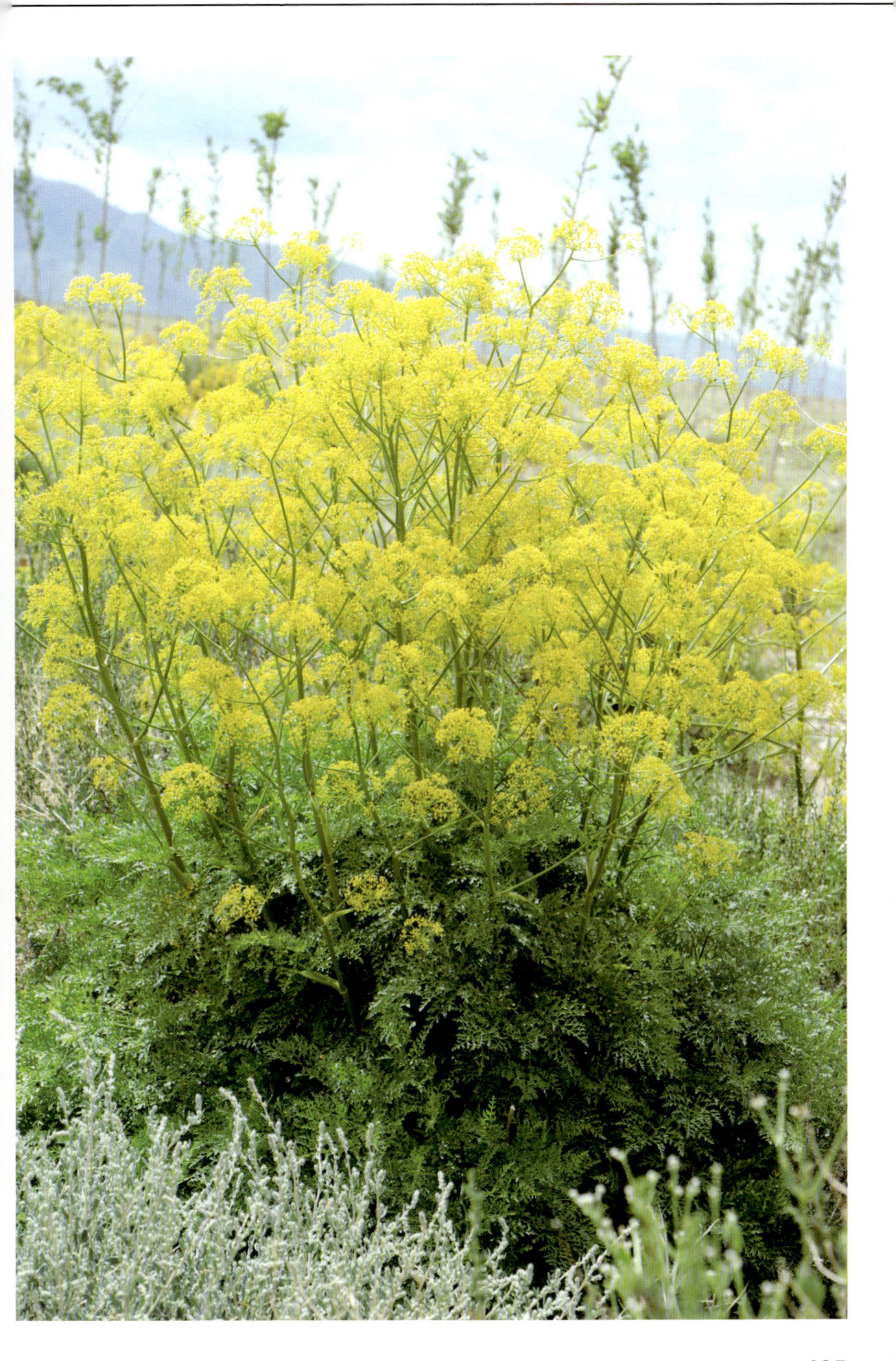

沙生阿魏

Ferula dubjanskyi Korov.ex Pavl.

【基　　原】来源于伞形科阿魏属沙生阿魏 **Ferula dubjanskyi** Korov. ex Pavl. 的根或树脂入药。

【形态特征】多年生草本，高 50 ～ 70 cm。根纺锤形或圆柱形增粗；根颈上残存有多数淡棕色的枯叶鞘纤维。茎单一，细，有细棱槽，淡绿色，有时带淡紫红色，从中上部向上分枝成圆锥状，2 回分枝，下部枝互生，上部枝对生，在枝上的小枝同样互生或对生。叶淡绿色，上面无毛，下面密被短柔毛，不早枯萎；基生叶多数，有稍短于叶片的柄，柄的基部鞘状，叶片宽椭圆形，3 回羽状全裂，裂片椭圆形，长 5 ～ 10 mm，再深裂具角状齿的小裂片；茎生叶少，向上渐小，简化，至上部无叶片而仅有叶鞘，叶鞘披针形或卵状披针形，膨大，抱茎，较硬近革质。复伞形花序生于茎、枝和小枝顶端，直径 1 ～ 4 cm，伞幅 2 ～ 7，近等长，无总苞片；枝和小枝上的侧生花序 1 ～ 3，稀 5，单生或对生，有的无侧生花序；小伞形花序有花 6 ～ 10，稀 15，无小总苞片；花黄色，萼齿不显，花瓣椭圆形，沿中脉向里微凹，顶端渐尖，向内弯曲，花柱基扁平圆锥状，边缘增宽，波状，花后期向上直立，花柱延长，柱头略增粗。果实椭圆形，背部凸起，有淡色的窄边，长 4 ～ 6 mm，宽 2 ～ 4 mm，长超过果柄，果棱丝状略凸起；每个棱槽内油管 1，合生面油管 2。花期 6 月；果期 7 月。

【生　　境】生于沙漠和戈壁荒漠中的沙地和沙丘上，以及荒坡石缝中。

【分　　布】新疆。哈萨克斯坦、蒙古也有分布。

【采集加工】春末夏初盛花前期，快刀从茎的中下部向下斜割，收集乳汁，通风处阴干。

【性味功能】消积杀虫，祛湿止痛。

【主治用法】治慢性肠胃炎，风湿性关节炎，心腹冷痛。

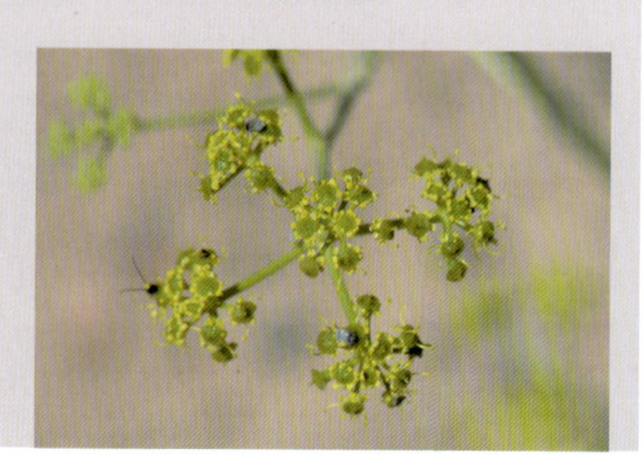

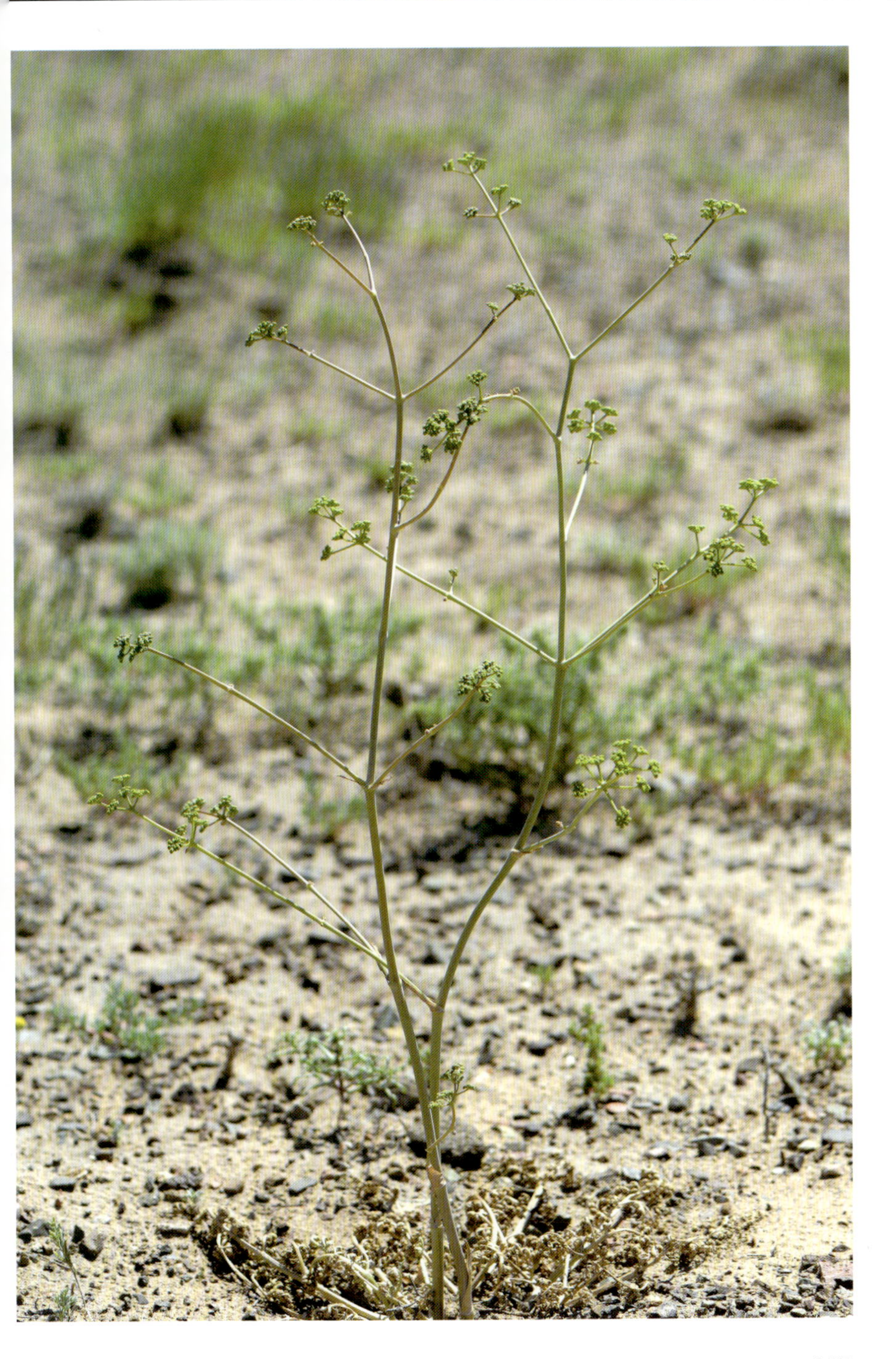

多伞阿魏

Ferula ferulaeoides (Steud.) Korov.

【基　　原】来源于伞形科阿魏属多伞阿魏 **Ferula ferulaeoides** (Steud.) Korov. 的根和植物树脂入药。

【形态特征】多年生一次结果的草本，高 1 ～ 1.5 m。根纺锤形，粗壮；根颈通常不分叉，残存有枯叶鞘的分解纤维。茎通常单一，粗壮。稀 2 ～ 4，被稀疏的柔毛，从近基部向上分枝成圆锥状，枝多为轮生，少有互生。基生叶有柄，叶柄基部扩展成鞘，叶片广卵形，三出式 4 回羽状全裂，末回裂片卵形，长 10 mm，再深裂为全缘或具齿的小裂片，淡绿色或灰绿色，密被短柔毛，早枯萎；茎生叶向上渐小，简化，至上部无叶片而仅有叶鞘，叶鞘卵状披针形，草质。复伞形花序生于茎枝顶端，直径约 2 cm，伞幅通常 4，近等长，无总苞片，侧生枝上的花序为单伞形花序，3 ～ 8 轮生，因多处间隔轮生，形如串珠状；小伞形花序有花 10，小总苞鳞片状，脱落；花黄色，萼齿小，花瓣卵形，顶端向内弯曲，花柱基扁平圆锥状，有增宽的边缘，花后期向上直立，花柱延长，柱头增粗为头状。果实椭圆形，长 3 ～ 7 mm，宽 1.5 ～ 3 mm，背棱丝状，侧棱增宽为窄翅状；每个棱槽内有油管 1，合生面油管 2。花期 5 月；果期 6 月。

【生　　境】生于沙丘、沙地以及覆沙的砾石戈壁中。

【分　　布】新疆。俄罗斯、哈萨克斯坦也有分布。

【采集加工】夏季采挖，取出根内分泌出的树脂，晒干。

【性味功能】味辛，性温。健胃消积，散寒止痛。

【主治用法】治食积，消化不良，脘胁冷痛，风湿关节痛。内服：研末，用量 1 ～ 2 g。外用：适量熬制药膏或研末入膏药内敷贴。

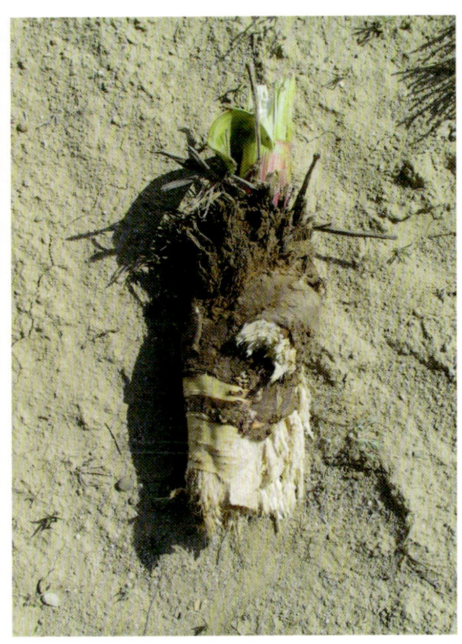

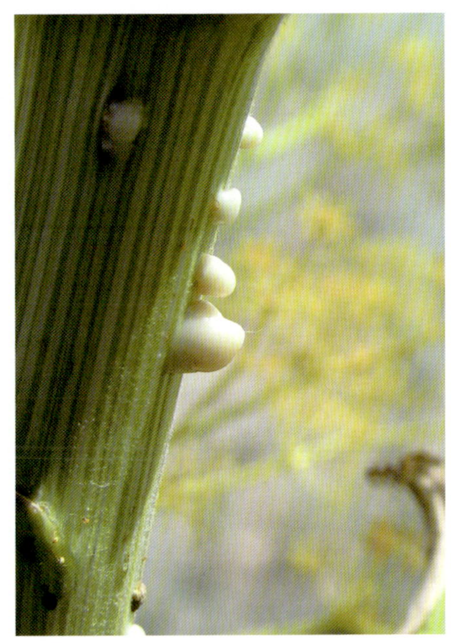

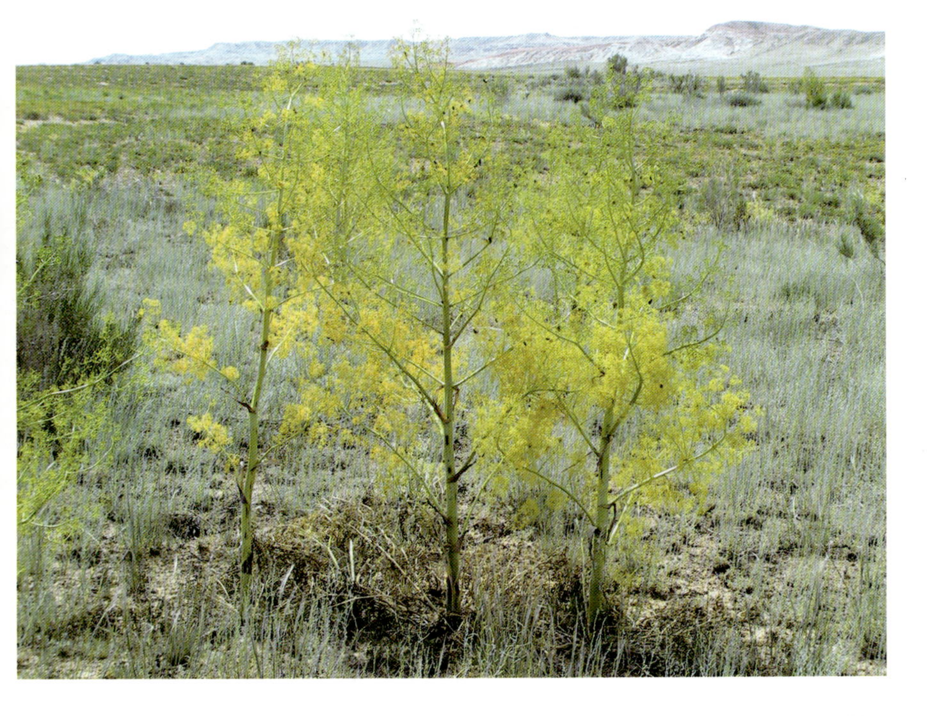

森林草莓

Fragaria vesca L.

【别　　名】野草莓

【基　　原】来源于蔷薇科草莓属森林草莓 **Fragaria vesca** L. 的全草入药。

【形态特征】多年生草本，高 5 ～ 20 cm。茎被开展的柔毛。3 小叶，中叶片有短柄，小叶片倒卵形，菱状圆形或椭圆形，长 1 ～ 5 cm，宽 0. 6 ～ 4 cm，边缘有缺刻状锯齿，上面绿色，被疏柔毛，下面淡绿色，被毛或无毛；叶柄被开展的柔毛。聚伞花序，有花 2 ～ 4 朵，花梗被紧贴柔毛；萼片卵状披针形，副萼片窄针形，果期向下反折；花瓣白色，倒卵形，基部具爪。聚合瘦果，卵球形，红色，直径 1 ～ 1. 5 cm，瘦果小形，种子 1 枚。花期 5 月；果期 6 月。

【生　　境】生于草坡及林缘。

【分　　布】我国东北、西北、西南各地。广布北温带。

【采集加工】夏秋采收，除尽杂质、晒干。

【性味功能】味甘，性凉。止咳清热，利咽生津，健脾和胃，滋养补血。

【主治用法】治感冒发烧，咳嗽，咽喉肿痛，腮腺炎，维生素缺乏症。

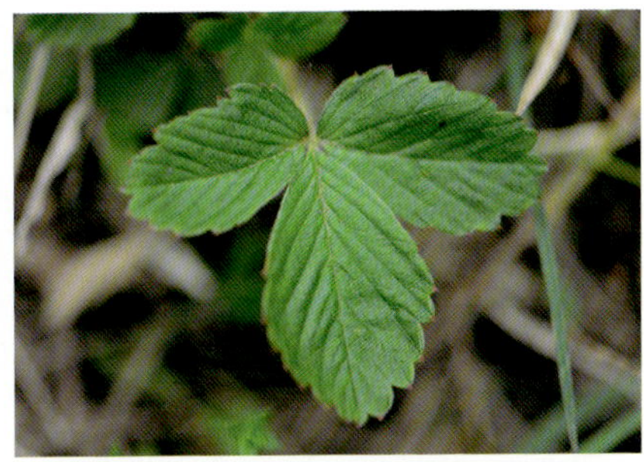

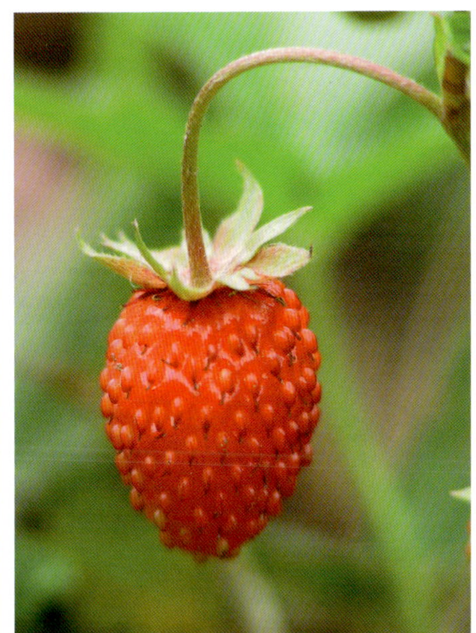

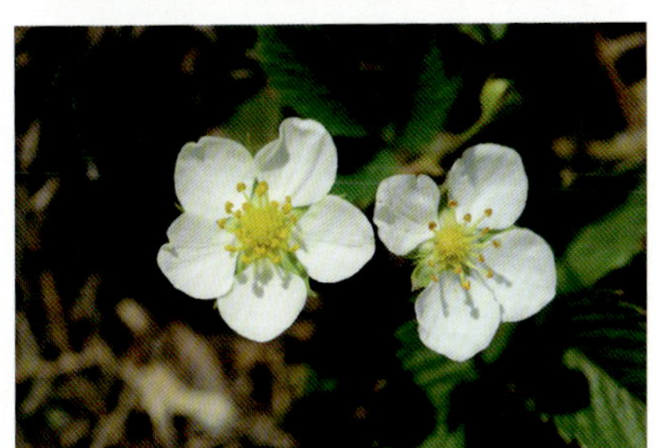

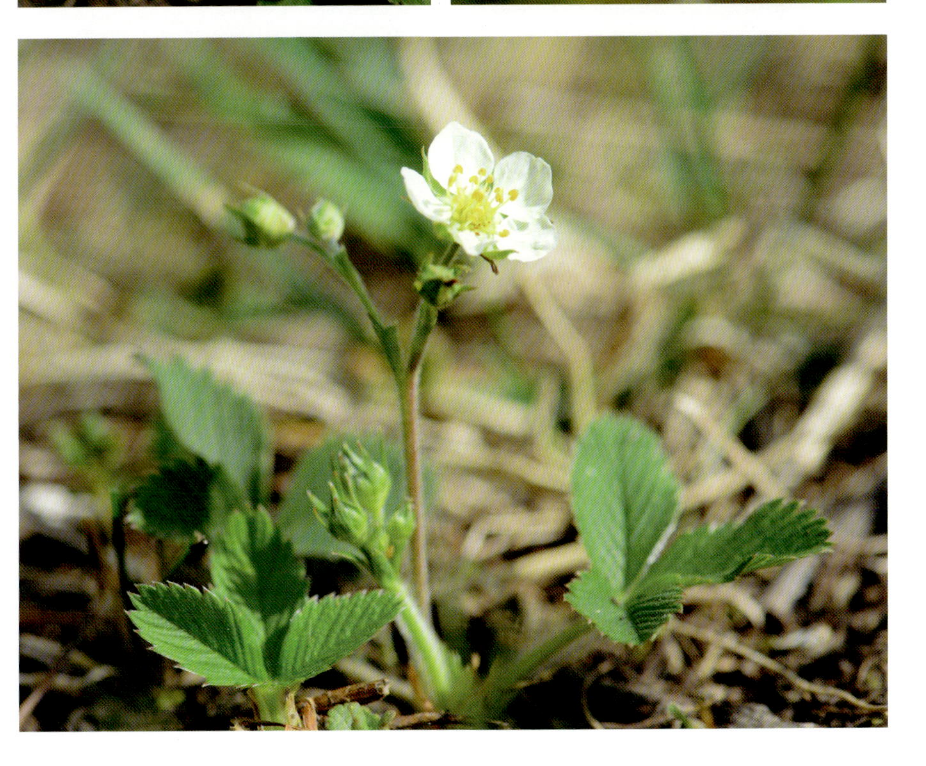

小叶白蜡

Fraxinus sogdiana Bge.

【别　　名】天山梣

【基　　原】来源于木犀科白蜡树属小叶白蜡 **Fraxinus sogdiana** Bge. 的干燥枝皮或干皮。

【形态特征】乔木，高达 25 m；树冠圆形。树皮灰褐色纵裂；小枝灰棕色或棕色。单数羽状复叶，对生，小叶 7 ~ 11 枚，长卵圆形、卵状披针形或狭披针形，光滑，边缘有不整齐的锐尖粗锯齿，长 3 ~ 6 cm，宽 1 ~ 4 cm。雌雄异株或杂性花；短总状花序，侧生于去年生枝叶腋；花 2 ~ 3 轮生；无花被；雄蕊 2。翅果狭窄，果翅几下延至基部，披针形或矩圆状倒卵形，长 3 ~ 4 cm，宽 0. 5 ~ 0. 8 cm，柱头宿存，小坚果小于或等于翅果之半。花期 3 月底至 4 月；果期 9 ~ 10 月。

【生　　境】生于天山西部伊犁山区。

【分　　布】新疆。

【采集加工】春、秋二季剥取干皮，晒干。

【性味功能】味苦、涩，性寒。清热燥湿，收涩止痢，止带，明目。

【主治用法】用于湿热泻痢，赤白带下，目赤肿痛。

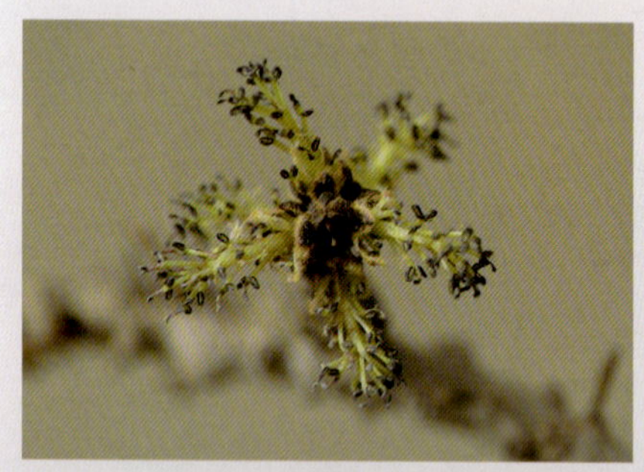

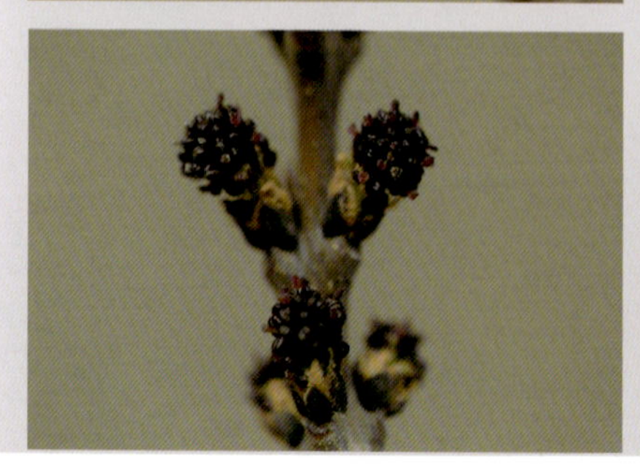

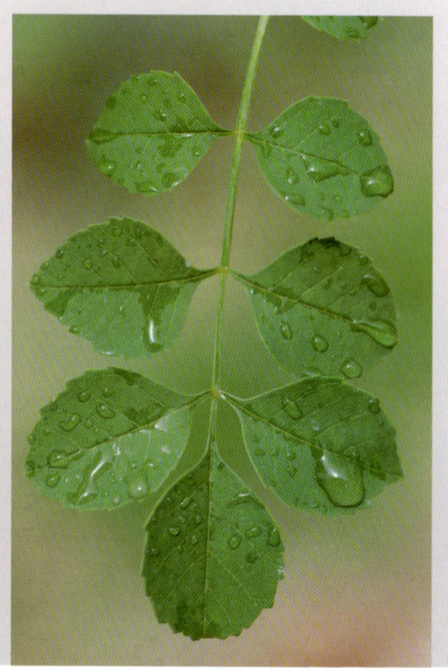

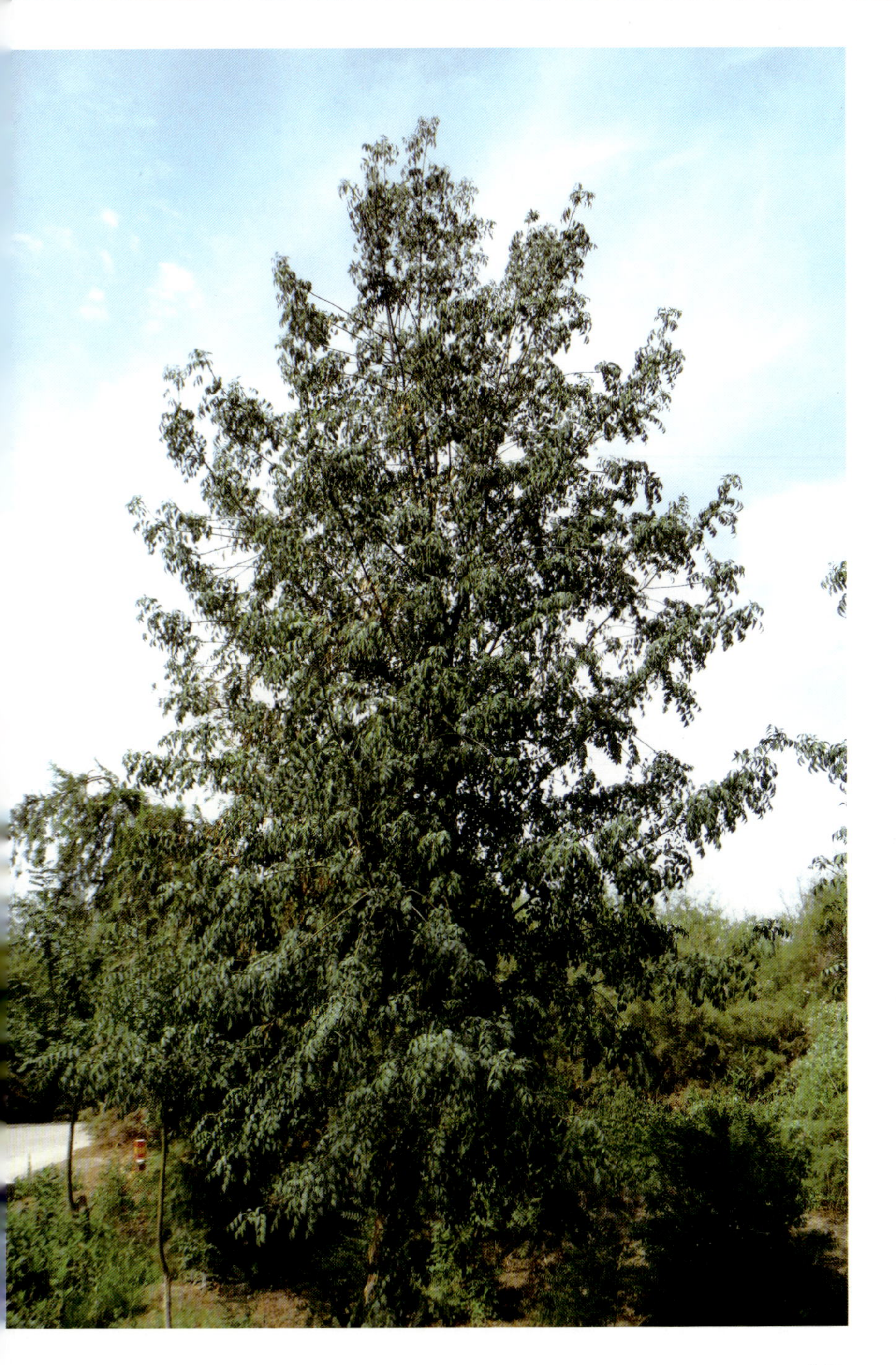

蓬子菜

Galium verum L.

【基　　原】来源于茜草科拉拉藤属蓬子菜 **Galium verum** L. 的全草及根入药。

【形态特征】多年生近直立草本，基部稍木质，高 25 ～ 45 cm。茎有 4 角棱，被短柔毛或秕糠状毛。叶纸质，6 ～ 10 片轮生，线形，通常长 1.5 ～ 3 cm，宽 1 ～ 1.5 mm，顶端短尖，边缘极反卷，常卷成管状，上面无毛，稍有光泽，下面有短柔毛，稍苍白，干时常变黑色，1 脉，无柄。聚伞花序顶生和腋生，较大，多花，通常在枝顶结成带叶的长可达 15 cm，宽可达 12 cm 的圆锥花序；总花梗密被短柔毛；花小，稠密；花梗有疏短柔毛或无毛，长 1 ～ 2.5 mm；萼管无毛；花冠黄色，辐状，无毛，直径约 3 mm，花冠裂片卵形或长圆形，顶端稍钝，长约 1.5 mm；花药黄色，花丝长约 0.6 mm；花柱长约 0.7 mm，顶部 2 裂。果小，果片双生，近球状，直径约 2 mm，无毛。花期 6 ～ 8 月；果期 7 ～ 8 月。

【生　　境】生于山地草原及高山草甸、草原、林带阳坡。

【分　　布】我国西南、西北、华北、东北和长江流域诸省。西欧、北欧、亚洲其他地区、北非、北美也有分布。

【采集加工】夏秋采全草，秋季挖根。洗净切碎，鲜用或晒干。

【性味功能】味苦、甘，性温。解毒，利湿，止痒。

【主治用法】用于急性荨麻疹，水田皮炎，静脉炎，痈疖疔疮。用量 3 ～ 10 g；外用适量，鲜品捣烂敷患处。

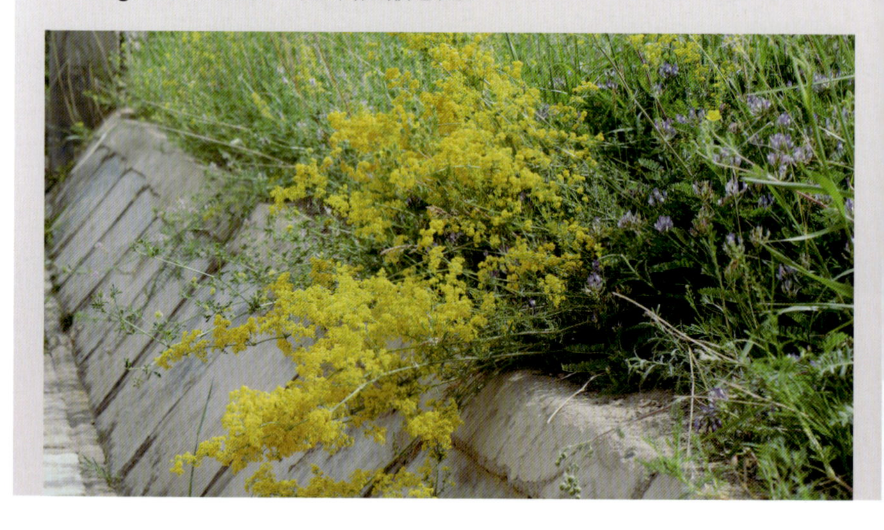

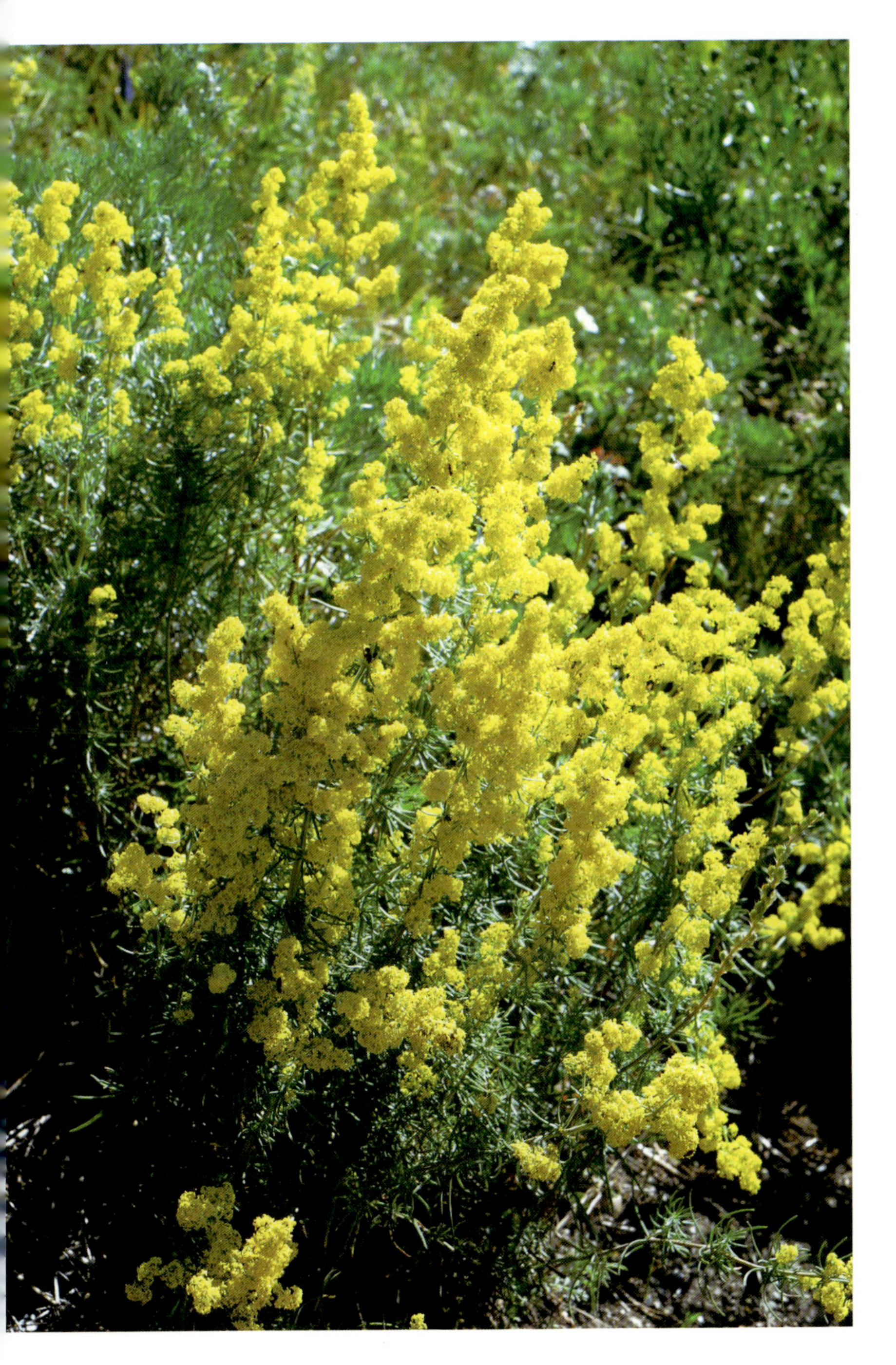

高山龙胆

Gentiana algida Pall.

【基　　原】来源于龙胆科龙胆属高山龙胆 **Gentiana algida** Pall. 的带根全草入药。

【形态特征】多年生草本，高 5 ～ 20 cm，基部被黑褐色枯老膜质叶鞘包裹。根茎短缩，直立或斜伸，具多数略肉质的须根。枝 2 ～ 4 个丛生，其中有 1 ～ 3 个营养枝和一个花枝。花枝直立，黄绿色，近圆形，中空，光滑。叶大部分基生，常对折，线状椭圆形和线状披针形，长 2 ～ 5. 5 cm，宽 0. 3 ～ 0. 5 cm，顶端钝，基部渐狭，叶脉 1 ～ 3 条，在两面均明显，并在下面稍凸起，叶柄膜质，长 1 ～ 3. 5 cm；茎生叶 1 ～ 3 对，叶狭椭圆形或椭圆状披针形，长 1. 8 ～ 2. 8 cm，宽 0. 4 ～ 0. 8 cm，两端钝，叶脉 1 ～ 3 条，在两面均明显，并在下面稍凸起，叶柄短，长至 0. 6 cm，愈向茎上部叶愈小，柄愈短。花常 1 ～ 3 朵，稀至 5 朵；顶生；无花梗或具短花梗；花萼钟形或倒锥形，长 2 ～ 2. 2 cm，萼筒膜质，不开裂或一侧开裂，萼齿不整齐，线状披针形或狭矩圆形，长 5 ～ 8 mm，先端钝，弯缺狭窄；截形；花冠黄白色，具多数深蓝色斑，尤以冠檐部为多，筒状钟形或狭漏斗状，长 4 ～ 5 cm，裂片三角形或卵状三角形，长 5 ～ 6 mm，顶端钝，全缘，褶偏斜，截形，全缘或边缘有细齿；雄蕊着生于冠筒中下部，整齐，花丝线状钻形，长 13 ～ 16 mm，花药狭矩圆形，2. 5 ～ 3. 2 mm；子房线状披针形，长 13 ～ 15 mm，两端渐狭，柄长 10 ～ 15 mm，花柱细，连柱头长 4 ～ 6 mm，柱头 2 裂，裂片外翻，线形。蒴果内藏或外露，椭圆状披针形，长 2 ～ 3 cm，顶端急尖，基部钝，柄细长，长至 4. 5 cm。种子黄褐色，有光泽，宽矩圆形或近圆形，长 1. 4 ～ 1. 6 mm，表面有海绵状网隙。花期 7 ～ 8 月；果期 8 ～ 9 月。

【生　　境】生于山地草甸、亚高山草甸至高山草原。

【分　　布】新疆、吉林。俄罗斯、哈萨克斯坦也有分布。

【采集加工】8 ～ 9 月采收，洗净，切段，晒干。

【性味功能】味苦，性寒。泻火解毒，镇咳，利湿。

【主治用法】治感冒发热，肺热咳嗽，咽痛，目赤，小便淋痛，阴囊湿疹。内服：煎汤，3 ～ 9 g。

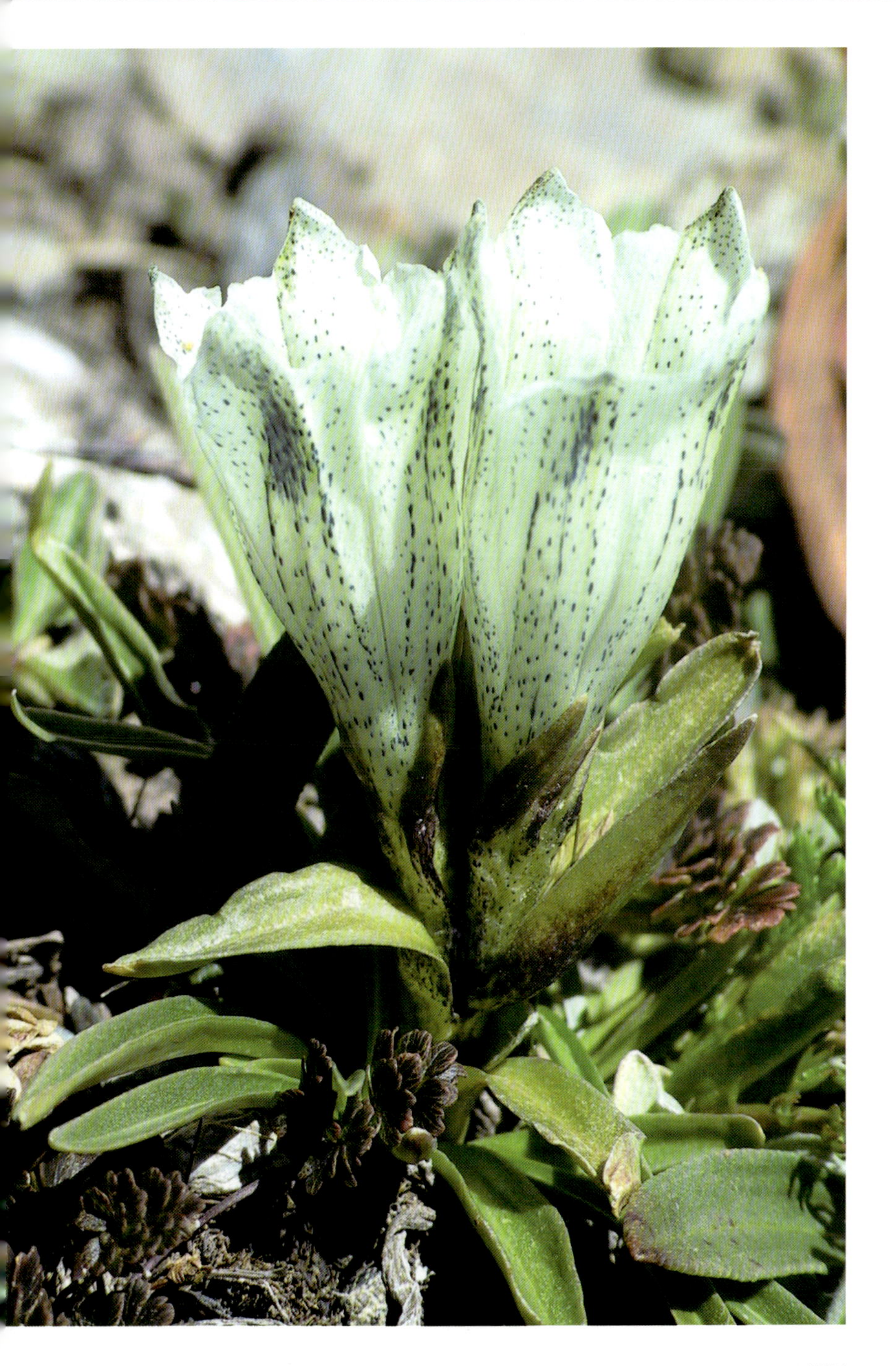

卡氏龙胆

Gentiana karelinii Griseb.

【基　　原】来源于龙胆科龙胆属卡氏龙胆 **Gentiana karelinii** Griseb. 的全草入药。

【形态特征】一年生或两年生，高 3 ~ 6(10) cm。茎黄绿色，光滑，从基部多分枝，枝铺散，斜升。单叶，匙形或卵圆状匙形，长 4 ~ 6 mm，宽 1. 5 ~ 3 mm，愈向茎上部叶愈大，顶端圆形或钝圆，边缘软骨质，有乳突，两面光滑，中脉在下面凸起，叶柄边缘具短睫毛，有时背面具细乳突，连合成长 1 ~ 2. 5 mm 的叶鞘；基生叶小，在花期枯萎，宿存；茎生叶疏离，短于或长于节间。花数朵，单生于小枝顶端；花梗黄绿色，光滑，长 4 ~ 7 mm，藏于最上部一对叶中；花萼筒状，长为花冠的 3/4，长 8 ~ 15(17) mm，萼筒常具 5 条白色膜质纵条纹，裂片披针形，长 2 ~ 4 mm，顶端急尖，具短小尖头，边缘膜质，平滑，中脉在背面凸起呈龙骨状，并向萼筒下延成翅；花冠上部蓝色或紫色，下部黄绿色，筒形，长 (15) 19 ~ 20(25) mm，裂片椭圆形，或卵状椭圆形，长 3 ~ 6 mm，顶端渐尖，褶卵形，长 2 ~ 2. 5 mm，顶端钝，全缘或边缘具不整齐细齿；雄蕊着生于冠筒上部，整齐，花丝丝状，长 2 ~ 3 mm，花药矩圆形，长 1 ~ 1. 2 mm；子房椭圆形，长 5 ~ 7. 5 mm，两端渐狭，柄长 2 ~ 4 mm，花柱线形，连柱头长 1. 5 ~ 2 mm，柱头 2 裂，裂片外翻，矩圆形。蒴果内藏或外露，狭矩圆形，长 10 ~ 15 mm，顶端钝，边缘无翅，基部渐狭，柄粗，长至 16 mm，稀长至 42 mm。种子褐色，有光泽，椭圆形，长 0. 5 ~ 0. 7 mm，表面具细纹，无翅。花、果期 7 ~ 9 月。

【生　　境】生于亚高山至高山草甸

【分　　布】新疆。中亚、俄罗斯也有分布。

【采集加工】夏秋采集，洗净，晒干

【性味功能】味苦，性寒。清肝胆热，解毒。

【主治用法】用于湿热黄疸，目赤，头痛，咽炎。用量 5 ~ 10 g。

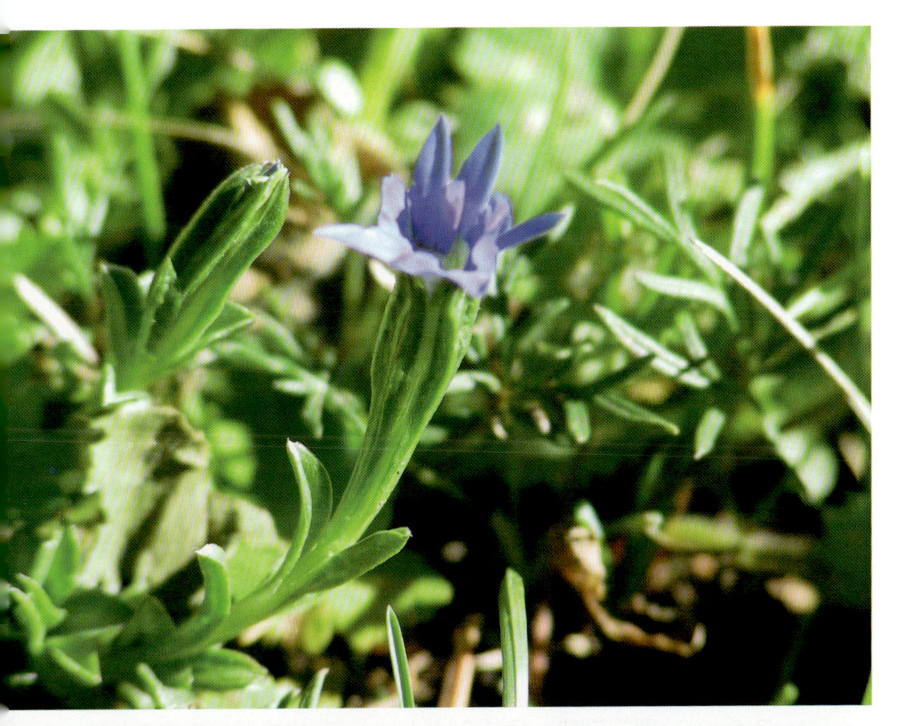

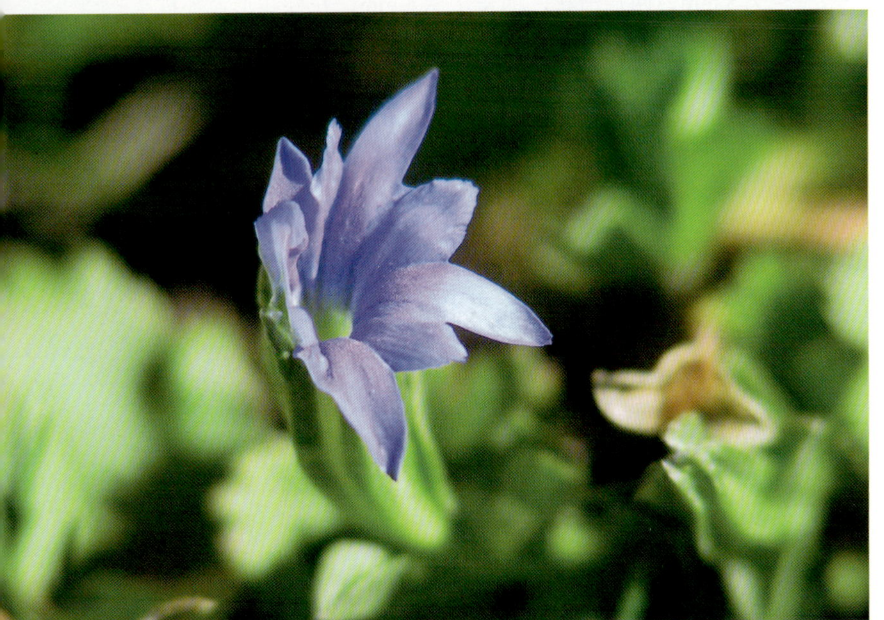

新疆假龙胆

Gentianella turkestanorum(Gand.)Holub

【基　　原】来源于龙胆科假龙胆属新疆假龙胆 **Gentianella turkestanorum**（Gand.）Holub. 的全草入药。

【形态特征】一年生或二年生草本，高 10 ～ 35 cm。茎单生，直立，近四棱形，光滑，常带紫红色，常从基部起分枝，枝细瘦。叶无柄，卵形或卵状披针形，长至 4. 5 cm，宽至 2 cm，顶端急尖，边缘常外卷，基部钝或圆形，半抱茎，主脉 3 ～ 5 条，在下面明显。聚伞花序顶生和腋生，多花，密集，其下有叶状苞片；花 5 数，大小不等，顶花为基部小枝花的 2 ～ 3 倍大，直径 3 ～ 5. 5 mm；花萼钟状，分裂至中部，萼筒长 1. 5 ～ 7(9) mm，白色膜质，裂片绿色，不整齐，其中两条裂片长而钝，三条短而窄，边缘粗糙，背面中脉明显；花冠淡蓝色、粉红色、淡紫红色、蓝色和天蓝色等颜色，具深色细状纵条纹，筒状或狭钟状筒形，长 7 ～ 20 mm，深裂，裂片椭圆形或椭圆状三角形，长 3 ～ 7 mm，顶端钝，具长约 1 mm 的芒尖，冠筒基部具 10 个绿色、矩圆形腺体；雄蕊着生于花冠筒下部，花丝白色，线形，长约 7 mm，基部下延于花筒上成狭翅，花药黄色，矩圆形，长约 1. 2 mm；子房宽线形，长 11 ～ 12 mm，两端渐尖，子房柄长 1. 5 ～ 2 mm，柱头小，2 裂。蒴果具短柄，长 1. 8 ～ 2. 2 cm。种子黄色，圆球形，直径约 0. 8 mm，表面具极细网纹。花、果期 6 ～ 7 月。

【生　　境】生于山地草原、林缘、河谷、灌丛。

【分　　布】新疆。中亚、俄罗斯、蒙古也有分布。

【性味功能】清热解毒，利胆。

【主治用法】治黄疸、头痛，发热，口干，未成熟热，胆热。

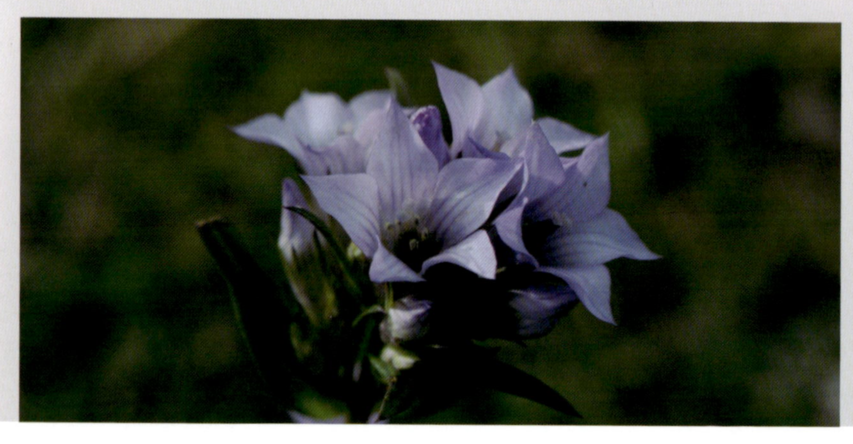

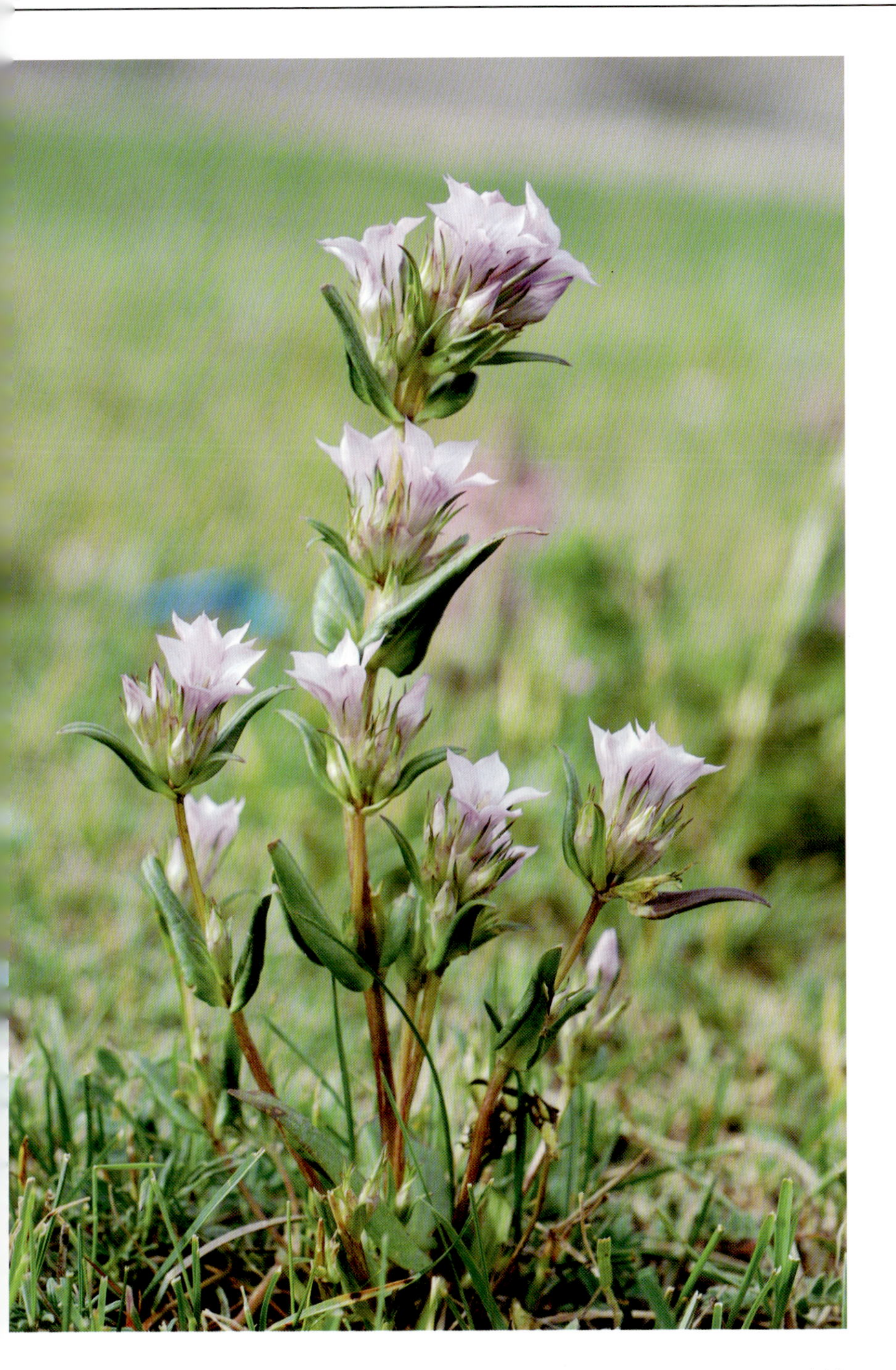

扁蕾

Gentianopsis barbata (Froel.) Ma

【基　　原】来源于龙胆科扁蕾属扁蕾 **Gentianopsis barbata** (Froel.) Ma 的全草入药。

【形态特征】两年生或一年生直立草本，高 (10) 20 ～ 40 (60) cm。根细长圆锥形，稍分枝，茎具 4 纵棱，光滑无毛，有分枝，节部膨大。基生叶匙形或条状倒披针形，长 1 ～ 2 cm，宽 2 ～ 5 mm，早枯落；茎生叶对生，条形，长 2 ～ 6 (10) cm，宽 1. 5 ～ 4 (10) mm，顶端渐尖，基部 2 对生叶几相连，全缘，顶端钝尖，下部 1 条主脉明显凸起；单花顶生，直立，花梗 5 ～ 12 cm 长；花萼管状钟形，具 4 棱，萼管长 12 ～ 20 mm，内对萼裂片披针形，先端钝尖，与萼筒等长，外对萼裂片条状披针形，比内对裂片长；花冠管状钟形，长 3 ～ 5 cm，裂片短圆形，蓝色或蓝紫色，边缘有细条裂，无褶，蜜腺 4，着生于冠管近基部，近球形而下垂。蒴果狭矩圆形，长 2 ～ 3 cm，具柄，2 裂。种子椭圆形，长约 1 mm，棕褐色，密被小瘤状凸起。花、果期 7 ～ 9 月。

【生　　境】生于山地草原至高山草甸草原。

【分　　布】我国东北、华北、新疆。中亚、俄罗斯、蒙古也有分布。

【采集加工】夏季花苞未开放时采集，去净泥沙，晒干。

【性味功能】味苦、辛，性寒。清热解毒。

【主治用法】用于急性黄疸型肝炎，结膜炎，高血压，急性肾盂肾炎，疮疖肿毒。用量：3 ～ 10 g。

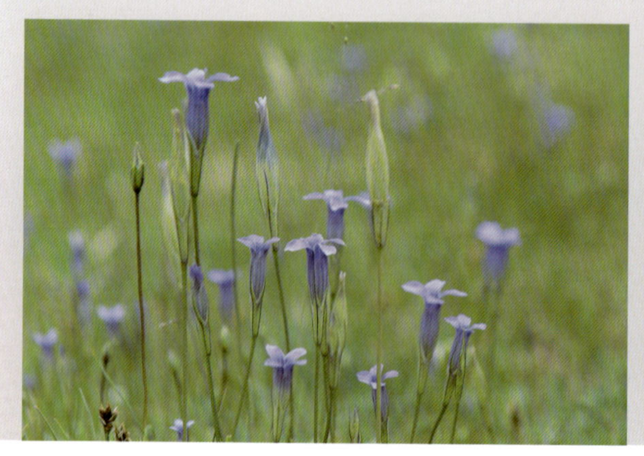

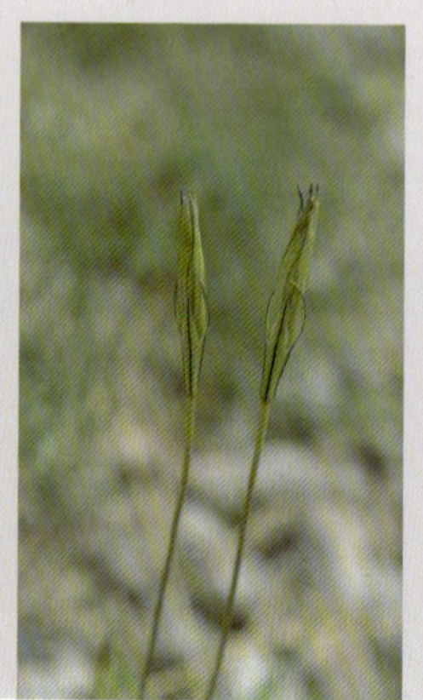

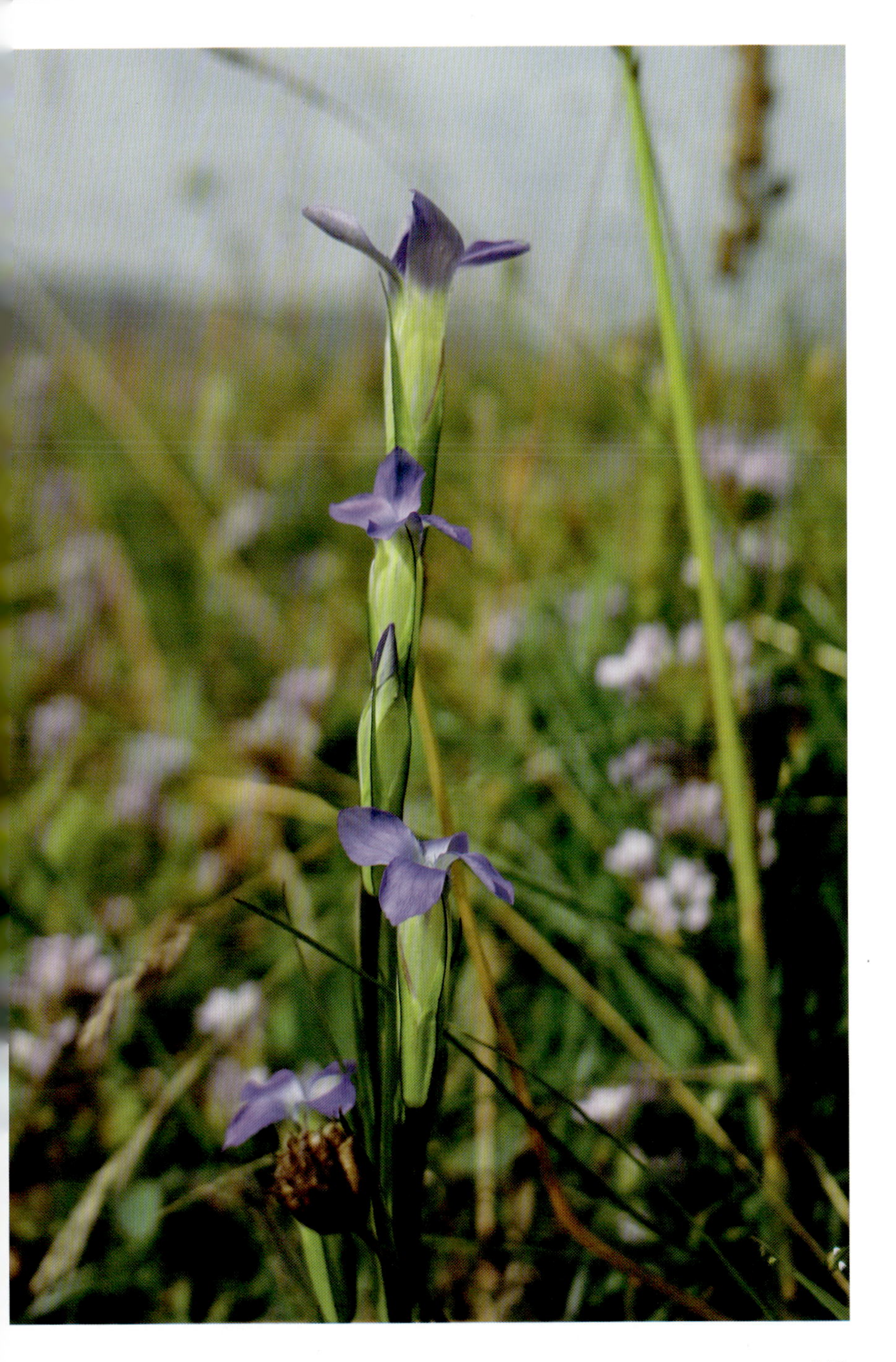

鼠掌老鹳草

Geranium sibiricum L.

【基　　原】来源于牻牛儿苗科老鹳草属鼠掌老鹳草 **Geranium sibiricum** L. 的干燥地上部分入药。

【形态特征】多年生草本，高 20 ～ 100 cm。根垂直，分枝或不分枝，锥状圆柱形。茎细长，伏卧或上部斜向上，多分枝，被倒生毛。叶对生，肾状五角形，长 2. 5 ～ 3. 5 cm，宽 3 ～ 4 cm，掌状 5 深裂，裂片狭倒卵形，中上部羽状浅裂或具齿状深缺刻；上部叶 3 深裂，叶两面被疏白色伏贴毛，基生叶及中下部茎生叶有柄，柄长 1. 5 ～ 4. 5 cm，上部叶柄短或无柄，密被倒生伏毛。花单生叶腋，具长柄，花柄长 3 ～ 5 cm，密被倒生伏贴毛，果期向侧方弯曲；萼片矩圆状披针形，具 3 脉，沿脉被白色向上伏贴毛，长约 4 ～ 5 mm，宽约 1. 5 ～ 2 mm，顶端具芒，边缘膜质；花瓣淡红色或近于白色，与萼片等长，花丝基部扩大部分具缘毛；花柱合生部分极短，花柱分枝长约 1 mm。蒴果长 1. 5 ～ 2 cm，具短柔毛。花、果期 6 ～ 9 月。

【生　　境】生于河边、农田边、林下，为常见杂草。

【分　　布】我国东北、华北、西北及西藏、四川、湖北。朝鲜、俄罗斯、日本、欧洲也有分布。

【采集加工】夏、秋季果实将成熟时，割取地上部分或将全株拔起，去净泥土和杂质，晒干。

【性味功能】味辛、苦，性平。祛风，活血，清热解毒。

【主治用法】治风湿疼痛，拘挛麻木，痈疽，跌打，肠炎，痢疾。煎服，9 ～ 15 g；或熬膏、酒浸服。外用适量。

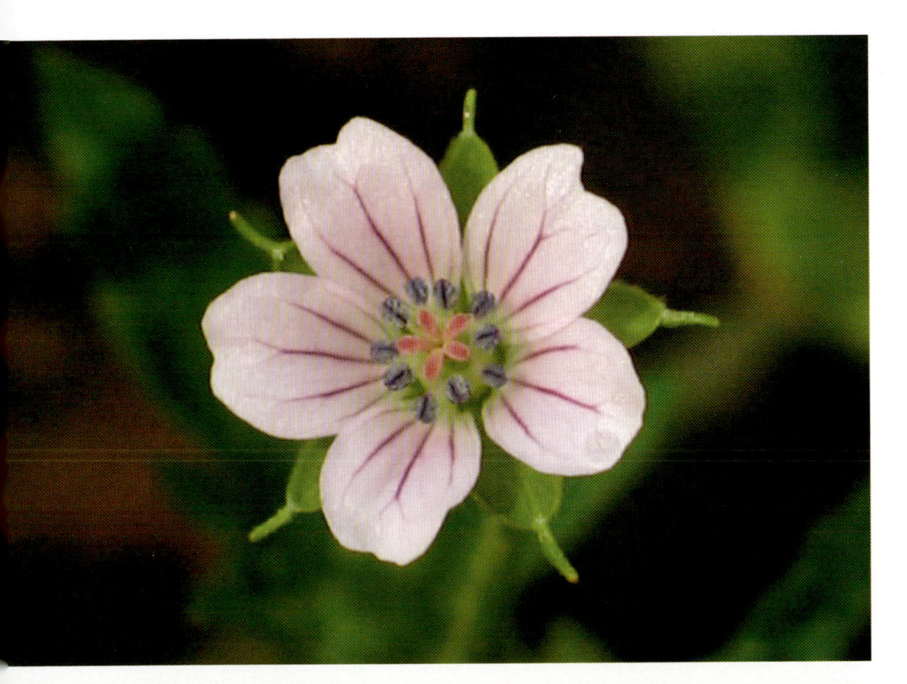

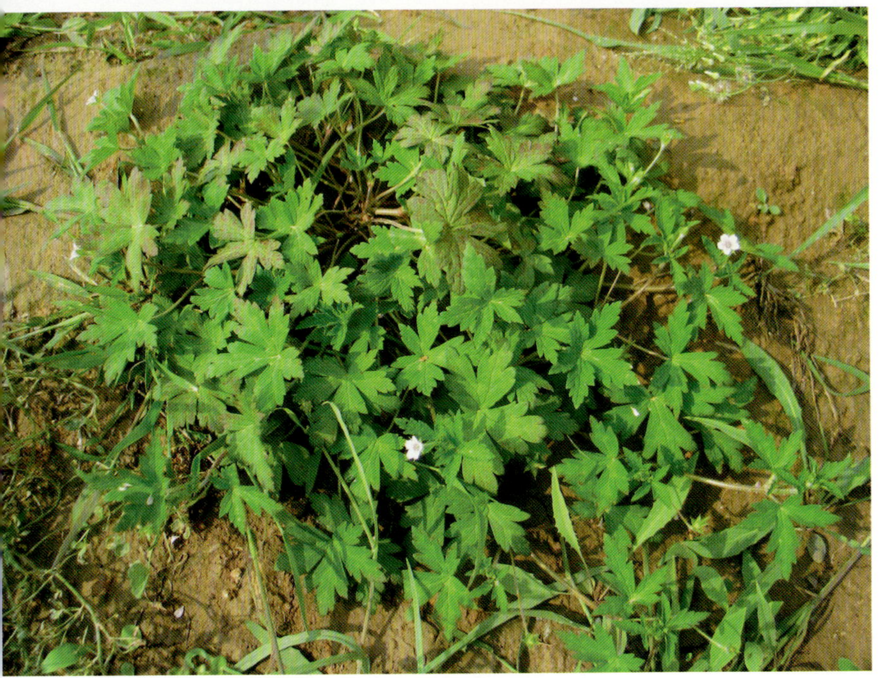

路边青

Geum aleppicum Jacq.

【别　　名】水杨梅

【基　　原】来源于蔷薇科路边青属路边青 **Geum aleppicum** Jacq. 全草或根入药。

【形态特征】多年生草本，高 40 ～ 80 cm。茎直立，被开展的粗硬毛，稀无毛。基生叶为极不整齐的大头羽状复叶，具小叶 3 ～ 13，顶生小叶最大，菱状卵形或宽扁圆形，长 4 ～ 8 cm，宽 5 ～ 10 cm，边缘具浅裂片或不规则的粗锯齿，两面绿色，被稀疏硬毛，茎生叶 3 ～ 5，三浅裂或羽状裂；茎生托叶大，卵形，边缘具齿。花单朵顶生；花梗被毛；花直径 1 ～ 1.5 cm；花瓣黄色，几圆，比萼片长；萼片卵状三角形，副萼片狭小，披针形，顶端尖，稀 2 裂，比萼片短 1 倍，外面密被短柔毛及长柔毛；花柱线形，顶生，上部扭曲，成熟后自扭曲处脱落。聚合果倒卵球形，瘦果被毛，花柱宿存，顶端具钩状喙。花期 6 ～ 7 月。

【生　　境】生于山坡草地、林缘或溪旁。

【分　　布】我国北方及西南各地。广布北半球温带及暖温带。

【采集加工】夏季采挖，切碎晒干。

【性味功能】味辛、甘，性平。清热解毒，消肿止痛。

【主治用法】用于肠炎，痢疾，小儿惊风，腰腿痛，跌打损伤，月经不调，白带；外用治疔疮，痈肿。用量 6 ～ 10 g；外用适量，鲜品捣烂敷患处。

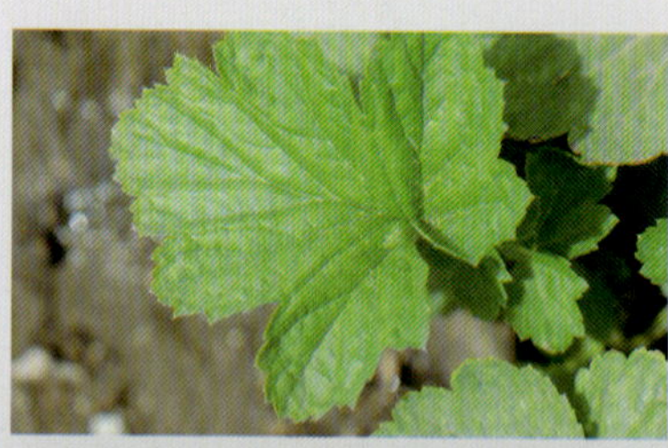

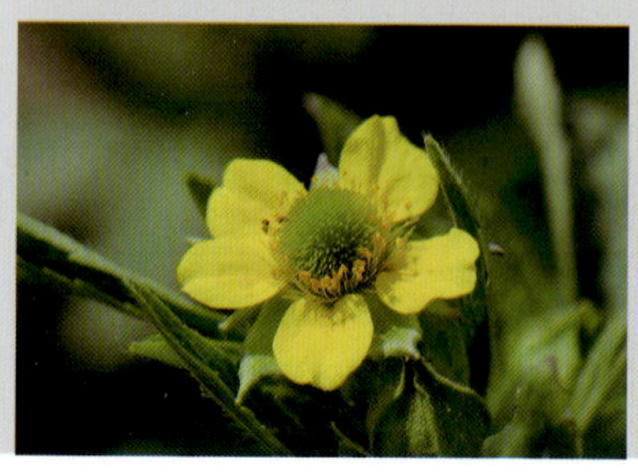

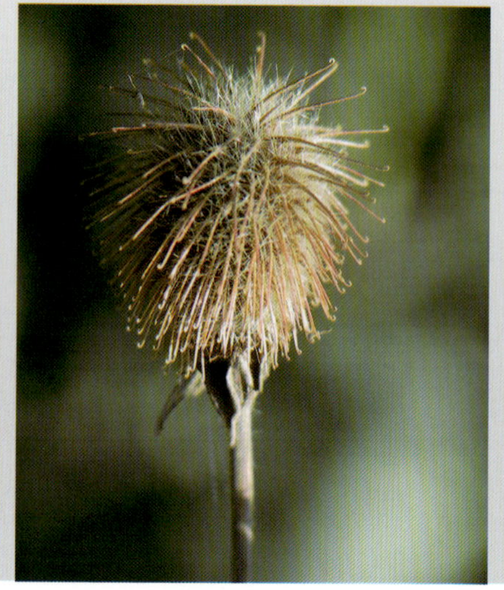

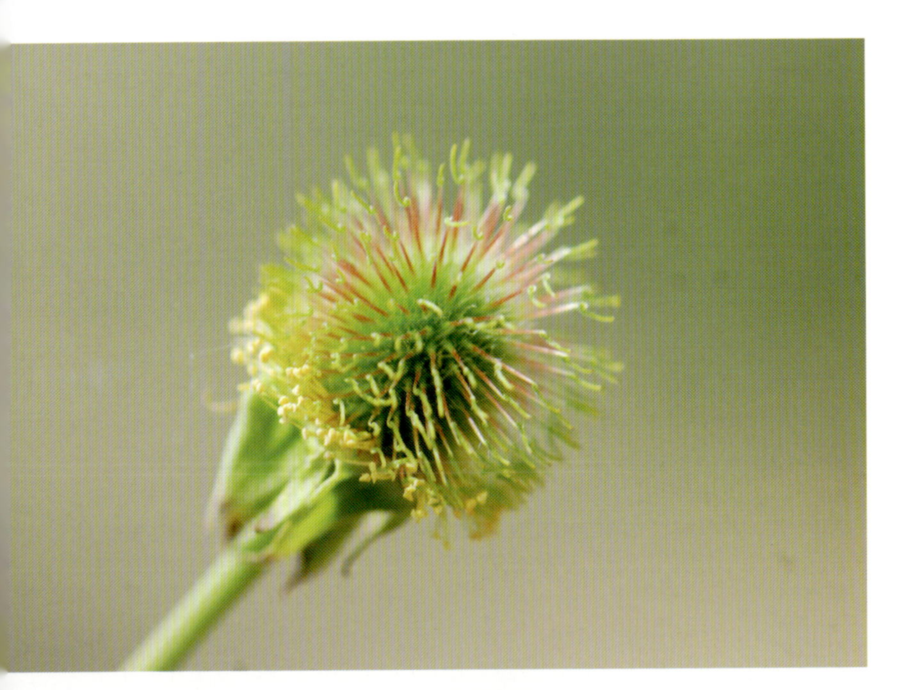

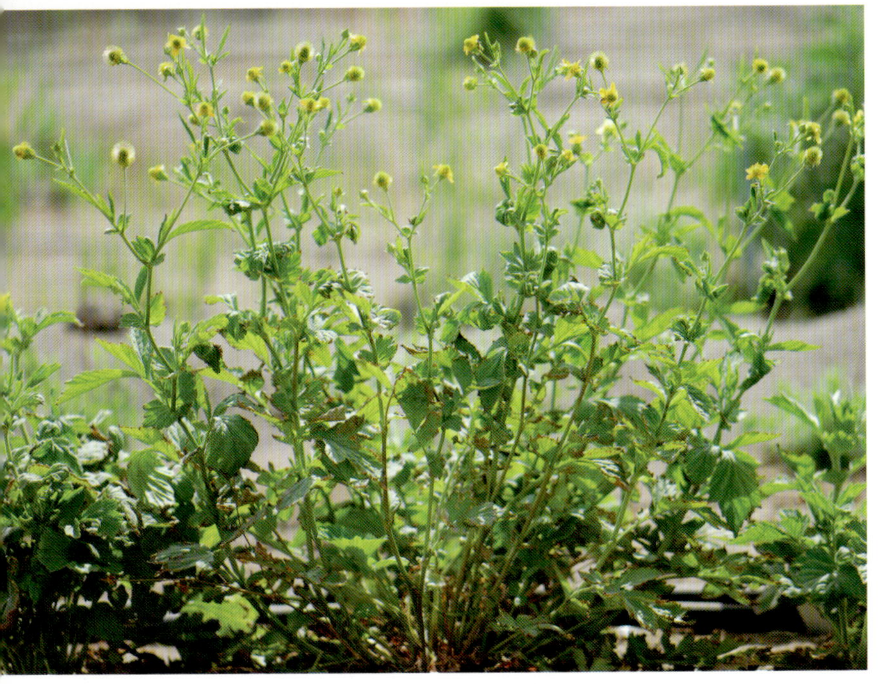

欧活血丹

Glechoma hederacea L.

【基　　原】来源于唇形科活血丹属欧活血丹 **Glechoma hederacea** L. 的全草入药。

【形态特征】多年生草本，具匍匐茎，逐节生根。茎长 10 ～ 17 cm，四棱形。基部的叶较小，叶片近圆形，叶柄长 3. 4 ～ 4 cm，被极细而疏生的倒钩状毛，茎上部的叶较大，肾形或肾状圆形，长 0. 8 ～ 1. 3 cm，宽 2 cm，顶端圆形，基部心形，边缘具粗圆齿，齿端有时微凹，两面无毛，有时下面脉上疏被倒向糙伏毛，叶柄长 0. 8 ～ 1. 8 cm，两侧被钩状倒伏毛。聚伞花序有花 2 ～ 4 朵；苞片钻形；花萼管状，上部微弯，长 5 ～ 7 mm，外面被硬毛及短柔毛，内面无毛，齿 5 个，卵形，呈不明显的 2 唇形，上唇具 3 齿，下唇具 2 齿，齿长约 1 mm，顶端急尖，边缘具缘毛；花冠紫色，长约 1 cm，外面被短柔毛及硬毛，内面无毛，冠筒直伸，向上渐宽大而呈漏斗状，冠檐二唇形，上唇直立，长约 3 mm，顶端 2 裂，裂片长圆形，下唇斜展，长约 4 mm，3 裂，中裂片最大，扇形，顶端微凹，两侧裂片卵形；雄蕊 4 个，内藏，花丝短，花药 2 室，不叉开；子房 4 裂；花盘裂片不明显，前方呈指状膨大；花柱内藏，顶端等 2 裂。小坚果棕色。花、果期 6 ～ 8 月。

【生　　境】生于山地草原。

【分　　布】新疆。欧洲、北美、俄罗斯、东亚也有分布。

【采集加工】5 月采收地上部分，洗净晒干。

【性味功能】味甘、辛，性微寒。清热通淋，利胆排石，活血调经。

【主治用法】主治热淋，血淋，沙淋，石淋，胆结石，肝炎，月经不调。内服：煎汤，10 ～ 30 g。

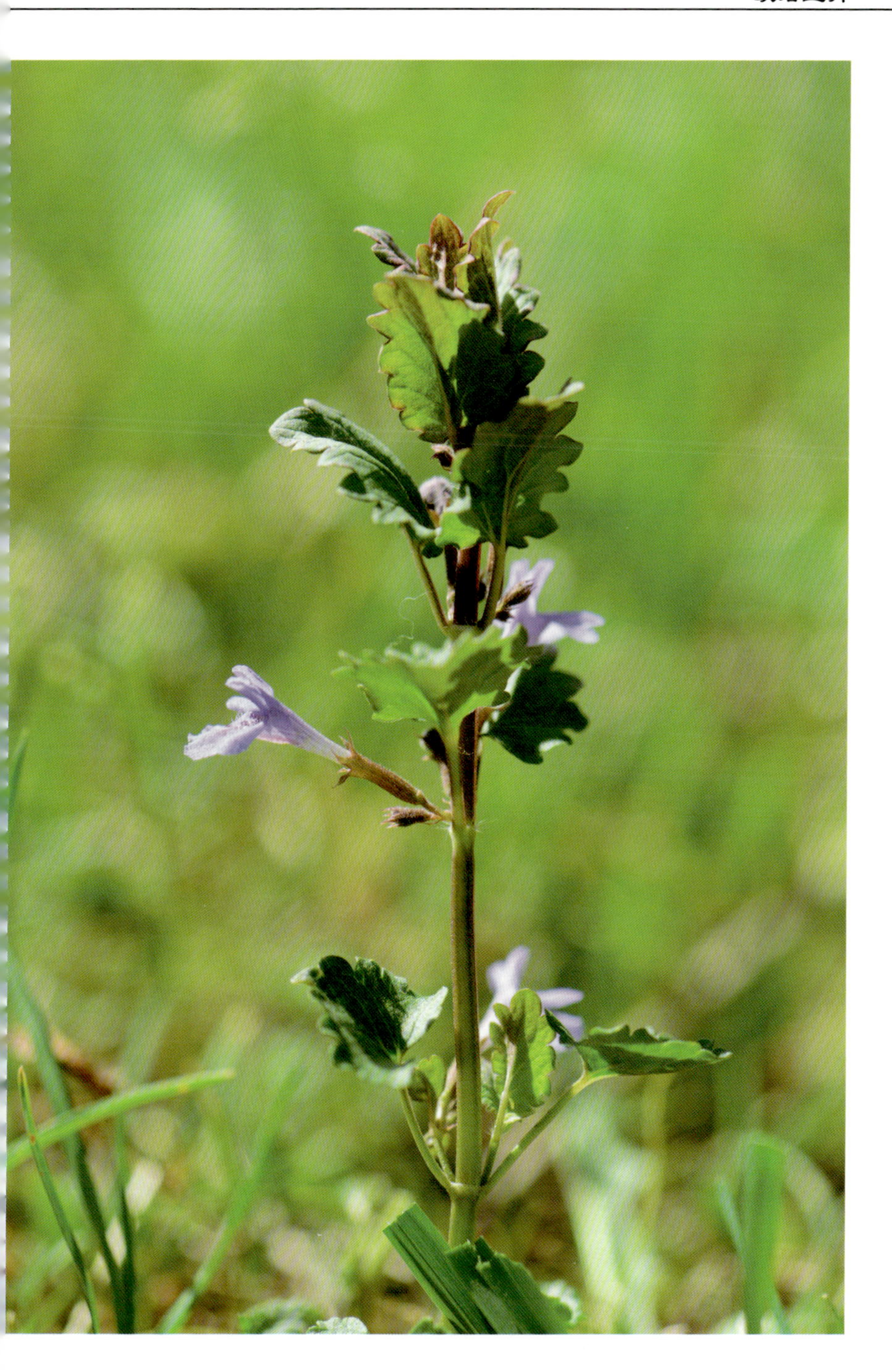

三刺皂荚

Gleditsia triacanthos L.

【别　　名】美国皂荚

【基　　原】来源于豆科皂荚属三刺皂荚 **Gleditsia triacanthos** L. 的果实或不育果实入药。

【形态特征】落叶乔木或小乔木，高可达 45 m；树皮灰黑色，厚 1 ～ 2 cm，具深的裂缝及狭长的纵脊；小枝深褐色，粗糙，微有棱，具圆形皮孔；刺略扁，粗壮，深褐色，常分枝，长 2. 5 ～ 10 cm，少数无刺。叶为一回或二回羽状复叶（具羽片 4 ～ 14 对），长 11 ～ 22 cm；小叶 11 ～ 18 对，纸质，椭圆状披针形，长 1. 5 ～ 3. 5 cm，宽 4 ～ 8 mm，顶端急尖，有时稍钝，基部楔形或稍圆，微偏斜，边缘疏生波状锯齿并被疏柔毛，上面暗绿色，有光泽，无毛，偶尔中脉疏被短柔毛，下面暗黄绿色，中脉被短柔毛；小叶柄长约 1 mm，被柔毛。花黄绿色；花梗长 1 ～ 2 mm；雄花：直径 6 ～ 7 mm，单生或数朵簇生组成总状花序；花序常数个簇生于叶腋或顶生，长 5 ～ 13 cm，被短柔毛；花托长约 2 mm；萼片 2 ～ 3，披针形，长 2 ～ 2. 5 mm；花瓣 3 ～ 4，卵形或卵状披针形，长约 2. 5 mm，与萼片两面均同被短柔毛，雄蕊 6 ～ 9；雌花组成较纤细的总状花序，花较少，花序常单生，与雄花序近等长；子房被灰白色茸毛。荚果带形，扁平，长 30 ～ 50 cm，镰刀状弯曲或不规则旋扭，果瓣薄而粗糙，暗褐色，被疏柔毛；种子多数，扁，卵形或椭圆形，长约 8 mm，为较厚的果肉所分隔。花期 4 ～ 6 月；果期 10 ～ 12 月。

【生　　境】栽培。

【分　　布】北京、上海、新疆等有栽培。原产美国。

【采集加工】秋季果实成熟变黑时采摘，晒干。

【性味功能】味辛、咸，性温；有毒。祛痰止咳，开窍通闭，杀虫散结。

【主治用法】治痰咳喘满，中风口噤，痰涎壅盛，神昏不语，癫痫，喉痹，痈肿疥癣。内服：用量 1 ～ 3 g，多入丸、散。外用适量，研末搐鼻；或煎水洗；或研末掺或调敷；或熬膏涂；或烧烟熏。

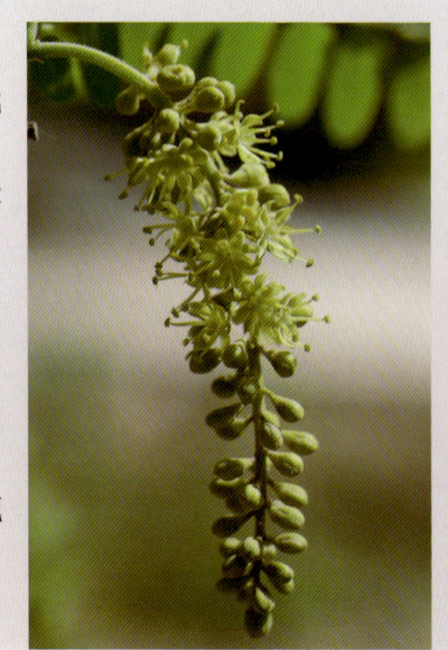

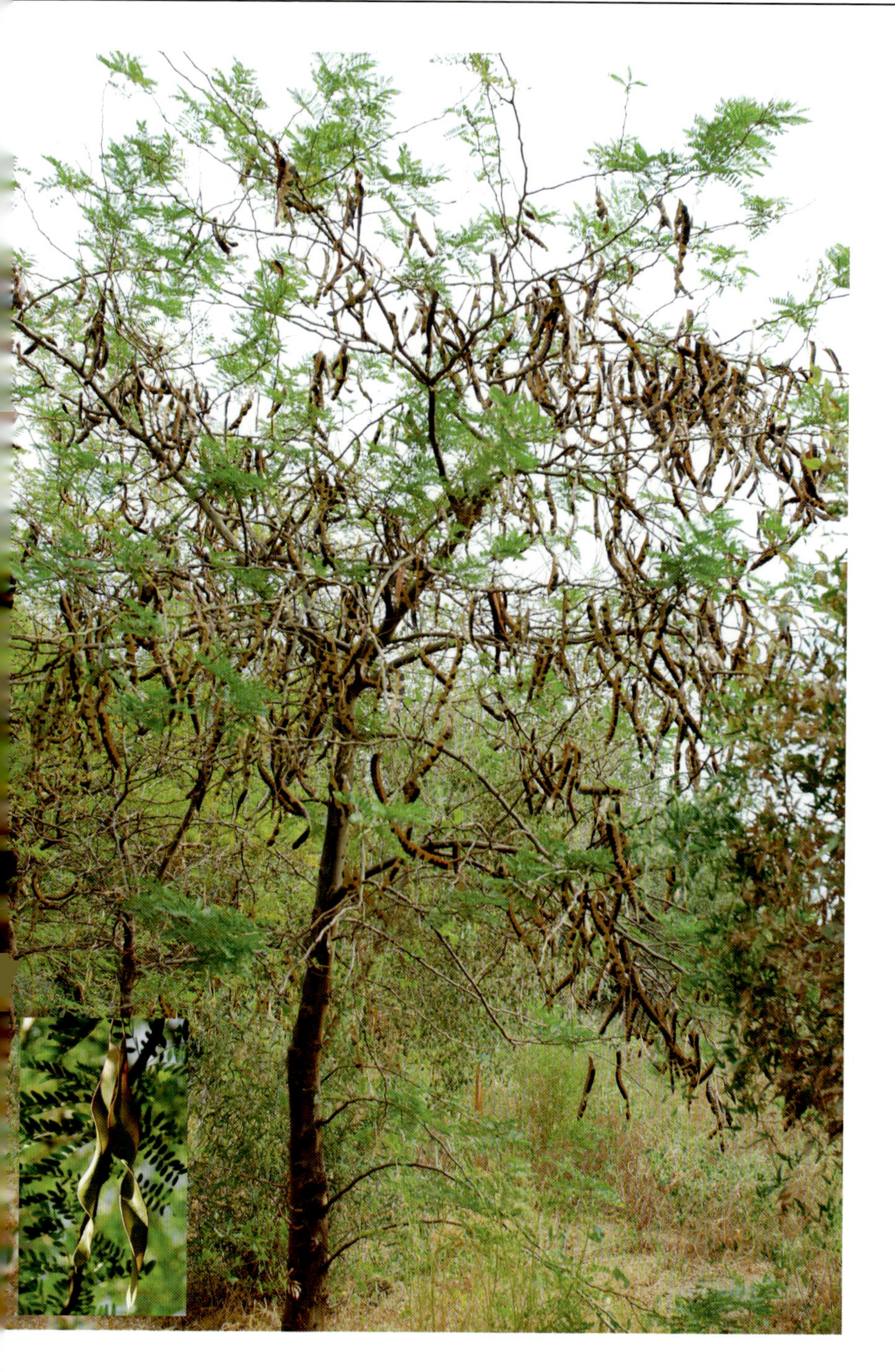

粗毛甘草

Glycyrrhiza aspera Pall.

【基　　原】来源于蝶形花科甘草属粗毛甘草 **Glycyrrhiza aspera** Pall. 的根和根状茎入药。

【形态特征】多年生草本，株高 30 ～ 50 cm，茎斜升铺散，有时呈膝状弯曲，多基部分枝，具皮刺及白色纤毛，茎下部尤甚。托叶一对，卵圆形、椭圆形或披针形；奇数羽状复叶，长 6 ～ 15 cm，叶轴多刺毛，小叶 7 ～ 15 枚，椭圆形，倒卵圆形、长 1 ～ 3 cm，宽 0. 6 ～ 2 cm，叶基部圆形或楔形，顶端短尖或微凹，主脉延伸凸出叶，顶端呈针芒状，背具疏刺毛。腋生总状花序，长 7. 5 ～ 15 cm，一般长于叶；小苞片钻形，早脱落；小花长 1. 5 ～ 1. 8 cm，紫色、淡紫色或紫红色；萼长 8 ～ 11 mm，被稀疏的刺毛，边缘具睫毛，5 裂齿，长裂齿 5 ～ 7 mm，短裂齿 2 ～ 5 mm；旗瓣长 1. 4 ～ 1. 7 cm，宽 3 ～ 4 mm，长翅状，长圆形至卵圆形，具短爪，顶端钝；翼瓣长 1 ～ 1. 5 cm，宽 1. 5 ～ 2. 5 mm，爪丝状，长 4 ～ 5 mm，具短耳；龙骨瓣黄色，长 1 ～ 1. 3 cm，宽 2 ～ 5 mm，爪细长；子房微弯，光滑或具无柄腺体，胚珠 6 ～ 9 枚。荚果种子间缢缩呈念珠状，镰状或马蹄形弯曲，长 1. 5 ～ 3 cm；光滑或具短腺毛、粗刺毛，种子 3 ～ 9 枚。种子圆形至肾形，长 1. 5 ～ 3 mm，黑棕色或淡棕色。花期 5 ～ 6 月；果期 7 ～ 8 月。

【生　　境】生于干旱荒漠草原、沙丘底部及沙丘间、荒滩及渠边、荒地。

【分　　布】新疆。中亚、俄罗斯、格鲁吉亚也有分布。

【采集加工】秋季采挖，除去芦头，茎基，枝叉须根，截成适当长短的段晒至半干，打成小捆，再晒至全干。

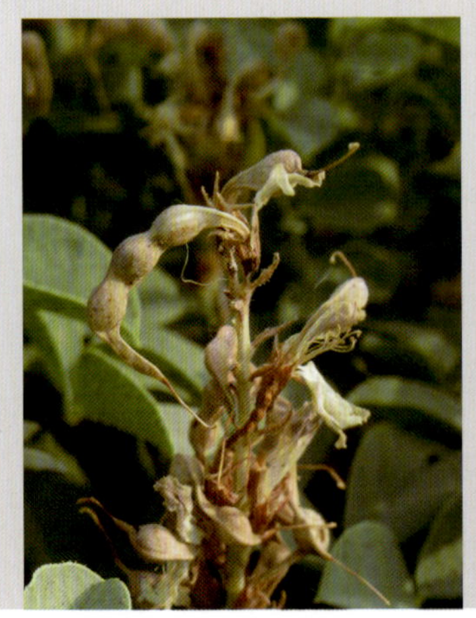

【性味功能】味甘，性平。补脾益气，清热解毒，祛痰止咳，缓急止痛，调和诸药。

【主治用法】用于脾胃虚弱，倦怠乏力，心悸气短，咳嗽痰多，脘腹、四肢挛急疼痛，痈肿疮毒，缓解药物毒性、烈性。内服：煎汤，用量 1. 5 ～ 10 g；或入丸、散。外用：研末掺或煎水洗。

【附　　注】不宜与京大戟、芫花、甘遂同用。

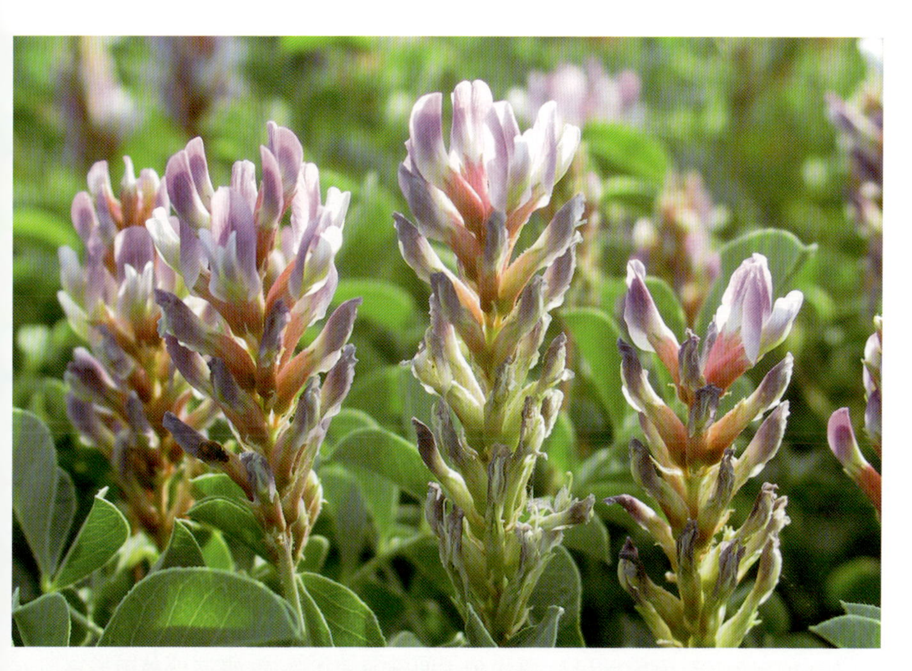

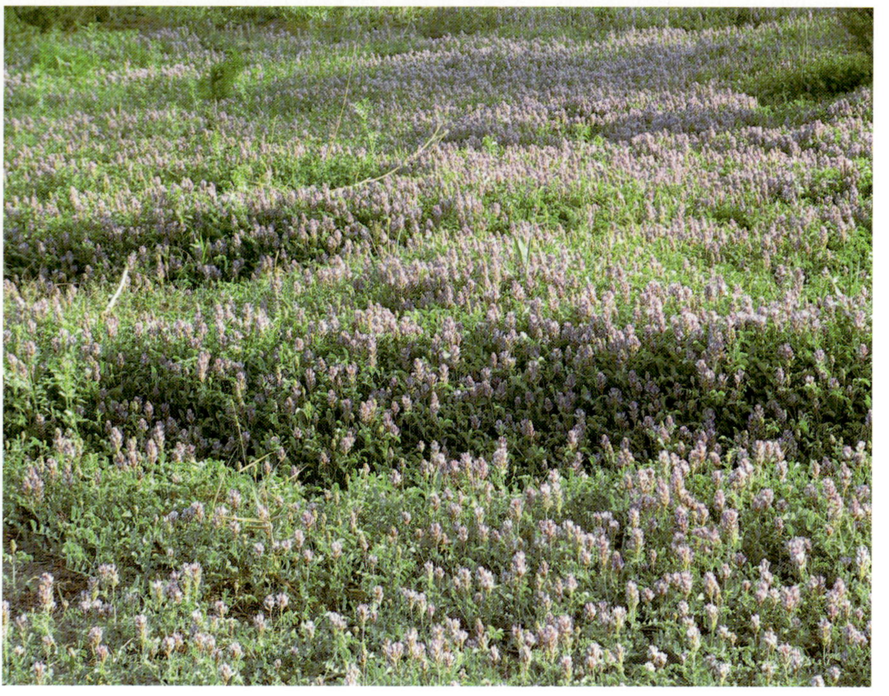

光果甘草

Glycyrrhiza glabra L.

【别　　名】洋甘草、欧亚甘草、欧甘草

【基　　原】来源于蝶形花科甘草属光果甘草 **Glycyrrhiza glabra** L. 的根和根状茎入药。

【形态特征】多年生草本，高 60 ～ 200 cm。外皮灰褐色，切面黄色，味甜，含甘草甜素。根状茎粗壮。茎直立，上部多分枝，基部木质化，密被鳞片状腺体、三角皮刺及短柄腺体，幼时为黏胶状，夏秋为粗糙短刺，表皮常为红色。奇数羽状复叶，长 8 ～ 20 cm，11 ～ 23 枚；托叶钻形或线状披针形，早落；小叶披针形、长圆形至长椭圆形或长卵圆形、长 1. 5 ～ 5 cm，被短茸毛，具柄腺体，背面沿脉尤甚；顶端钝圆，微凹具芒尖，基部近圆形。总状花序腋生，短于或长于叶，花多排列较稠密，长 7 ～ 21 cm，花序轴密被短茸毛和腺毛；小苞片卵圆形，外被腺毛；花长 0. 8 ～ 1. 4 cm，花冠紫色或白紫色；萼钟状，长 5 ～ 7 mm，5 裂齿，上 2 齿短于其他齿，裂齿狭披针形，与萼筒等长，被短茸毛及短腺毛；旗瓣长 8 ～ 12 mm，卵圆形或椭圆形，顶端尖或短尖，具爪，短柄状，翼瓣长 7 ～ 10 mm，顶端钝尖，耳短，爪丝状，龙骨瓣顶端短尖，短于翼瓣，爪丝状；子房光滑或被无柄腺体，胚珠 4 ～ 9。荚果长圆形，长 2 ～ 3. 7 cm，宽 4 ～ 7 mm，直或微弯，光滑或被腺体，密或疏，种子 (1)3 ～ 8 粒。种子肾形或圆形，长 2 ～ 3 mm，绿色或暗绿色。花期 5 ～ 6 月；果期 7 ～ 9 月。

【生　　境】生于河滩阶地、河岸胡杨林缘、河岸芦苇滩、路边、荒地。

【分　　布】甘肃、新疆。中亚、俄罗斯、巴基斯坦、阿富汗以及地中海区域和欧洲也有分布。

【采集加工】秋季采挖，除去芦头，茎基，枝叉须根，截成适当长短的段晒至半干，打成小捆，再晒至全干。

【性味功能】味甘，性平。补脾益气，清热解毒，祛痰止咳，缓急止痛，调和诸药。

【主治用法】用于脾胃虚弱，倦怠乏力，心悸气短，咳嗽痰多，脘腹、四肢挛急疼痛，痈肿疮毒，缓解药物毒性、烈性。内服：煎汤，用量 1. 5 ～ 10 g；或入丸、散。外用：研末掺或煎水洗。

【附　　注】不宜与京大戟、芫花、甘遂同用。

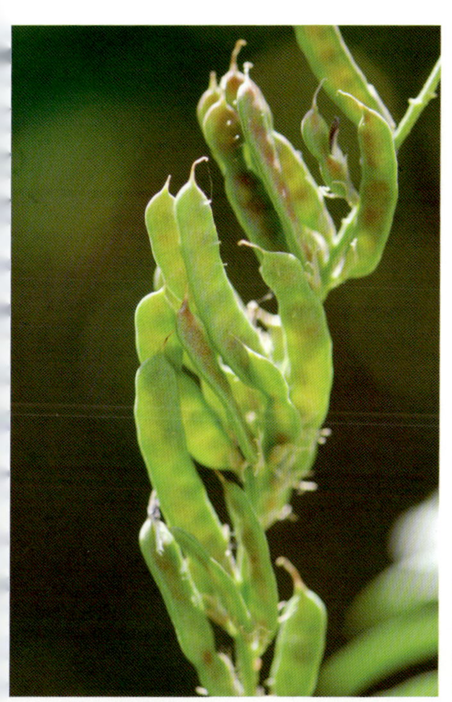

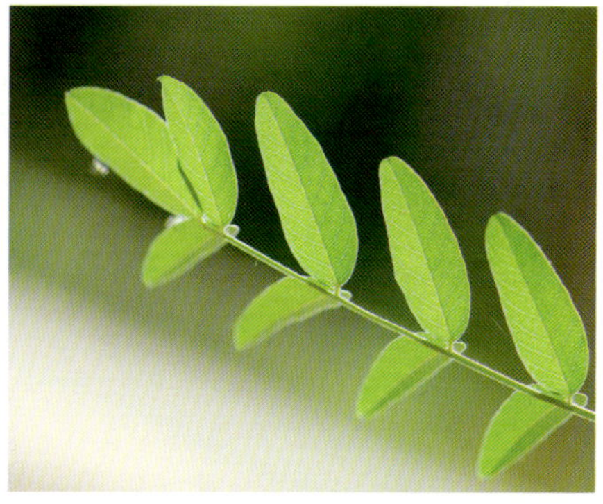

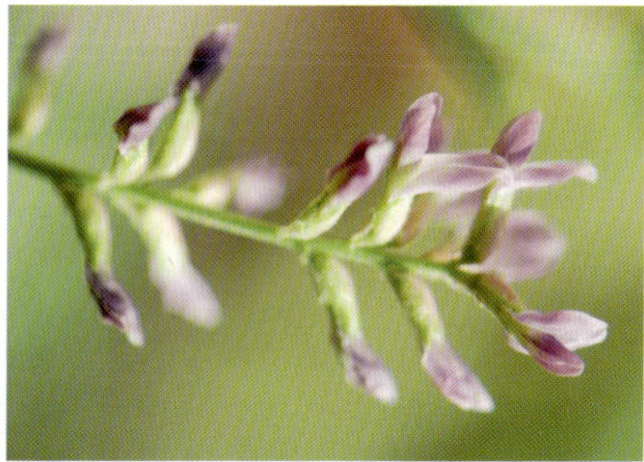

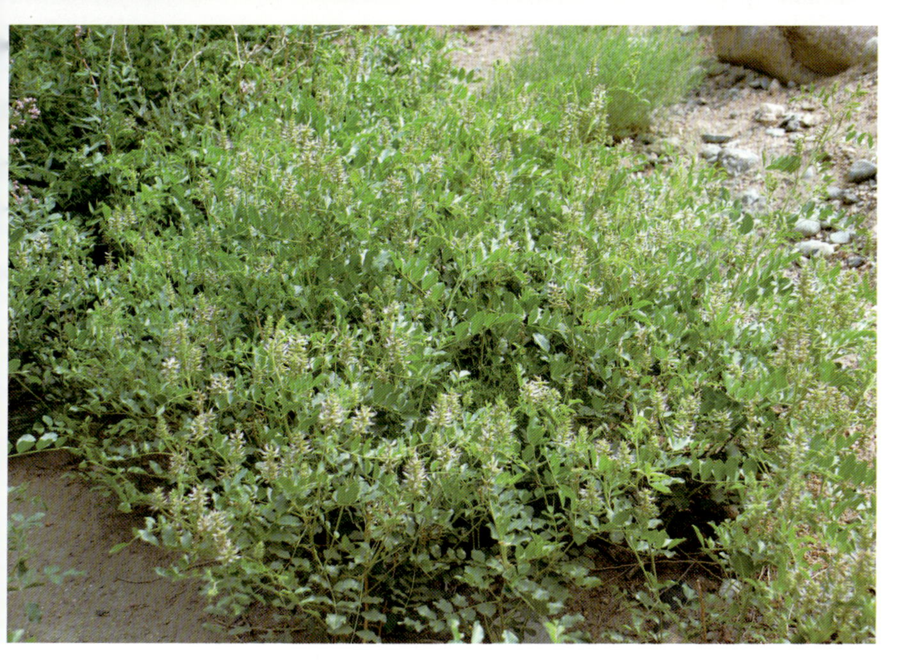

胀果甘草

Glycyrrhiza inflata Batal.

【基　　原】来源于蝶形花科甘草属胀果甘草 **Glycyrrhiza inflata** Batal. 的根和根状茎入药。

【形态特征】多年生草本，高 60 ～ 180 cm。外皮灰褐色，切面橙黄色，味甜，含甘草甜素。根状茎与根颈粗壮。茎直立，多分枝，被无柄腺体和三角形皮刺。奇数羽状复叶，10 ～ 20 cm；托叶 2 枚，披针形或三角形，早脱落；小叶 (3)5 ～ 7(9)，长圆形至卵圆形，顶端钝或锐尖，基部圆形，长 3 ～ 4 cm，宽 1 ～ 3 cm，全缘，明显波状皱褶，两面稠密被黏性鳞片腺体或短柄腺体，背面尤甚。总状花序腋生，花排列疏散，长于叶或等长；小苞片披针形，被腺毛，幼时红色；花冠紫色基部白色；萼 5 ～ 8 mm，5 裂齿，上 2 齿基部连合，短于其他，被腺毛；旗瓣长圆形或卵圆形，长 6 ～ 13 mm，顶端圆，基部具短爪，翼瓣短于或近等于旗瓣，爪丝状，龙骨瓣连合，短于冀瓣，爪与耳短；子房被腺体，胚珠 4 ～ 9；荚果成熟后膨胀为椭圆形，直或微弯，长 1. 5 ～ 3 cm，长宽比为 2. 5:1，宽厚比 1:1，种子 (1)2 ～ 9 粒；种子肾形，长 2 ～ 3 mm，绿色或浅褐色。花期 5 ～ 7 月；果期 6 ～ 10 月。

【生　　境】生于荒漠沙丘底部、干旱古河道胡杨林下、河岸胡杨林缘、盐渍化河滩湿地、淤积平原、农田渠边等生境。

【分　　布】甘肃、新疆。哈萨克斯坦也有分布。

【采集加工】秋季采挖，除去芦头，茎基，枝叉须根，截成适当长短的段晒至半干，打成小捆，再晒至全干。

【性味功能】味甘，性平。补脾益气，清热解毒，祛痰止咳，缓急止痛，调和诸药。

【主治用法】用于脾胃虚弱，倦怠乏力，心悸气短，咳嗽痰多，脘腹、四肢挛急疼痛，痈肿疮毒，缓解药物毒性、烈性。内服：煎汤，用量 1.5 ～ 10 g；或入丸、散。外用：研末掺或煎水洗。

【附　　注】不宜与京大戟、芫花、甘遂同用。

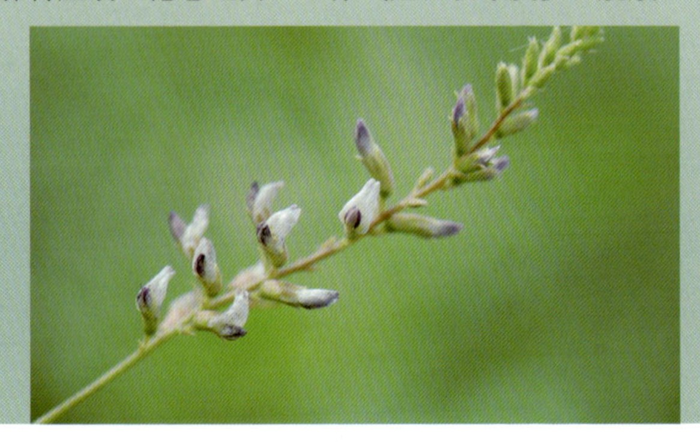

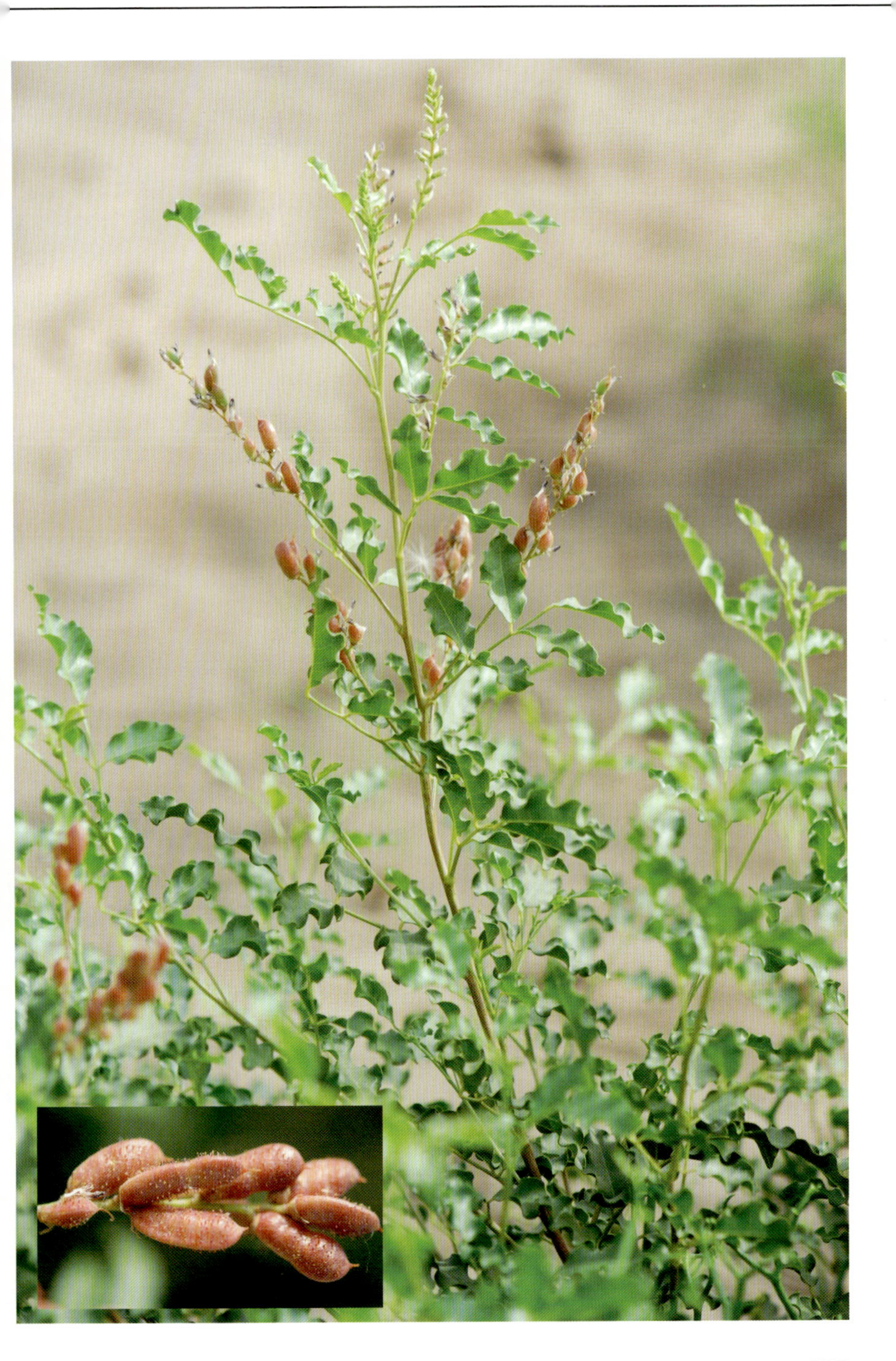

圆锥石头花

Gypsophila paniculata L.

【基　　原】来源于石竹科石头花属圆锥石头花 **Gypsophila paniculata** L. 的根、茎入药。

【形态特征】多年生草本。根粗壮。茎直立或基部上升，基部木质化，茎单生，稀数个丛生，多分枝，光滑无毛或基部被腺毛，高 40 ～ 100 cm。叶腋中具不育小叶枝，基生叶早枯，茎生叶披针形或条状披针形，长 1 ～ 5 cm，宽 2. 5 ～ 8 mm，顶端渐尖，聚伞状宽圆锥花序顶生或腋生，花序分枝较多，花多，松散，苞片披针形，边缘宽膜质；花梗丝状，长 2 ～ 6(12) mm；花萼宽钟形或近球形，长约 1 mm，顶端分裂，达萼长之半，萼齿倒卵形，顶端钝圆，边缘膜质，具小齿；花瓣白色，长约为萼之 2 倍。蒴果广倒卵形或几为球形，宽达 2 mm。种子密被疣状凸起。花、果期 6 ～ 7 月。

【生　　境】生于固定沙丘背风坡、沙地、河漫滩，河谷及盐渍化草甸，干山坡。

【分　　布】新疆。蒙古、哈萨克斯坦也有分布。

【采集加工】夏季可采收，洗净，鲜用或晒干。

【性味功能】味甘，性微寒。凉血，清虚热。

【主治用法】治阴虚潮热，久疟，小儿疳热。水煎服，用量 6 ～ 9 g。

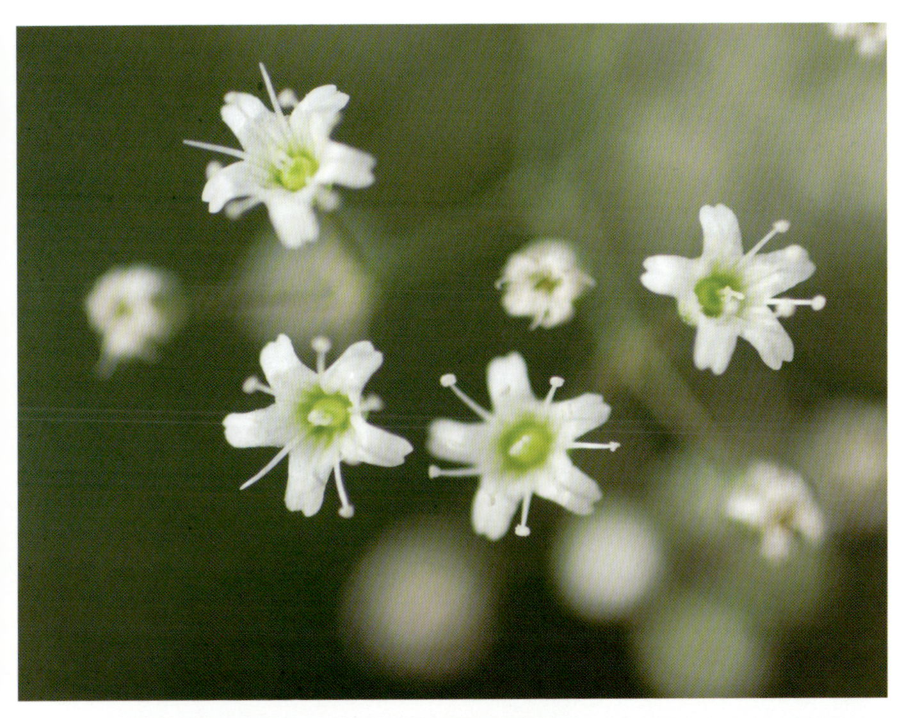

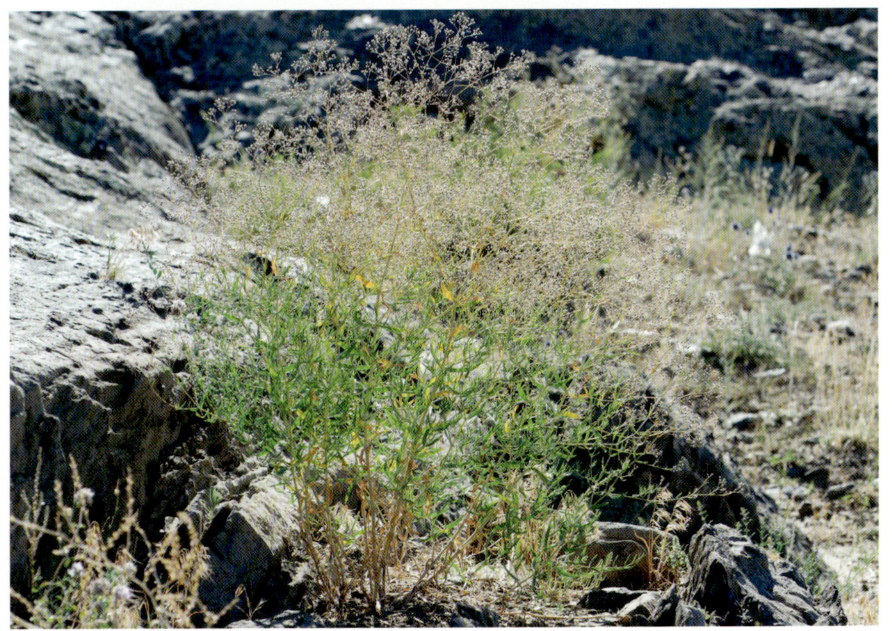

紫萼石头花

Gypsophila patrinii Ser.

【基　　原】来源于石竹科石头花属紫萼石头花 **Gypsophila patrinii** Ser. 的根、茎入药。

【形态特征】多年生草本，全株无毛。根粗壮。茎多数，丛生，基部木质化，直立，高 20 ～ 60 cm。基生叶线状披针形，长 2.5 ～ 6 cm，宽 1 ～ 5 mm，顶端锐尖，扁平，背面具明显中脉；茎上部叶较小，长 1 ～ 2 cm。聚伞状圆锥花序顶生，花少，疏散；苞片小，三角形，膜质；花梗长 2 ～ 5 mm，稀长 2 cm；花萼钟形，长 2.5 ～ 3 mm，顶端分裂，达萼长之半，萼齿卵状披针形或卵形，顶端锐尖或钝，边缘宽膜质，常带紫色；花瓣粉红色，长为萼 2 ～ 4 倍，基部楔形，顶端微凹；花柱丝形。蒴果广卵形，稍长于萼，顶端 4 裂。种子红褐色，具疣状凸起。花、果期 6 ～ 8 月。

【生　　境】生于沙地、砾石戈壁、石质山坡及山坡草地。

【分　　布】新疆、青海、内蒙古。哈萨克斯坦也有分布。

【采集加工】夏季可采收，洗净，鲜用或晒干。

【性味功能】味甘，性微寒。凉血，清虚热。

【主治用法】治阴虚潮热，久疟，小儿疳热。水煎服，用量 6 ～ 9 g。

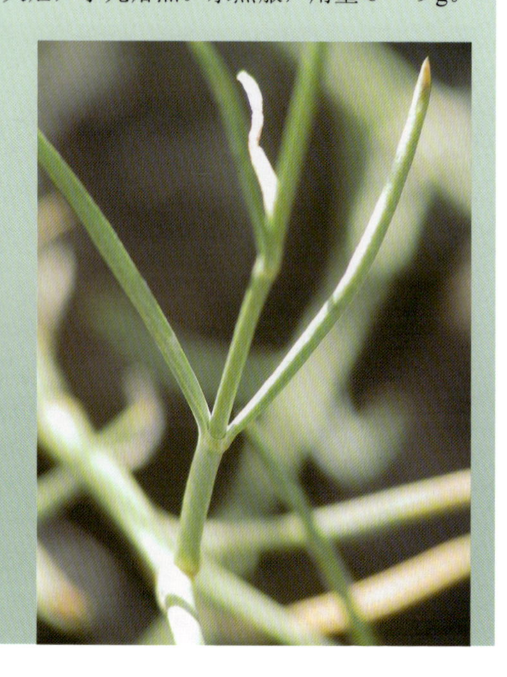

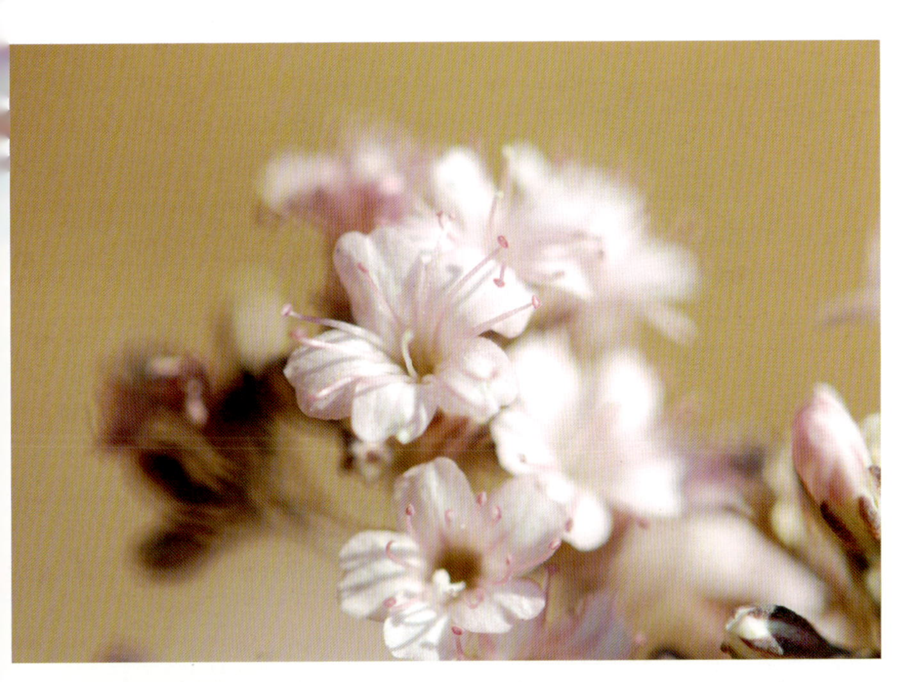

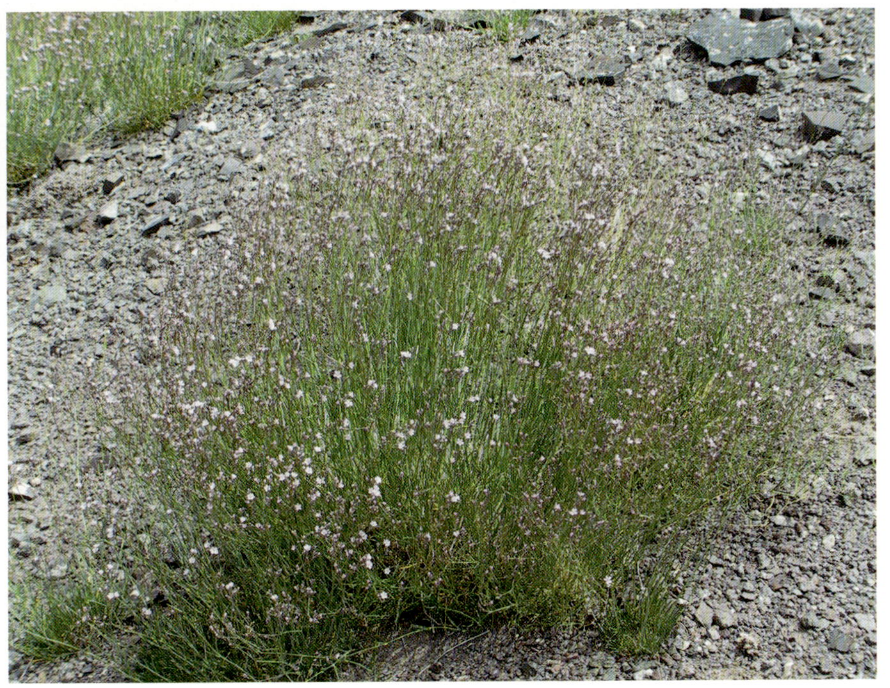

长叶碱毛茛

Halerpestes ruthenica (Jacq.) Ovcz.

【基　　原】来源于毛茛科碱毛茛属长叶碱毛茛 **Halerpestes ruthenica** (Jacq.) Ovcz. 的全草入药。

【形态特征】多年生草本，茎高 10 ～ 25 cm，具细长的匍匐茎，节上生根和叶。叶全部基生，叶片卵状或椭圆状梯形，长 1. 2 ～ 4 cm，宽 0. 7 ～ 2. 5 cm，基部楔形或截形，不分裂，顶端有 3 ～ 5 圆齿，常有 3 条基出脉，无毛；叶柄长 2 ～ 14 cm，近无毛，基部变宽成鞘。花葶高 10 ～ 20 cm，单一或上部分枝，有 1 ～ 3 朵花，疏生短柔毛；苞片线状披针形，长约 1 cm，长 7 ～ 9 mm，多无毛；花瓣黄色，6 ～ 12 枚，倒卵形，长 0. 7 ～ 1 cm，基部渐狭成爪，蜜槽点状；花药长约 0. 5 mm，花丝长约 3 mm，花托圆柱形，有柔毛。聚合果卵球形，长 8 ～ 1. 2 mm，宽约 8 mm；瘦果极多，紧密排列，斜倒卵形，长 2 ～ 3 mm，无毛，边缘有狭棱，两面有 3 ～ 5 条分歧的纵肋，喙短而直。花、果期 5 ～ 8 月。

【生　　境】生于低湿地草甸及轻度盐化草甸。

【分　　布】我国东北、华北、西北各地。蒙古、西伯利亚也有分布。

【采集加工】7 ～ 9 月采集全草。洗净，晒干

【性味功能】味甘、淡，性寒。利水消肿，祛风除湿。

【主治用法】治小便不利，风湿痹痛。内服：煎汤，用量 1. 5 ～ 4. 5 g。

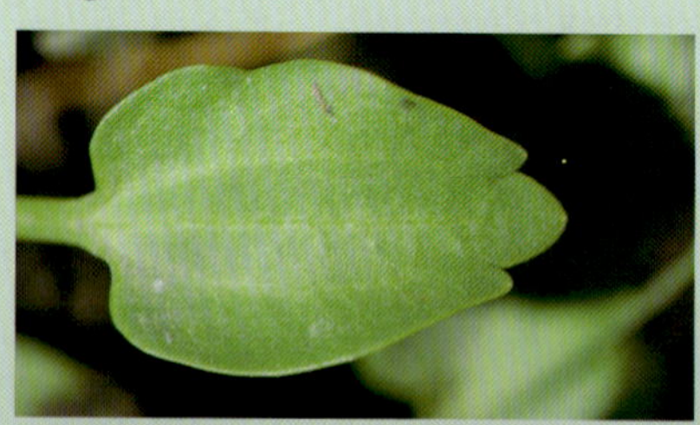

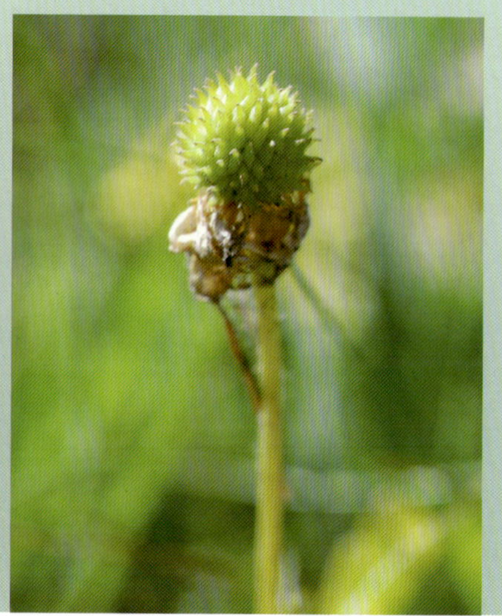

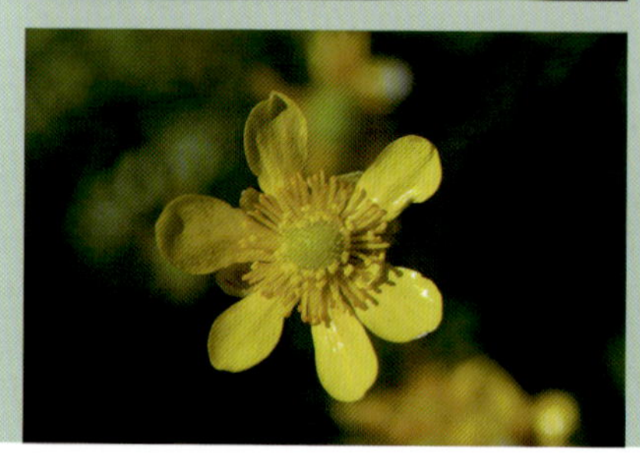

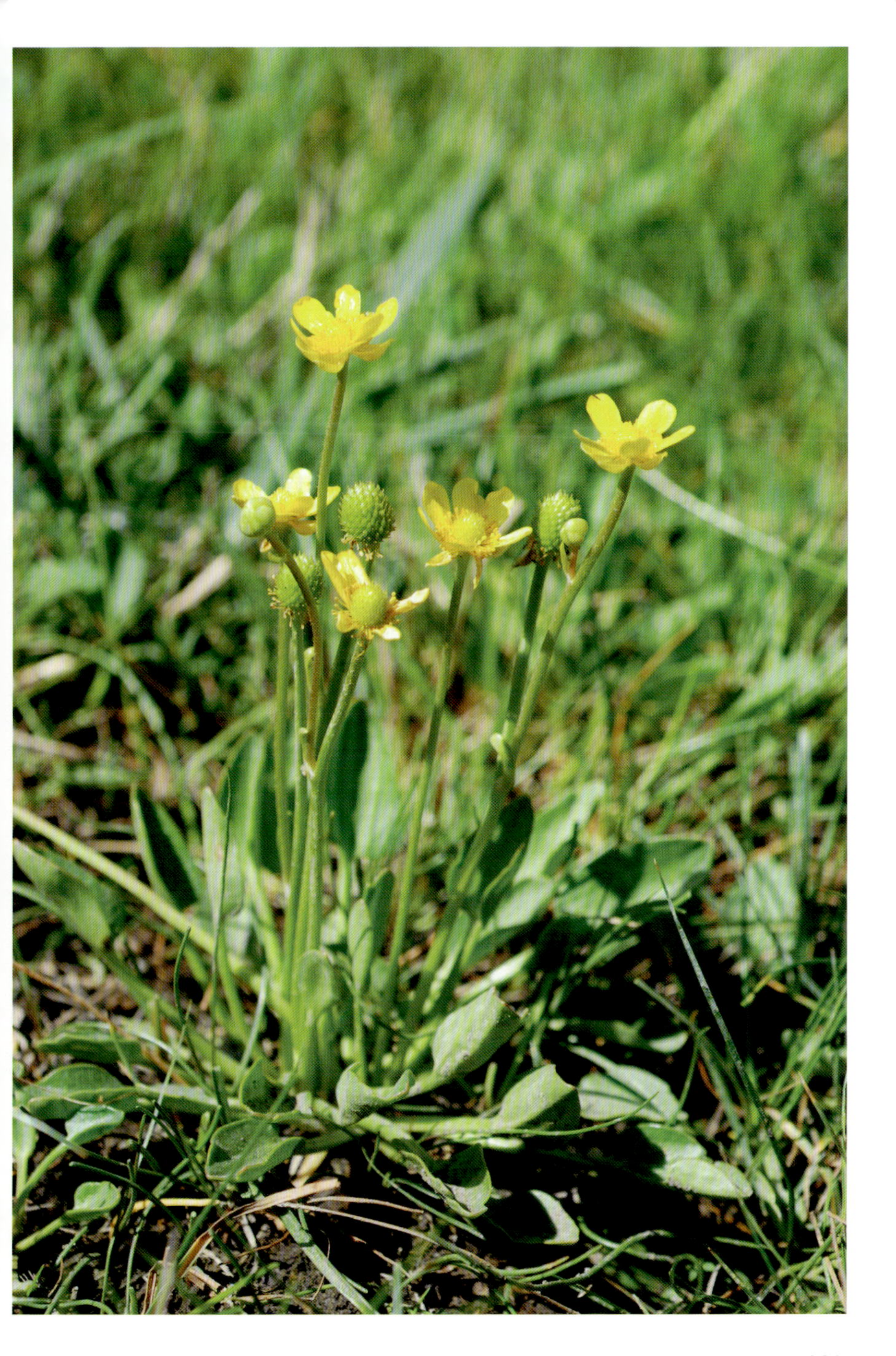

细枝岩黄耆

Hedysarum scoparium Fisch. et Mey.

【别　　名】花棒

【基　　原】来源于蝶形花科岩黄耆属细枝岩黄耆 **Hedysarum scoparium** Fisch. et Mey. 的根入药。

【形态特征】半灌木，高约 80 ～ 300 cm。茎直立，多分枝，幼枝绿色或淡黄绿色，被疏长柔毛，茎皮亮黄色，呈纤维状剥落。托叶卵状披针形。褐色干膜质，长 5 ～ 6 mm，下部合生，易脱落。茎下部叶具小叶 7 ～ 11，上部的叶通常具小叶 3 ～ 5，最上部的叶轴完全无小叶或仅具 1 枚顶生小叶；小叶片灰绿色，线状长圆形或狭披针形，长 15 ～ 30 mm，宽 3 ～ 6 mm，无柄或近无柄，顶端锐尖，具短尖头，基部楔形，表面被短柔毛或无毛，背面被较密的长柔毛。总状花序腋生，上部明显超出叶，总花梗被短柔毛；花少数，长 15 ～ 20 mm，外展或平展，疏散排列；苞片卵形，长约 1 ～ 1.5 mm；具 2 ～ 3 mm 的花梗；花萼钟状，长 5 ～ 6 mm，被短柔毛，萼齿长为萼筒的 2/3，上萼齿宽三角形，稍短于下萼齿；花冠紫红色，旗瓣倒卵形或倒卵圆形，长 14 ～ 19 mm，顶端钝圆，微凹，翼瓣线形，长为旗瓣的 1 半，龙骨瓣通常稍短于旗瓣；子房线形，被短柔毛。荚果 2 ～ 4 节，节荚宽卵形，长 5 ～ 6 mm，宽 3 ～ 4 mm，两侧膨大，具明显细网纹和白色密毡毛；种子圆肾形，长 2 ～ 3 mm，淡棕黄色，光滑。花期 6 ～ 9 月；果期 8 ～ 10 月。2 n ＝ 16。

【生　　境】生于半荒漠的沙丘、沙地或沙漠前山冲沟中的沙地。

【分　　布】青海、甘肃、内蒙古、宁夏、新疆。哈萨克斯坦、蒙古也有分布。

【采集加工】秋末挖取根，除去根头部及支根，晒干打把。

【性味功能】味甘，性温。补气固表，利尿，托毒排脓，生肌敛疮。

【主治用法】治气短心悸，倦怠，乏力，自汗，盗汗，久泻，脱肛，子宫脱垂，体虚浮肿，慢性肾炎，痈疽难溃或溃久不敛。内服：煎汤，用量 6 ～ 15 g，大剂量要用至 30 g。

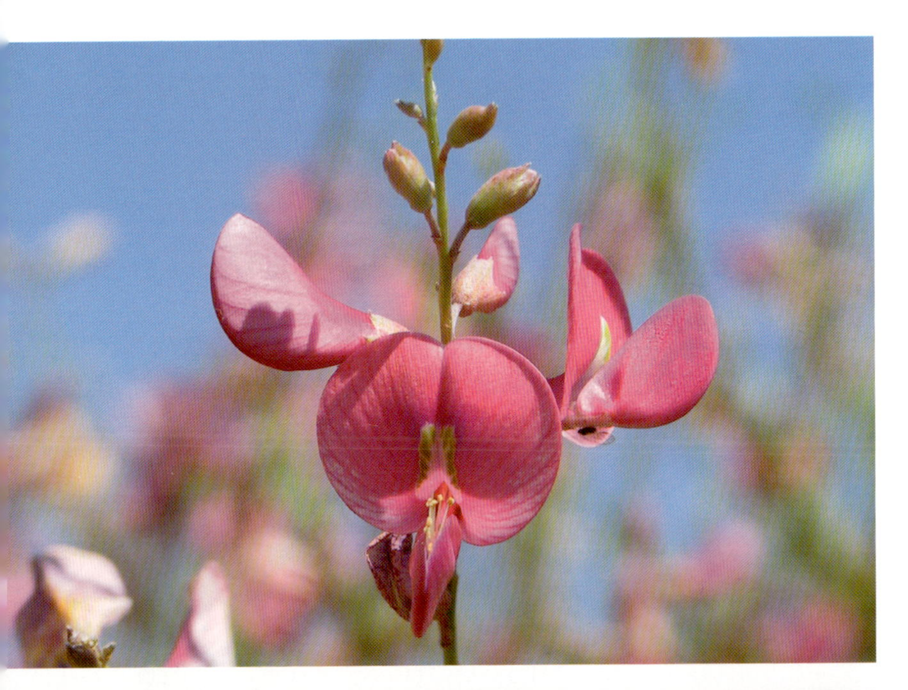

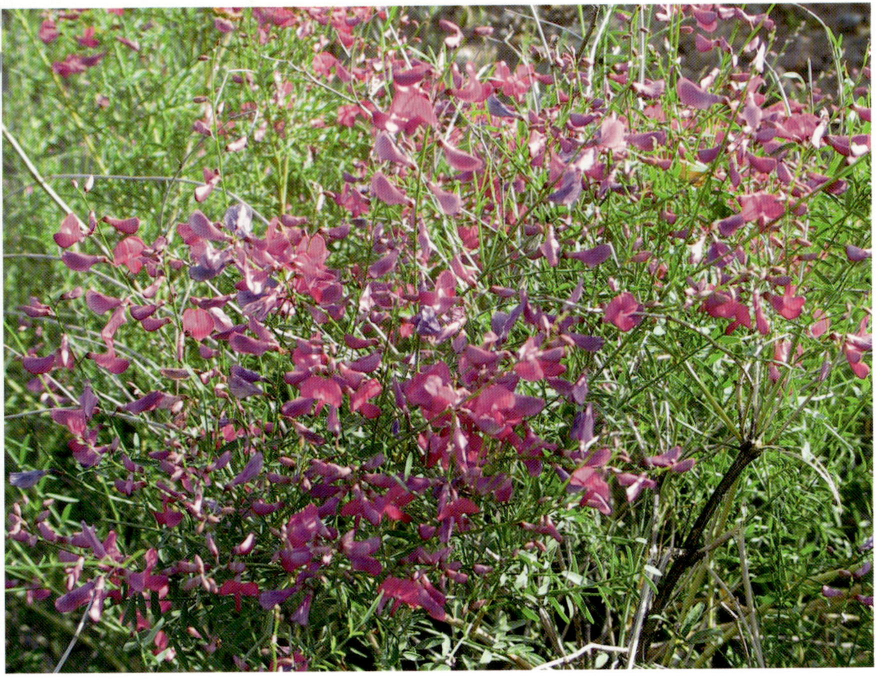

沙生蜡菊

Helichrysum arenarium (L.)Moench.

【基　　原】来源于菊科蜡菊属沙生蜡菊 **Helichrysum arenarium** (L.) Moench. 的干燥全草入药。

【形态特征】多年生草本，高 10 ~ 30 cm，全株密被白色绵毛。根状茎木质，粗 2 ~ 9 mm，不育枝少数，与花枝成密集的丛，通常不分枝，有时连同枯叶同时宿存。基生叶倒披针形，长 3 ~ 8 cm，宽 2 ~ 5 mm，顶端钝或急尖，基部下延于叶柄成窄翅，具长柄，中上部叶披针形或条形，直立或稍展开，顶端尖，基部渐窄成不明显的短柄，所有叶中脉清楚，两面同色。头状花序球形或倒卵形，7 ~ 10 个排列成疏松或密集的复伞房状，花序梗被密厚的绵毛；总苞长 5 ~ 6 mm，直径 4 ~ 6 mm，总苞片 4 ~ 6 层，亮黄色，盛花时内层顶端有时外折，果时全部展开，外层倒卵形或匙形，长为内层的 1/2 ~ 1/3，顶端圆形，背面有蛛丝状毛，内层宽匙形、椭圆状匙形或条形，宽 1 ~ 1. 5 mm，顶端钝或尖，外层几全为膜质，内层则上部或边缘膜质；花全为两性花，小花 30 ~ 50 朵，花冠长约 4 mm，为上粗下细的筒状，上端有 5 个三角形裂片，裂片背侧有橘红色腺点，花柱深裂，顶端截形。瘦果柱状，上粗下细，长约 5 mm；冠毛淡黄色或淡白色，几与花冠同长，有的近顶端略加粗；不育子房具腺点。花期 8 月。

【生　　境】生于荒漠草原带及草原带的山坡草地。

【分　　布】新疆。广布西伯利亚、蒙古、中亚、欧洲。

【采集加工】夏季采收全草，除去杂质，切段，晒干。

【性味功能】味苦、辛，性平。驱虫，利尿，汁液可促胆汁分泌。

【主治用法】用于急慢性肾炎，胆囊炎。

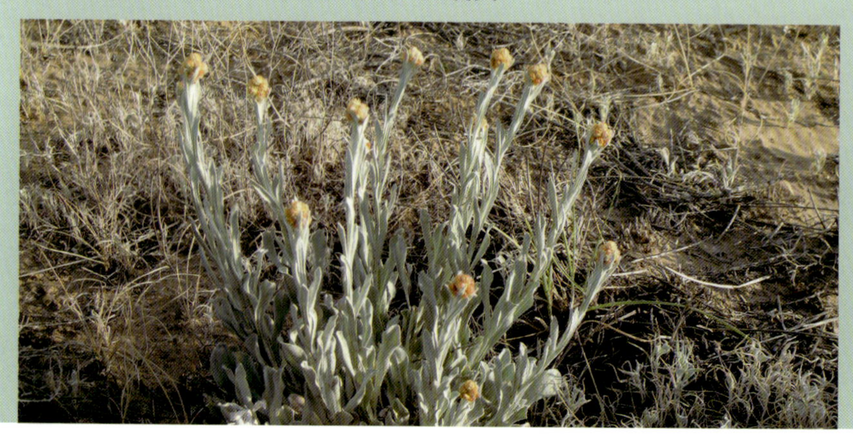

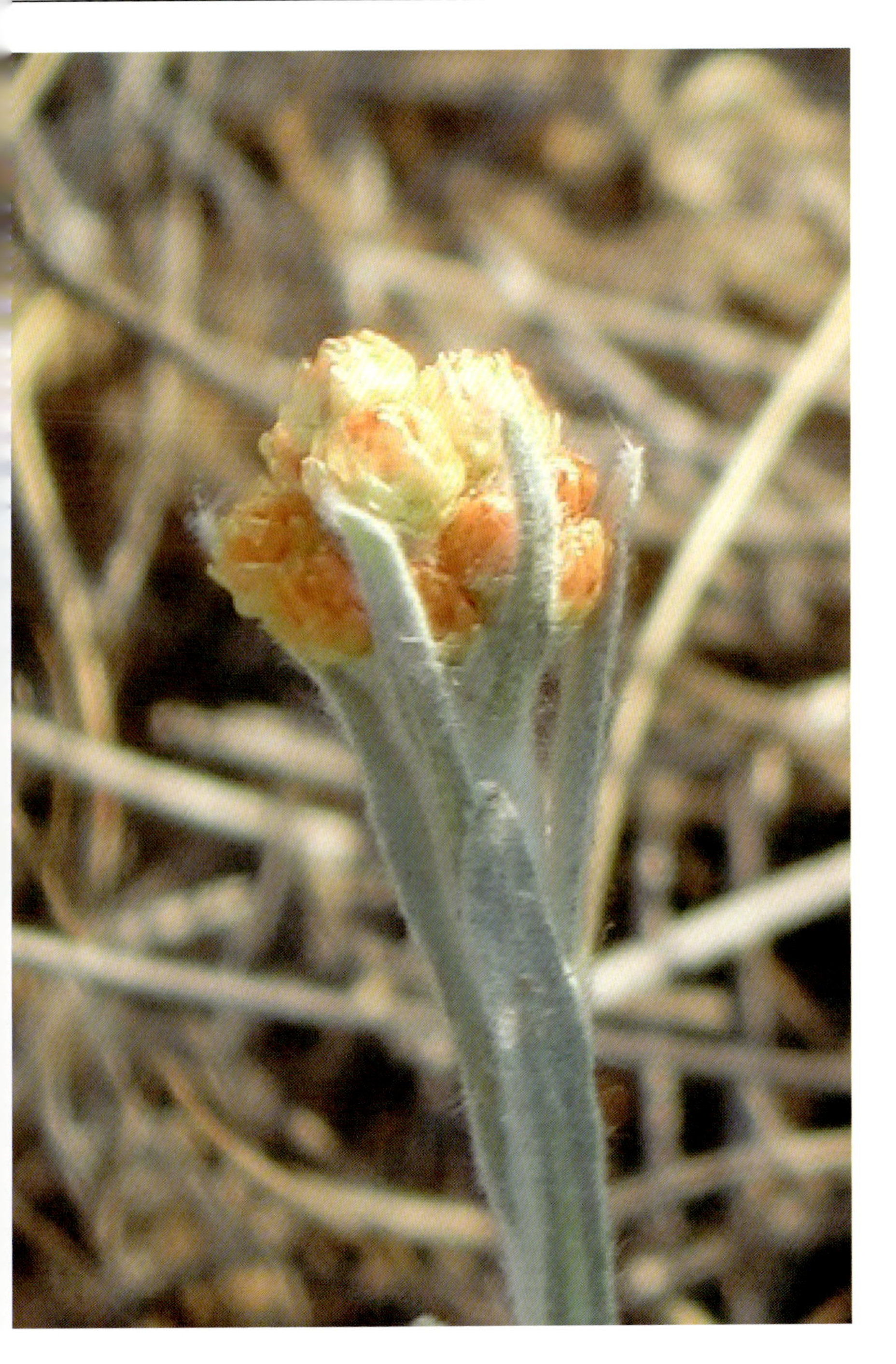

中亚天仙子

Hyoscyamus pusillus L.

【基　　原】来源于茄科天仙子属中亚天仙子 **Hyoscyamus pusillus** L. 的种子入药。

【形态特征】一年生草本，高 3 ～ 60 cm。根细瘦。茎直立或自基部斜升，单一或基部分枝，被短腺毛和混生长柔毛，有时几无毛。叶披针形、菱状披针形、矩圆状披针形或条状披针形，长 1 ～ 7.5(10) cm，宽 0.2 ～ 3 cm，顶端钝或锐尖，基部楔形，全缘，具少数牙齿或有时羽状分裂，裂片三角形，两面被腺毛，沿脉和边缘具长柔毛，有时近无毛；下部和基生叶的叶柄较叶片稍长或近等长，向茎顶渐变短。花单生叶腋，近无梗或具 3 ～ 5 mm 长的粗梗；花萼倒圆锥状，密被短腺毛和下部混生长柔毛，长 0.6 ～ 1(1.3) cm，果期膨大呈筒状漏斗形和近无毛，长 1.5 ～ 2.5 cm，裂片三角状披针形，顶端具针刺；花冠漏斗状；黄色，喉部暗紫色，长等于萼或稍长；雄蕊不伸出花冠，花丝紫色，具柔毛。蒴果圆锥状，长约 7 mm。种子扁肾形，长约 1 mm。花、果期 4 ～ 8 月。

【生　　境】生于固定沙丘边缘、梭梭林下、石质碎石山坡、山前平原。

【分　　布】新疆、西藏。中亚、印度也有分布。

【采集加工】夏、秋二季果皮变黄色时，采摘果实，曝晒，打下种子，筛去果皮、枝梗，晒干。

【性味功能】味苦、辛，性温；有大毒。解痉止痛，安神定喘。

【主治用法】用于胃痉挛疼痛，喘咳，癫狂。内服：煎汤，用量 1 ～ 2 g。

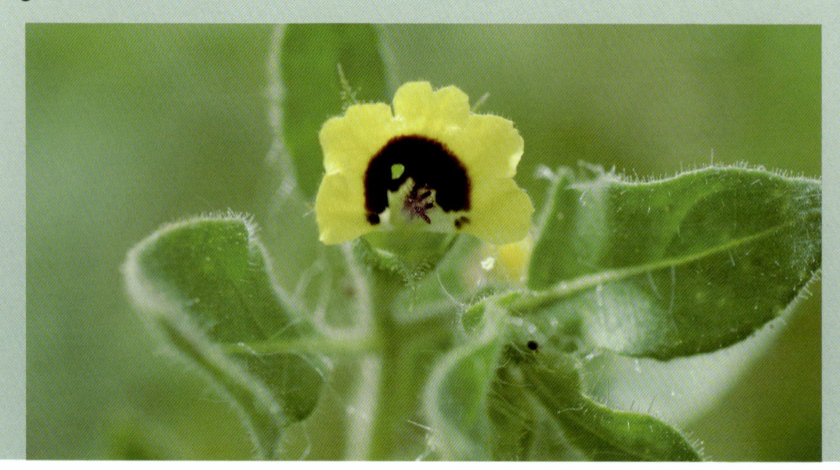

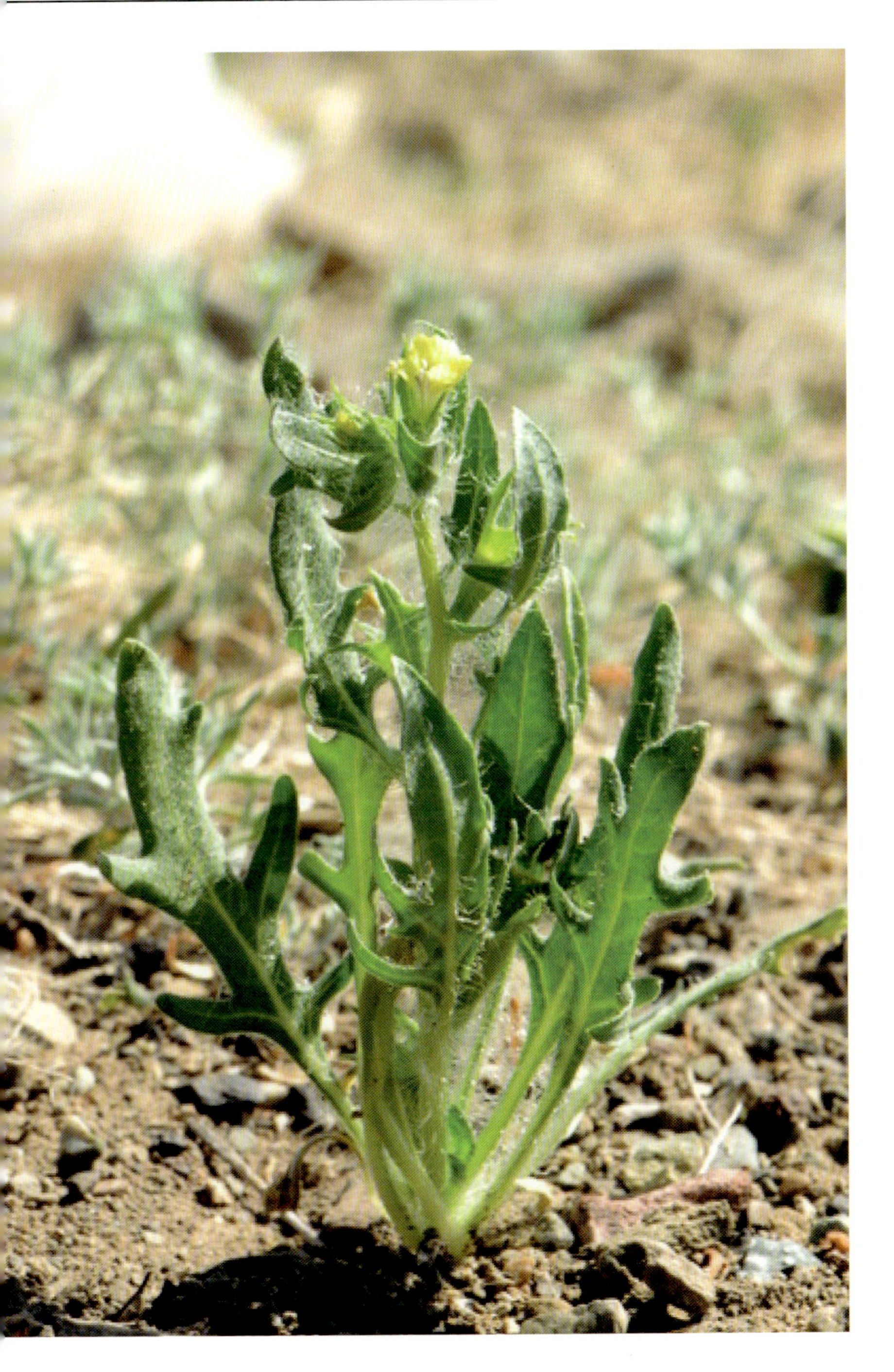

糙枝金丝桃

Hypericum scabrum L.

【基　　原】来源于藤黄科金丝桃属糙枝金丝桃 **Hypericum scabrum** L. 的全草入药。

【形态特征】多年生草本或半灌木，高 20 ～ 40 cm。根茎木质，有片状剥落的皮层，红褐色。茎不匍地生根，直立或上升，多数，多分枝，茎及分枝上部具 2 ～ 4 纵线棱，黄褐色或红褐色，无毛，散布疣状凸起。叶无柄或近无柄，茎上的叶卵状长圆形或长圆形，长 1. 3 ～ 1. 7 cm，分枝上的叶变小，全缘，坚纸质，下面淡绿色，边缘无黑腺点，全面散布淡色腺点。花序为顶生聚伞状伞房花序，花极多而密集，直径达 6 cm；苞片及小苞片狭卵形至长圆形，长 2 ～ 5 mm；花小，直径约 5 mm；萼片 5，边缘膜质且具小齿，但无黑腺点，全面有 2 条淡色腺条；花瓣 5，黄色，倒卵状长圆形，长约 6 mm，具透明腺点，花后宿存；子房 3 室，柱头 3，自基部分离；雄蕊 3 束，与花瓣均宿存。蒴果卵圆形，长约 5 mm，红褐色，具纵向腺条纹。种子淡褐色，圆柱形，长约 2 mm，表面具纵向长乳突。花期 7 月；果期 8 ～ 9 月。

【生　　境】生于海拔 1100 m 的多石或砾质干旱山地阳坡。

【分　　布】新疆。中亚、俄罗斯也有分布。

【采集加工】夏、秋二季开花时采割，阴干或低温烘干。

【性味功能】味辛，性凉。清热解毒，消肿散瘀，收敛止血。

【主治用法】用于风湿性腰痛，疖肿，肝炎，蛇咬伤等。内服：煎汤，用量 15 ～ 30 g。外用：鲜根或鲜叶适量，捣敷。

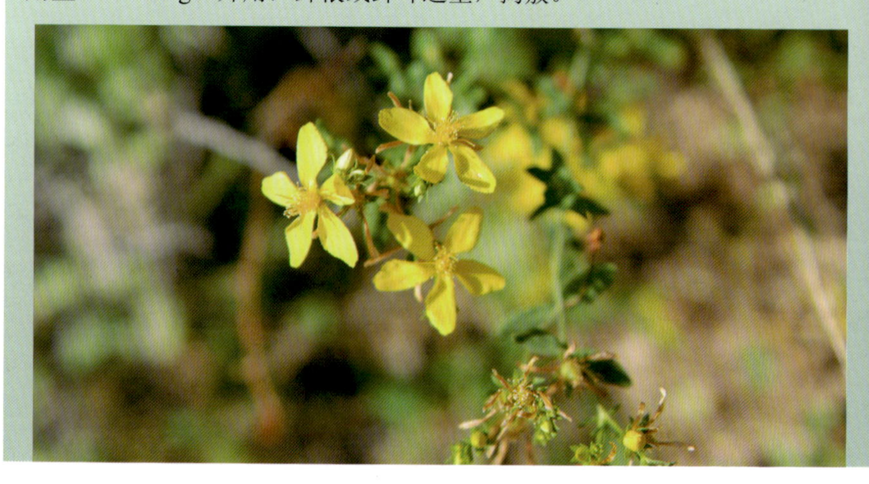

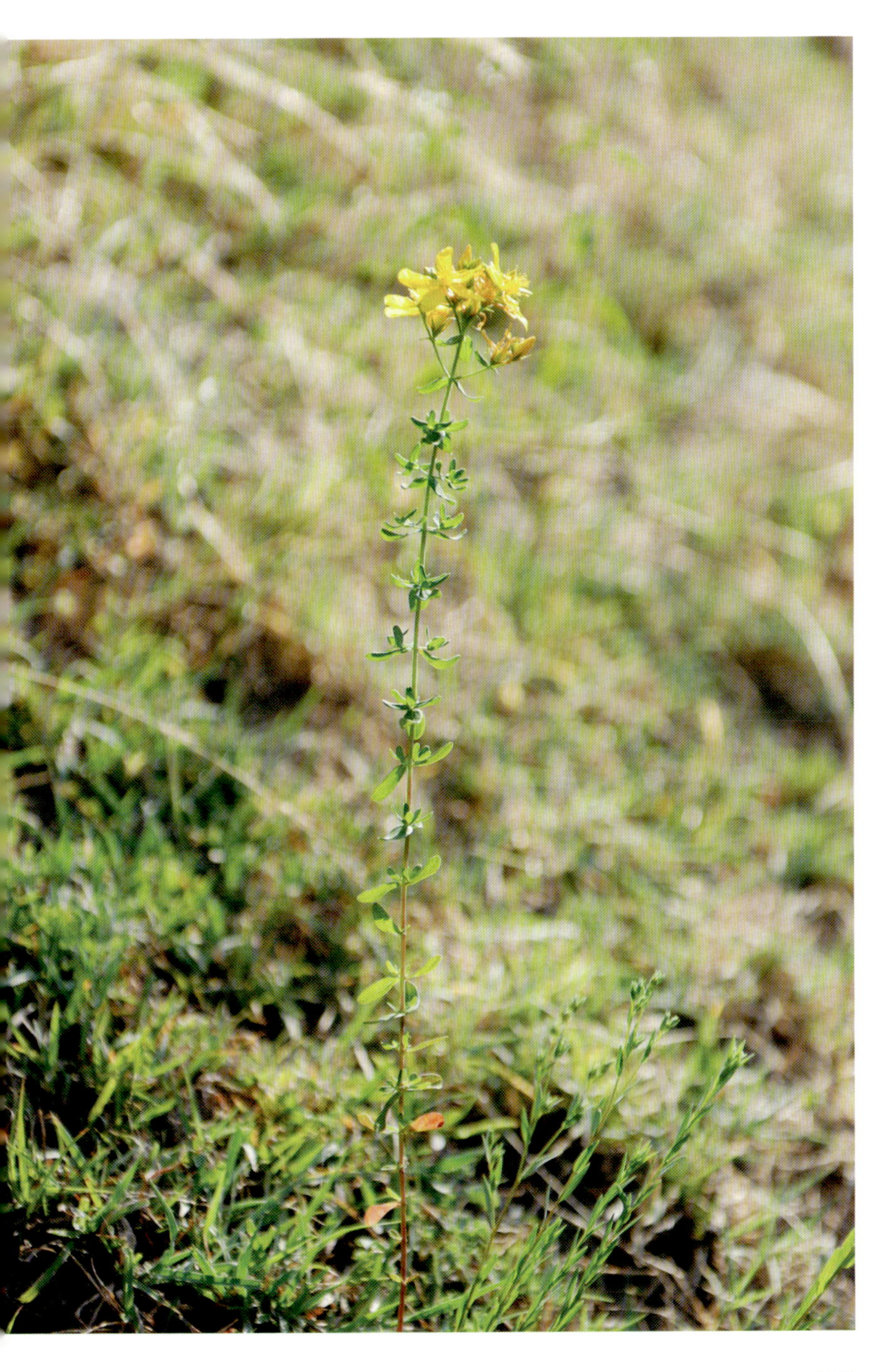

大花神香草

Hyssopus macranthus Boriss.

【基　　原】来源于唇形科神香草属大花神香草 **Hyssopus macranthus** Boriss. 的干燥全草入药。

【形态特征】小半灌木，高约 20 cm。茎基部木质，褐色，上部变绿色，四棱形。叶簇生，线形，长 0. 8 ～ 1. 5 cm，宽 1 ～ 2 mm，顶端钝，基部楔形，两面光滑无毛，具凹陷的腺点，中肋在腹面凹陷，背面凸起，苞叶与茎叶同形，较短。穗状花序，顶生，稀疏排列，多少排列于一侧；苞片及小苞片细小，线状钻形，不超出花梗；花梗长约 2 ～ 4 mm，被柔毛及腺点；花萼管状钟形，紫色，外面被短柔毛及腺点，里面在齿上被疏短柔毛，明显 15 脉，齿间具瘤状小凸起，萼齿 5 个，三角形，顶端尖锐，具小尖头；花冠紫色，长约 13 mm，外面在上部有短柔毛及腺点，里面无毛，冠檐二唇形，上唇长圆形，长约 5 mm，外被短柔毛，顶端 2 裂，裂片卵圆形，下唇 3 裂，中裂片宽大，达 1 cm，倒心形，基部骤然收缩，顶端深凹陷，呈旗状 2 裂，裂片顶端具波状齿，侧裂片卵圆形，宽约 2 mm；雄蕊 4 个，前对稍长，伸出花冠很多，花丝丝状，花药紫色，2 室；花柱丝状，超出雄蕊，顶端 2 等浅裂；花盘杯状，子房顶端被短柔毛。花期 7 月；果期 8 月。

【生　　境】生于山地草原。

【分　　布】新疆。哈萨克斯坦也有分布。

【采集加工】花季采收，洗净，阴干。

【性味功能】味辛，性凉。清热发汗，化痰止咳。

【主治用法】用于感冒发热，痰热咳嗽。

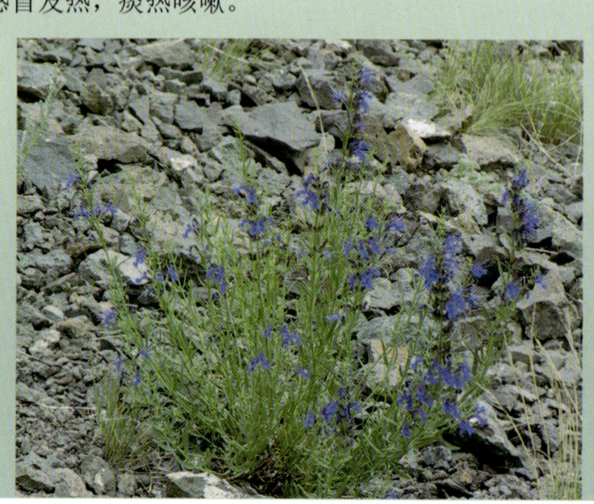

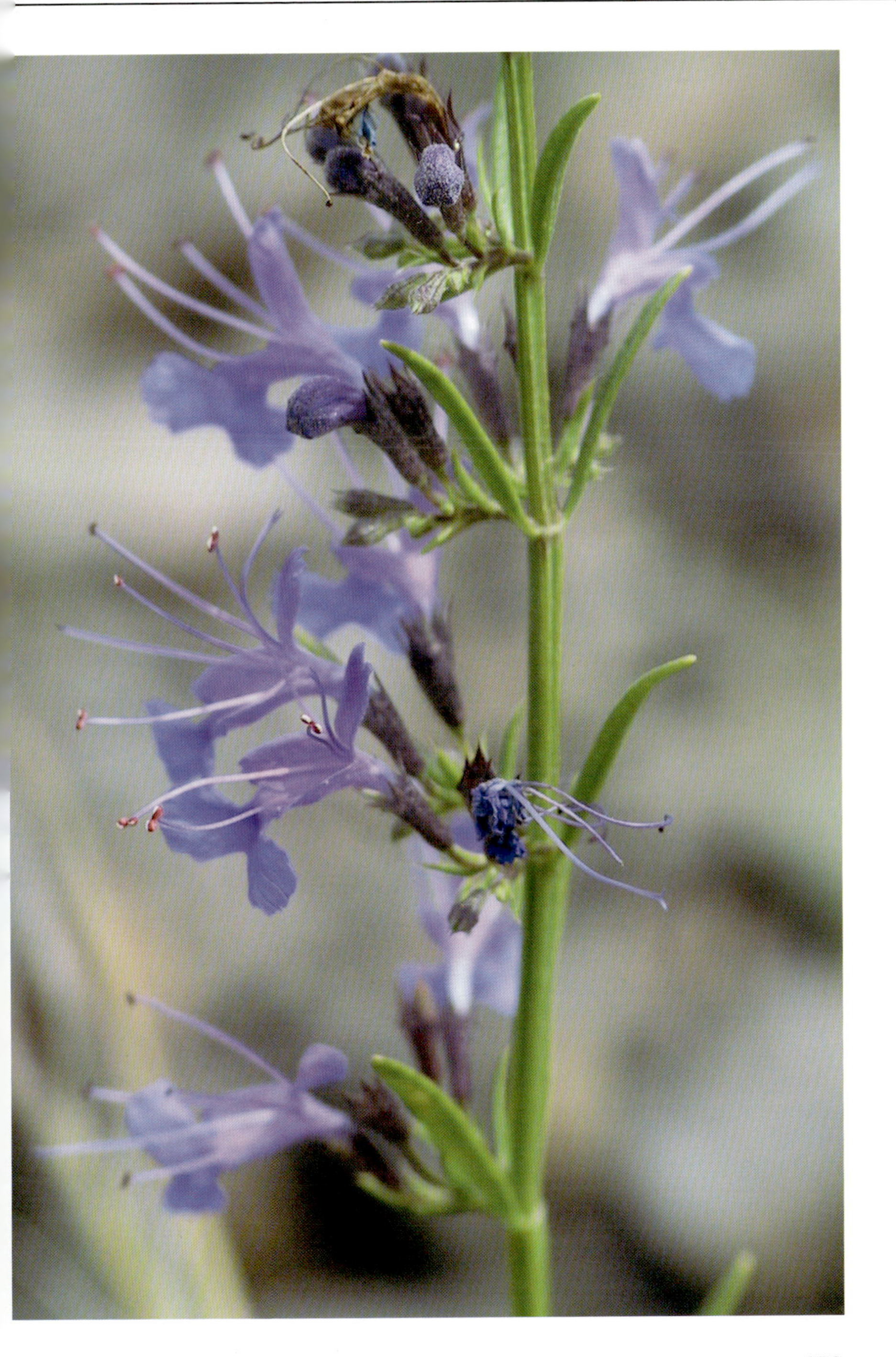

喜盐鸢尾

Iris halophila Pall.

【基　　原】来源于鸢尾科鸢尾属喜盐鸢尾 **Iris halophila** Pall. 的根状茎、花及种子入药。

【形态特征】多年生草本。根状茎粗壮，斜伸，具环纹，有老叶叶鞘残留；须根皱缩。叶剑形，长 20 ～ 40 cm，具 9 ～ 12 条纵脉，中脉不明显。花茎粗壮，高 20 ～ 42 cm，具侧枝 1 ～ 4，茎生叶 1 ～ 2 枚；苞片 3 枚，草质，边缘膜质，长 5 ～ 10 cm，内包有 2 朵花；花黄色；花被管长 1 cm，外花被裂片提琴形，长约 4 cm，内花被裂片较前者略短；雄蕊长 3 cm，花药黄色；花柱分枝，扁平，呈拱形弯曲，子房纺锤形。蒴果长 5.5 ～ 9 cm，具 6 条棱，翅状，顶端具长喙，成熟后开裂；种子长 5 mm，黄棕色，表面皱缩，具光泽。花期 5 ～ 7 月；果期 7 ～ 8 月。2n = 20。

【生　　境】生于山谷湿润草地及河岸荒地，低山盐碱草甸草原及低洼荒地。

【分　　布】新疆、甘肃。中亚也有分布。

【采集加工】夏秋采收。

【性味功能】味甘、淡，性凉。清热解毒，利尿，止血。

【主治用法】种子：用于咽喉痛，吐血，月经过多。花：用于痈肿疮疖。根状茎：用于痔疮。

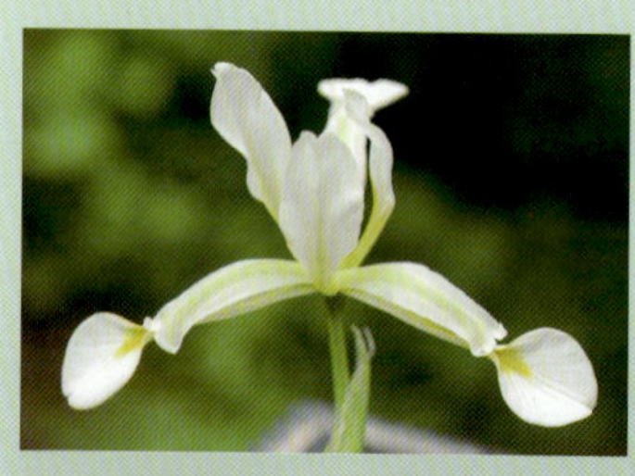

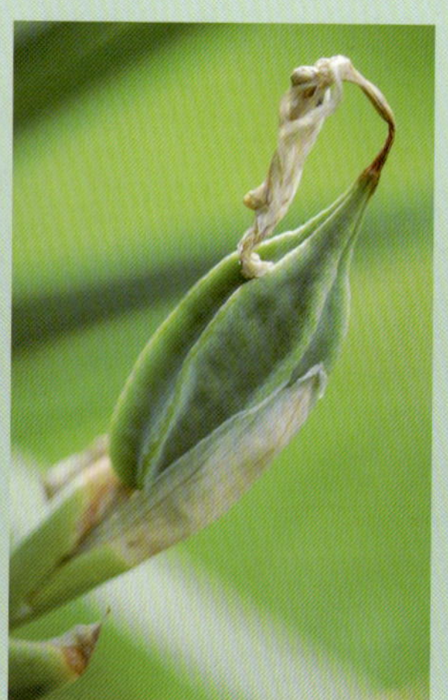

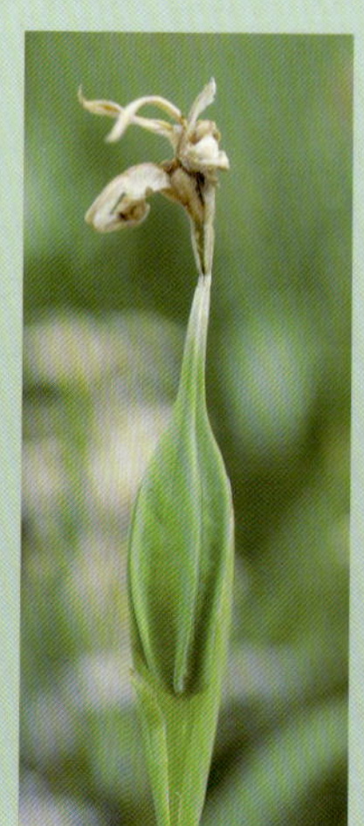

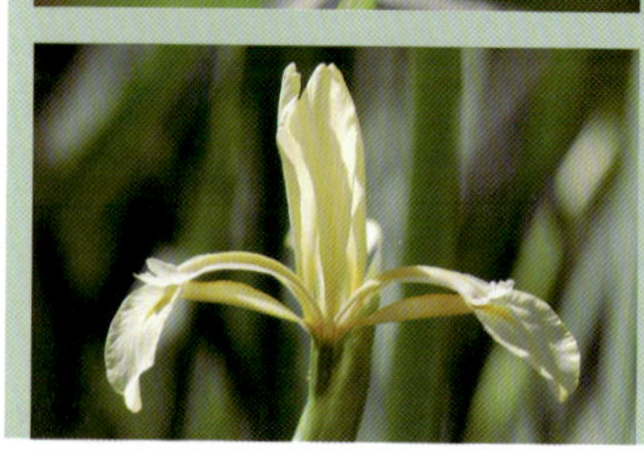

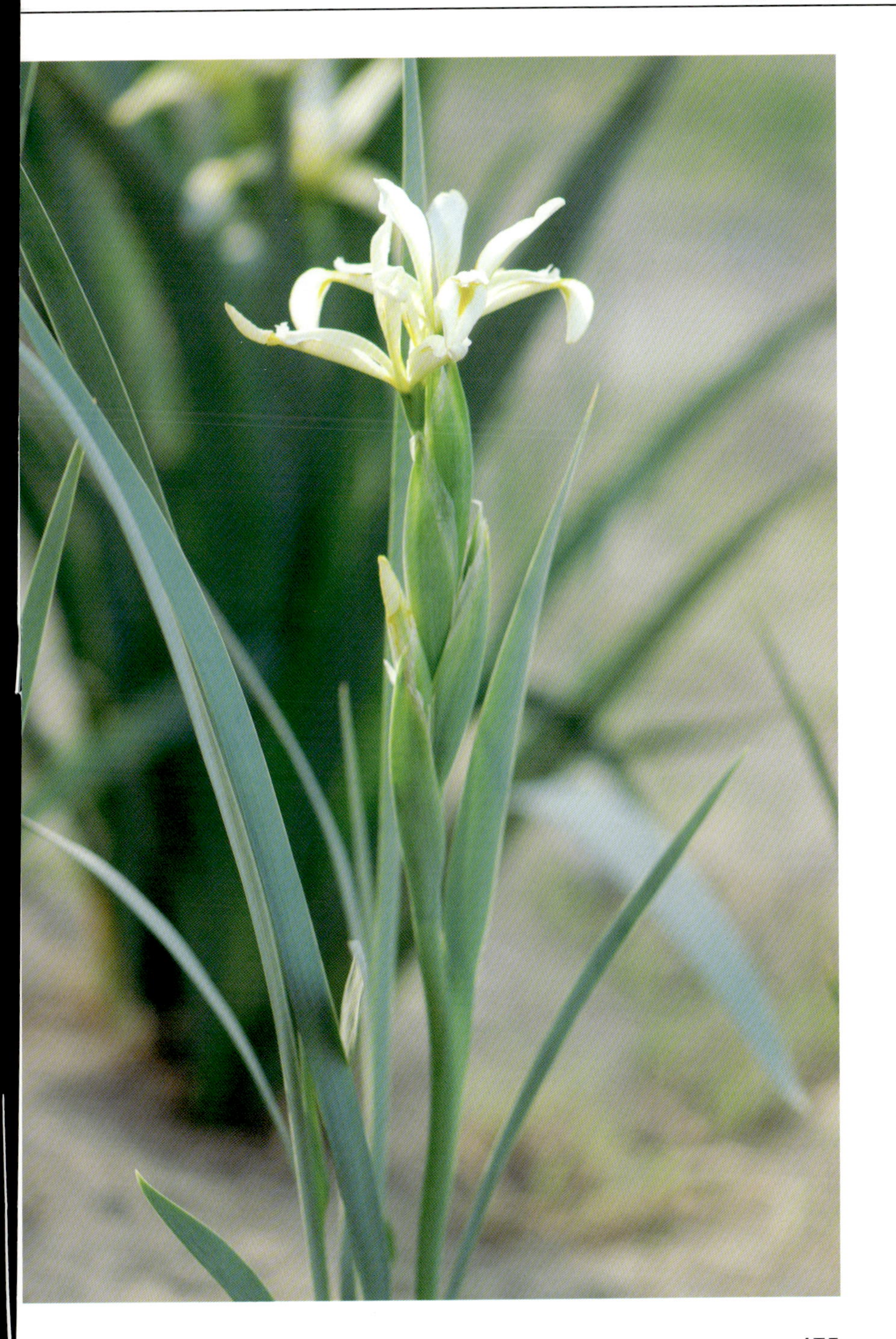

马 蔺

Iris lacteal Pall. var. **chinensis** (Fisch.)Koidz.

【基　　原】来源于鸢尾科鸢尾属马蔺 **Iris lacteal** Pall. var. **chinensis**（Fisch.）Koidz. 的根、花、种子入药。

【形态特征】多年生密丛草本。根状茎粗壮，木质，斜伸；须根粗而长，棕褐色，少分枝。叶基生，坚韧，灰绿色，条形或狭剑形，长约 50 cm，宽 4 ～ 6 mm，顶端渐尖，基部鞘状，带红紫色，无明显的中脉。花茎光滑，高 10 ～ 50 cm；蓝紫色或浅蓝色。外花被片中部有黄色条纹。苞片 3 ～ 5 枚，草质，绿色，边缘白色，披针形，长 4. 5 ～ 10 cm，宽 0. 8 ～ 1. 6 cm，顶端渐尖或长渐尖，内包含有 2 ～ 4 朵花；花乳白色，直径 5 ～ 6 cm；花梗长 4 ～ 7 cm；花被管甚短，长约 3 mm，外花被裂片倒披针形，长 4. 5 ～ 6. 5 cm，宽 0. 8 ～ 1. 2 cm，顶端钝或急尖，爪部楔形，内花被裂片狭倒披针形，长 4. 2 ～ 4. 5 cm，宽 5 ～ 7 mm，爪部狭楔形；雄蕊长 2. 5 ～ 3. 2 cm，花药黄色，花丝白色；子房纺锤形，长 3 ～ 4. 5 cm。蒴果长椭圆状柱形，蒴果具尖喙，长 4 ～ 6 cm，直径 1 ～ 1. 4 cm，有 6 条明显的肋，顶端有短喙；种子近球形。花期 5 ～ 6 月；果期 6 ～ 9 月。2 n = 44。

【生　　境】生于山坡草地、山谷溪边、绿洲平原及盆地边缘荒漠草原，田野、路边、庭院荒地及芨芨草草甸。

【分　　布】我国东北、西北以及河北、内蒙古、山西、河南、湖北、山东、安徽、浙江、湖南、四川、西藏等地。朝鲜、俄罗斯、中亚、印度也有分布。

【采集加工】花开时采集，阴干备用。种子成熟时采集。根春秋采挖，切片，晒干备用。

【性味功能】味甘、淡，性凉。根：清热解毒，利尿止血。种子：凉血止血，清热利湿。花：清热凉血，利尿消肿。

【主治用法】治咽喉肿痛，尿路感染，小便不利，各种出血，月经过多，肝炎，风湿疼痛等。

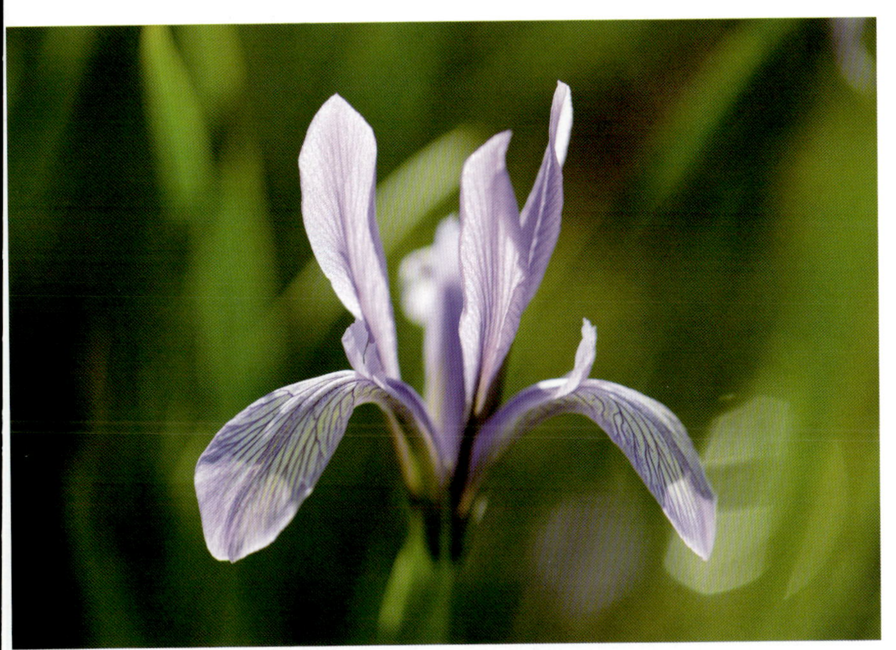

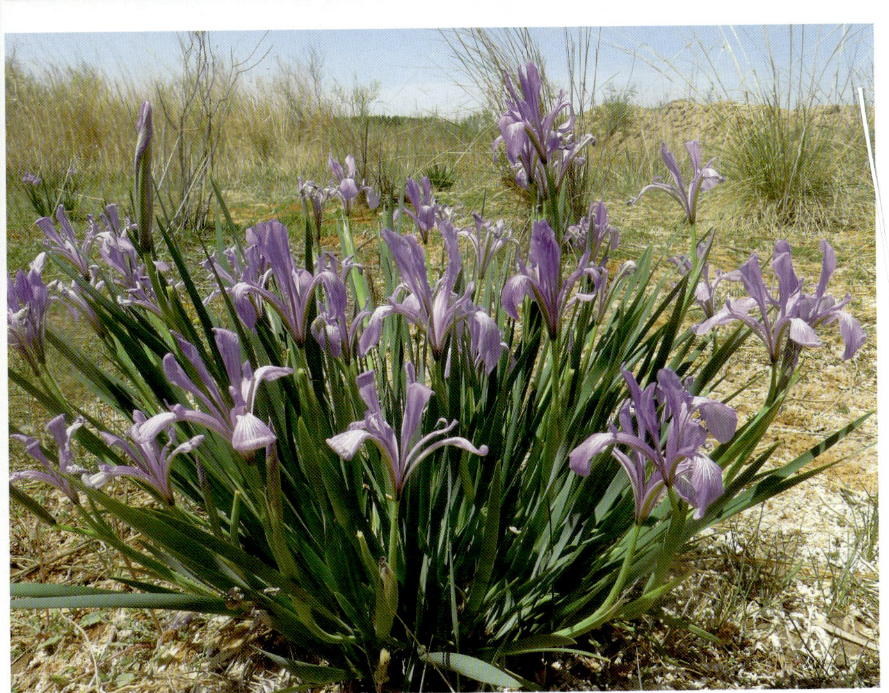

宽翅菘蓝

Isatis violascens Bge.

【基　　原】来源于十字花科菘蓝属宽翅菘蓝 **Isatis violascens** Bge. 的干燥叶及根入药，根入药称“板蓝根”，叶入药称“大青叶”。

【形态特征】一年生草本，高 15 ～ 40 cm，无毛。茎直立，多分枝。基生叶早落；茎生叶长卵形或长圆状卵形，长 2 ～ 7. 5 cm，宽 0. 5 ～ 2. 5 cm，顶端钝圆或渐尖，基部具耳，抱茎，全缘或有疏齿。圆锥花序疏生；萼片长圆状倒卵形，长约 1. 5 mm，宽约 0. 7 mm，有宽的膜质边缘；花瓣白色，长圆状倒披针形，长约 2. 5 mm，宽约 0. 6 mm；雌蕊无花柱，柱头鸡冠状。短角果提琴形，长 1 ～ 1. 5 cm，宽 4 ～ 6 mm，顶端平截或微凹，基部圆形，被单毛，周围具翅，翅与果室等宽；果梗长 6 ～ 11 mm，水平展开或下弯。种子 1 枚，顶生胎座，椭圆形，长约 4. 5 mm，宽约 2 mm，黄褐色。花、果期 4 ～ 6 月。

【生　　境】生于荒漠地带的半固定沙丘。

【分　　布】新疆。中亚也有分布。

【采集加工】夏季可采收，洗净，鲜用或晒干。

【性味功能】味苦，性寒。清热解毒，凉血消斑。

【主治用法】用于温病发热，发斑，风热感冒，咽喉肿痛，丹毒，流行性乙型脑炎，肝炎和腮腺炎等症。内服：煎汤，用量 15 ～ 30 g，大剂量可用 60 ～ 120 g；或入丸、散。外用适量，煎汤熏洗。

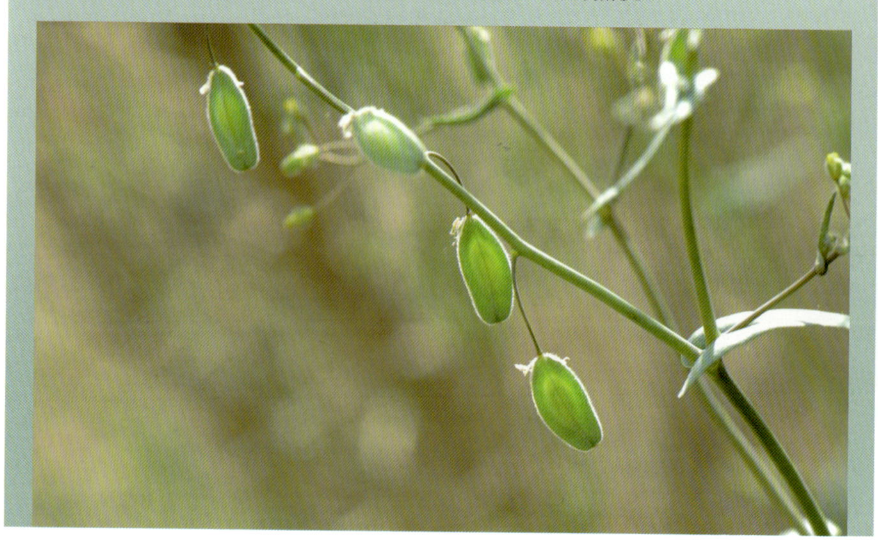

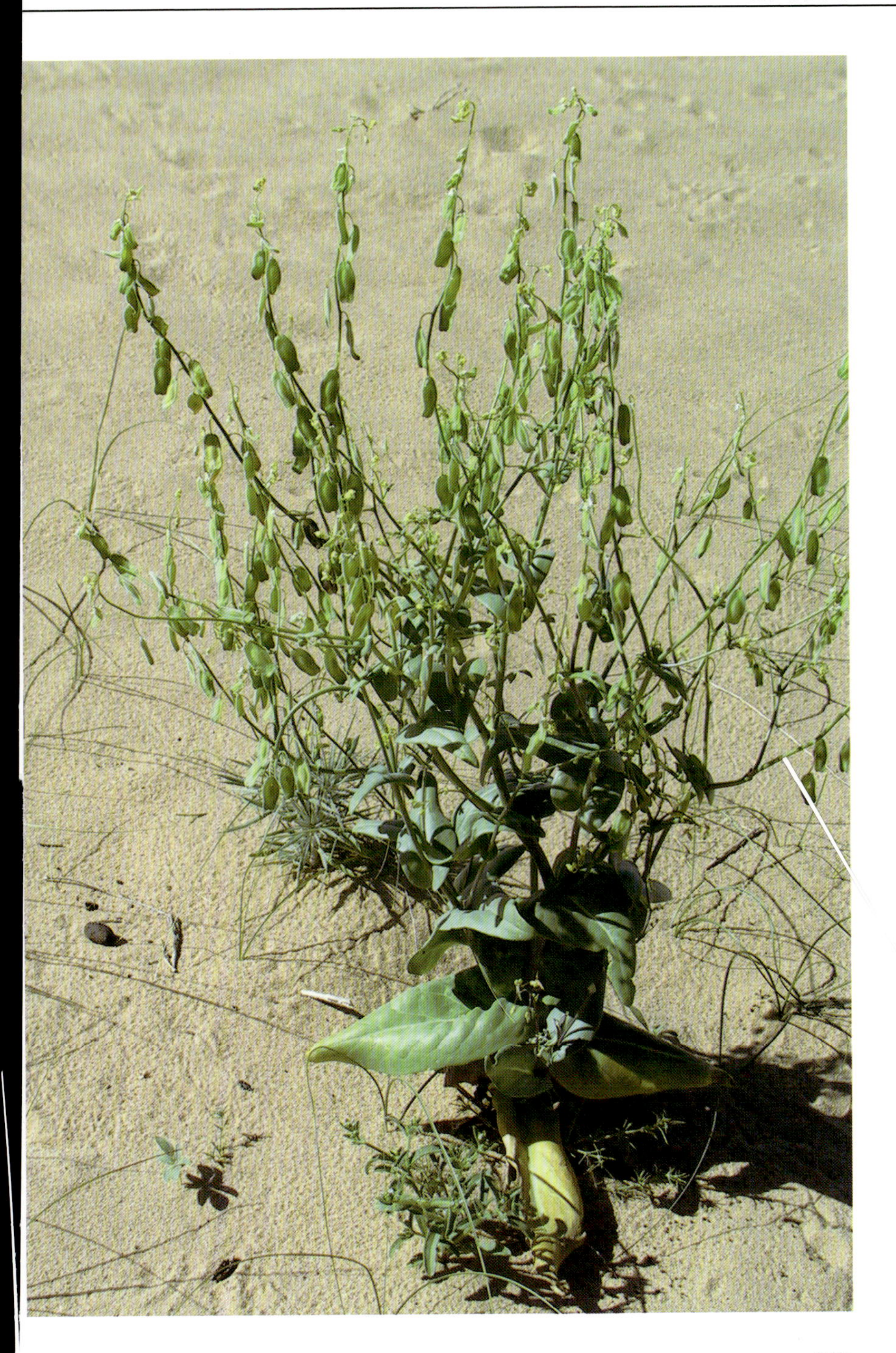

鸢尾蒜

Ixiolirion tataricum (Pall.) Herb.

【基　　原】来源于石蒜科鸢尾蒜属鸢尾蒜 **Ixiolirion tataricum** (Pall.) Herb. 的干燥根茎入药。

【形态特征】多年生草本，鳞茎卵形，棕褐色，长 1.5 ～ 3.5 cm，直径 1.2 ～ 2.5 cm。茎高 10 ～ 45 cm，无毛。基生叶 3 ～ 5 枚，线形，长 15 ～ 25(30) cm，宽 3 ～ 7(10) cm，顶端狭渐尖，叶缘稍内卷，全缘，被乳突及纤毛；茎生叶 1 ～ 2 枚；总苞片披针形，长 2.5 ～ 10 cm，顶端渐尖，边缘膜质，小苞片长 1 ～ 2 mm，披针形，膜质；花被片离生，紫色或蓝紫色，并具 3 条深紫色脉，外轮 3 枚条形或长椭圆披针形，长 2 ～ 3.5(4) cm，宽 3.5 ～ 5 mm，顶端具簇状白色短毛，内轮 3 枚倒披针形，与外轮等长，宽 5 ～ 7 mm，顶端钝或短尖，中脉下面隆起；雄蕊花丝紫红色，丝状，着生于花被茎部，外轮 3 枚长 10 ～ 15 mm，内轮 3 枚长 15 ～ 20 mm；花药基部着生，黄色，线形；柱头 3 裂，花柱长 20 ～ 25 mm，子房椭圆形，光滑。蒴果长圆形，长 16 ～ 23 mm，顶端 3 裂；种子多数，长圆形或长卵形，长 3 ～ 5 mm，黑色，表面具皱纹。花期 4 ～ 6 月；果期 5 ～ 6 月。2n = 24。

【生　　境】生于绿洲平原、干旱山坡、低山冲积扇缘、田野及弃耕地。

【分　　布】新疆。哈萨克斯坦、俄罗斯、巴基斯坦也有分布。

【采集加工】夏季可采收，洗净，鲜用或晒干。

【性味功能】味辛，性温。发汗散寒，祛风止痛，消肿止血。

【主治用法】用于伤风感冒，头痛发热，腹部冷痛，消化不良，跌打损伤。

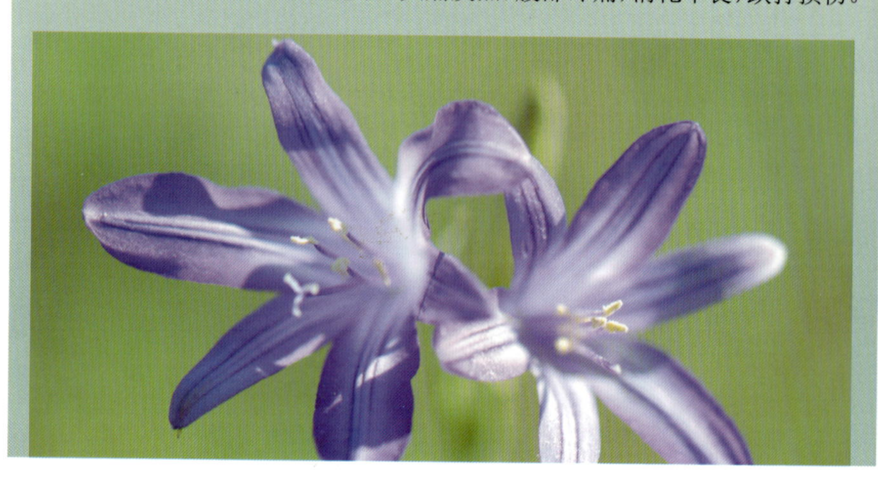

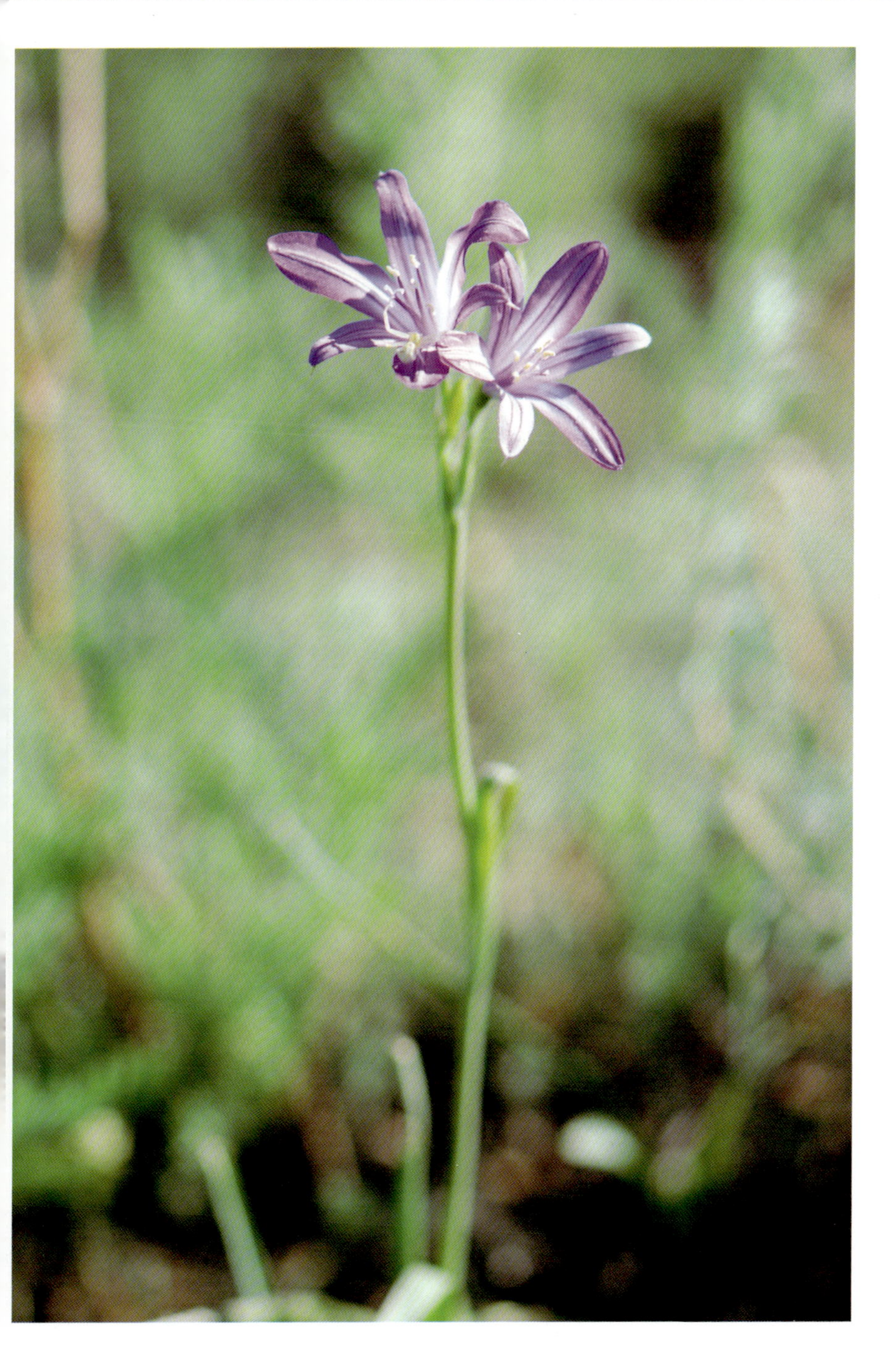

欧亚圆柏

Juniperus sabina L.

【别　　名】新疆圆柏、叉子圆柏

【基　　原】来源于柏科圆柏属欧亚圆柏 **Juniperus sabina** L. 的枝、叶及树皮入药。

【形态特征】匍匐灌木。树皮灰色或淡灰红色。主干枝蔓生铺地，侧生枝和主干枝梢部斜上展；木质化小枝上部包以干枯鳞片叶，呈棕褐色，四棱形，随着树龄增长，鳞叶干枯脱落后，小枝呈现棕红色或灰红色，圆柱形，着生有基部或中部以下木质化的四棱形一级小枝，依次再发出二次小枝，从其叶腋再发生较短，呈二歧式的三级小枝；二、三级小枝一般很细长，粗约 1 mm，长达 2 ～ 3 cm，全由鳞叶组成，上下叶片之间常收缩成圆筒状，草质，易折断，随着树龄的成长，这些小枝也将升级，重发出新的二、三级小枝。叶分刺叶和鳞叶；幼苗和幼树下部枝几全为刺叶，成年树则兼有；鳞片叶呈菱形或狭菱形，长 1 ～ 1. 5 mm，顶端钝少锐尖，直，不内弯；背腺长圆形，居中，显著。雌雄异株少同株，球花均着生在三级小枝顶端；雄球花长圆形或椭圆形，淡黄色，长 2 ～ 3 mm，小孢子叶 5 ～ 7 对，各具 2 ～ 4 枚小孢子囊；雌球花初直立后俯垂。球果小，丰盛，新老并存，长 5 ～ 7 mm，直径约 5 ～ 6 mm，卵形，球形或半圆形，倒卵形，顶端圆，钝或截形，成熟前污黑色、淡黄绿色、淡绿色、橄榄绿色、成熟时黑色、蓝黑色或淡褐色，密被白粉，含 1 ～ 4 粒种子。种子或 2 粒平行向上，或相互成钝角或锐角开展，或两边各 2 粒，或左边 2 粒，右边 1 粒，或同一枝上少数球果仅 1 粒，卵形、阔卵形、圆锥状卵形（1 粒），三棱状卵形，顶端钝，两侧具棱，沿顶端棱脊常具瘤点状纹饰，背或腹部常具纵沟，中部以下或仅基部具树脂槽。花期 5 ～ 6 月；球果 2 ～ 3 年成熟。

【生　　境】生于山地干旱山坡、灌丛、林缘。

【分　　布】我国西北、内蒙古等地。蒙古及西伯利亚、中亚、高加索、欧洲也有分布。

【采集加工】全年可采，鲜用或晒干。

【性味功能】味苦、辛，性温；有小毒。祛风散寒，活血消肿，解毒利尿。

【主治用法】用于风寒感冒，肺结核，尿路感染；外用治荨麻疹，风湿关节痛。用量 6 ～ 16 g；外用适量煎水洗，或燃烧取烟熏烤患处。

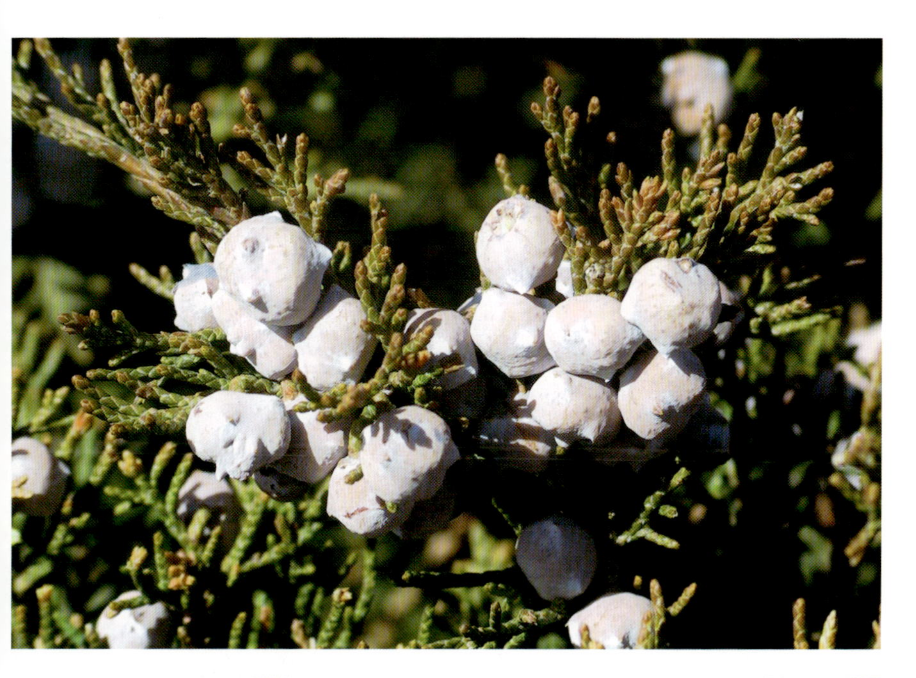

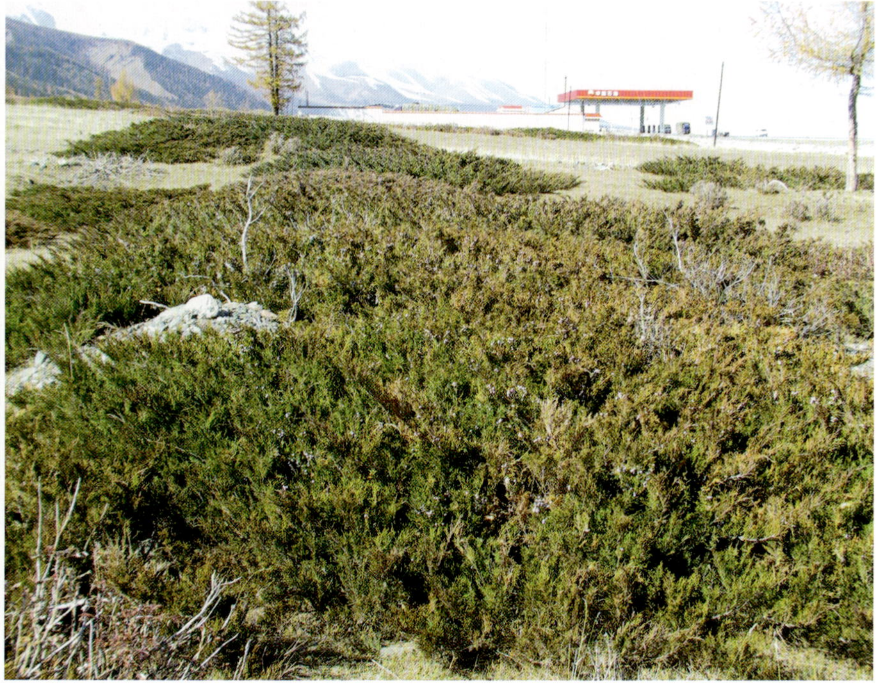

锯齿莴苣

Lactuca serriola Torner. ex L.

【基　　原】来源于菊科莴苣属锯齿莴苣 **Lactuca serriola** Torner. ex L. 的嫩茎入药。

【形态特征】一年生草本，高 20 ～ 130 cm，仅茎上部叶背面中脉及叶腋被稀疏的皮刺状硬毛外，它处无毛。茎直立，上部分枝，白色或淡黄色，有时于基部紫红色。基生叶早枯未见，中下部茎生叶长圆形，长 4 ～ 15 cm，宽 2. 5 ～ 7 cm，羽状深裂，叶片稀疏并后弯，3 ～ 4 对，前侧具齿多于后侧，尖端有小尖头，边缘略后卷，基部具耳，无柄，抱茎；上部叶简化成卵状长圆形，不裂，顶端渐尖，基部具耳，抱茎。头状花序排列成聚伞圆锥状，花序梗长 1 ～ 2 cm；总苞圆筒状，长 7 ～ 8 mm，果时增长至 1 ～ 1. 4 cm，总苞片 1 ～ 5 层，外层小，长卵形，向内渐长成线状披针形，顶端渐尖，色深，边缘膜质，淡黄色；花序有花 15 ～ 20 朵，黄色，舌片长约 3 mm。瘦果纺锤形，长约 4 mm，宽约 1. 1 mm，淡黄褐色，有黑褐色斑纹，每侧有细肋 7 ～ 9 条，较侧肋稍细，前端侧棱上有放大镜下可见的纤毛，喙淡黄色，与果体近等长，顶端扩大成冠毛盘，红褐色，其上有白色冠毛，长与带喙的果实相同。花期 6 ～ 8 月。

【生　　境】生于荒漠带的农田边。

【分　　布】新疆。伊朗、印度、蒙古及西伯利亚、中亚、欧洲、大洋洲也有分布。

【采集加工】春季嫩茎肥大时采收，多为鲜用。

【性味功能】味苦、甘，性凉。利尿，通乳，清热解毒。

【主治用法】治小便不利，尿血，乳汁不通，虫蛇咬伤，肿毒。内服：煎汤，用量 30 ～ 60 g。外用适量，捣敷。

【附　　注】多食昏人眼。常食目痛，素有目疾者切忌。

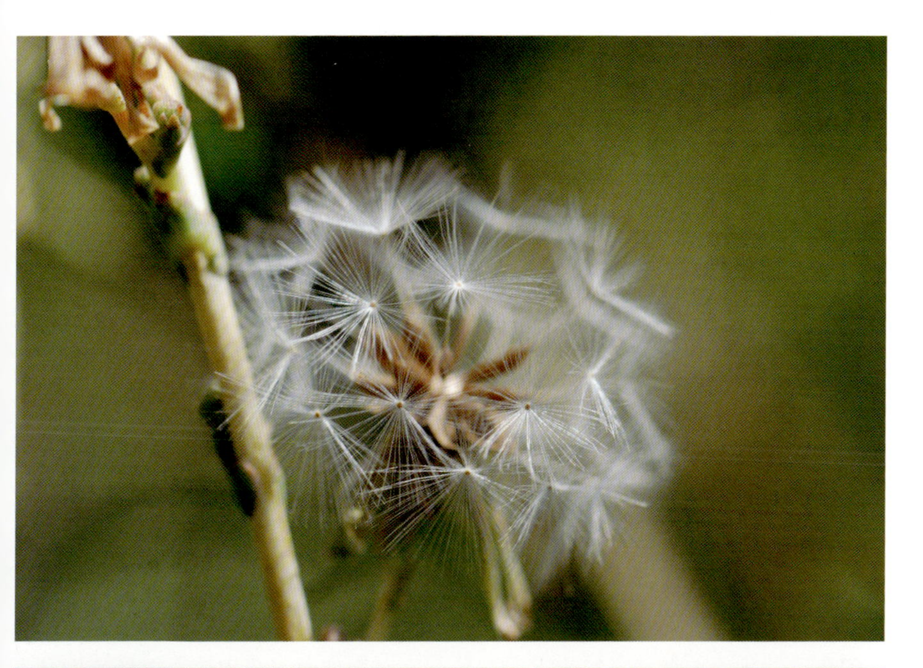

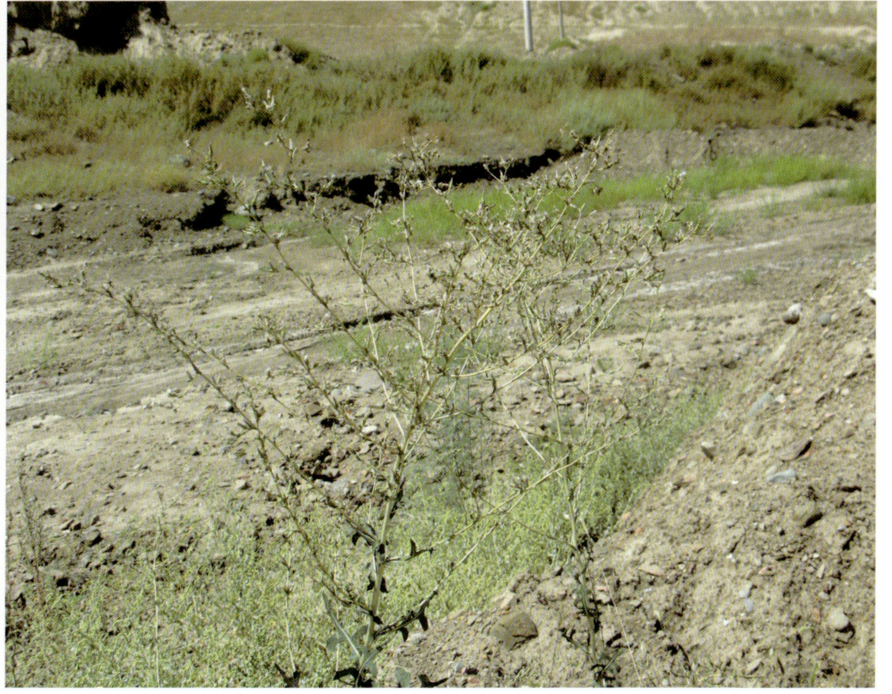

飘带莴苣

Lactuca undulata Ledeb.

【基　　原】来源于菊科莴苣属飘带莴苣 **Lactuca undulata** Ledeb. 的嫩茎入药。

【形态特征】一年生草本，高 10 ～ 35 cm，全株无毛。基生叶匙形或倒卵形，长 5 ～ 8. 5 cm，宽 1 ～ 2. 8 cm，前端钝或急尖，边缘有稀疏的浅锯齿或齿，齿端有加厚的小尖头，基部渐窄成带翅的柄，早枯；中下部茎生叶倒卵形或长圆形，长 3 ～ 6 cm，宽 1. 5 ～ 3 cm(计裂片)，羽状深裂，裂片长圆形或长三角形，顶端急尖，两侧有齿或无，齿端成小尖头，基部无柄，具耳抱茎；上部叶为窄的长圆形，顶端急尖，近基部浅裂或不裂，具耳抱茎。头状花序于枝端排列成聚伞伞房状，花序梗长 2 ～ 10 mm；总苞圆筒状，长 6 ～ 10 mm，花后随果实成熟而变长，可达 2. 8 mm。总苞片 4 ～ 5 层，最外层卵形，向内逐加长成线形，顶端急尖，黑紫色，边缘淡白色膜质；舌状花 8 ～ 12 朵，玫瑰红色到淡蓝色。瘦果倒卵状长圆形，长 4 ～ 5 mm，宽约 1 mm，棕色，稍扁压，向下稍收缩变窄，顶端有 1 小尖头，下延于两侧边各成 1 窄棱，色深，背腹面各有 1 中棱，近侧棱处有在放大镜下可见的皱波状凸起，喙白色，长 10 ～ 12 mm，基部有两个白色棒状的附属物，悬垂于果体小尖头的两侧；冠毛白色，长约 6 mm。花期 5 ～ 6 月。

【生　　境】生于草原带与荒漠带的草甸、水边、农田。

【分　　布】新疆。伊朗、土耳其及西伯利亚、中亚、欧洲也有分布。

【采集加工】春季嫩茎肥大时采收，多为鲜用。

【性味功能】味苦、甘，性凉。利尿，通乳，清热解毒。

【主治用法】治小便不利，尿血，乳汁不通，虫蛇咬伤，肿毒。内服：煎汤，用量 30 ～ 60 g。外用适量，捣敷。

【附　　注】多食昏人眼。常食目痛，素有目疾者切忌。

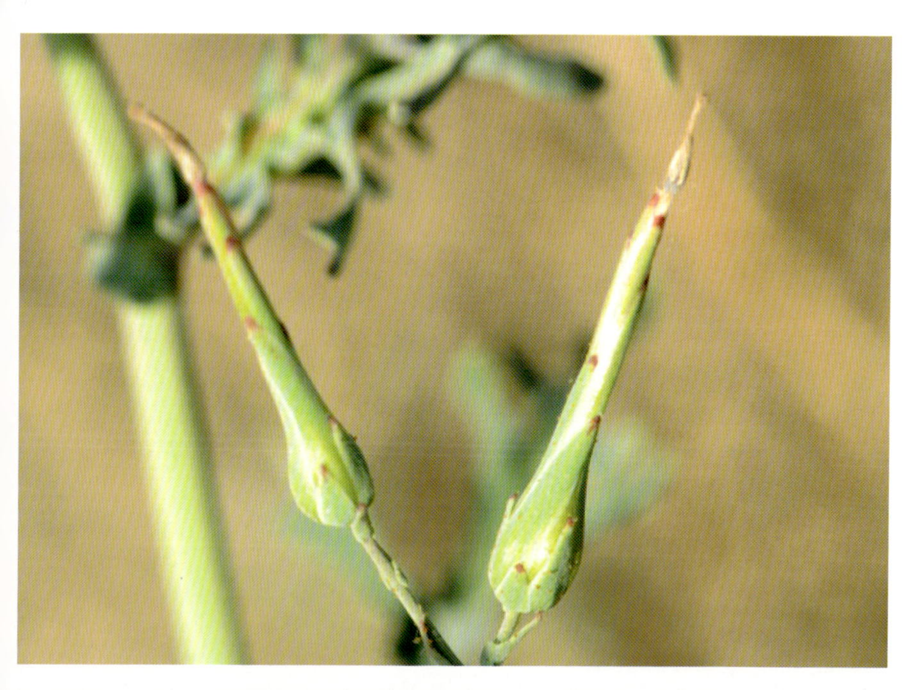

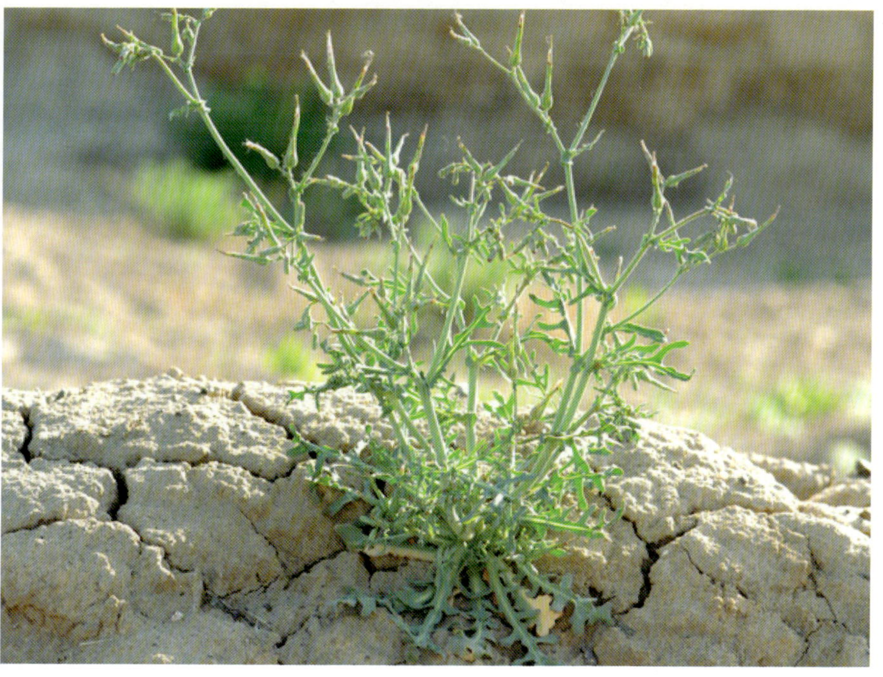

无毛兔唇花

Lagochilus bungei Benth.

【基　　原】来源唇形科兔唇花属无毛兔唇花 **Lagochilus bungei** Benth. 的全草入药。

【形态特征】多年生草本，高 15 ～ 30 cm。根粗壮，淡灰色，根茎顶端膨大多分枝。茎四棱形灰白色，下部光滑，上部被有极稀疏的长硬毛。叶三角状或宽卵形，长 1 ～ 2 cm，宽 0.5 ～ 2 cm，羽状深裂或顶端三裂，裂片长圆形，顶端有小凸尖或圆形，两面光滑无毛，下部叶具长柄，长约 1.5 ～ 2 cm，顶端近无柄光滑。轮伞花序着生于茎顶端，苞片针形，长约 5 ～ 7 mm，无毛或有时在花序基部具极稀疏的节毛；花萼钟形，长约 1 cm，无毛，萼齿 5 个，三角形，近等长，顶端有刺状芒尖；花冠粉红色或淡粉红色，长约 2.8 cm，外面被白色长柔毛，里面在冠筒中部以下有疏柔毛毛环，冠檐二唇形，上唇直立，长 1.6 ～ 1.8 cm，宽 0.7 cm，深 2 裂，裂片顶端近截形，下唇略短，长 1 ～ 1.1 cm，内面被短柔毛，3 裂，中裂片大，倒心形，长约 4 mm，宽约 9 mm，侧裂片三角形，长约 3 mm；雄蕊 4 个，花丝扁平，基部有短柔毛；花柱纤细，无毛，顶端相等 2 浅裂；花盘环状，具 4 浅裂。小坚果倒圆锥形，顶端截平。花期 7 月；果期 9 月。

【生　　境】生于萨吾尔山、阿尔泰山的低山带砾石山坡。

【分　　布】新疆。中亚也有分布。

【采集加工】6 ～ 8 月采收全草，晒干。

【性味功能】味甘，性凉。化瘀止痛，生肌止血。

【主治用法】治冠心病，心绞痛，溃疡病，多种出血。内服：煎汤，用量 3 ～ 9 g。

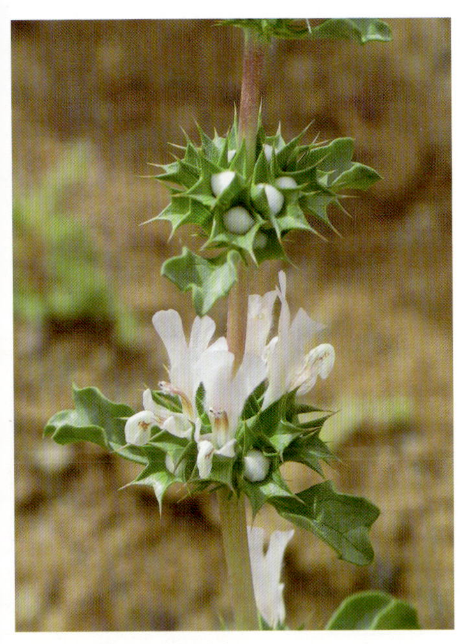

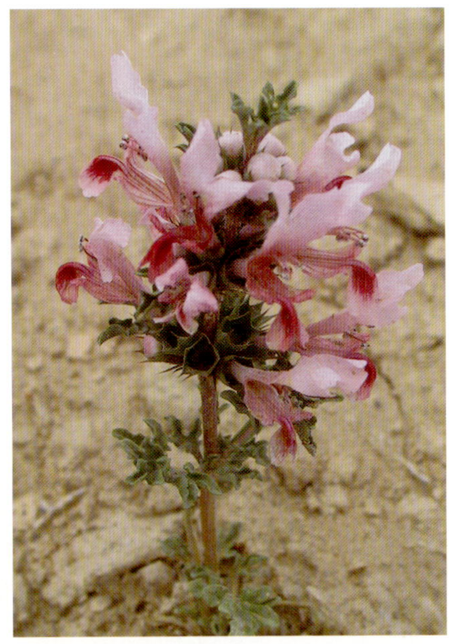

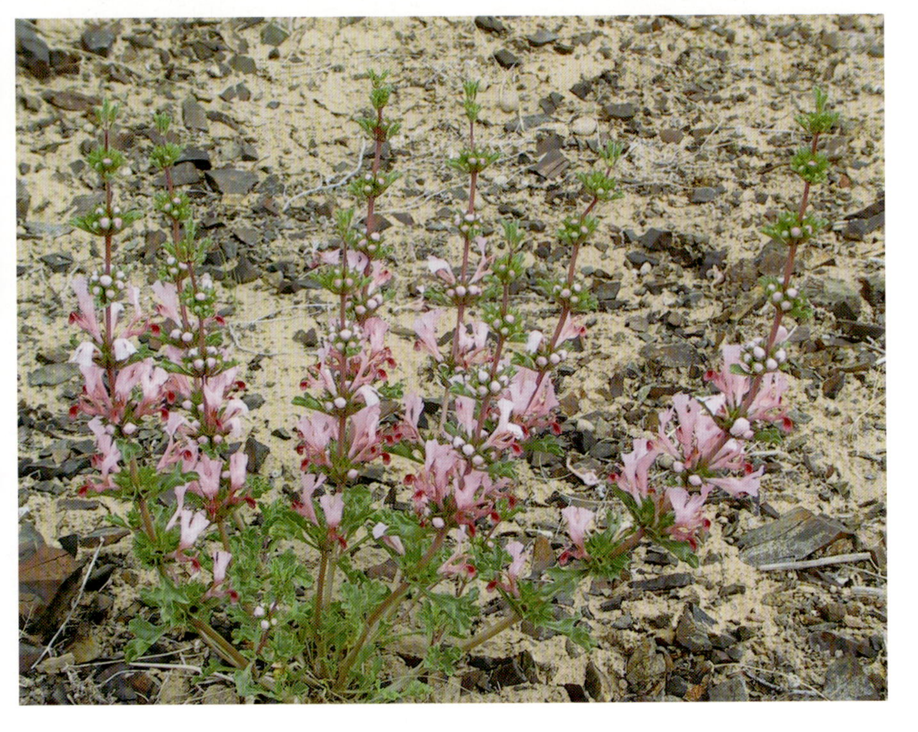

二刺叶兔唇花

Lagochilus diacanthophyllus (Pall.)Benth.

【基　　原】来源唇形科兔唇花属二刺叶兔唇花 **Lagochilus diacanthophyllus**（Pall.）Benth. 的全草入药。

【形态特征】多年生草本，高 5 ～ 40 cm。根粗壮，垂直，茎多分枝或多少直立，被稀疏的长硬毛或短而向下的茸毛，有时少数茎基部光滑。叶片菱形，宽卵圆形，基部楔状，三出 5 浅裂或二回羽状三深裂，裂片分裂成卵状长圆形的小裂片，顶端具小刺尖，基部渐狭下延，上部的叶近无柄，下部的叶柄长至 2 cm 或更短些，少数具狭翅。轮伞花序 4 ～ 6 花；苞片针状或钻状，长 3 ～ 15 mm，光滑或边缘具稀疏的具节茸毛；花萼管状钟形或钟形，喉部微斜，下部被具节毛或光滑，萼齿 5 个，长圆形，前 2 齿长约 5 ～ 7 mm，后 3 齿长约 6. 5 ～ 8 mm，顶端钝，具小凸尖；花冠淡紫色，长约为萼长之 2 倍，外面在基部无毛，中部以上被长柔毛，冠檐二唇形，上唇直立，长约 13 ～ 20 mm，边缘被长柔毛，内面无毛，顶端 2 深裂，裂片长圆形，少数顶端具 2 齿缺或 4 齿缺，下唇略短，3 裂，中裂片倒心形，长约 4 ～ 6 mm，宽 8 ～ 9 mm，顶端具深凹，侧裂片狭长圆形，顶端钝；雄蕊 4 个，前对雄蕊长约 11 mm，后对雄蕊较短，长约 7 mm，花丝扁平，边缘膜质，无毛，花药略被疏柔毛；花柱较粗，光滑与后对雄蕊等长，顶端近相等 2 浅裂；花盘浅杯状，边缘波状；子房顶端截形，有白色鳞片或小凸起。花期 7 ～ 8 月；果期 9 月。

【生　　境】生于山地的干旱砾石质坡地上及平原戈壁中。

【分　　布】新疆。哈萨克斯坦、蒙古也有分布。

【采集加工】6 ～ 8 月采收全草，晒干。

【性味功能】味甘，性凉。化瘀止痛，生肌止血。

【主治用法】治冠心病，心绞痛，溃疡病，多种出血。内服：煎汤，用量 3 ～ 9 g。

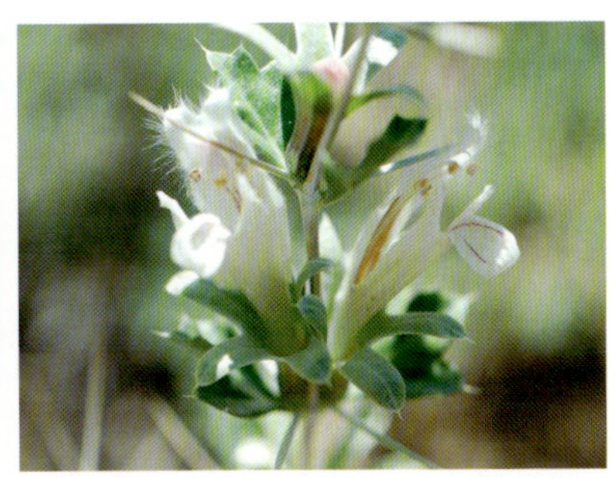

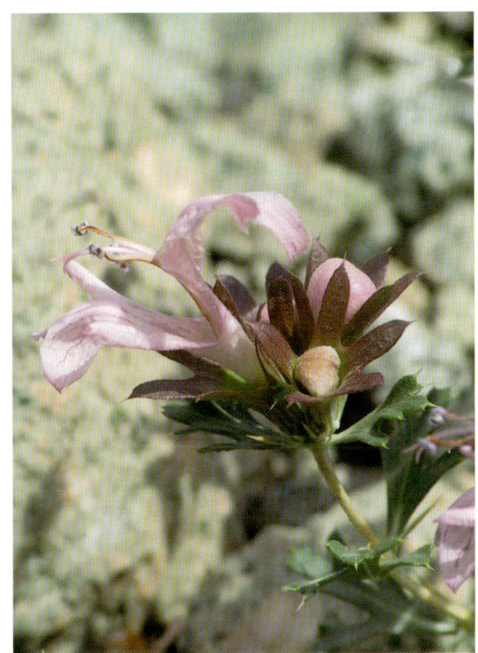

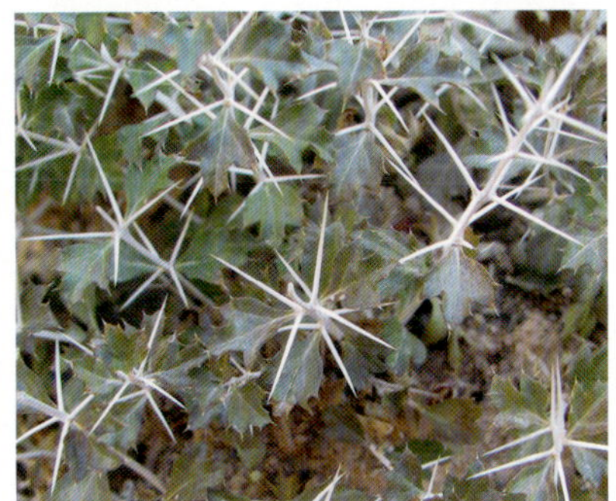

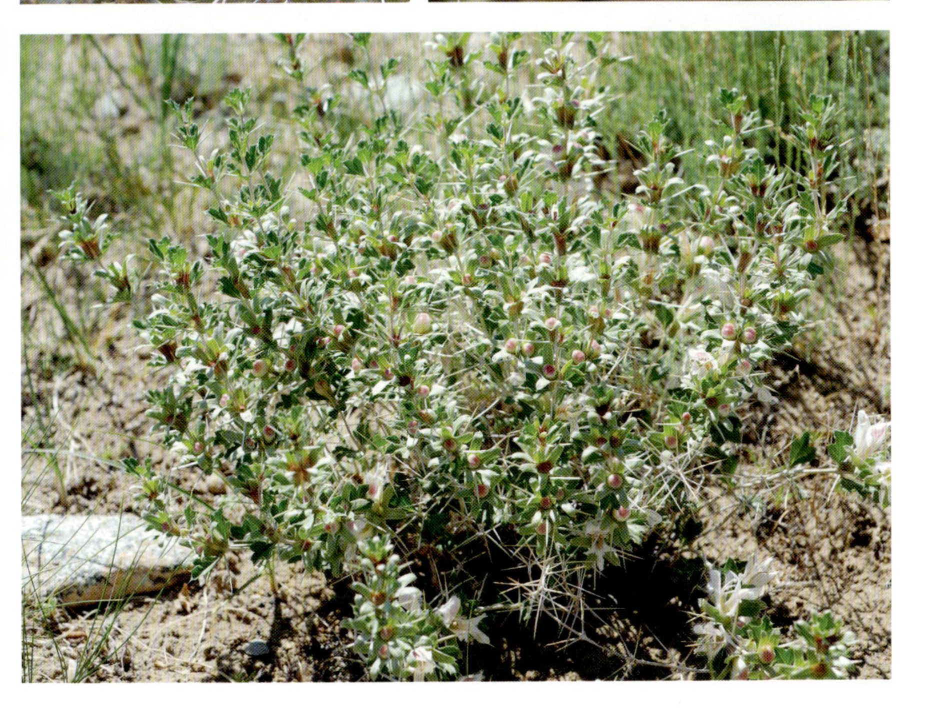

毛节兔唇花

Lagochilus lanatonodus C. Y. Wu et Hsuan

【基　　原】来源唇形科兔唇花属毛节兔唇花 **Lagochilus lanatonodus** C. Y. Wu et Hsuan 的全草入药。

【形态特征】多年生草本，高 10 ～ 30 cm。根粗壮，垂直。茎多分枝，木质化，四棱形，被小刚毛，节上多少膨大，被茸毛，下部的节上被绵毛，为宿存的叶鞘所包被。叶楔状菱形，长 10 ～ 16 mm，宽 7 ～ 14 mm，顶端 3 浅裂，裂片再 3 ～ 5 浅裂，小裂片及裂片顶端具刺状芒尖，基部楔形，革质，被极疏的小刚毛，或两面均无毛。轮伞花序具 2 花；苞片针状，长 4 ～ 12 mm，光滑；花萼管状钟形，长 18 mm，宽 8 mm，萼齿 5 个，萼齿稍短于萼筒，或与之等长，稀略超过萼筒，狭长圆状披针形，顶端钝，具短刺尖，硬革质；花冠淡红色，长约 3 cm，外面被短柔毛，里面在基部有短柔毛及疏柔毛毛环，上唇直立，长约 2 cm，宽约 7 mm，外面被白色长柔毛，顶端 2 圆裂，下唇 3 深裂，中裂片倒心形，顶端深凹，长宽约 8 mm，侧裂片披针形，长约 4 mm，宽约 2 mm，顶端 2 齿缺；雄蕊着生于冠筒中部以上，花丝扁平，边缘膜质，被微柔毛；花柱细长，先端具几不等的 2 浅裂；花盘狭；子房凸起。小坚果倒扁圆锥形，黑褐色，被尖状毛被，顶端截形。花期 6 ～ 8 月。

【生　　境】生于天山北坡和准噶尔西部山地的前山砾石质坡地及丘陵地。

【分　　布】新疆。特有种。

【采集加工】6 ～ 8 月采收全草，晒干。

【性味功能】味甘，性凉。化瘀止痛，生肌止血。

【主治用法】治冠心病，心绞痛，溃疡病，多种出血。内服：煎汤，用量 3 ～ 9 g。

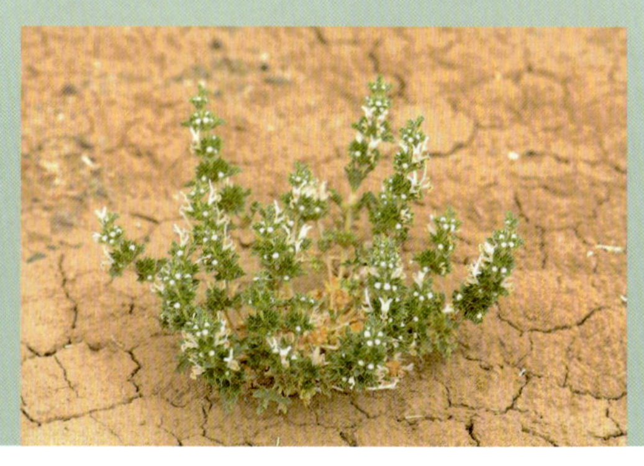

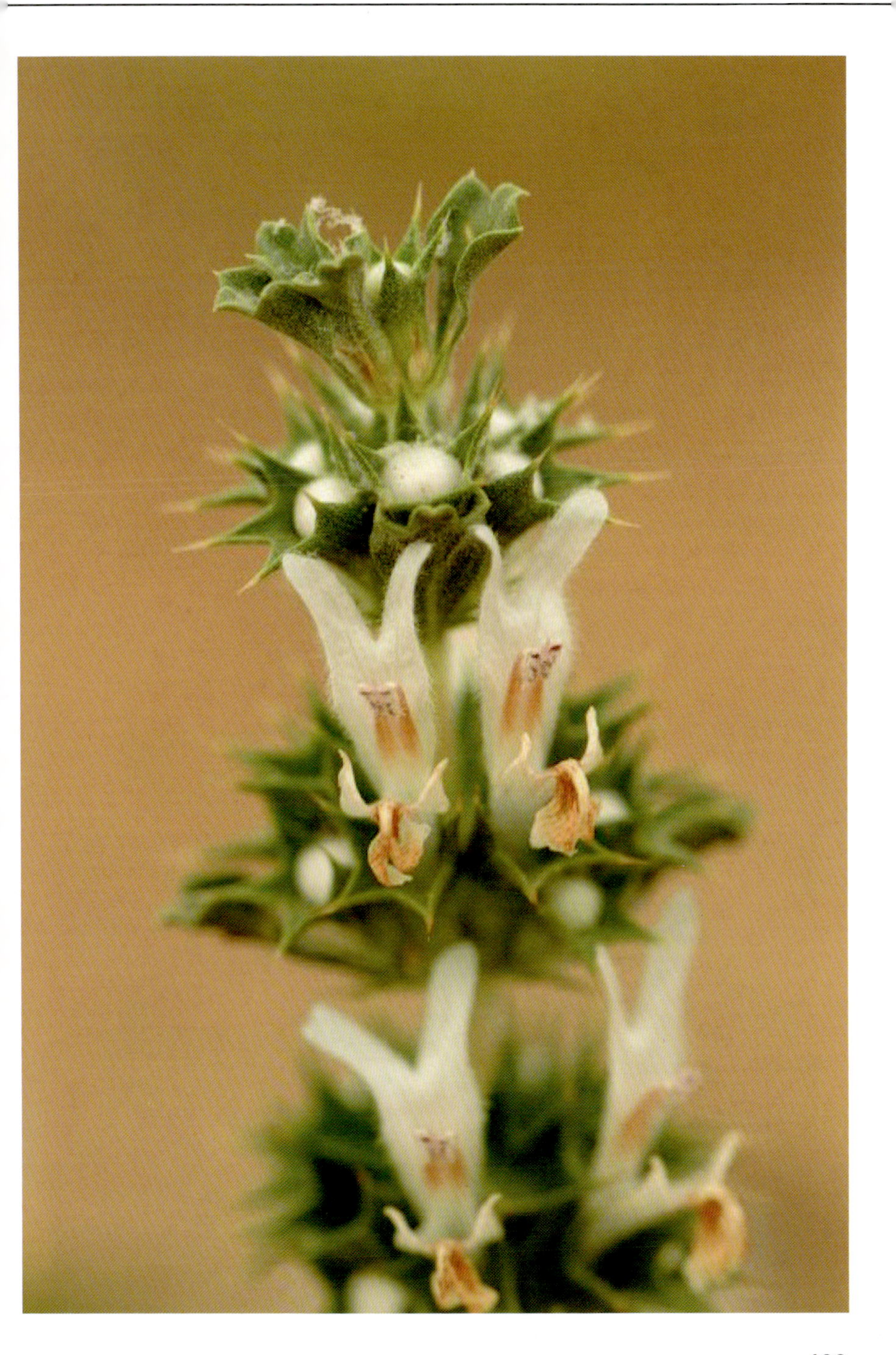

短柄野芝麻

Lamium album L.

【基　　原】来源于唇形科野芝麻属短柄野芝麻 **Lamium album** L. 的全草入药。

【形态特征】多年生草本，高 30 ～ 50 cm。茎四棱，被刚毛。茎下部叶较小，茎上部叶卵圆形或卵圆状长圆形，长 2 ～ 6 cm，宽 2 ～ 4 cm，顶端急尖或钝，基部心形，边缘具牙齿状锯齿，上下两面被稀疏的短硬毛；叶柄长 3. 5 ～ 5 cm，被稀疏的短硬毛；苞叶叶状，近于无柄。轮伞花序 5 ～ 10 个；苞片线形；花萼钟形，长 0. 9 ～ 1. 2 cm，基部有时紫红色，具稀疏硬毛，萼齿披针形，约为花萼之半，顶端具芒状尖，边缘具睫毛；花冠白色或淡黄色，长约 2 cm，外面被短柔毛，里面基部有斜向的毛环，冠檐二唇形，上唇倒卵圆形，顶端钝，下唇 3 裂，中裂片倒肾形，顶端深凹，基部收缩，边缘具长睫毛，侧裂片圆形，具钻形小齿；雄蕊花丝扁平，上部被长柔毛，花药黑紫色，被有长柔毛。小坚果长卵圆形。花期 7 ～ 8 月；果期 9 月。

【生　　境】生于山地草甸及亚高山草甸、灌丛、河谷。

【分　　布】新疆、甘肃、内蒙古、黑龙江。日本、蒙古及中亚也有分布。

【采集加工】夏秋采收。

【性味功能】味甘、苦，性凉。活血祛瘀，消肿止痛。

【主治用法】用于血瘀证，跌打损伤。内服：煎汤服，9 ～ 15 g。

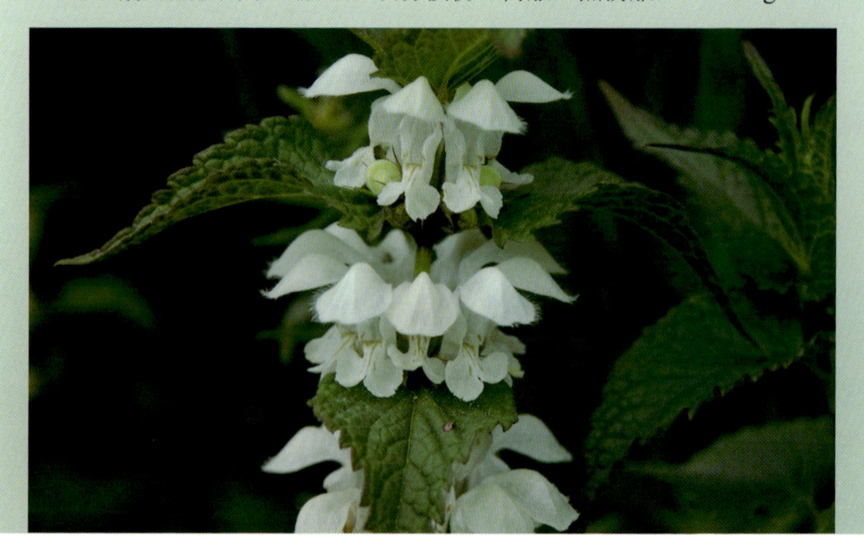

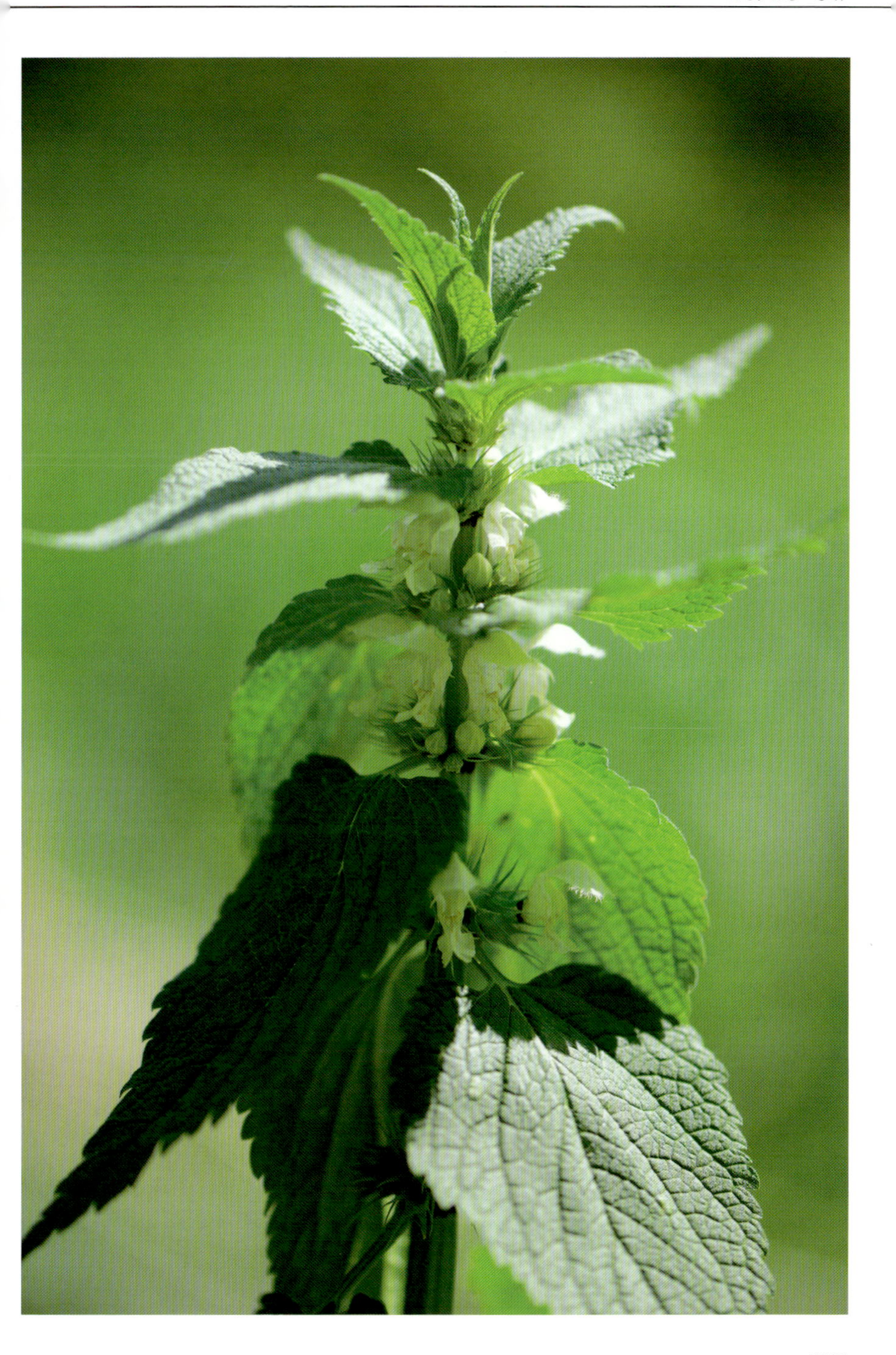

西伯利亚落叶松

Larix sibirica Ledeb.

【别　　名】新疆落叶松

【基　　原】来源于松科落叶松属西伯利亚落叶松 **Larix sibirica** Ledeb. 的树脂、果实入药。

【形态特征】乔木，高至 40 m，胸径 50 ～ 80 cm，树干基部常呈圆锥状增粗；树皮棕色或褐色，龟裂。树冠塔形，大枝较粗，开展，嫩枝无毛，有光泽，淡黄色；短枝顶端密被灰白色长柔毛。冬芽近球形，芽鳞阔圆形，顶端具长尖，边缘具睫毛。叶线形，长 2 ～ 4 cm，宽约 1 mm，顶端尖，上面中脉隆起，无气孔线，下面沿中脉两侧各具 2 ～ 3 条气孔线。雄球花近圆形，直径约 5 mm。雌球果卵圆或长卵圆形，幼时紫红或红褐色，有时绿色，成熟时褐色或微带紫色，长 2 ～ 4 cm，直径约 2 ～ 3 cm；种鳞三角状卵形，菱状卵形或菱形，长约 1. 5 cm，宽 1 ～ 1. 2 cm，顶端圆，背部密生茸毛，少近无毛；种鳞紫红色，长约 1 cm，顶端微外露，中肋延长成尾状尖。种子灰白色，具褐色斑点，长 4 ～ 5 mm，直径 3 ～ 4 mm；种翅中下部较宽，上部三角形，宽 4 ～ 5 mm，连同翅长约 1. 5 cm。花期 5 月；果期 9 ～ 10 月。

【生　　境】生于阿尔泰山、萨乌尔山、北塔山和天山东部各地。

【分　　布】新疆。蒙古、中亚、西伯利亚、欧洲也有分布。

【采集加工】每年 9 月采球果，将球果露天摊晒翻动，2 ～ 3 天自然嘣出，将筛选后的种子适当干燥，置于通风、干燥的室内储藏。

【性味功能】树脂：味甘、苦，性温；果实味苦，性温。树脂：舒筋活血、破瘀；果实：止咳、化痰、平喘。

【主治用法】树脂用于疖肿，关节疼痛。果实用于气管炎等症。果实：用量 6 ～ 9 g，水煎服；树脂适量外用。

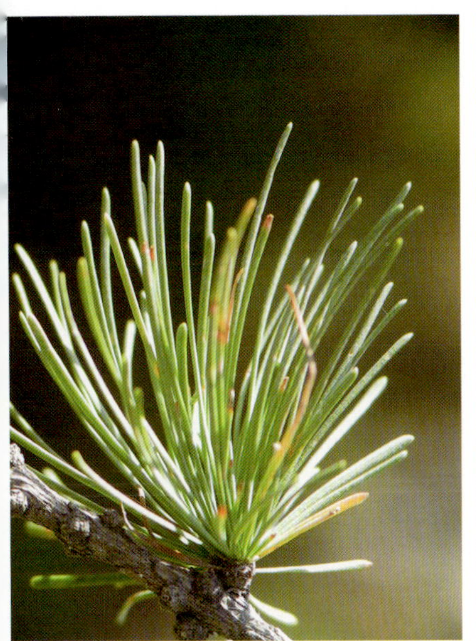

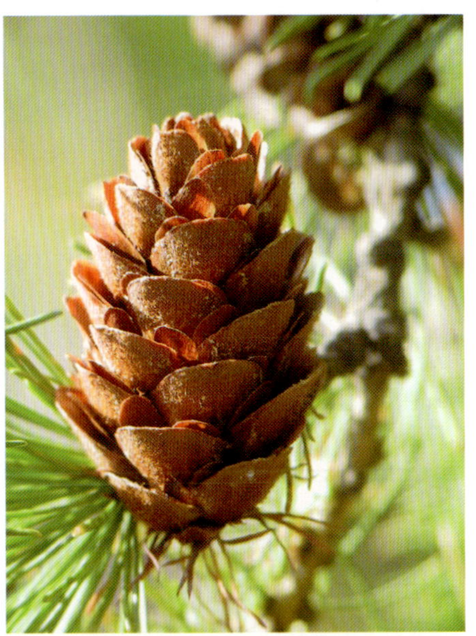

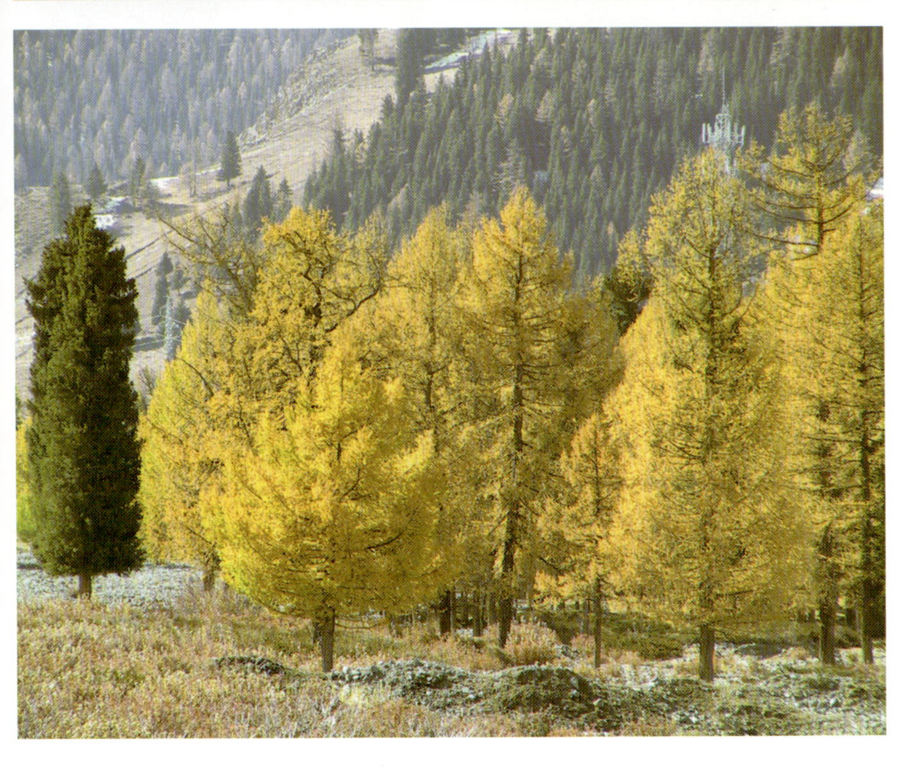

盐独行菜

Lepidium cartilagineum (J. May.) Thell.

【别　　名】碱独行菜

【基　　原】来源于十字花科独行菜属盐独行菜 **Lepidium cartilagineum** (J. May.) Thell. 的全草和种子入药。

【形态特征】多年生草本，高16～38(45)cm。茎直立，不分枝或仅上部分枝，密被单毛，基部有残枯叶柄所成之纤维。基生叶密集，肉质，近圆形、椭圆状卵形或长圆形，长2.5～5.5 cm，宽1～3.2 cm，顶端锐尖或钝，基部近圆形，全缘，掌状三出脉，叶脉明显凸出，两面被稀疏的单毛，背部有盐粒，叶柄长2.5～6 cm，密被单毛，基部扩大成鞘状，常宿存；茎生叶无柄，长1～2.5 cm，椭圆形、长圆形或披针形，顶端锐尖或钝，基部箭形，抱茎，全缘。圆锥花序，每一总状花序下均有1叶状苞片；花小，密集；萼片黄绿色，卵形，外轮长约1.2 mm，宽约0.7 mm，背侧顶端成兜状，内轮长约1 mm，宽约0.5 mm，均有宽的膜质边缘，背部具柔毛；花瓣长圆形，白色，长1.5～2 mm，基部具爪。短角果卵状椭圆形，长约2.5 mm，宽约2 mm，顶端微具翅，基部圆形，果瓣具脉纹，表面呈网状或蜂窝状，花柱粗短，果梗长3～4 mm，被柔毛。种子卵状椭圆形，长约1 mm，黄褐色，遇水发黏。花期5～6月；果期6～8月。

【生　　境】生长荒漠地带的盐渍化土壤上。

【分　　布】新疆、内蒙古。中亚、欧洲及巴基斯坦也有分布。

【采集加工】夏季果实成熟时采收植株，晒干，打下种子，除去杂质，晒干备用。

【性味功能】中药生用或炒用，味苦、辛，性大寒。泻肺平喘，祛痰止咳，行水消肿。蒙药生用，味辛、苦，性凉、钝、稀、轻、糙。止咳，祛痰，平喘，清热，解毒。种子具强心作用，临床用于治疗慢性肺源性心脏病并发心力衰竭，另外还具有平喘及利尿作用。功能消肿，止痛。

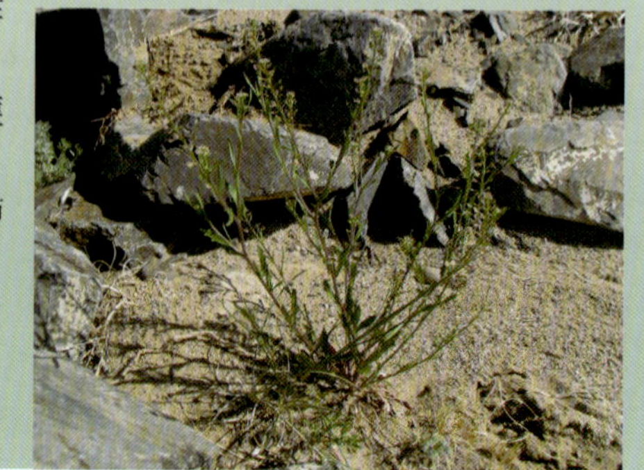

【主治用法】中药治痰涎壅肺，咳嗽喘促，胸胁胀满，肺痈，胸腹积水，水肿，小便不利，肺心病。蒙药治喘咳，肺感，搏热，脏热，毒热，“协日”热，血热，肺心病。主要用于刚巴病，黄水病，骨折。

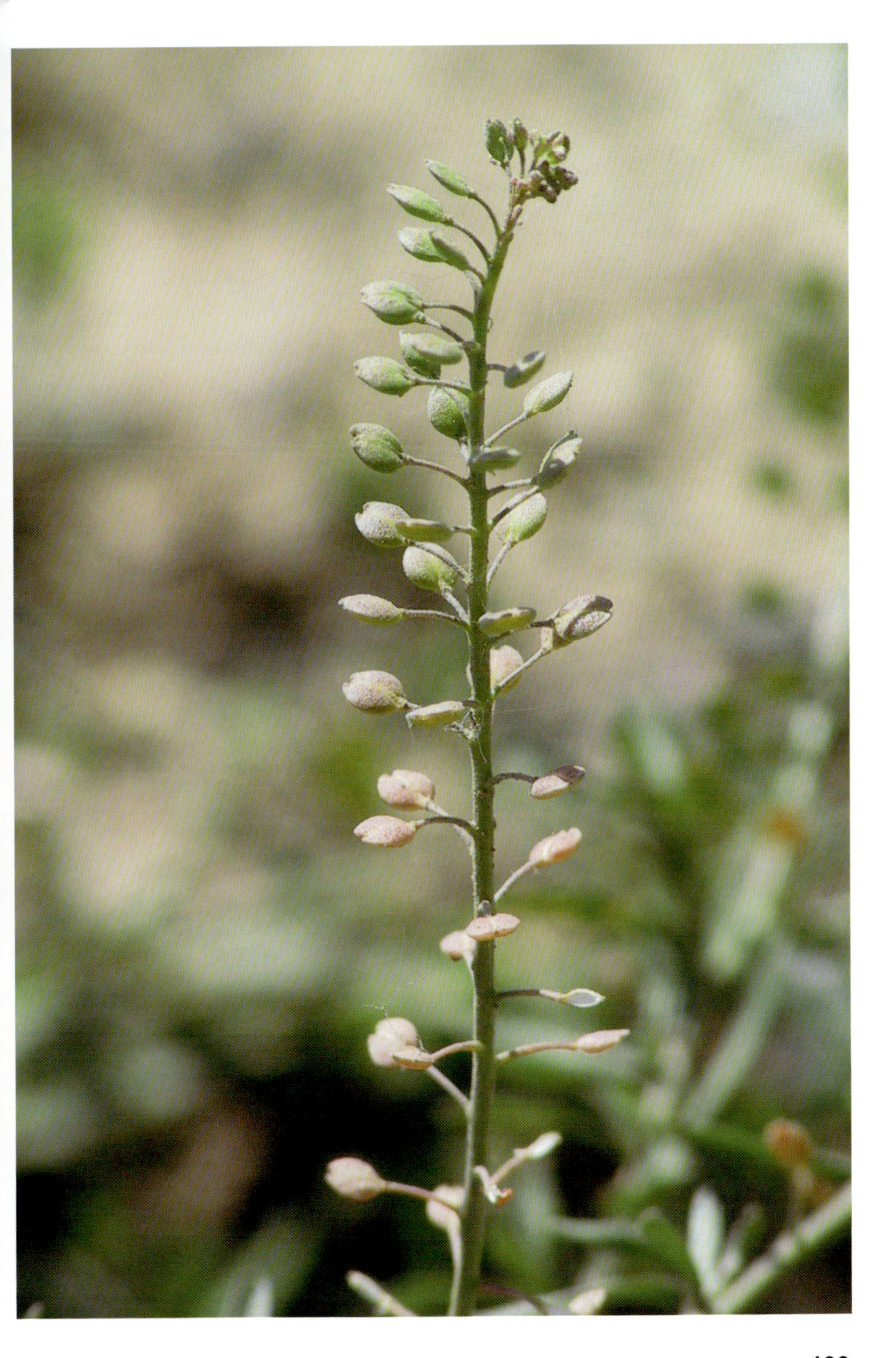

抱茎独行菜

Lepidium perfoliatum L.

【别　　名】穿叶独行菜

【基　　原】来源于十字花科独行菜属抱茎独行菜 **Lepidium perfoliatum** L. 的全草和种子入药。

【形态特征】一年生或二年生草本，高 7 ～ 26 cm。茎直立，从基部分枝，下部密被单毛，中上部近无毛。基生叶长圆形，长 4 ～ 10 cm，宽 1 ～ 3.5 cm，2 ～ 3 回羽状分裂，裂片披针形或线形，被稀疏的长柔毛，叶柄长 0.5 ～ 2 cm，基部扩大成鞘状，抱茎；茎生叶无柄，宽卵形或近圆形，长 1 ～ 2.5 cm，宽 0.7 ～ 2 cm，顶端急尖，基部心形，抱茎，全缘，两面均无毛。总状花序顶生或腋生；萼片黄绿色，长约 1 mm，外轮卵形，宽约 0.7 mm，内轮长圆形，宽约 0.5 mm，均具宽膜质边缘；花瓣淡黄色，窄匙形，长约 1.2 mm，宽约 0.3 mm，瓣片近圆形，基部具爪；雄蕊 6；侧蜜腺不连合，圆丘状，中蜜腺小，三角形。短角果近圆形，长 3 ～ 3.2 mm，宽 3 ～ 3.5 mm，顶端有微翅，花柱短，长不超过或等长于凹陷；果梗无毛，长 4 ～ 5 mm。种子每室 1 粒，长圆形，长约 1.5 mm，宽约 1 mm，黄褐色，顶端有窄翅。花期 5 ～ 7 月。

【生　　境】生长于田边、路旁以及干燥沙滩。

【分　　布】辽宁、甘肃、新疆。中亚、西伯利亚及蒙古、巴基斯坦也有分布。

【采集加工】夏季果实成熟时采收植株，晒干，打下种子，除去杂质，晒干备用。

【性味功能】中药生用或炒用，味苦、辛，性大寒。泻肺平喘，祛痰止咳，行水消肿。蒙药生用，味辛、苦，性凉、钝、稀、轻、糙。止咳，祛痰，平喘，清热，解毒。种子具强心作用，临床用于治疗慢性肺源性心脏病并发心力衰竭，另外还具有平喘及利尿作用。功能消肿，止痛。

【主治用法】中药治痰涎壅肺，咳嗽喘促，胸胁胀满，肺痈，胸腹积水，水肿，小便不利，肺心病。蒙药治喘咳，肺感，搏热，脏热，毒热，“协日”热，血热，肺心病。主要用于刚巴病，黄水病，骨折。

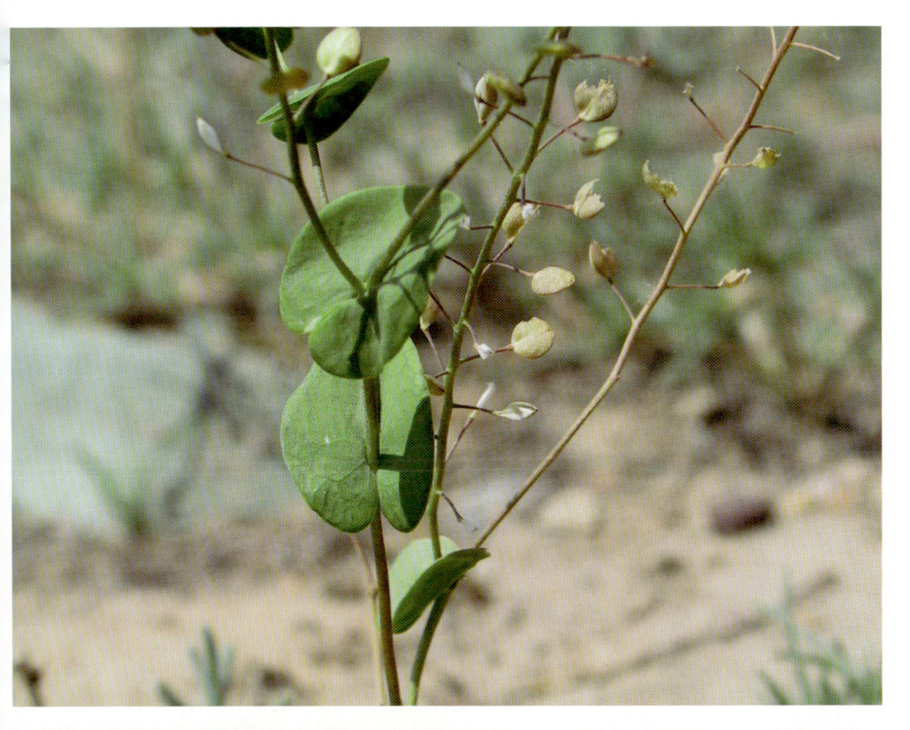

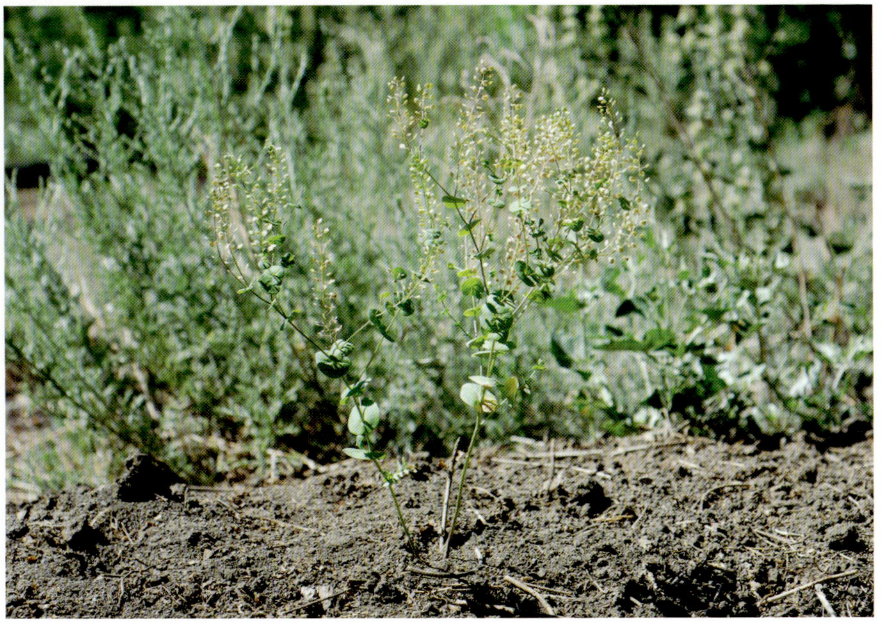

柱毛独行菜

Lepidium ruderale L.

【基　　原】来源于十字花科独行菜属柱毛独行菜 **Lepidium ruderale** L. 的全草和种子入药。

【形态特征】一年生或二年生草本，高 6 ～ 30 cm。茎直立或斜升，多分枝，密被短柱状毛。基生叶长圆形或披针形，长 2 ～ 7 cm，宽 0. 5 ～ 2. 5 cm，二回羽状深裂，顶端裂片披针形，侧裂片披针形、倒披针形或三角形，叶正面无毛，背面和边缘具短柱状毛，叶柄长 0. 5 ～ 2 cm，基部扩大成鞘状，抱茎；茎生叶无柄，抱茎，长 1 ～ 4 cm，宽 0. 3 ～ 1 cm，一回或二回羽状浅裂或深裂，有的近全缘。花序花时近头状，果时伸长成总状；萼片倒卵状披针形，长 0. 6 ～ 1 mm，宽约 0. 4 mm，黄绿色，有膜质边缘；花瓣无；雄蕊 2 枚，花丝长约 1 mm，花药卵状球形，小；侧蜜腺圆丘状，不联合，中蜜腺无。短角果卵圆形，长约 2 mm，宽 1. 3 ～ 1. 5 mm，扁平，无毛，顶端有不明显的微翅，花柱极短，不超出微翅，果梗长 2 ～ 3 mm，具柱状毛。种子每室 1 粒，长圆状卵形，长约 1 mm，黄褐色。花期 4 ～ 5 月；果期 5 ～ 7 月。

【生　　境】生于山地及平原的各处，草原人畜活动处。

【分　　布】我国东北、华北、西北、华东、华中各地。中亚、北美洲及蒙古也有分布。

【采集加工】夏季果实成熟时采收植株，晒干，打下种子，除去杂质，晒干备用。

【性味功能】中药生用或炒用，味苦、辛，性大寒。泻肺平喘，祛痰止咳，行水消肿。蒙药生用，味辛、苦，性凉、钝、稀、轻、糙。止咳，祛痰，平喘，清热，解毒。种子具强心作用，临床用于治疗慢性肺源性心脏病并发心力衰竭，另外还具有平喘及利尿作用。功能消肿，止痛。

【主治用法】中药治痰涎壅肺，咳嗽喘促，胸胁胀满，肺痈，胸腹积水，水肿，小便不利，肺心病。蒙药治喘咳，肺感，搏热，脏热，毒热，“协日”热，血热，肺心病。主要用于刚巴病，黄水病，骨折。

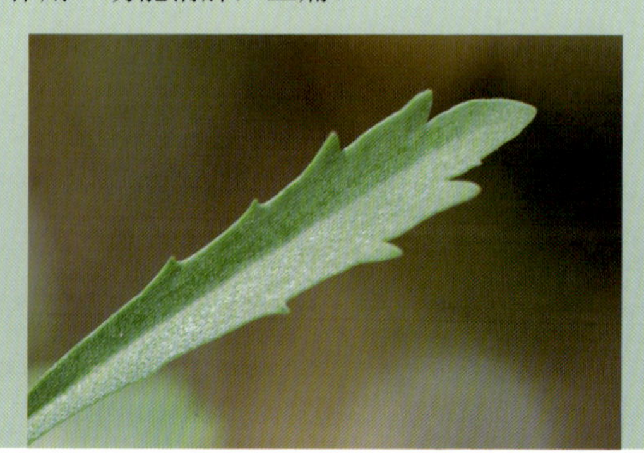

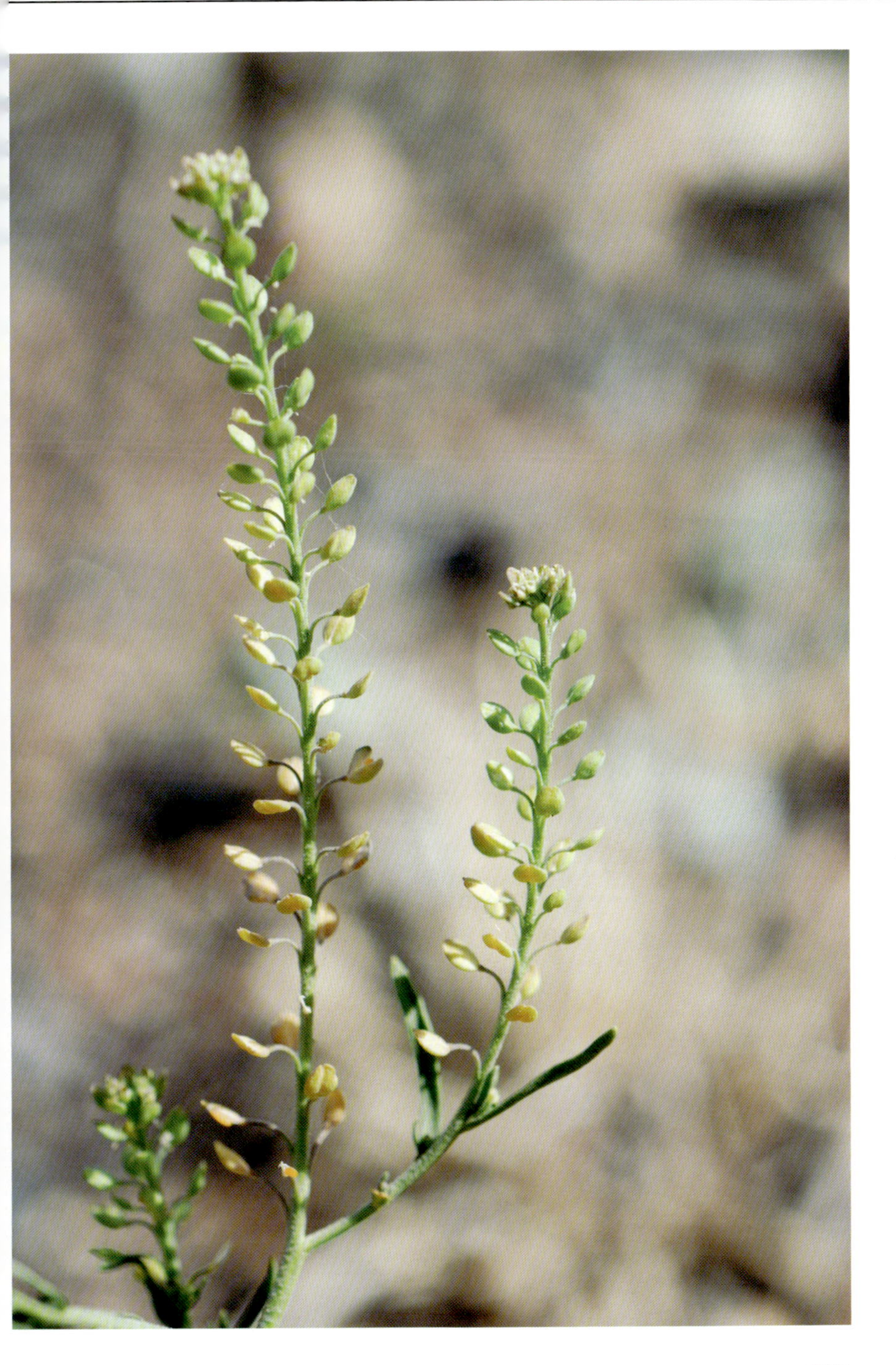

大赖草

Leymus racemosus (Lam.) Tzvel.

【基　　原】来源于禾本科赖草属大赖草 **Leymus racemosus** (Lam.) Tzvel. 的根状茎、全草入药。

【形态特征】多年生草本。具长的横走根茎；秆粗壮，直立，高 40 ～ 100 cm，直径约 1 cm，具 6 ～ 7 节，基部被黄褐色叶鞘，全株微糙涩。叶鞘松弛包茎，具膜质边缘：叶舌膜质，截平，长约 2 mm；叶片略有扭曲，长 20 ～ 40 cm，宽 8 ～ 15 mm，浅绿色，质硬。穗状花序直立，长 15 ～ 30 cm，径 1 ～ 3 cm。穗轴坚硬，扁圆形，两棱具细毛，通常约有 50 节，每节具 4 ～ 7 枚小穗（顶部可具 2 ～ 3 小穗）；小穗含 3 ～ 5 花，小穗轴节间长 3 ～ 4 mm；颖披针形，向上渐尖，平滑，长 12 ～ 20 mm，与小穗近等长，中间具粗壮的脉纹，边缘渐薄；第一外稃长 15 ～ 20 mm，背部被白色细毛；内稃比外稃短 1 ～ 2 mm. 两脊平滑无毛；花药长约 5 mm。花果期 6 ～ 9 月。染色体 2 n = 28。

【生　　境】生于额尔齐斯河低阶地的沙地与沙丘上。

【分　　布】新疆。蒙古、西伯利亚也有分布。

【采集加工】秋季采收。

【性味功能】味苦，性微寒。清热利湿，止血。

【主治用法】治淋病，赤白带下，哮喘，痰中带血。用量：15 ～ 32 g。

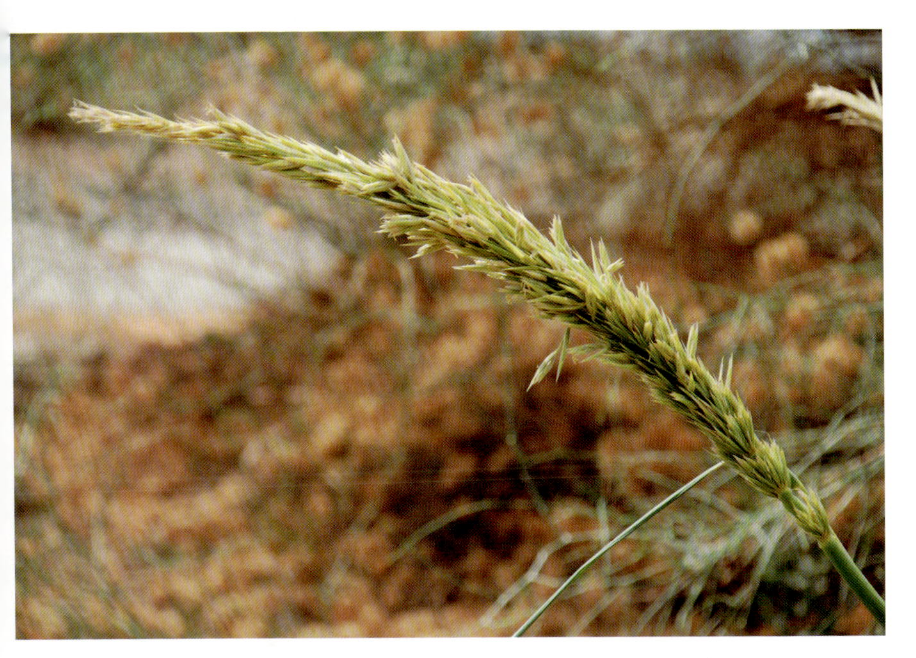

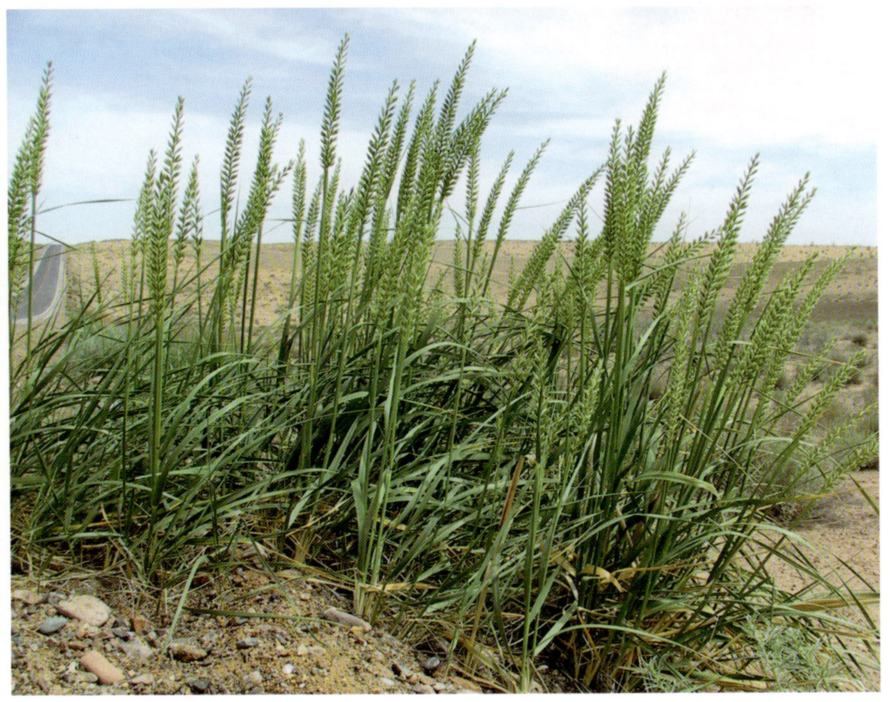

岩　风

Libanotis buchtormensis (Fisch.) DC.

【别　　名】宽叶香芹

【基　　原】来源于伞形科岩风属岩风 **Libanotis buchtormensis** (Fisch.) DC. 的根入药。

【形态特征】多年生草本，高 20 ~ 100 cm。根粗壮，圆柱形；根颈不分叉或分叉多头，残存有枯叶鞘暗褐色纤维。茎单一或数茎丛生，直立，有带棱角的纵棱，无毛或仅在花序下面粗糙被短硬毛，分枝。基生叶多数，丛生，叶片长圆状卵形或长圆形，2 回羽状全裂，1 回羽片下部的有柄，上部的无柄，末回裂片卵形或卵状楔形，长达 3 cm，宽 1.5 ~ 2 cm，无毛或沿脉有疏毛，全缘或深裂，边缘有不等大的尖锯齿；叶柄长 10 ~ 12 cm，扁平三角状，内有浅沟，外有纵纹，短于叶片或与叶片等长，柄的基部扩展成长圆状卵形的鞘，边缘膜质；茎生叶与基生叶同形，1 回羽状全裂，无柄，叶鞘延长成窄披针形。复伞形花序生于茎枝顶端，直径达 12 cm，伞幅 30 ~ 50，不等长，被短硬毛，总苞片 1 ~ 3，线状钻形，脱落，或无；小伞形花序有花 25 ~ 40，密集，花梗不等长，在果期长 2 ~ 6 mm，小总苞片 10 ~ 15，线状披针形或钻形，被稀疏短毛，与开花时的小伞形花序等长；花白色，萼齿披针形或线状披针形，被短柔毛；花瓣近圆形，有小舌片，背面被柔毛；花柱基短圆锥状，花柱外弯。果实椭圆形或卵形，长 3 ~ 4 mm，宽 1.5 ~ 2.5 mm，密被短硬毛；果棱线形，尖龙骨状凸起；每个棱槽内油管 1，合生面油管 2。花期 7 ~ 8 月；果期 8 ~ 9 月。

【生　　境】生于向阳的砾石质或石质山坡以及石隙中。

【分　　布】新疆、宁夏、甘肃、陕西、四川。俄罗斯、蒙古、哈萨克斯坦、吉尔吉斯斯坦也有分布。

【性味功能】味辛、甘，性温。活血行气。

【主治用法】治气血凝滞所致心腹及肢体疼痛。内服：9 ~ 12 g，水煎服。

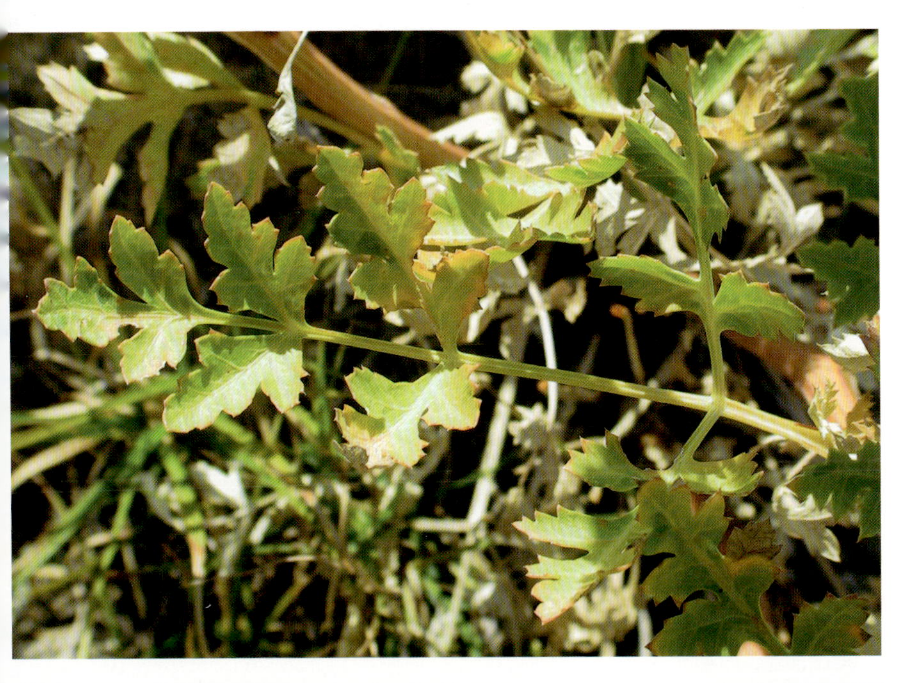

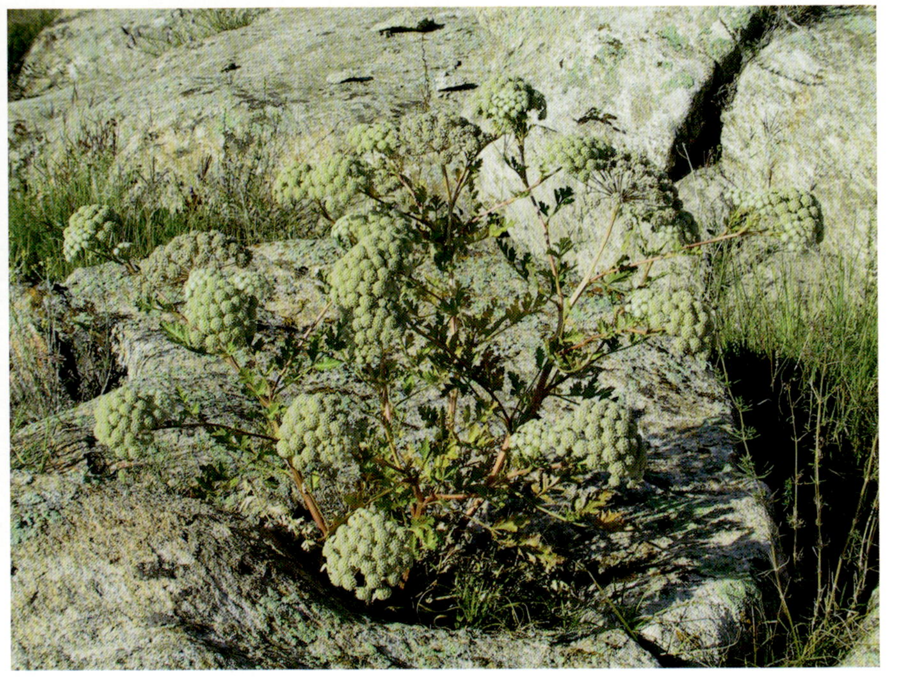

异叶橐吾

Ligularia heterophylla Rupr.

【基　　原】来源于菊科橐吾属异叶橐吾 **Ligularia heterophylla** Rupr. 的干燥根及根茎。

【形态特征】多年生草本，高 30 ～ 100 cm。须根多数，肉质。茎单一，直立，基部被枯叶鞘所成纤维，中部扭转，中下部无毛。茎生叶具柄，柄长 5 ～ 8 cm，上部有叶片下延所成之翅，下部变宽成鞘状，抱茎，常紫红色或黑紫色，叶片椭圆形，长圆形或卵圆形，长 8 ～ 11 cm，宽 6 ～ 8 cm，顶端圆或钝，边缘具波状齿或不整齐的尖齿，齿端有小尖头，基部圆形并下延于柄上成翅；下部茎生叶与基生叶同形而柄短翅宽，叶片长达 17 cm，宽 8. 5 cm，向上叶片渐小，柄渐短至无。头状花序组成圆锥状，长约 30 cm，下部有短的分枝，长 3 cm，或下部不分枝而成总状，花序梗长 3 ～ 10 mm；总苞钟状或杯状，长 6 ～ 8(10) mm，宽 5 ～ 8 mm，总苞片 7 ～ 9 枚，排列成两层，长圆形、倒长卵圆形或条状长圆形，顶端钝或急尖，内层有膜质边缘，背部尤其在近基处被白色柔毛；边缘的舌状花黄色，(4) 5 ～ 7 朵，舌片为窄的长圆形或长圆形，长 7 ～ 10 mm，宽 2 ～ 4 mm，顶端钝或急尖，花柱伸出，分枝细，长约 1 mm，细筒部长约 3 mm；筒状花 10 ～ 14 朵，黄色，长约 6 ～ 7 mm，顶端 5 齿裂，雄蕊长出 1. 1 mm，顶端附器长三角形。瘦果柱状（不成熟），无毛，长约 5 mm，有细棱多条 (5 ～ 6)；冠毛白色，糙毛状，长约 1. 1 cm。花期 6 ～ 7 月。

【生　　境】生于海拔 2150 ～ 2500 m 高山及中山草原、林缘。

【分　　布】新疆。中亚也有分布。

【采集加工】春季采挖，洗去泥土，晒干。

【性味功能】味苦、辛，性温。润肺化痰，定喘止咳，止血止痛。

【主治用法】用于神经衰弱，失眠，支气管炎，肺结核。

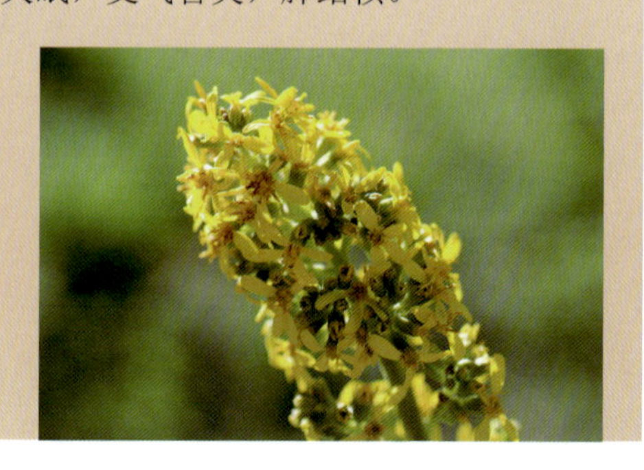

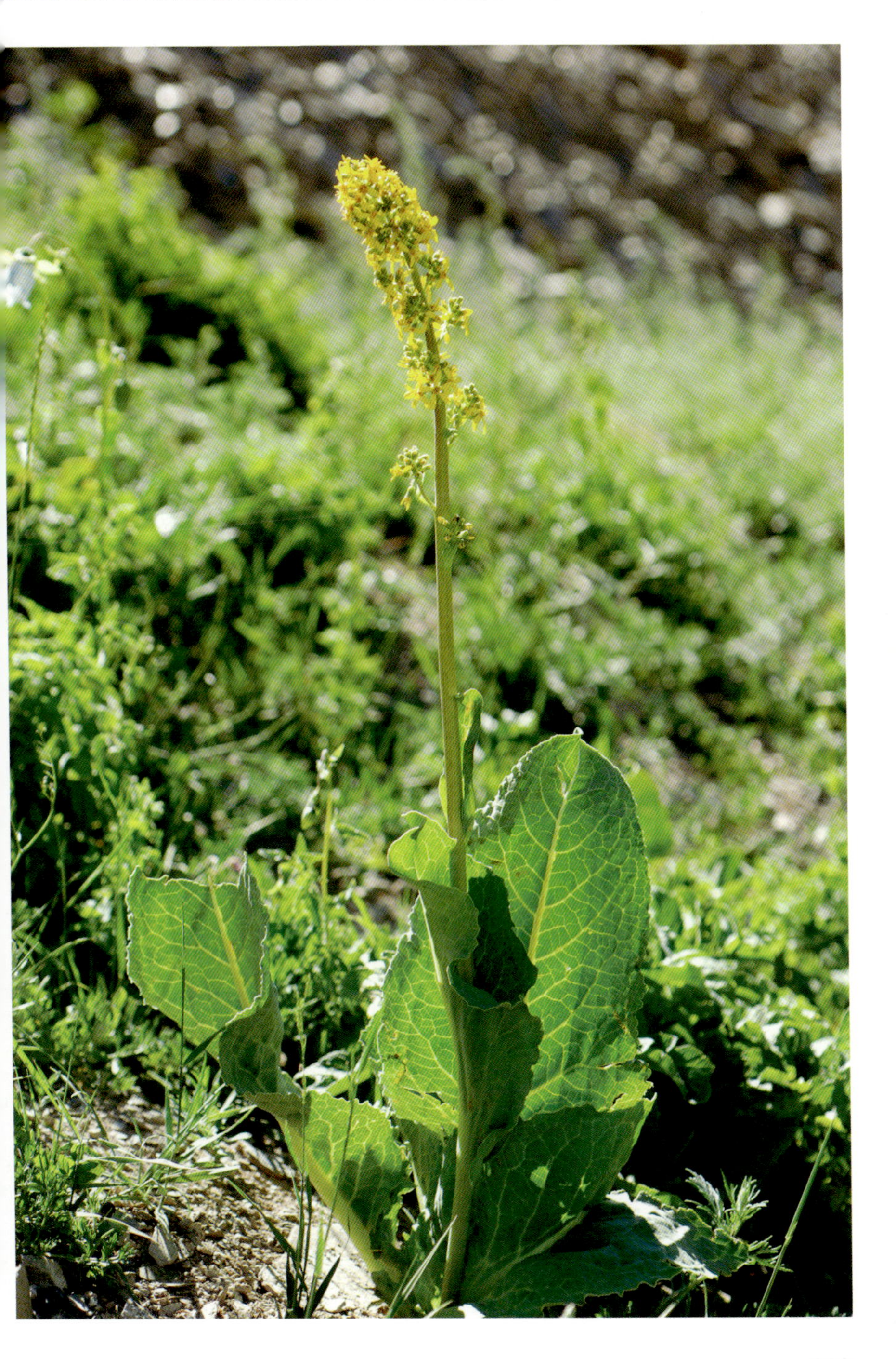

繁枝补血草

Limonium myrianthum (Schrenk) Kuntze.

【别　　名】多花补血草

【基　　原】来源于白花丹科补血草属繁枝补血草 **Limonium myrianthum** (Schrenk) Kuntze. 的根及全草入药。

【形态特征】多年生草本，高 35 ～ 100 cm。根粗壮，木质。茎基具多数极短的木质化分枝。叶莲座状基生，宽匙形或宽倒卵状匙形，较厚硬，长 5 ～ 25 cm，宽 2 ～ 15 cm，顶端近截形至半圆形，基部骤变狭成扁平的柄，叶柄长。花序大型圆锥状，花序轴一至数枚，圆柱状，节部鳞片通常小，常自中部以上作多回分枝，下部分枝形成多数不育枝；小枝细短而繁多，平滑或有疣状凸起；穗状花序排列于细弱分枝的上端至顶部，由 3 ～ 7(9) 个小穗疏松排列而成；小穗含花 1 ～ 2 朵；外苞宽卵形或近圆形，顶端钝、微缺或急尖，长约 1 mm，上部或大部膜质，第一内苞与外苞相似，比外苞长约 1 倍，草质部分约与外苞相等或略长；花萼倒圆锥形，长 2.5 ～ 3 mm，萼筒长约 1 mm，常于一侧的脉上被长毛或完全无毛，5 裂，裂片顶端急尖或钝，萼檐白色，脉纹红色；花冠蓝紫色。花期 6 ～ 8 月；果期 7 ～ 9 月。

【生　　境】生于北疆荒漠河谷，盐渍化荒地、沙地、岸边阶地。

【分　　布】新疆。中亚也有分布。

【采集加工】洗净，开花前采全草；根于春季萌芽期或秋冬采挖，洗净，鲜用或晒干。

【性味功能】味苦、咸，性温。活血，止血，温中健脾，滋补强壮。

【主治用法】用于月经不调，功能性子宫出血，痔疮出血，胃溃疡，脾虚浮肿。内服：煎汤，用量 15 ～ 32 g。

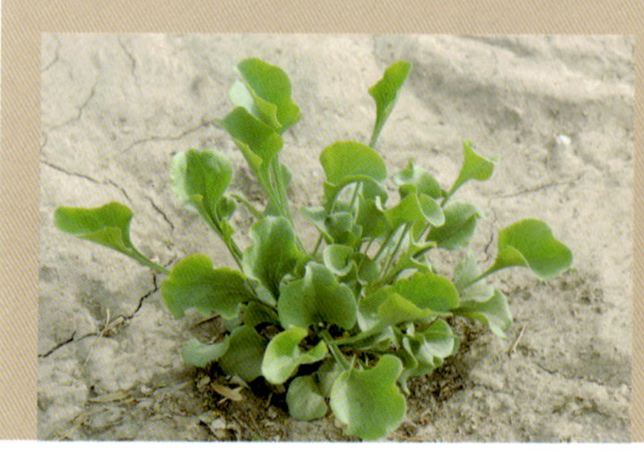

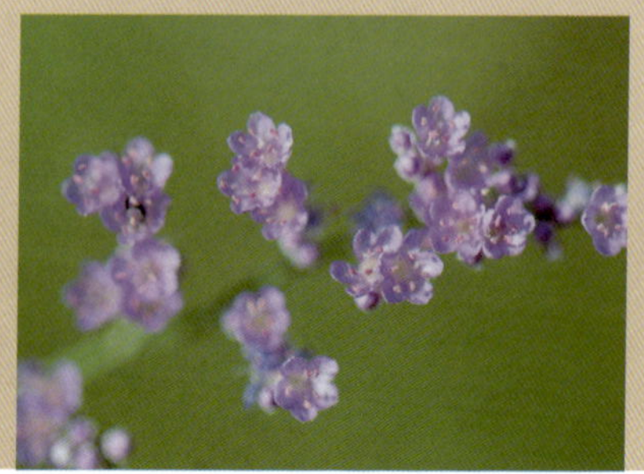

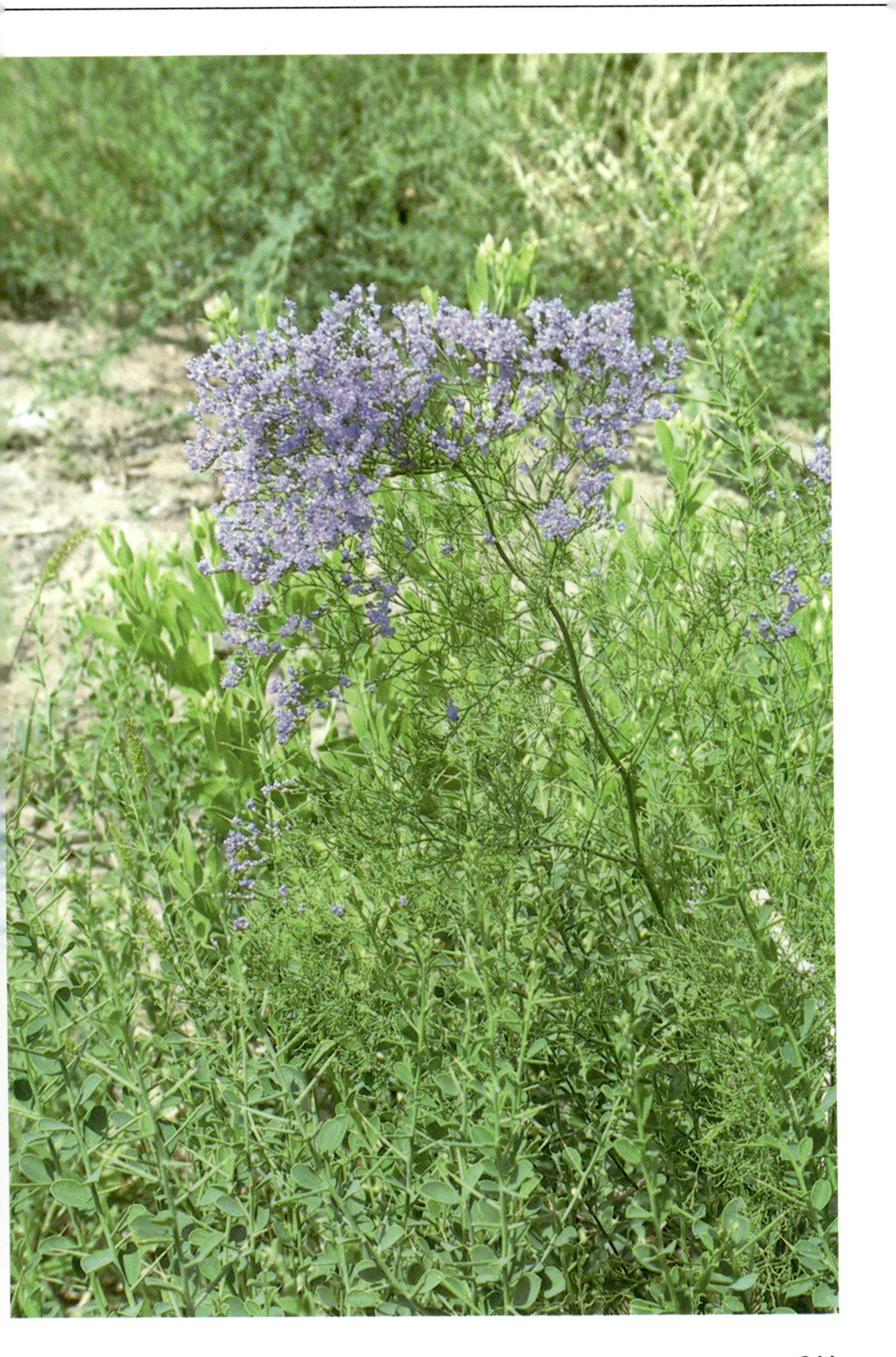

耳叶补血草

Limonium otolepis (Schrenk) Kuntze.

【基　　原】来源于白花丹科补血草属耳叶补血草 **Limonium otolepis** (Schrenk) Kuntze. 的根及全草入药。

【形态特征】多年生草本，高 30 ～ 90(120) cm，全株无毛。根粗壮。茎基肥大，具少数木质化枝，地下部分密被褐色鳞片状叶，地上部分具早枯的莲座状叶丛。叶早枯；基生叶倒卵状匙形，长 3 ～ 6 (8) cm，宽 1 ～ 2(3) cm，顶端钝或圆，基部渐狭成柄；在花序轴下部和侧枝下部节上的叶互生，阔卵形至肾形，抱茎，叶落后花序轴上有环状痕迹。花序圆锥状，花序轴圆柱状，平滑或小枝上略具疣，自中部向上作多回分枝，下方分枝形成多数不育枝，小枝细短而繁多；穗状花序着生于细弱分枝的上部至顶端，由 2 ～ 5(7) 个小穗略疏排列而成；小穗含花 1 ～ 2 朵；外苞宽卵形，长约 1 mm，顶端通常钝或圆，膜质，第一内苞与外苞相似，约比外苞长 1 倍；花萼倒圆锥形，长约 2 ～ 2. 5 mm，具红色脉纹，萼筒长约 1 mm，无毛或有时在一侧基部脉上略有毛，萼檐白色，5 裂，裂片顶端钝；花冠淡蓝紫色。种子卵形，棕色。花期 6 ～ 7 月；果期 7 ～ 9 月。

【生　　境】生于平原荒漠带的沙质盐碱土、沙地及河流岸边的盐化土上。

【分　　布】新疆。阿富汗、伊朗，中亚也有分布。

【采集加工】洗净开花前采全草；根于春季萌芽期或秋冬采挖，洗净，鲜用或晒干。

【性味功能】味苦、咸，性温。活血，止血，温中健脾，滋补强壮。

【主治用法】用于月经不调，功能性子宫出血，痔疮出血，胃溃疡，脾虚浮肿。内服：煎汤，用量 15 ～ 32 g。

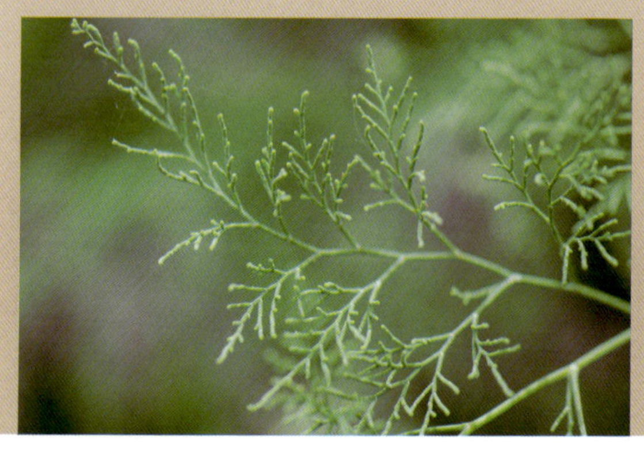

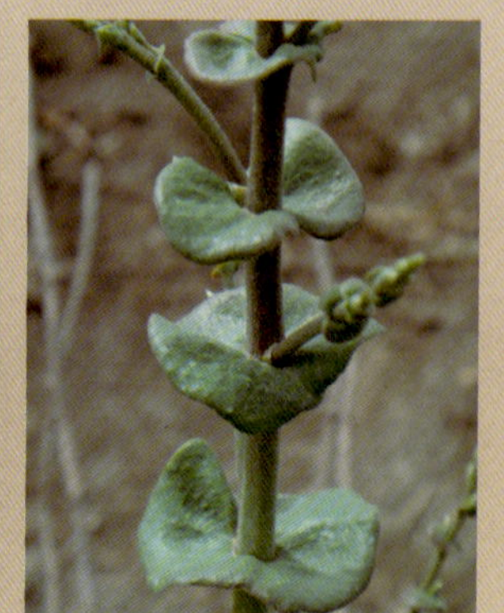

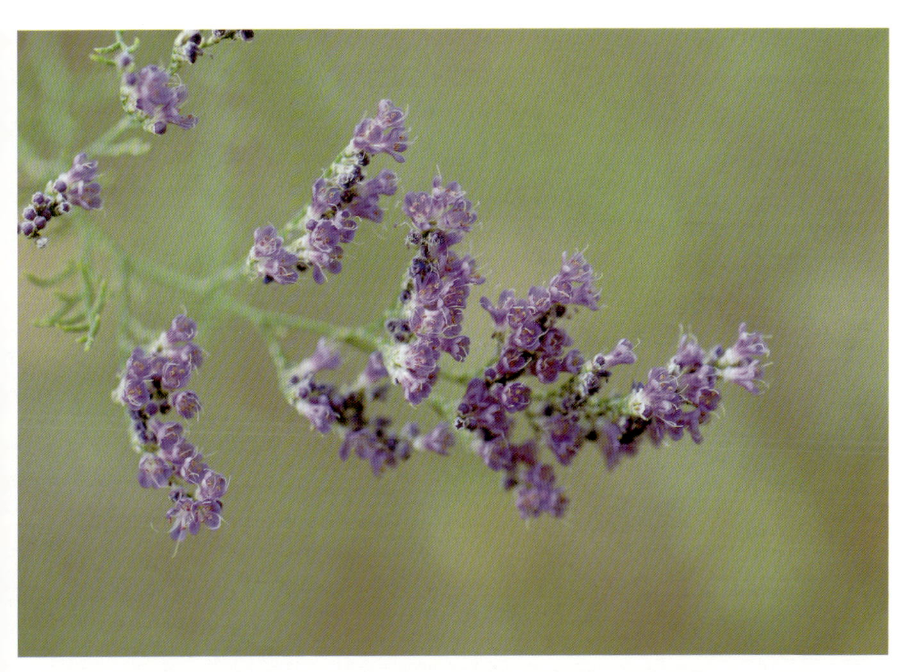

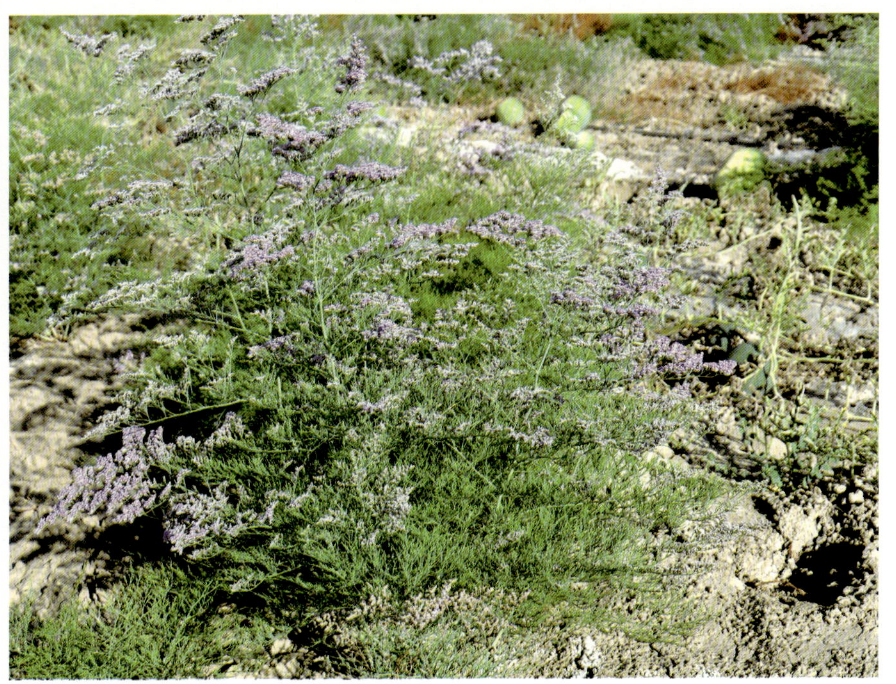

长距柳穿鱼

Linaria longicalcarata Hong

【基　　原】来源于玄参科柳穿鱼属长距柳穿鱼 **Linaria longicalcarata** Hong 的干燥全草入药。

【形态特征】多年生草本，株高 15 ～ 35 cm，全株无毛。茎中部以上多分枝。叶互生，长 1 ～ 4.5 cm，宽 2 ～ 3.5 mm。花序花稀疏，有花数朵；苞片披针形；花梗长 1 ～ 3 mm；花萼裂片长，矩圆形或卵形，长 2.5 ～ 3 mm，宽 1.2 ～ 1.8 mm，顶端稍钝至圆钝；花冠鲜黄色，喉部隆起处橙色，长（除距）11 ～ 14 mm，上唇略超出下唇，裂片顶端钝；距直，长 10 ～ 20 mm。蒴果直径 5 mm，长 6 ～ 8 mm。种子盘状，长 3 mm，中央光滑。花期 7 ～ 8 月。

【生　　境】生于阿尔泰山、塔尔巴哈台山的山地草原、河谷草地。

【分　　布】新疆。

【采集加工】夏季开花时采收全草，晒干并进行加工。以全草干燥，色青，带花者为佳。

【性味功能】味甘、微苦，性寒。清热解毒，散瘀消肿，利尿。

【主治用法】用于黄疸，头痛，头晕，痔疮便秘，皮肤病，烫伤。

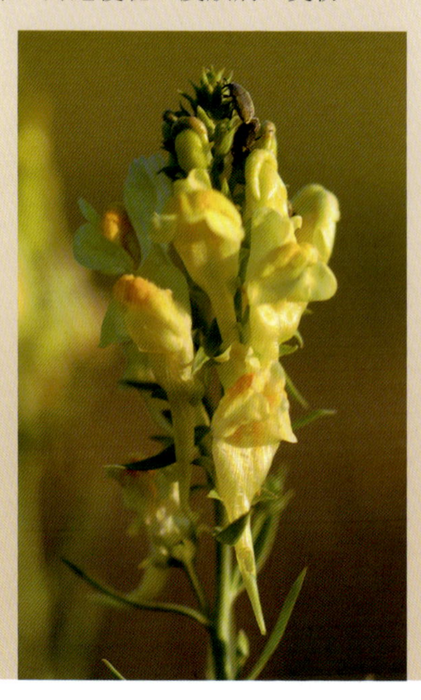

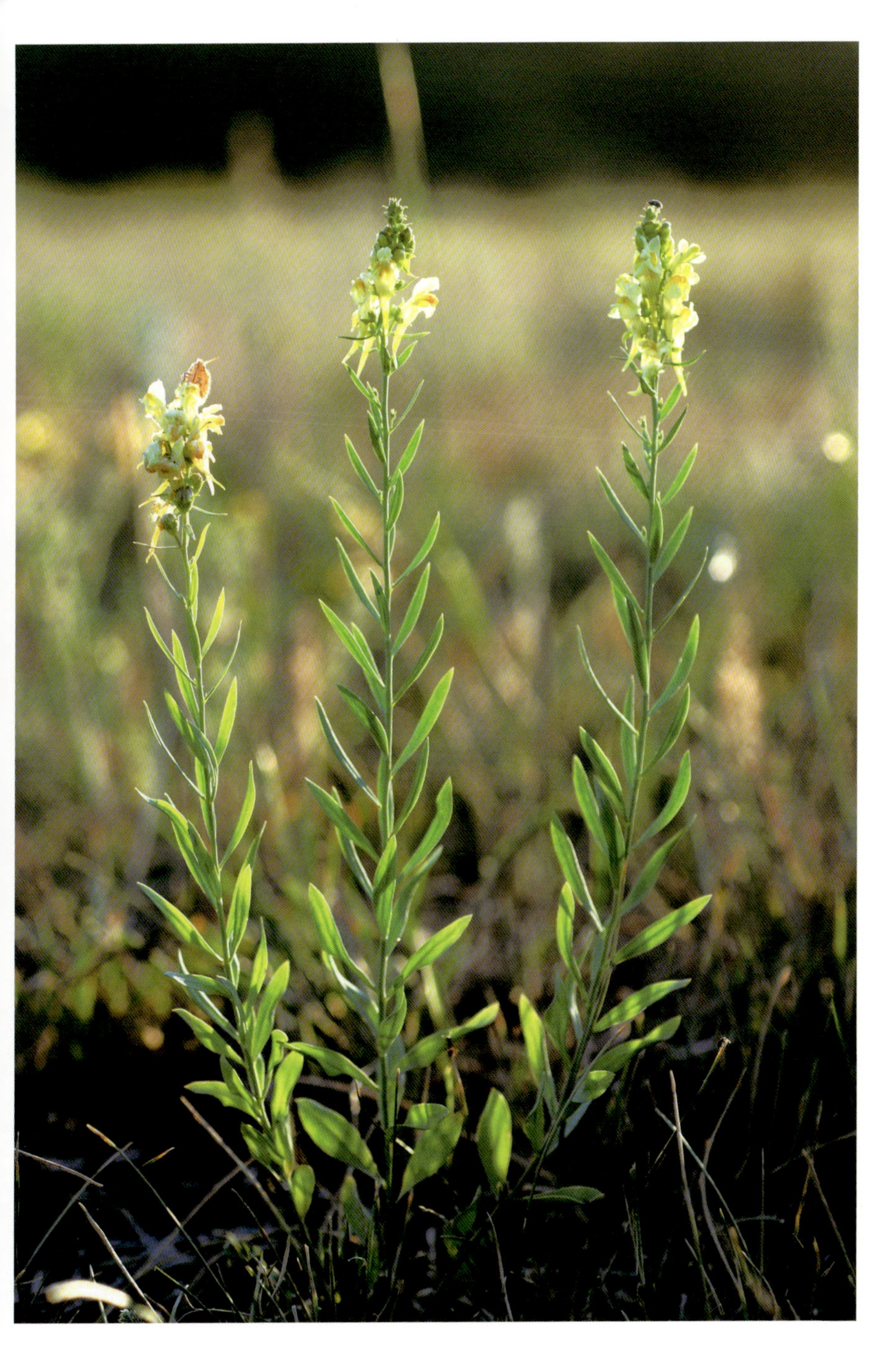

白花亚麻

Linum pallescens Bge.

【基　　原】来源于亚麻科亚麻属白花亚麻 **Linum pallescens** Bge. 的根、茎、叶入药。

【形态特征】多年生草本，高 10 ～ 30 cm。直根系，粗壮，根茎木质化。茎多数丛生，直立或基部仰卧，不分枝或上部分枝，基部木质化，具卵形鳞片状叶；不育枝通常发育，具狭的密集的叶。茎生叶散生，线状条形，长 7 ～ 15 mm，宽 0. 5 ～ 1. 5 mm，顶端渐尖，基部渐狭，叶缘内卷，1 脉或 3 脉。单花腋生或组成聚伞花序，花直径约 7 mm；萼片 5，卵形，长约 3. 5 mm，宽约 2 mm，顶端钝，具短尖头，外面 3 片具 1 ～ 3 脉或间为 5 脉，侧脉纤细而短，果期中脉明显隆起；花瓣倒卵形，白色或淡蓝色，长为萼片的 2 倍，顶端圆形、微凹，基部楔形；雄蕊和雌蕊近等长，长约 4 mm。蒴果近球形，草黄色，直径约 4 mm。种子扁平，椭圆形，褐色，长约 4 mm，宽约 2 mm。花、果期 6 ～ 9 月。

【生　　境】生于低山干山坡、荒地和河谷砂砾地。

【分　　布】新疆。俄罗斯、哈萨克斯坦也有分布。

【采集加工】春、秋季采挖根，洗净泥土。晒干，切段备用。

【性味功能】味甘、辛，性平。平肝，理气，活血。

【主治用法】主治慢性肝炎，肝风头痛，睾丸炎，疝气。捣敷治跌打损伤。煎服：用量 15 ～ 30 g。

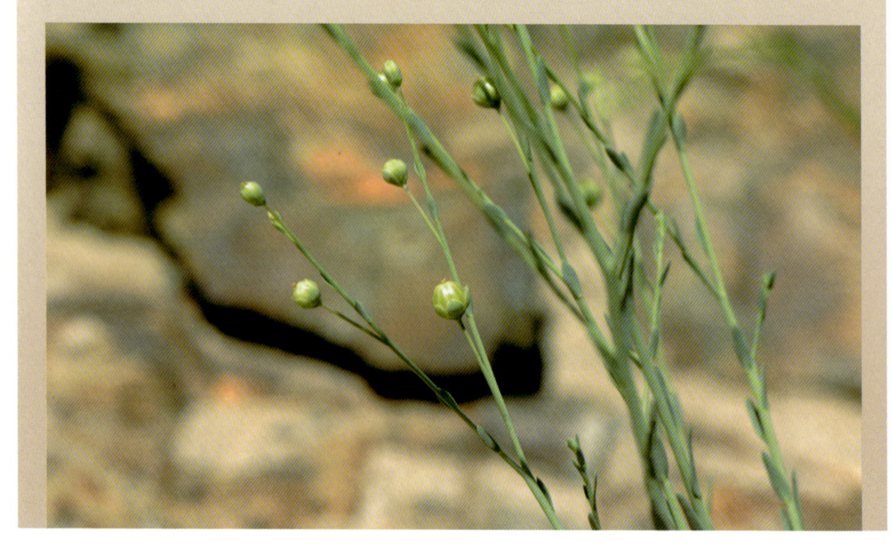

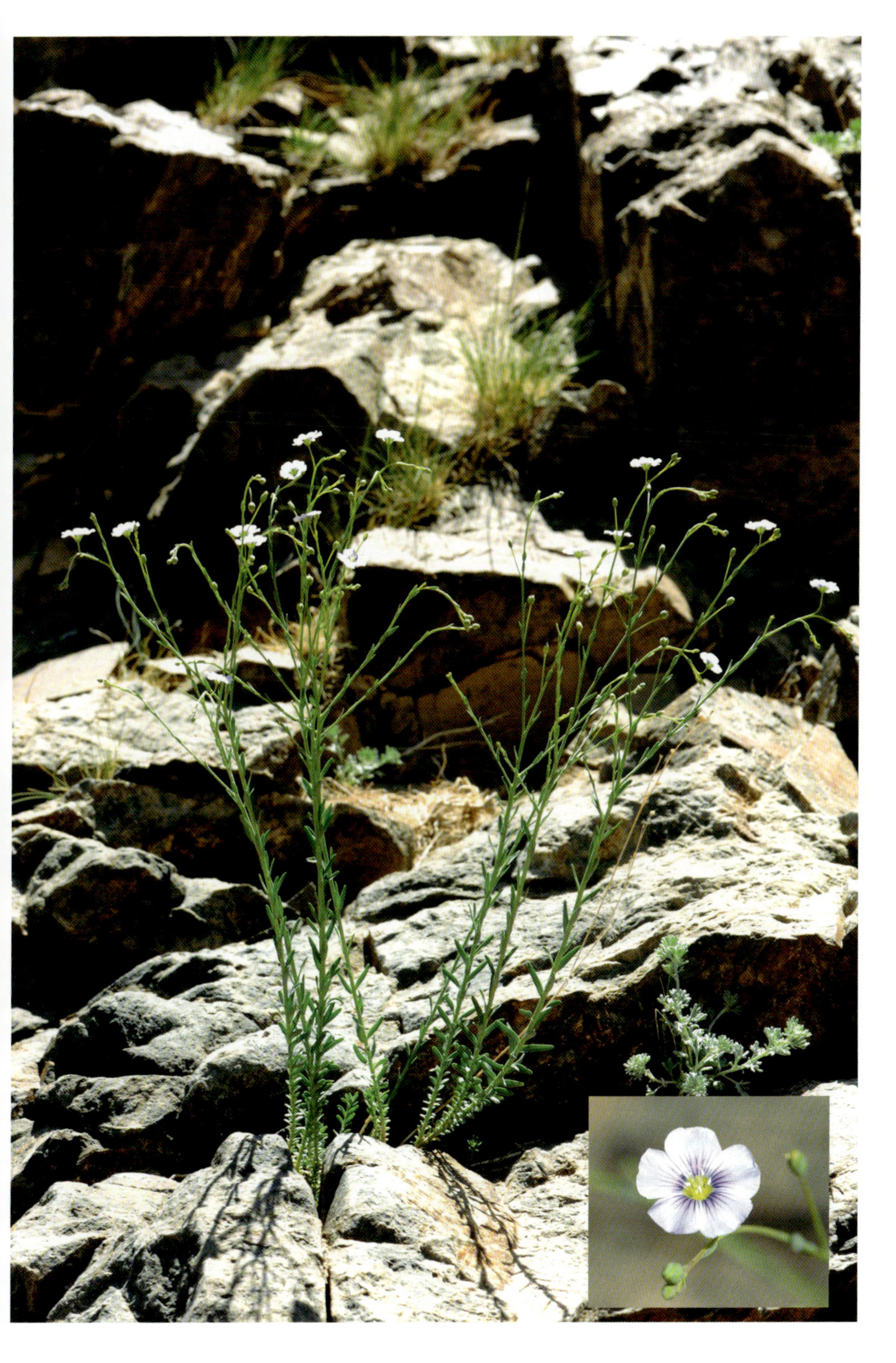

小花紫草

Lithospermum officinale L.

【基　　原】来源于紫草科紫草属小花紫草 **Lithospermum officinale** L. 的干燥根入药。

【形态特征】多年生草本，根在幼嫩时稍含紫色素。茎通常单一，直立，高可达 1 m，有短糙伏毛，上部通常多分枝，枝斜伸，无明显的弯曲。叶无柄，披针形至卵状披针形，长 3～8 cm，宽 5～15 mm，顶端短渐尖，基部楔形或渐狭，两面均有糙伏毛，脉在叶下面凸起，沿脉有较密的糙伏毛。花序生茎和枝上部，果期长可达 15 cm，苞片与叶同形而较小；花萼裂片线形，长约 5 mm，果期可达 7 mm，背面有短糙伏毛；花冠白色或淡黄绿色，长 4～6 mm，筒部比檐部长 1 倍，檐部裂片长圆状卵形，直立，长约 1. 5 mm，边缘波状，喉部具 5 个附属物，附属物短梯形，长约 0. 4 mm，密生短毛；雄蕊着生花冠筒中部，花丝长约 0. 4 mm，花药长约 1. 2 mm；花柱长约 2 mm，柱头头状。小坚果乳白色或带黄褐色，卵球形，长约 3 mm，平滑，有光泽，腹面中线凹陷成纵沟。花、果期 6～8 月。

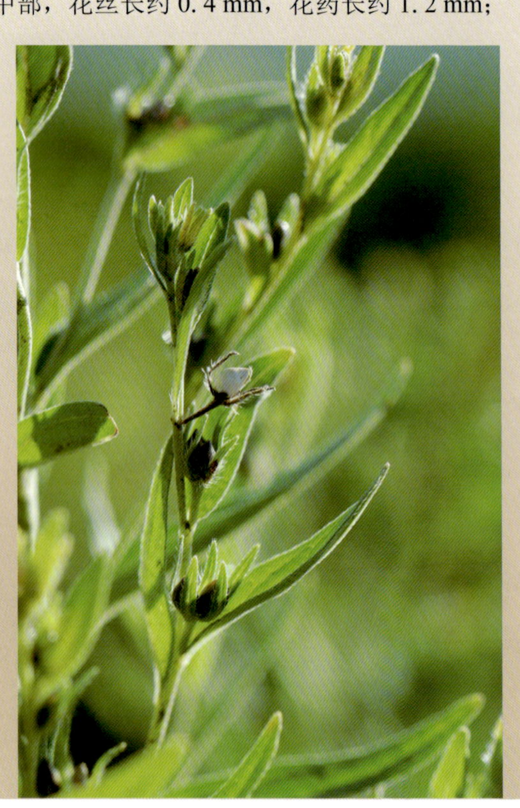

【生　　境】生于山地草原、林缘及灌丛。

【分　　布】甘肃、宁夏、新疆、内蒙古。亚洲、欧洲也有分布。

【采集加工】秋季采集，鲜用或晒干备用。

【性味功能】味甘，性温。活血化瘀，祛风除湿，消炎，凉血，通便。

【主治用法】用于风湿性关节炎，跌打损伤，麻疹，猩红热。

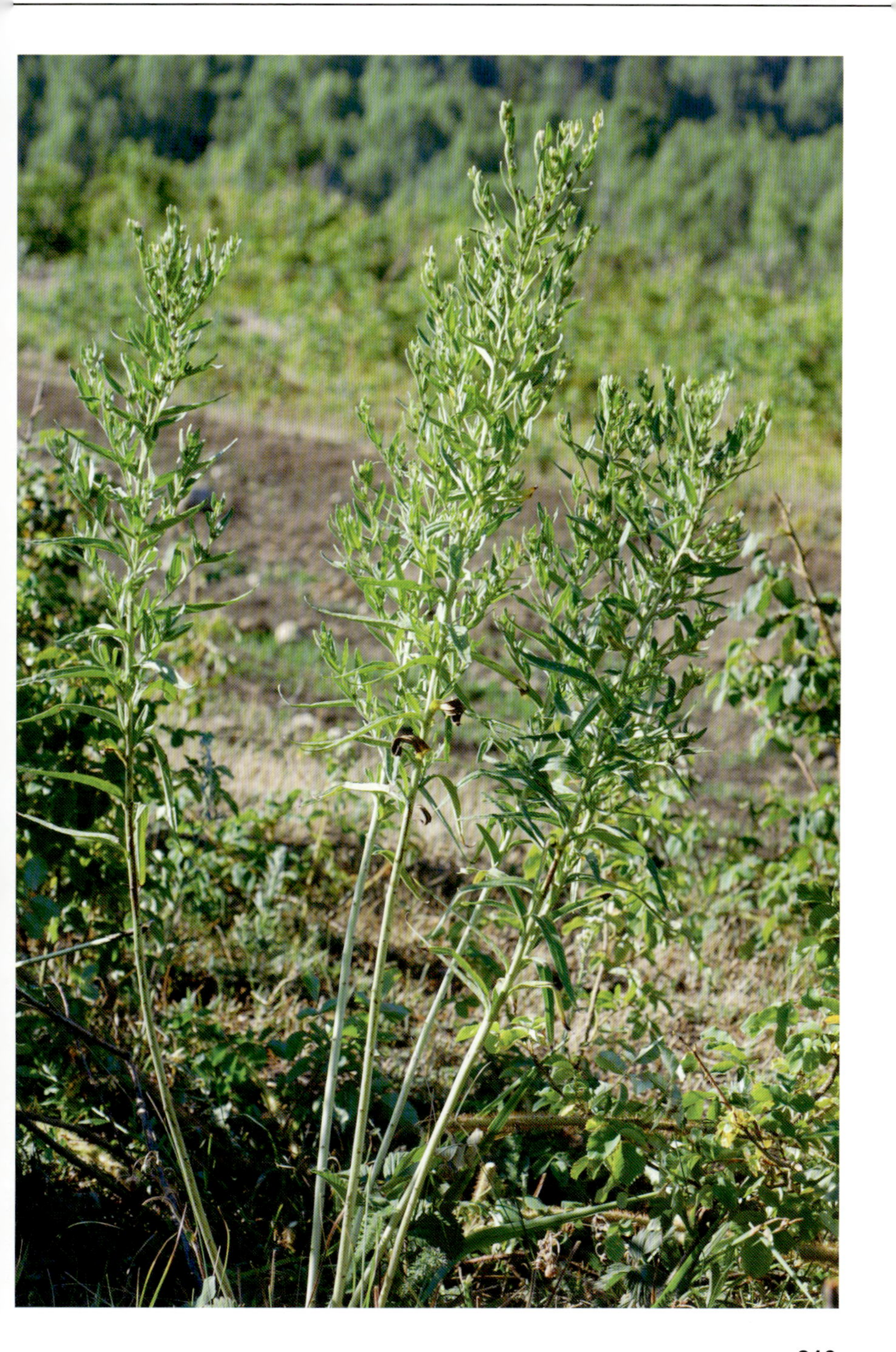

新疆百脉根

Lotus frondosus (Freyn)Kupr.

【基　　原】来源于蝶形花科百脉根属新疆百脉根 **Lotus frondosus**（Freyn）Kupr. 的干燥花，根及地上部分入药。

【形态特征】多年生草本，高 10 ～ 35 cm，无毛或上部茎叶略被柔毛。茎基部多分枝，直立或上升，中空，节间短，叶茂盛。羽状复叶有小叶 5 枚；叶轴长 4 ～ 6 mm；顶端 3 小叶倒卵形至倒卵状椭圆形，长 7 ～ 13 mm，宽 4 ～ 6 mm，顶端钝圆，基部楔形，下端 2 小叶斜卵形，锐尖头，两面近无毛，纸质；小叶柄短，无毛。伞形花序；总花梗纤细，长 2 ～ 5 cm；花 1 或 2(3) 朵，长 8 ～ 11 mm；花梗短；苞片 3 枚，叶状，或为 5 枚小叶片，生于花梗基部，与萼等长；萼钟形，长 5 ～ 6 mm，宽 4 mm，无毛或被稀疏柔毛，萼齿丝状，长于萼筒；花冠橙黄色，具红色斑纹，旗瓣阔倒卵形，下延至瓣柄，与翼瓣、龙骨瓣近等长，翼瓣长圆形，具细瓣柄，龙骨瓣卵状三角形，顶端呈尖喙状，中部以下弯曲；花柱直，子房线形，胚珠 30 ～ 35 粒。荚果圆柱形，长 2 ～ 3 cm，直径 2 ～ 3 mm。花期 5 ～ 8 月；果期 7 ～ 10 月。

【生　　境】生于湿润的盐碱草滩和沼泽边缘。

【分　　布】新疆。欧洲、中亚、蒙古、伊朗、印度、巴基斯坦也有分布。

【采集加工】春季采花晒干，夏秋季挖根，洗净晒干或先除去木心，切片晒干。

【性味功能】味甘、苦，性微寒。根：活血，利尿，止疼，强壮。花：祛风平肝，止咳。

【主治用法】用于风热咳嗽，咽喉肿痛，胃脘疼痛，湿疹，痢疾，痔疮，便血。

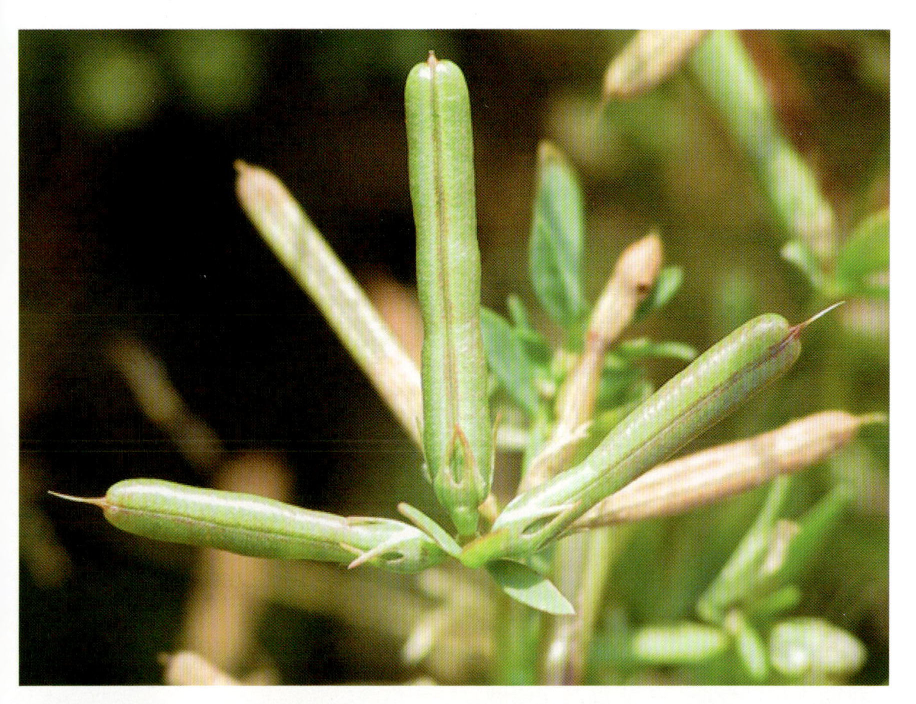

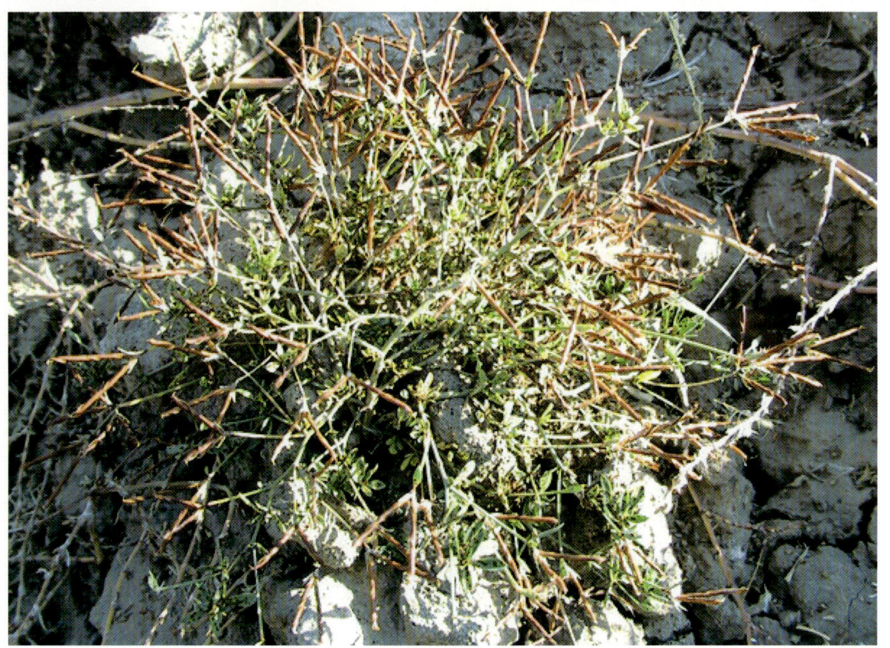

欧洲地笋

Lycopus europaeus L.

【基　　原】来源于唇形科地笋属欧洲地笋 **Lycopus europaeus** L. 的干燥地上部分入药。

【形态特征】多年生沼泽植物，高 20 ～ 60 cm。地下根茎横走，具短节，节上生须根，黑褐色。茎直立，基部微弯曲，四棱形，光滑或极稀的柔毛，紫褐色。叶长圆状椭圆形或披针状椭圆形，长 1.5 ～ 4 cm，宽 0.5 ～ 1.5 cm，顶端渐尖，基部狭楔形，延伸呈柄状，边缘具宽的牙齿，上部近全缘或具小牙齿，毛被物沿叶脉较多。花为轮伞花序，多数着生在茎顶端叶腋形成球状；苞片披针形，往往长于花萼，被稀疏的短柔毛及睫毛，顶端尖刺状；花萼钟状，外面被稀疏的柔毛，内面无毛，萼齿 5 个，披针形，近相等，顶端具尖刺；花冠白色，长约 3 mm，外面被微柔毛，里面在花丝着生的基部具白柔毛，冠檐二唇形，上唇直伸，长圆形，顶端微凹，下唇 3 裂，裂片近相等，长圆形；雄蕊 4 个，前对雄蕊能育，但不伸出冠外，后对雄蕊退化呈丝状，花药卵圆形，2 室，花丝丝状；花柱稍伸出冠外，顶端相等 2 浅裂，裂片钻形。小坚果三棱形，边缘加厚，基部有一小白痕。花期 6 月；果期 8 ～ 9 月。

【生　　境】生于南北疆平原绿洲、渠边、潮湿地及沼泽。

【分　　布】我国东北、河北、陕西、新疆。中亚及蒙古也有分布。

【采集加工】夏秋季枝叶茂盛时采集，切段，晒干。

【性味功能】味苦、辛，性微温。活血调经，祛瘀消痈，利水消肿。

【主治用法】用于月经不调，经闭痛经，产后瘀血腹痛，疮痈肿毒，水肿腹水。

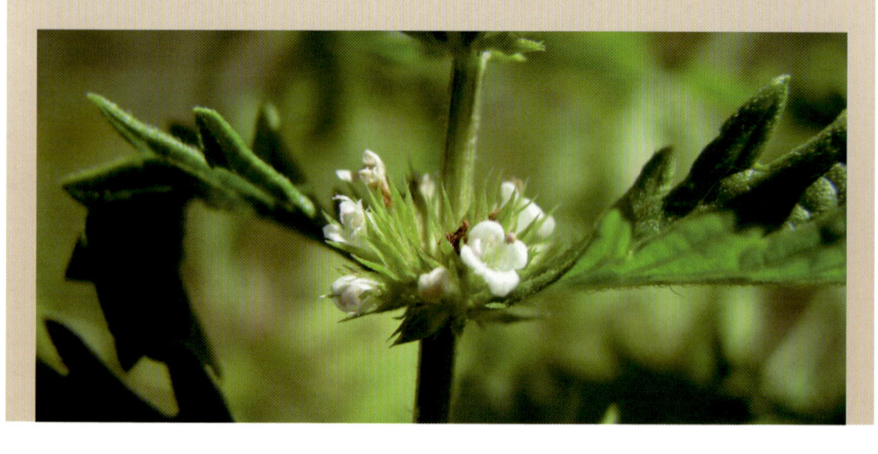

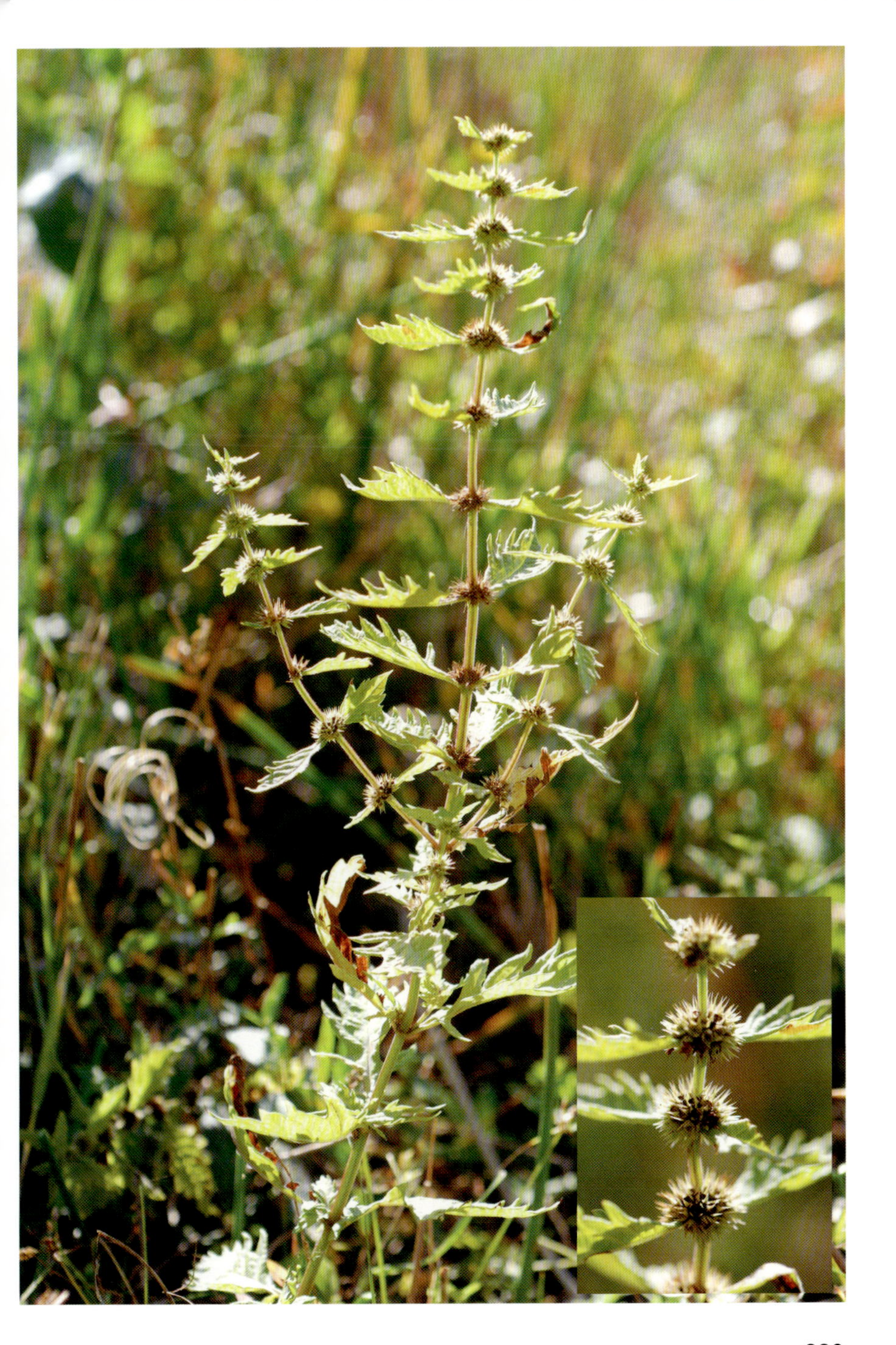

涩荠

Malcolmia africana (L.) R.Br.

【基　　原】来源于十字花科涩荠属涩荠 **Malcolmia africana** (L.) R.Br. 的种子、全草入药。

【形态特征】一年生草本，高 5 ～ 35 cm，被分枝毛与少数单毛。茎直立或近直立，多分枝，有细棱。叶具柄，长 5 ～ 10 mm，有时近无柄，叶片长圆形或椭圆形，长 1.5 ～ 8 cm，宽 5 ～ 18 mm，顶端急尖，基部楔形，边缘有波状齿或全缘。总状花序，排列疏松，果时特长；花梗短，不及 1 mm；萼片线状长圆形，长 4 ～ 5 mm，内轮基部略成囊状，外轮顶端略作兜状；花瓣淡紫色或粉红色，窄倒卵状长圆形，长 8 ～ 9 mm，顶端截形或钝圆，基部渐窄成爪；雄蕊花丝扁，分别长约 2.8、4 mm，花药长圆形，前端有小尖头，基部略叉开；子房圆筒形，花柱近无，柱头长锥形，显著。果梗加粗，长 1 ～ 2 mm；长角果细线状圆柱形，长 3.5 ～ 7 cm，宽 1 ～ 2 mm，直或弯曲。种子每室 1 行，长圆形，长约 1 mm，浅棕色。花期 5 ～ 6 月。

【生　　境】生于农田或草场人畜活动处。

【分　　布】我国北方诸省区。亚洲其他地区及非洲、欧洲也有分布。

【采集加工】7 ～ 9 月采收成熟果实，晒干，打下种子，除去杂质。

【性味功能】味苦、辛，性寒。祛痰定喘，泻肺行水。

【主治用法】主治咳逆痰多，脾虚肿满，胸腹积水，胸胁胀满，肺痈。内服：煎汤，用量 3 ～ 10 g。

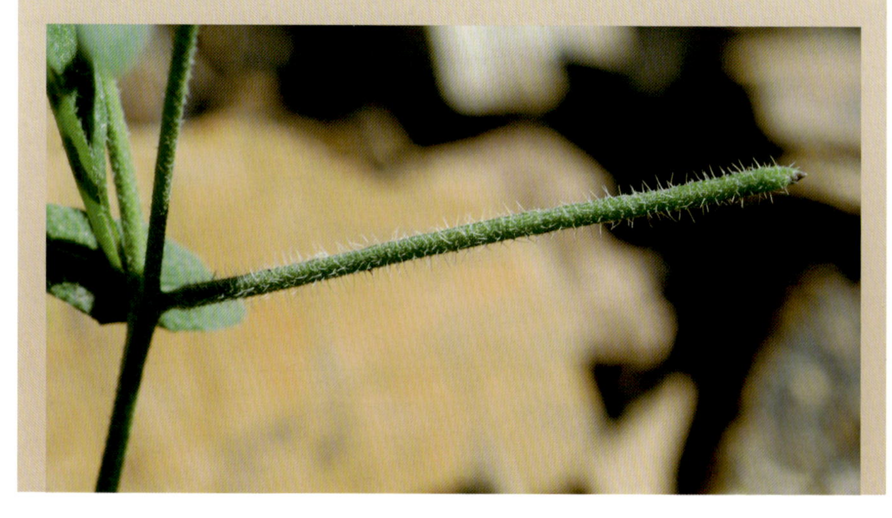

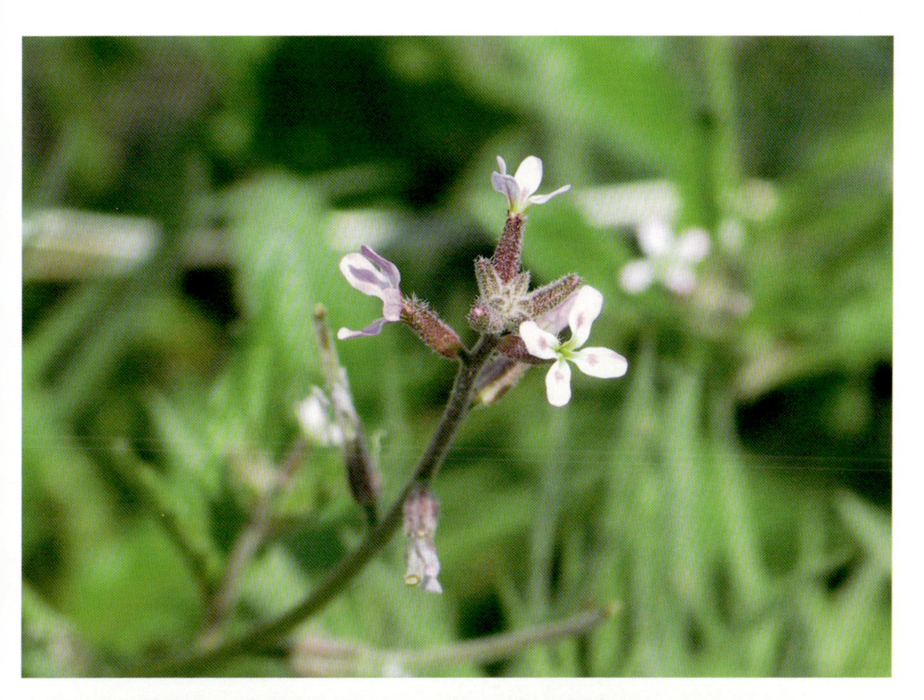

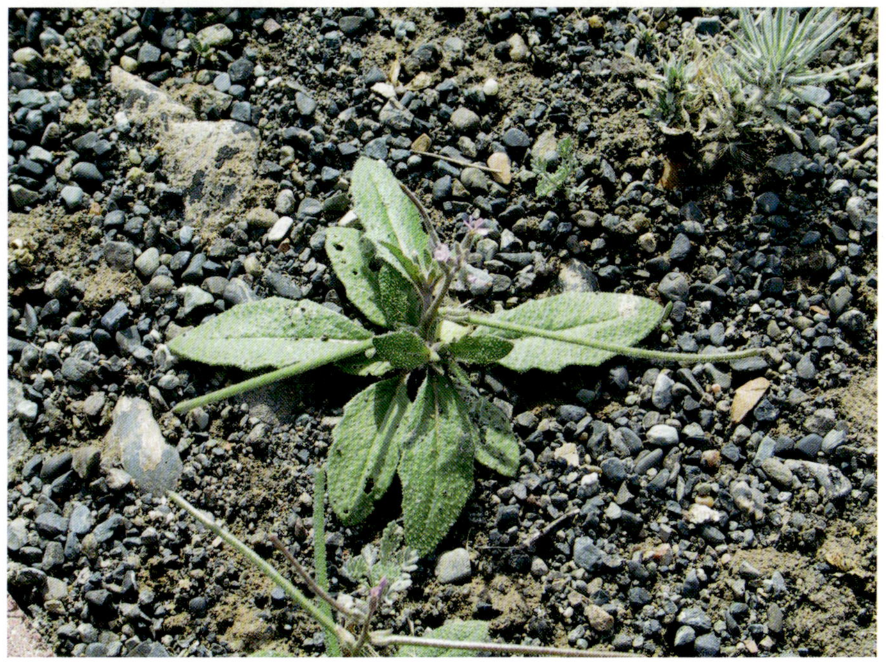

亚洲薄荷

Mentha asiatica Boriss.

【基　　原】来源于唇形科薄荷属亚洲薄荷 **Mentha asiatica** Boriss. 的干燥地上部分入药。

【形态特征】多年生草本，高 30 ～ 100(150) cm。根茎斜生，节上生须根；全株被短茸毛。茎直立，较少分枝，四棱形，密被短茸毛。叶片长圆形、长椭圆形或长圆状披针形，长 3 ～ 7 cm，宽 1 ～ 2. 5 cm，顶端急尖，基部圆形或宽楔形，两面均被密生的短茸毛，两边具稀疏不相等的牙齿，具短柄或无柄，密被短茸毛。轮伞花序在茎的顶端或枝的顶端集成穗状花序，下端的轮伞花序有时相隔远，长达 2 ～ 3 cm；苞片小，线形或钻形，被稀疏的短柔毛；花萼钟状，长约 2 mm，外面多少紫红色，被贴生的短柔毛或柔毛具节，萼齿 5 个，线形；花冠紫红色，长约 4 mm，微伸出萼筒之外，冠筒上部膨大，外面被稀疏的短柔毛，冠檐 4 裂，上裂片长圆状卵形，长 2 mm，宽 1. 5 mm，顶端微凹，其余 3 裂片长圆形，顶端钝；雄蕊 4 个，伸出于冠筒之外或不伸出，基部具毛；花柱伸出花冠很多，顶端 2 浅裂；花盘平顶。小坚果褐色，顶端被柔毛。花期 7 ～ 8 月；果期 9 月。

【生　　境】生于各地平原。

【分　　布】新疆、四川、西藏。中亚也有分布。

【采集加工】夏秋二季茎叶茂盛或花开三轮时，选晴天，分次采割，晒干或阴干。

【性味功能】味辛，性凉。疏散风热，清利头目，利咽，透疹，疏肝行气。

【主治用法】用于风热感冒，风温初起，头痛，目赤，喉痹，口疮，风疹，麻疹。

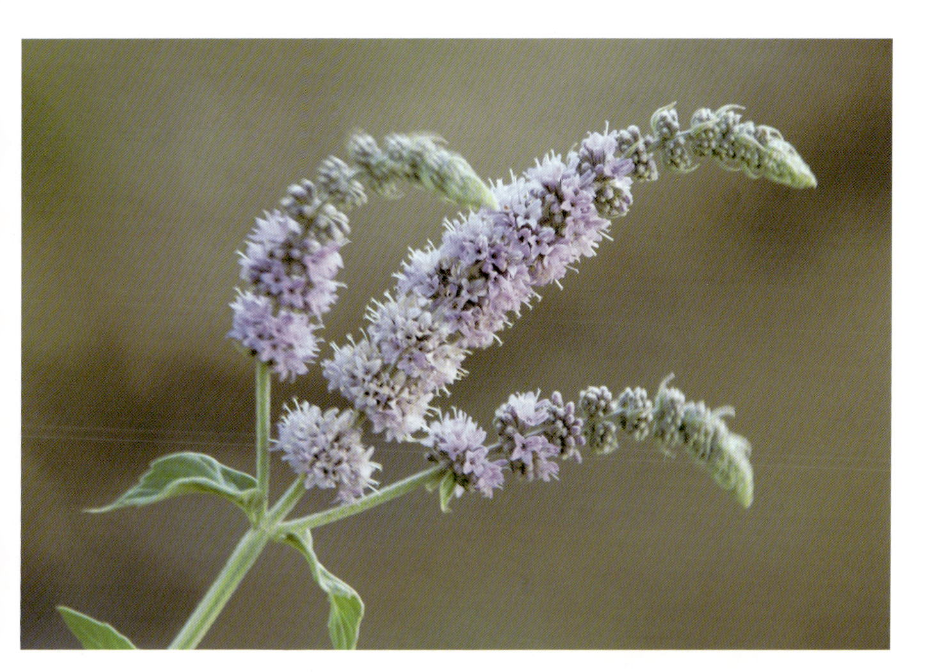

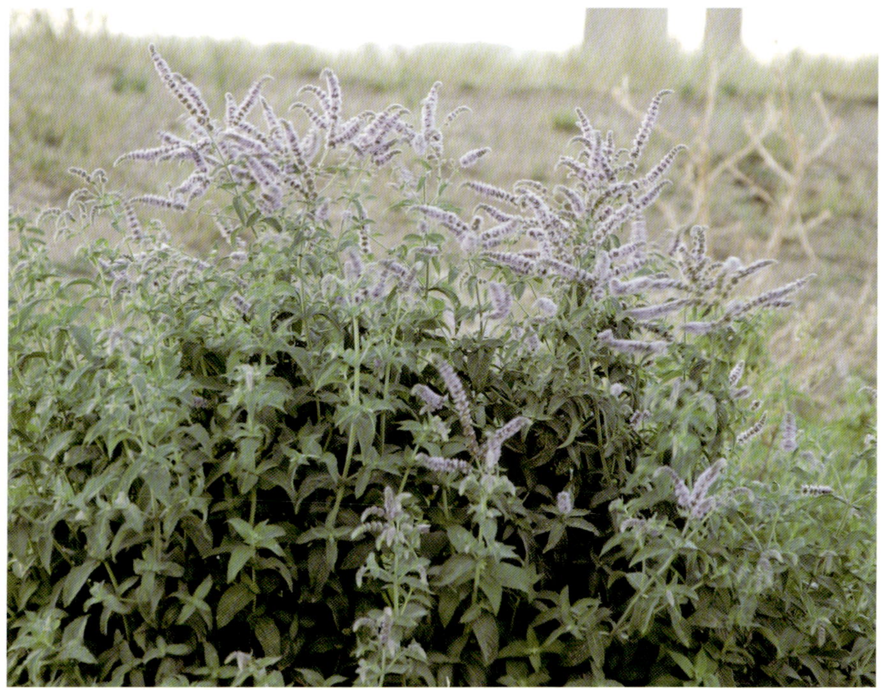

黑 桑

Morus nigra L.

【别　　名】药桑

【基　　原】来源于桑科桑属黑桑 **Morus nigra** L. 的根皮、果实、叶入药。

【形态特征】落叶小乔木，高至 10 m。小枝有细毛。叶阔卵圆形，长 12 cm，有时达 20 cm，宽 7～11 cm，质厚，顶端急尖或渐尖，基部深心脏形，有粗锯齿，通常不分裂，有时 2～3 裂，上面暗绿色，粗糙，下面色较淡，有细毛，沿叶脉尤密；叶柄长 1. 5～2. 5 cm，被柔毛；托叶膜质，披针形，被褐色柔毛。花雌雄异株有时同株；雄花序圆柱形，长 1.5～2. 5 cm；雌花序短椭圆形，长 2～2.5 cm。被柔毛。聚花果卵圆形至长圆形，长 2～2. 5 cm，暗红色。总花梗短，无明显花柱，柱头 2 裂，被柔毛。花期 4 月；果期 4～5 月。

【生　　境】栽培。

【分　　布】新疆、山东。伊朗、中亚、地中海、高加索、西欧也有分布。

【采集加工】果实：4～6 月当桑椹呈红紫色时采收，晒干或略蒸后晒干。

叶：初霜后采收，除去杂质，晒干。根皮：秋末叶落时至次春发芽前采挖根部，刮去黄棕色粗皮，纵向剖开，剥取根皮，晒干。

【性味功能】叶：味苦、甘，性寒；疏解风热，清肝明目。果实：味甘、酸，性平；滋阴补血。根皮：味苦，性平；祛风通络，解热，镇痛。

【主治用法】叶：主风热感冒，风温初起，发热头痛，汗出恶风，咳嗽胸痛，或肺燥干咳无痰，咽干口渴，风热及肝阳上扰，目赤肿痛。内服：煎汤，4. 5～9 g；或入丸、散。外用：适量，煎水洗或捣敷。果实：用于眩晕耳鸣，心悸失眠，须发早白，津伤口渴，内热消渴，血虚便秘。9～15 g。根皮：用于肺热喘咳，水肿胀满尿少，面目肌肤浮肿。内服：煎汤，9～15 g；或入散剂。外用：适量，捣汁涂或煎水洗。

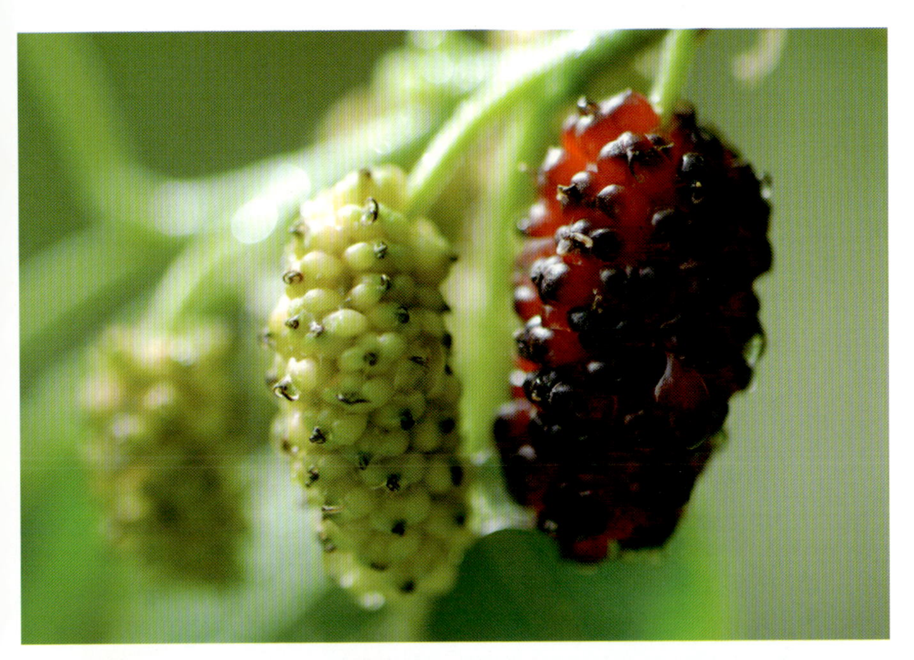

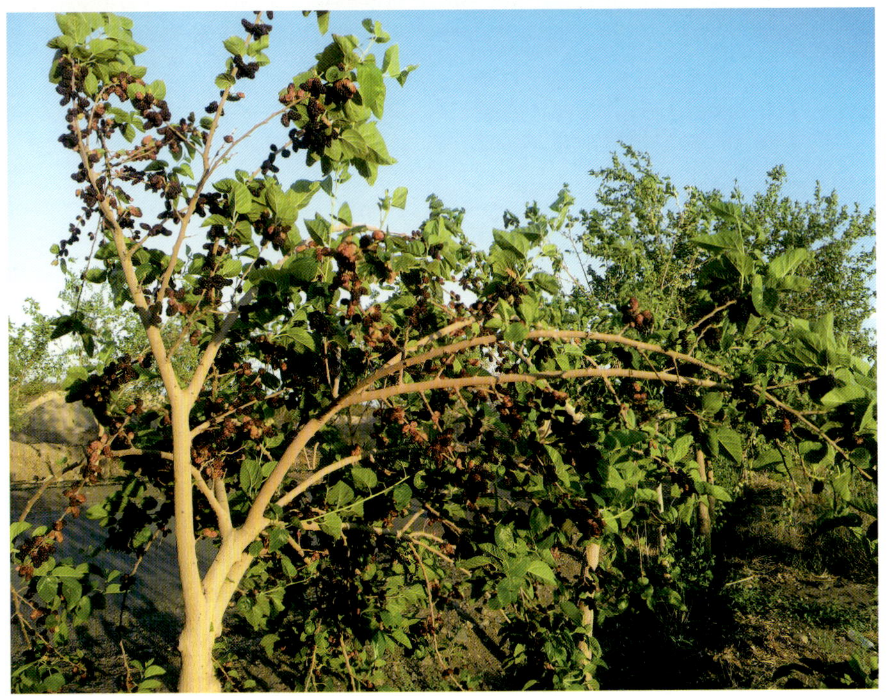

乳苣

Mulgedium tataricum (L.) DC.

【别　　名】蒙山莴苣、北莴苣、苦菜

【基　　原】来源于菊科乳苣属乳苣 **Mulgedium tataricum** (L.) DC. 的全草入药。

【形态特征】多年生草本，高 (5) 10 ～ 100 cm，无毛或有短柔毛。根粗壮，有根状茎。茎分枝，具细棱，下部茎生叶长圆形或长圆状披针形，长 8 ～ 18 cm，宽 1. 5 ～ 6 cm（计齿），侧向羽片深或浅裂，顶端渐尖，裂片长三角形，基部渐窄成不明显的柄，叶缘多具软骨质小尖头，主脉明显较宽，中上部叶与下部叶相似而较小，无柄，多全缘，上面绿色或两面粉绿色。头状花序排列成聚伞圆锥状，总苞窄钟状，长 1 ～ 1. 6 cm，粗 4 ～ 5 mm，总苞片 4 层，常带紫色，边缘白色膜质，外面三层覆瓦状排列，卵状披针形，里面一层披针状条形，等长，长为外层的 2 倍，宽约 2 mm，顶端钝；舌状花蓝紫色或淡紫色，舌片长约 9 mm，宽约 2. 5 mm，顶端截平，有 5 齿，筒部长约 9 mm，花药伸出花筒外，柱头裂片细棒状，略短于舌片。瘦果倒卵状纺锤形，长约 5 mm，顶端渐窄成明显或不明显的喙，略背腹扁压，有 5 条较粗的棱，粗棱于腹面及两侧各 1 条，背面 2 条，粗棱间各有细棱 1 ～ 2 条；冠毛淡白色，长约 1 cm。花期 5 ～ 9 月。

【生　　境】生于河谷、草甸、农田，林缘。

【分　　布】我国东北、华北、西北及河南、西藏、新疆。中亚、西伯利亚、欧洲及蒙古、伊朗、印度也有分布。

【采集加工】春、夏、秋均可采收，鲜用或晒干备用。

【性味功能】味苦，性寒。清热，凉血，解毒，明目，和胃，止咳。

【主治用法】主治痢疾，黄疸，血淋，痔瘘，疔肿，蛇咬伤，咳嗽，支气管炎，疳积。内服：煎汤、打汁或研末。外用：捣汁涂或煎水熏洗。

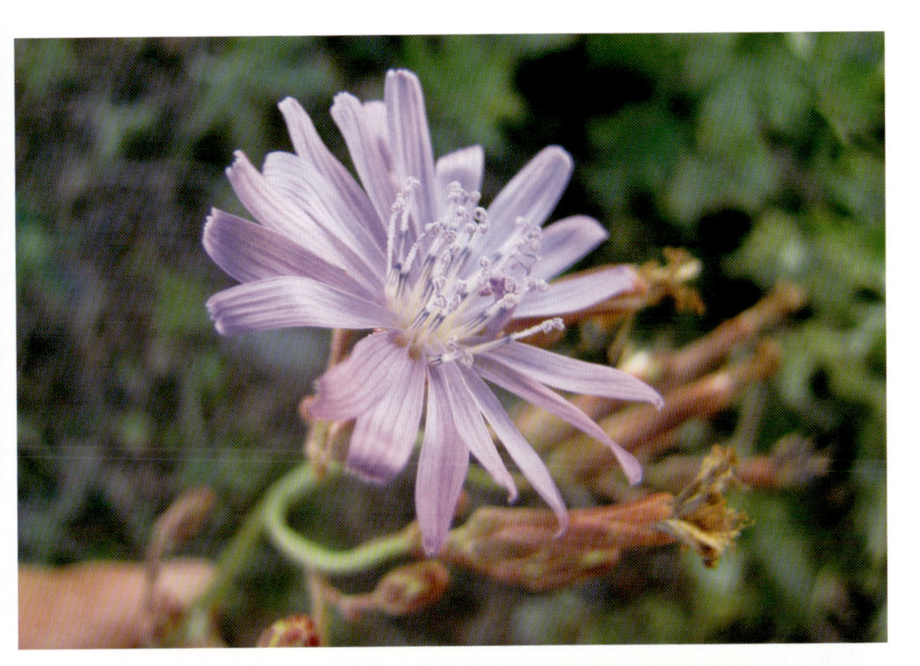

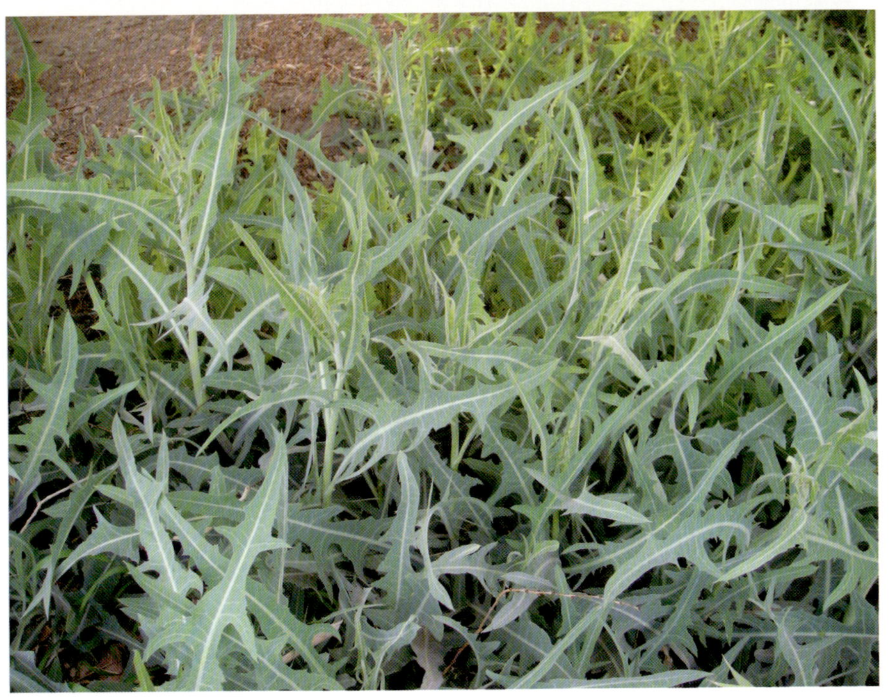

鳞序水柏枝

Myricaria squamosa Desv.

【别　　名】具鳞水柏枝、山柳

【基　　原】来源于柽柳科水柏枝属鳞序水柏枝 **Myricaria squamosa** Desv. 的嫩枝、叶入药。

【形态特征】灌木，高 1 ～ 1.5 m，茎直立，上部多分枝。老枝紫褐色、红褐色或灰褐色，常有白色皮膜；薄片状剥落；二年枝淡黄绿色或红褐色。叶披针形、卵状披针形或矩圆形，长 1.5 ～ 5(10) mm，宽 0.5 ～ 2 mm，顶端锐尖，基部略宽展。总状花序侧生于二年枝上，单生或簇生于叶腋；花序在开花前较密集，以后伸长，较疏松，基部被多数覆瓦状排列的鳞片；鳞片宽卵形或椭圆形，近膜质，中脉带绿色；苞片椭圆形，长 4 ～ 6(8) mm，宽 3 ～ 4 mm，顶端圆钝或锐尖，基部狭缩，近膜质；花梗长 2 ～ 3 mm；萼片卵状披针形或矩圆形，长 2 ～ 4 mm，宽 1 ～ 1.5 mm，顶端锐尖或钝；花瓣倒卵形或矩圆形，长 4 ～ 5 mm，宽 2 ～ 2.5 mm，顶端圆钝，基部狭缩，常内曲，紫红色或粉红色；花丝自 2/3 部位以下结合。蒴果窄圆锥形，3 瓣裂。花、果期 5 ～ 8 月。

【生　　境】生于荒漠低山、山间河谷。

【分　　布】青海、甘肃、新疆、四川。俄罗斯、阿富汗、巴基斯坦、印度也有分布。

【采集加工】夏、秋采收，剪取嫩枝，晒干。

【性味功能】味甘、微苦、涩，性平。发散解毒。

【主治用法】主治肺炎，肺炎中毒性发烧，风热咳嗽，咽喉肿痛，水肿，黄水病，乌头中毒；外用于疥癣。内服：煎汤 3 ～ 9 g。外用：适量，煎水洗。

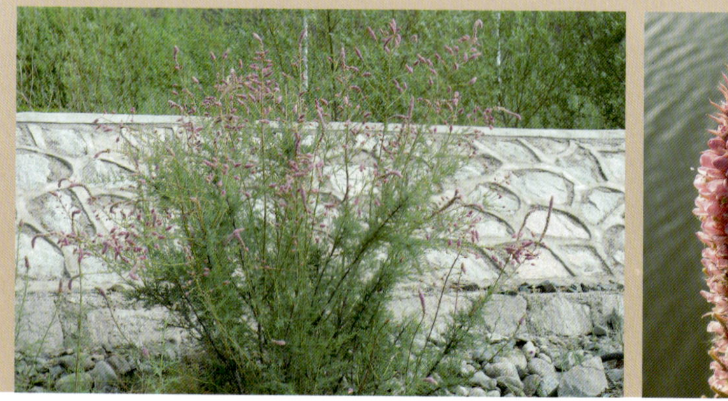

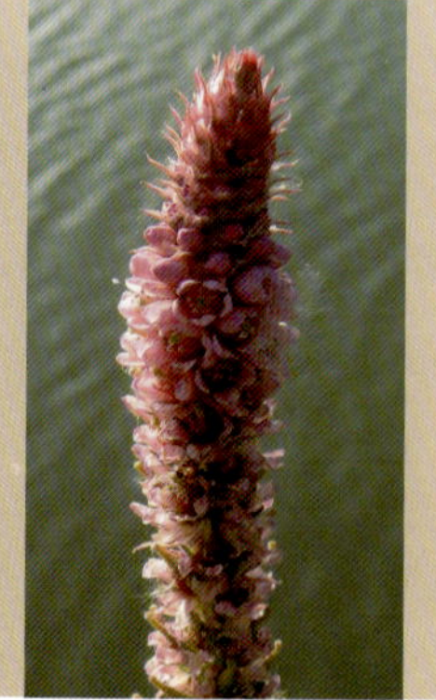

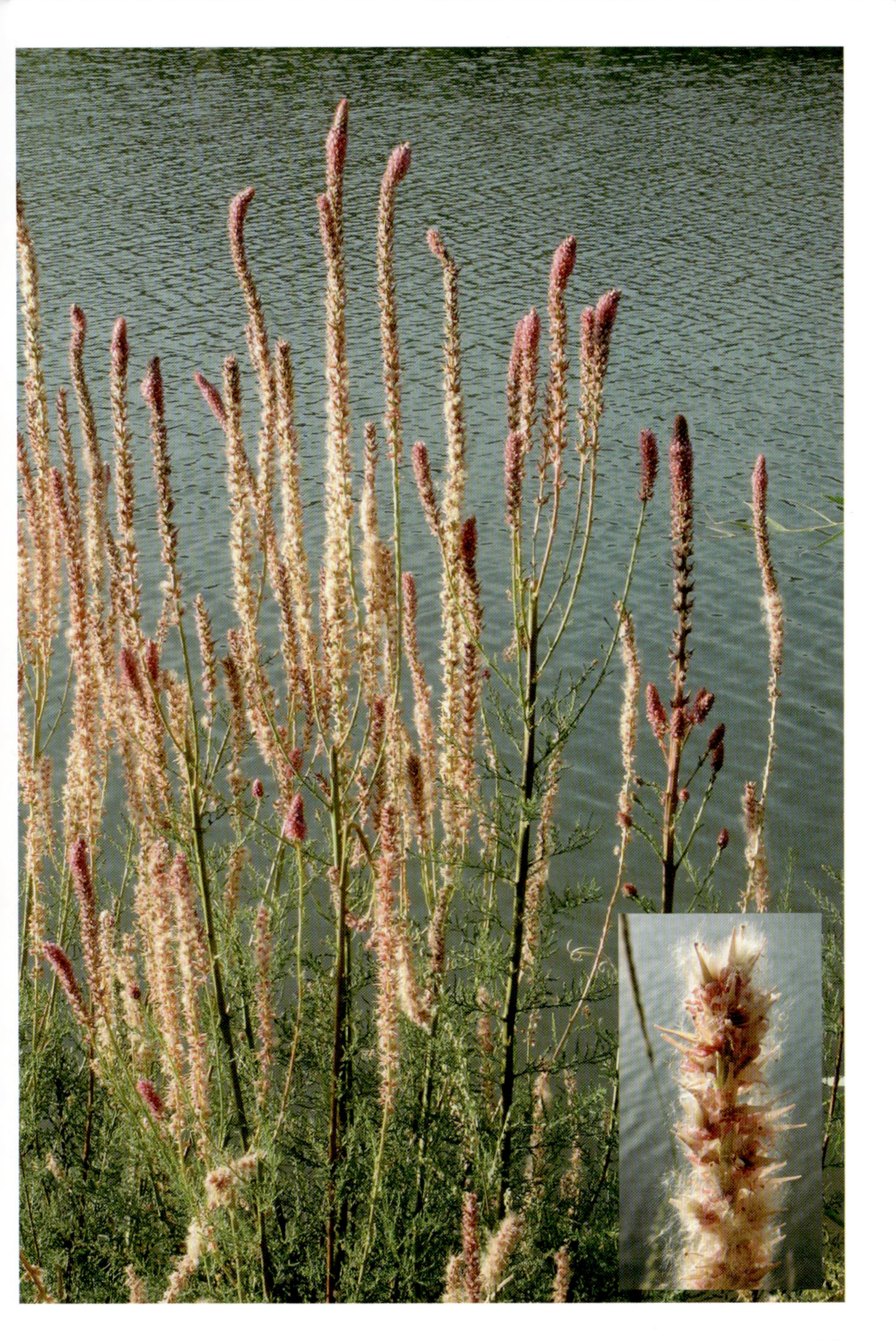

大白刺

Nitraria roborowskii Kom.

【基　　原】来源于蒺藜科白刺属大白刺 **Nitraria roborowskii** Kom. 的果实入药。

【形态特征】灌木，高 1 ～ 2 m。枝多数，白色，顶端针刺状。叶 2 ～ 3 枚簇生，倒卵形、宽倒披针形或长椭圆状匙形，长 2.5 ～ 3.5 cm，宽 7 ～ 20 mm，顶端圆钝或平截，全缘或有不规则的 2 ～ 3 齿裂。花较稀疏。核果近椭圆形或卵形，长 1.2 ～ 1.8 cm，直径 8 ～ 15 mm，熟时深红色，果汁紫黑色；果核长卵形，顶端钝，长 5 ～ 7 mm，宽 3 mm，顶端具 3 条三角状裂片和 3 条披针形细裂片，裂片边缘具骨质细齿，核基部具不规则圆形深孔。花期 6 月；果期 7 ～ 8 月。

【生　　境】生于湖盆、绿洲和低地边缘及荒漠沙地，渠畔、路旁、田边、防护林缘等水位条件较好的地方。

【分　　布】甘肃、青海、新疆、宁夏、内蒙古。蒙古和俄罗斯也有分布。

【采集加工】秋季果实成熟采收，晒干。

【性味功能】味甘、酸，性温。健脾胃，助消化，安神，解表，下乳。

【主治用法】用于脾胃虚弱，消化不良，神经衰弱，感冒，乳汁不下。用量：30 ～ 65 g，水煎服或研末泡酒服。

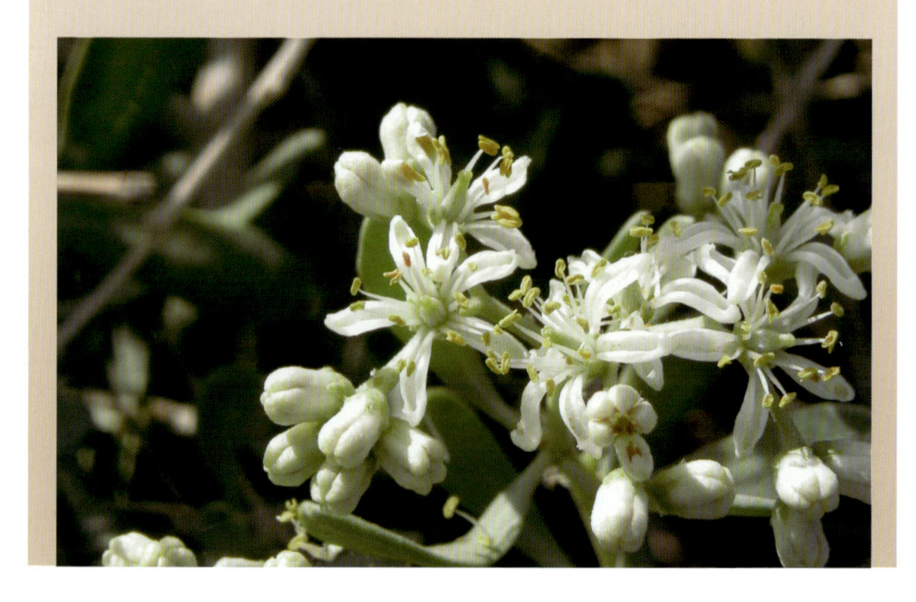

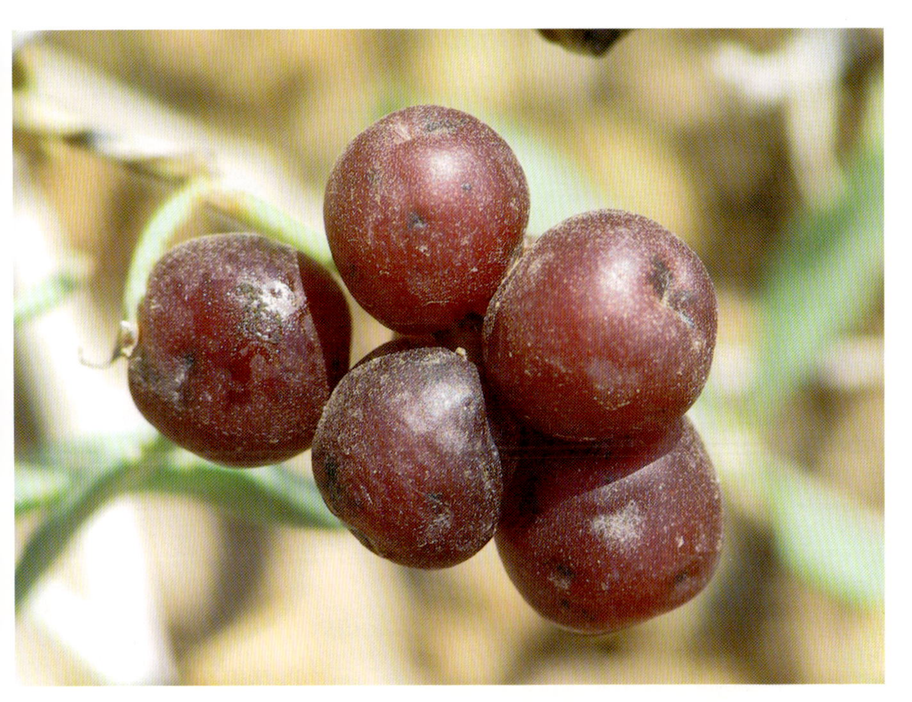

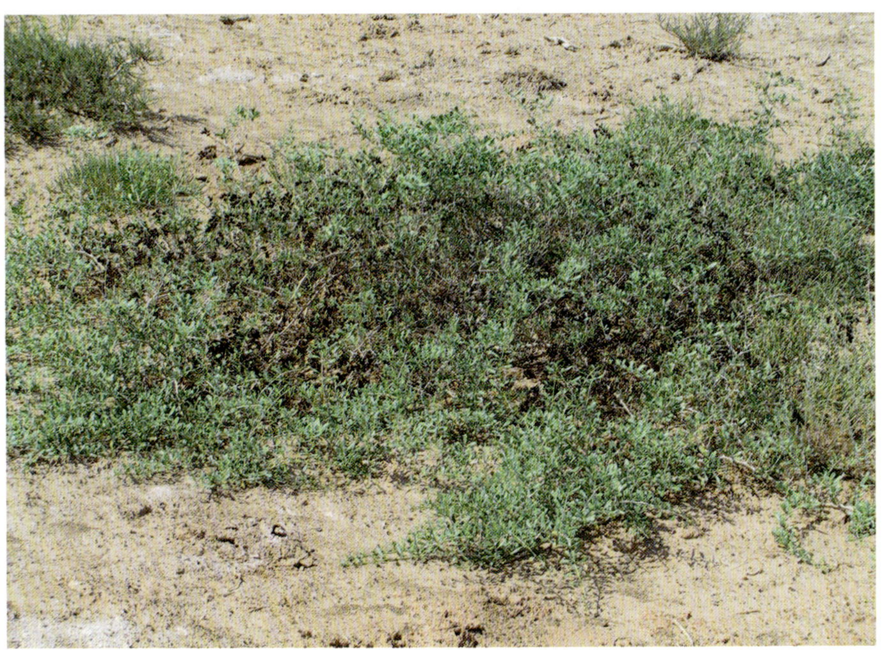

西伯利亚白刺

Nitraria sibirica Pall.

【基　　原】来源于蒺藜科白刺属西伯利亚白刺 **Nitraria sibirica** Pall. 的果实入药。

【形态特征】灌木，高0.5～1 m。多分枝，铺散地面，有时弯曲或直立，小枝灰白色，顶端针刺状。叶无柄，在嫩枝上3～5片簇生，倒披针形，长5～15 mm，宽2～6 mm，顶端钝圆，基部窄楔形，无毛或嫩时被柔毛；托叶早落。花小，直径约8 mm，黄绿色，排成顶生聚伞花序生于嫩枝顶部，长1～3 cm，被疏柔毛；萼片5，绿色；三角形。花瓣5，白色，矩圆形，长2～3 mm；雄蕊10～15枚；子房3室。果实近球形或椭圆形，两端钝圆，直径长6～8 mm，熟时暗红色，果汁暗蓝紫色，味甜而微咸；果核卵形，顶端尖，长约5～6 mm，基部宽3 mm，顶端具3条三角状宽裂片和3条披针形细裂片，边缘具细齿，果核基部的圆形洼孔多于其他种；种子1粒。花期5～6月；果期7～8月。

【生　　境】生于轻度盐渍化低地，湖盆边缘沙地、沿海盐渍化沙地。

【分　　布】我国东北、华北、西北。蒙古、俄罗斯也有分布。

【采集加工】秋季果实成熟采收，晒干。

【性味功能】味甘、酸，性温。健脾胃，助消化，安神，解表，下乳。

【主治用法】用于脾胃虚弱，消化不良，神经衰弱，感冒，乳汁不下。用量：30～65 g，水煎服或研末泡酒服。

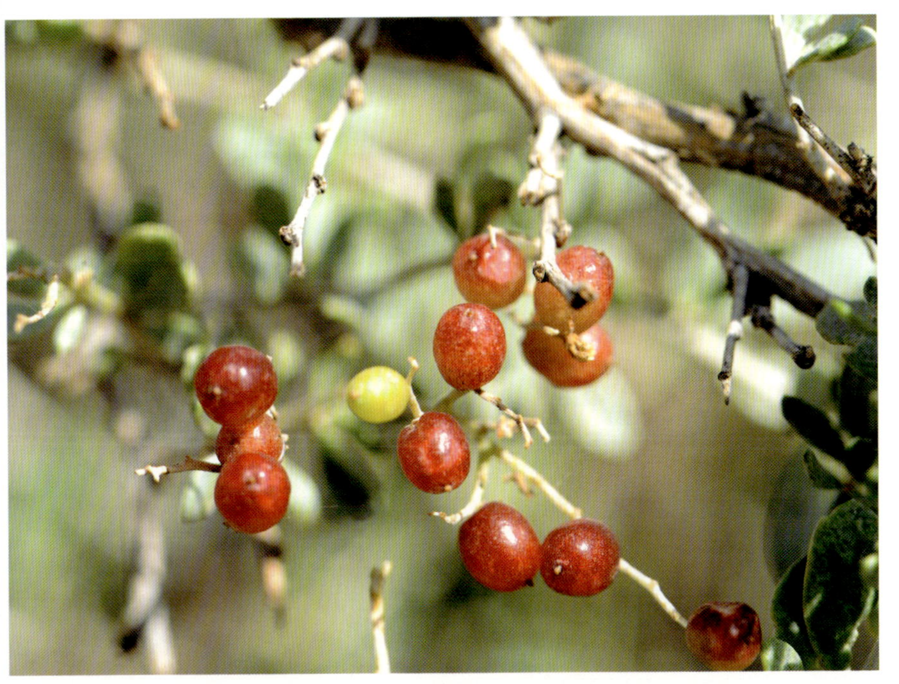

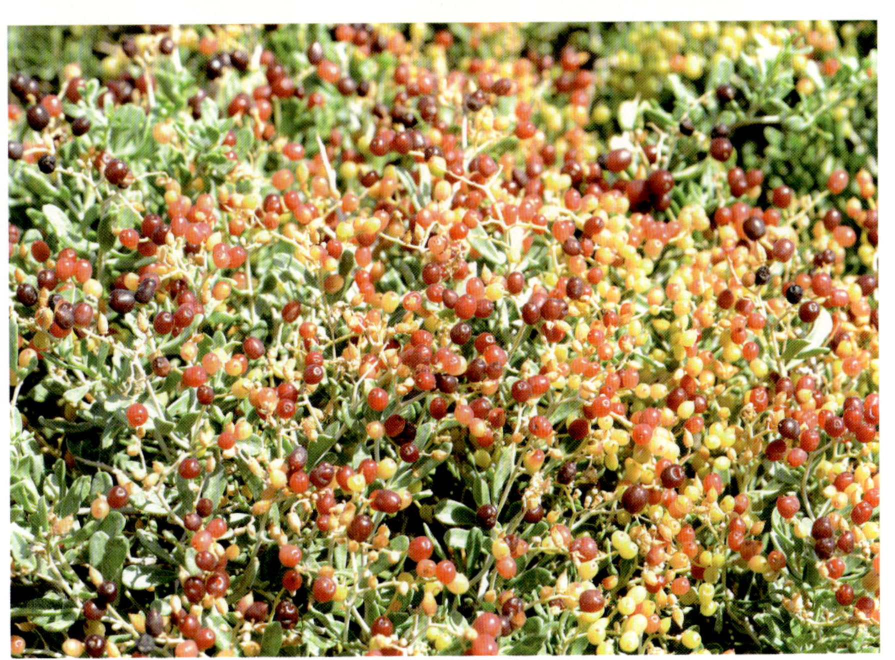

雪白睡莲

Nymphaea candida C. Presl

【基　　原】来源于睡莲科睡莲属雪白睡莲 **Nymphaea candida** C. Presl 的花入药。

【形态特征】多年生水生草本。根状茎直立或斜升。叶近圆形或圆卵形，长 15 ～ 30 cm，宽 10 ～ 18 cm，基部裂片邻接或重叠。花白色，直径 10 ～ 12 cm；花梗与叶柄近等长；萼片卵状长圆形，长 3 ～ 5 cm，脱落或花期后腐烂；花瓣 15 ～ 25，白色，卵状矩圆形，长 3 ～ 5. 5 cm，外轮比萼片稍长；花托略呈四角形；内轮花丝披针形；柱头具 6 ～ 14 辐射线，深凹。浆果扁平至半球；种子长 3 ～ 4 mm。花期 6 月；果期 8 月。

【生　　境】生于湖泊、池塘、稻田水中。

【分　　布】新疆。中亚、西伯利亚、欧洲也有分布。

【采集加工】夏季采收，洗净，去杂质，晒干。

【性味功能】味甘、苦，性平。消暑，解酒，定惊。

【主治用法】主治中暑，醉酒烦渴，小儿惊风。内服：煎汤，用量 6 ～ 9 g。

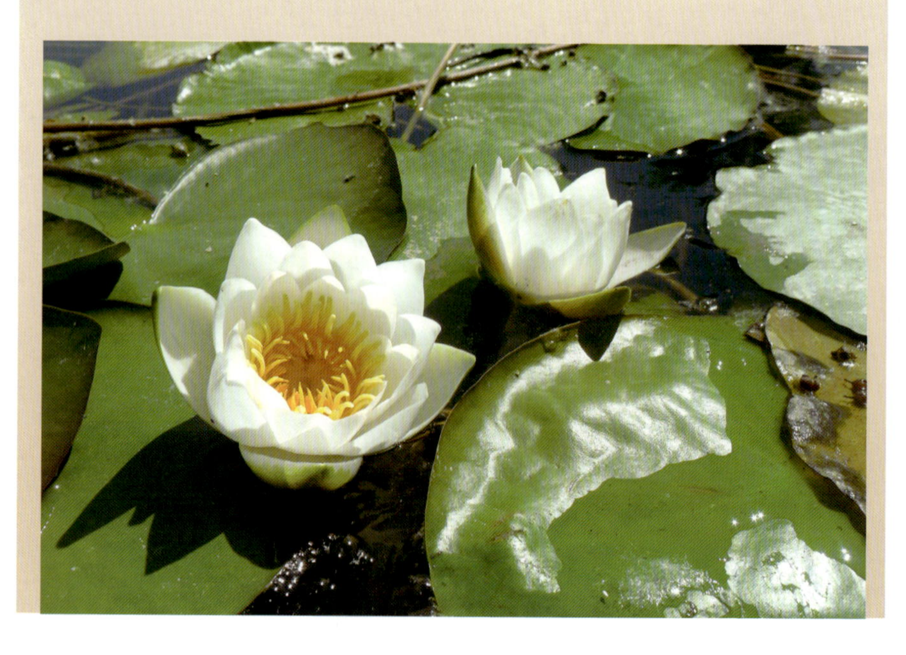

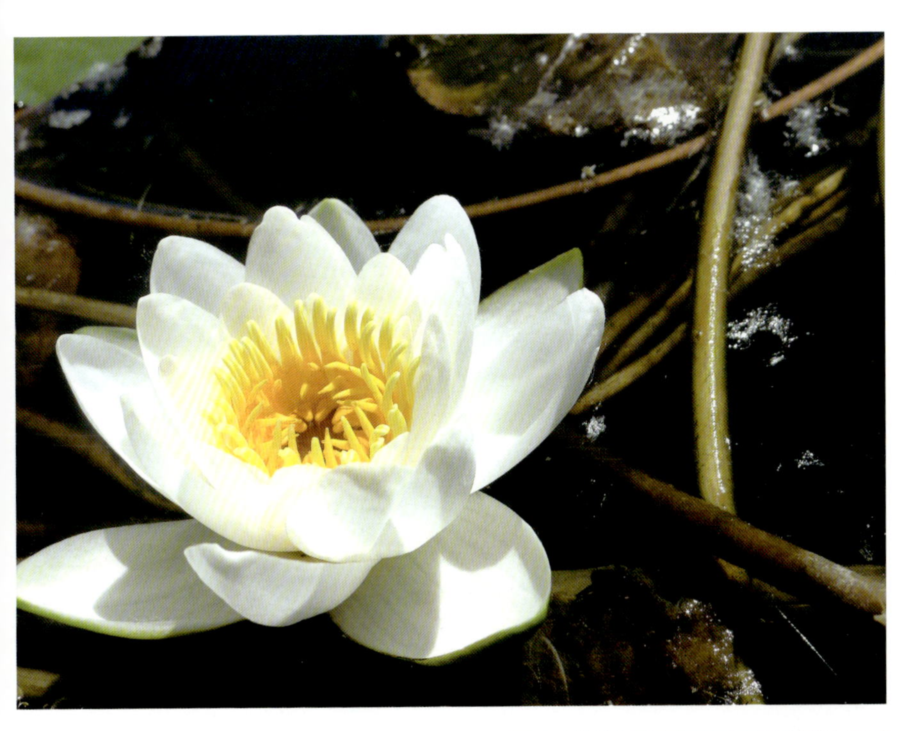

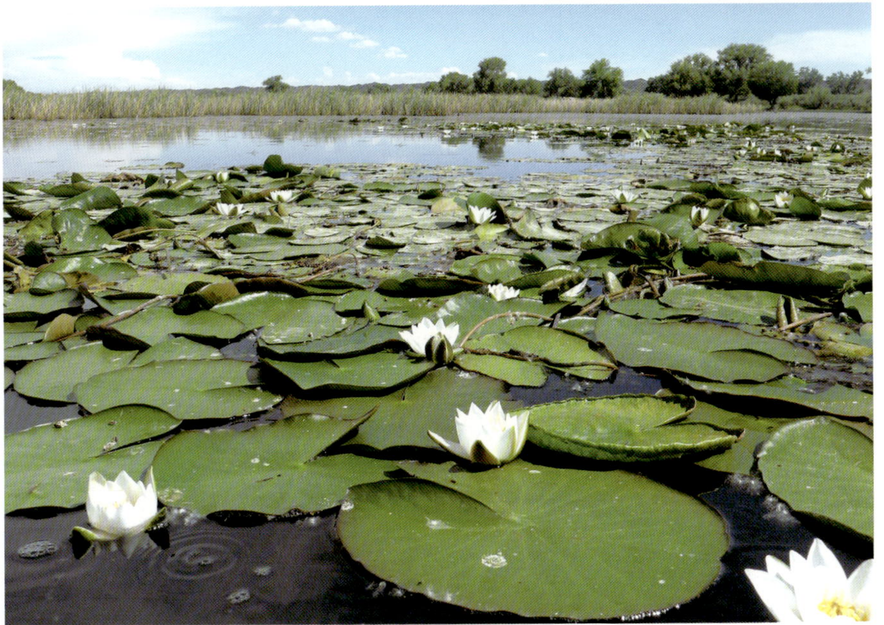

大翅蓟

Onopordum acanthium L.

【基　　原】来源于菊科大翅蓟属大翅蓟 **Onopordum acanthium** L. 的全草入药。

【形态特征】二年生草本，高达 2 m。主根直伸，粗达 2 cm。茎直立，粗壮，通常分枝，无毛或被蛛丝状柔毛，茎和枝具宽 5 ～ 15 mm 的翅，翅羽状半裂或具大小不等的三角形刺齿，裂片宽三角形，裂片和齿的顶端具黄褐色的针刺，针刺长达 5 mm。叶两面被蛛丝状柔毛或近无毛，有时被密集的绵毛而呈灰白色，大小不等，长 10 ～ 35 cm，宽 5 ～ 15 cm，沿缘具大小不等的三角形齿，齿端有黄褐色的针刺；基生叶和茎下部叶长圆状卵形或宽卵形，具短柄；茎上其他叶渐小，长椭圆形、卵状披针形或倒披针形，无柄。头状花序通常 2 ～ 3 个生于茎枝顶端，稀单 1；总苞卵形或球形，直径达 5 cm，幼时被蛛丝状柔毛，以后无毛；总苞片多层，所有的总苞片几相同，卵状钻形或披针状钻形，顶端变成黄褐色的针刺，外面有腺点，沿边有短缘毛；小花淡紫红色或粉红色，花冠长达 2. 4 cm，细管部与檐部等长，檐部顶端 5 裂至中部，裂片线形。瘦果长圆形或长圆状倒卵形，通常为不明显的 3 棱状，稍压扁，长 4 ～ 6 mm，淡灰色、灰棕色或褐色，有横的皱褶，具黑色或褐色斑点；冠毛多层，土红色，刚毛糙毛状，内层较长，长达 1. 2 cm。花、果期 6 ～ 9 月。

【生　　境】生于荒地、田间、水沟边及河谷两旁。

【分　　布】新疆。中亚、欧洲及俄罗斯、伊朗也有分布。

【采集加工】夏秋采收。

【性味功能】味酸，性凉。凉血止血。

【主治用法】主治出血症如血溢等。内服：煎汤，用量 3 ～ 9 g。

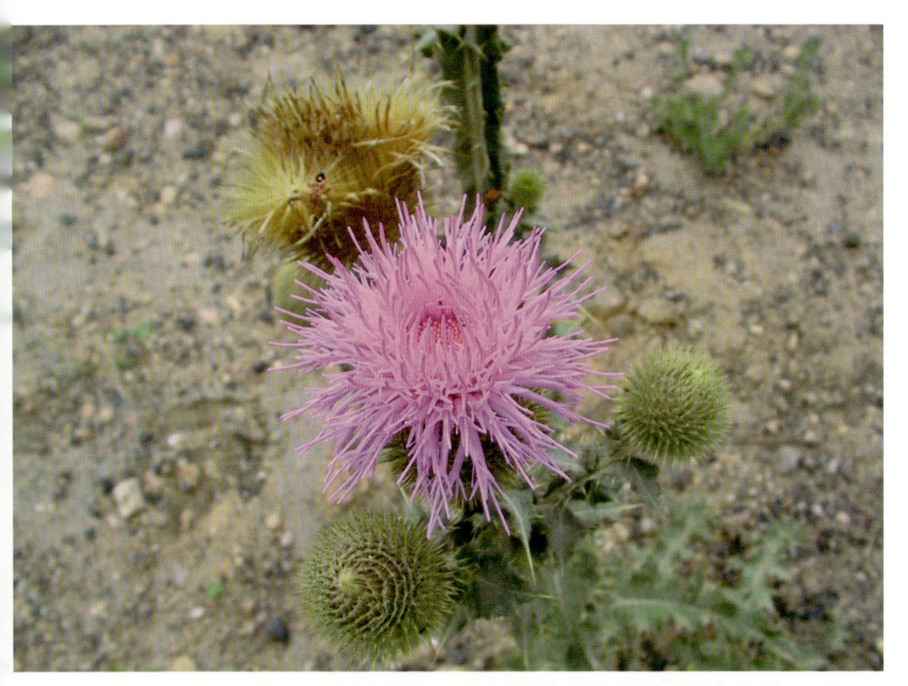

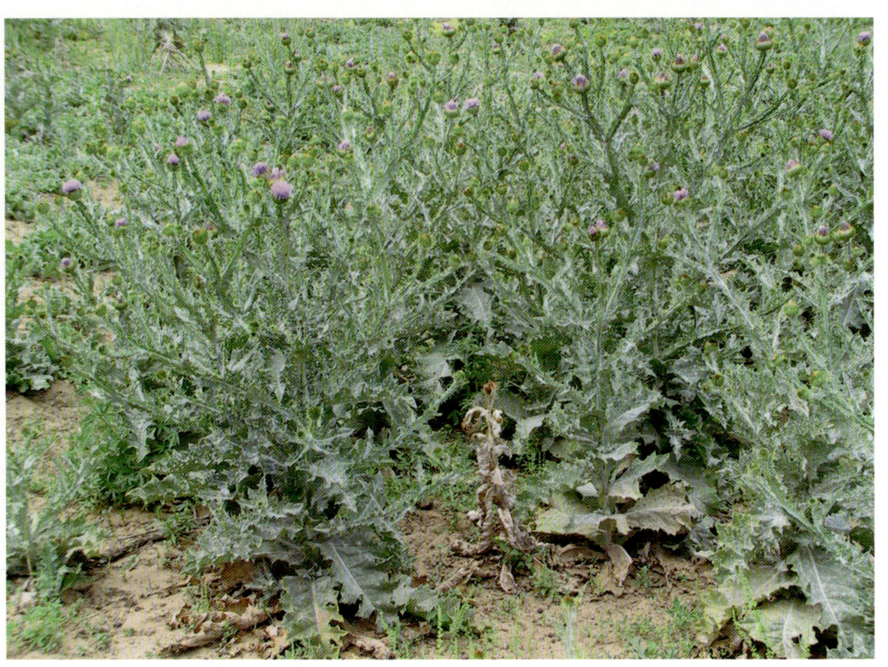

黄花滇紫草

Onosma gmelinii Ldb.

【基　　原】来源于紫草科滇紫草属黄花滇紫草 **Onosma gmelinii** Ldb. 的根入药。

【形态特征】半灌木状草本，高 25 ～ 40 cm，植株灰白色，被开展的硬毛及向下贴伏的伏毛。茎单一或数条丛生，直立，不分枝。基生叶具长柄，倒披针形，长 10 ～ 20 cm，宽 5 ～ 10 mm，顶端钝，基部渐狭成叶柄，上面密生向上贴伏的硬毛及短伏毛，下面密生短柔毛，叶脉及叶缘生硬毛；茎生叶披针形，长 2 ～ 5 cm，宽约 5 mm，无柄。花序单生茎顶，不分枝，花多数，密集，花期直径 4 ～ 6 cm；苞片披针形，长 1 ～ 1.5 cm，密生开展的硬毛及短伏毛；花梗短，长约 5 mm；花萼长 1.5 ～ 2 cm，裂片线状披针形，裂至近基部，密生向上的硬毛及短伏毛；花冠黄色，筒状钟形，长 2 ～ 2.5 cm，基部直径 2 mm，向上逐渐扩张，喉部直径 5.5 ～ 7.5 mm，外面被极不明显的短柔毛，内面无毛，裂片宽三角形，长约 2 mm，宽约 3 mm；花药基部结合，长约 10 mm，内藏，不育顶端长约 2 mm，花丝钻形，长 9 ～ 10 mm，下延，着生花冠筒基部以上 10 ～ 11 mm 处；花柱长 16.5 ～ 22 mm，内藏，无毛；腺体高约 1 mm，无毛。花期 5 ～ 6 月。

【生　　境】生于海拔 1000 ～ 1500 m 阿尔泰山的山地草原。

【分　　布】新疆。西伯利亚、中亚也有分布。

【采集加工】秋季挖根。

【性味功能】味甘，性凉，清热凉血，养肺。

【主治用法】用于肺炎，结核空洞，高山多血症。煎汤，用量 3 ～ 9 g。

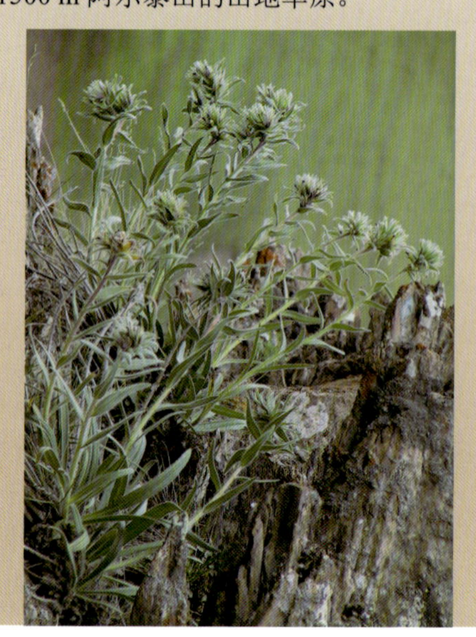

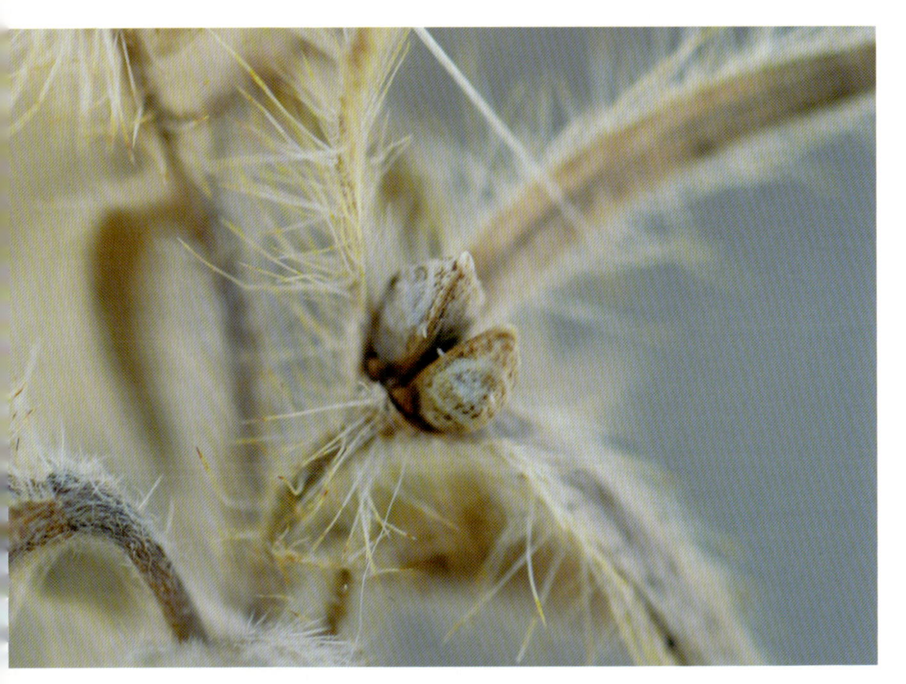

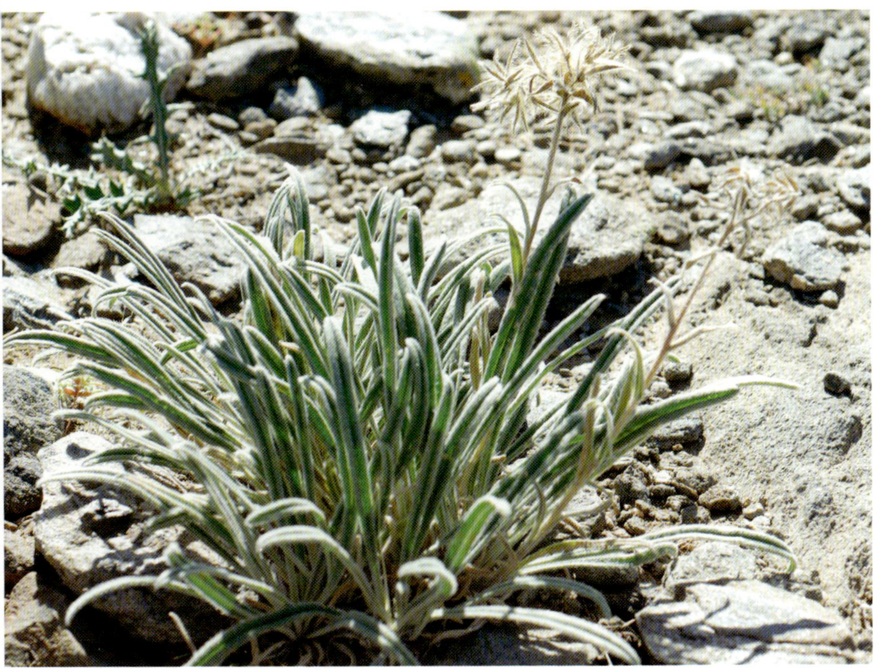

牛至

Origanum vulgare L.

【基　　原】来源于唇形科牛至属牛至 **Origanum vulgare** L. 的干燥全草入药。

【形态特征】多年生草本，高 30 ～ 70 cm。根茎斜生，具纤细的须根。茎直立，单生或由基部生出少数不育枝，四棱形，基部多少紫红色，具蜷曲的白色短柔毛，节间及棱较密。叶片卵形或长圆状卵形，长 1 ～ 3 cm，宽 0. 5 ～ 2 cm，顶端钝，基部圆形，两边中部以上具稀疏的小齿，上面绿色，被极少的柔毛，背面淡绿色，被稀疏的柔毛及腺点。花序为伞房状圆锥花序，由许多小穗状花序组成；苞片长圆状倒卵形，锐尖，大部分为绿色而顶端微红色；花萼钟形，长约 3 mm，紫红色，外面被短毛，里面喉部有白色柔毛环，脉 13 条，萼齿 5 个，三角形；花冠紫红色，长约 7 mm，微伸出萼管之外，上部稍膨大，外面被稀疏的柔毛，冠檐二唇形，上唇直立，顶端微凹，下唇 3 裂，中裂片较大，两侧裂片较小，长圆形；雄蕊 4 个，前对稍伸出冠外，后对稍短，不伸出冠外，花丝丝状，光滑，花药卵圆形；花柱微超过雄蕊，顶端具 2 不等裂的裂片。小坚果卵圆形，顶端圆，基部狭，褐色，光滑。花期 6 月；果期 8 月。

【生　　境】生于山地草甸、林缘及河谷、亚高山草原及河谷。

【分　　布】新疆等省区。中亚也有分布。

【采集加工】夏季开花时采割，洗净，切段，晒干。

【性味功能】味辛，性微温。发汗解表，利水消肿，和胃，理气止痛。

【主治用法】用于暑湿感冒，扁桃体炎，疝气腹痛，水肿。

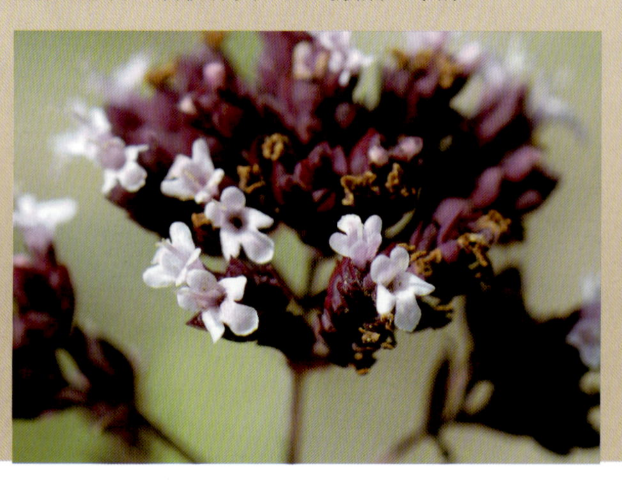

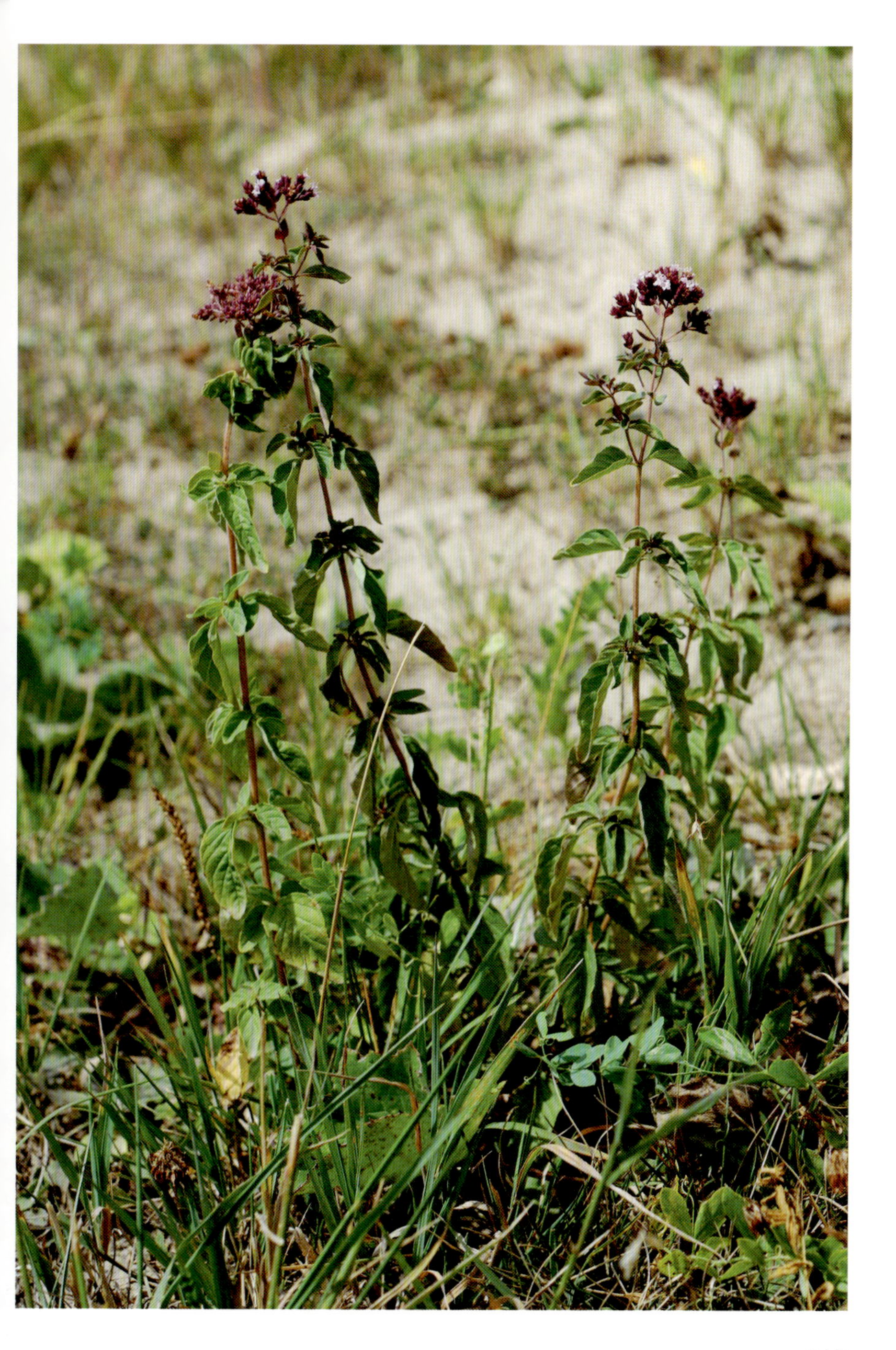

小苞瓦松

Orostachys thyrsiflortus Fisch.

【别　　名】紫花瓦松

【基　　原】来源于景天科瓦松属小苞瓦松 **Orostachys thyrsiflortus** Fisch. 的全草入药。

【形态特征】二年生草本。第一年有莲座丛，莲座叶短，淡绿，线状长圆形，顶端渐变成软骨质附属物，长 1.5 ～ 2 mm，急尖，顶端有短尖头，边缘有细齿或全缘。第二年自莲座中央伸出花茎，高 5 ～ 20 cm；茎生叶线状长圆状，长 4 ～ 7 mm，宽 1 ～ 1.5 mm，顶端急尖，有软骨质尖头。总状花序长 4 ～ 14 cm；苞片卵状长圆形，渐尖，比花短；花梗长 2 mm；萼片 5，三角状卵形，长 1.5 mm，宽 2 mm，急尖；花瓣 5，白色或淡红色，长圆形，长 5 mm，宽 1.5 mm，基部稍合生；雄蕊 10，与花瓣等长或稍短，花药紫色；鳞片 5，近正方形至近长方形，长 0.5 mm；心皮 5，狭披针状长圆形，长 5 mm，花柱长 1.5 ～ 2 mm。蓇葖 5，直立。种子卵形，细小。花期 7 ～ 8 月；果期 8 ～ 9 月。

【生　　境】生于干旱石质山坡、山顶石缝、山前荒漠草原、河谷阶地。

【分　　布】新疆、西藏、甘肃等地。中亚，俄罗斯、蒙古也有分布。

【采集加工】夏、秋季采集，用开水烫后，晒干。

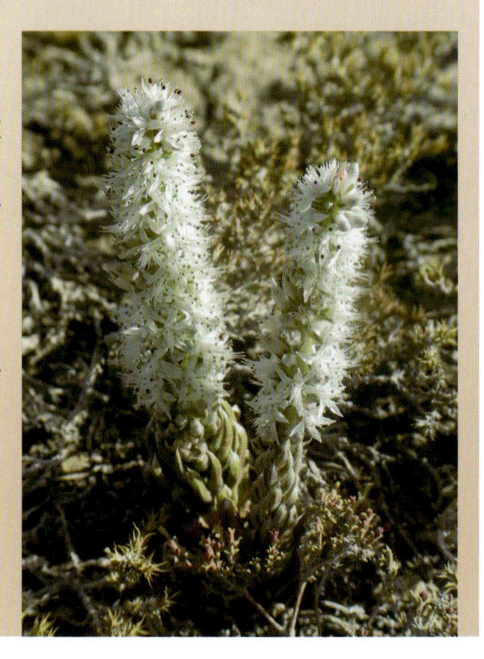

【性味功能】味酸、苦，性凉；有毒。凉血止血，清热解毒，收湿剑疮。

【主治用法】主治吐血，鼻衄，便血，血痢，热淋，月经不调，疔疮痈肿，痔疮，湿疹，烫伤，肺炎，肝炎，宫颈糜烂，乳糜尿。内服：煎汤，5 ～ 15 g；捣汁；或入丸剂。外用适量捣敷；或煎水熏洗；或研末调敷。

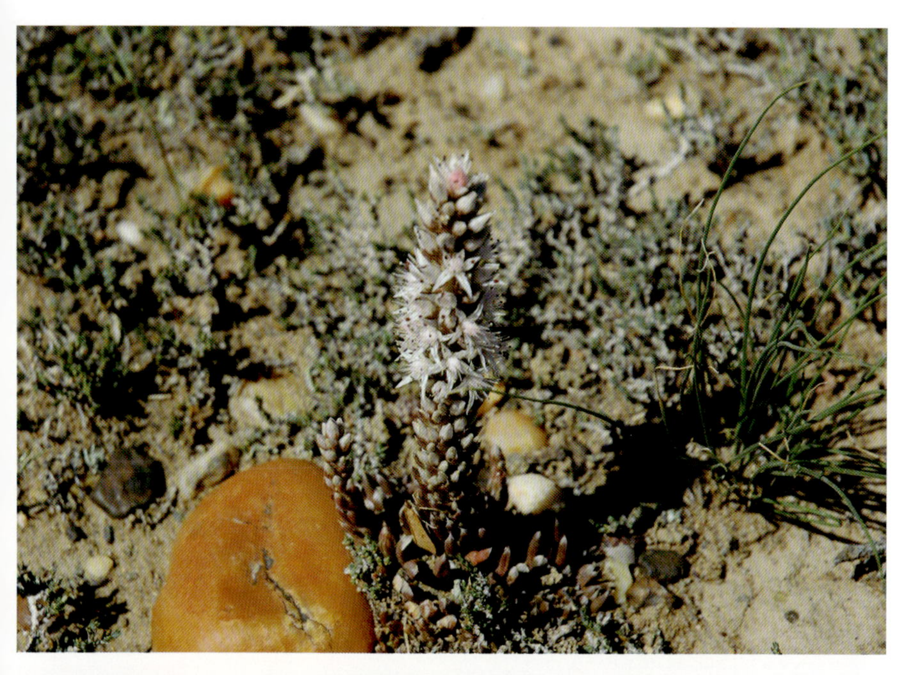

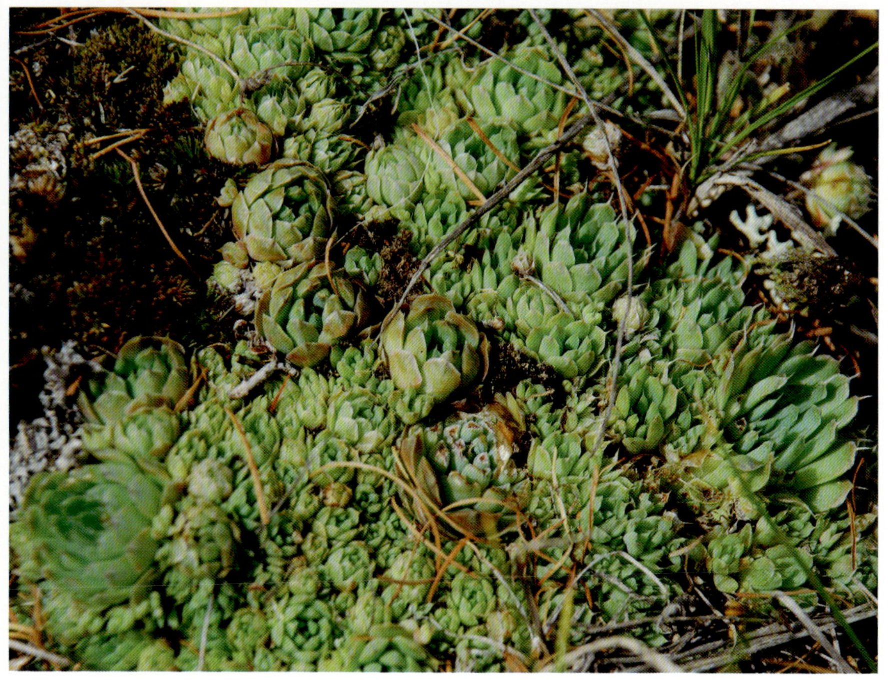

山蓼

Oxyria digyna (L.) Hill.

【别　　名】肾叶山蓼

【基　　原】来源于蓼科山蓼属山蓼 **Oxyria digyna** (L.) Hill. 的全草入药。

【形态特征】多年生草本，高10～30 cm。茎单一，直立，具棱槽，无毛，在上部花序中分枝。基生叶肾形或圆肾形，长1～4 cm，宽1.5～5 cm，顶端圆钝，基部宽心形，两面无毛或背面沿脉具乳头状凸起，全缘或微波状，具长柄，几乎全部叶基生，稀有1～2片叶茎生；托叶鞘筒状，膜质。花序圆锥状，分枝稀疏；花2～6朵着生在膜质苞片内；花梗细弱，中部具关节；花被片4，淡红色，边缘白色，外轮花被片较小，通常反折，内轮花被片果期增大，倒卵形，直立，紧贴果实。瘦果宽卵形，两侧压扁，连翅成圆形，直径4～5 mm，两端凹陷，膜质翅淡紫红色。花、果期6～8月。

【生　　境】生于高山和亚高山的河滩、水边、石质坡地和石缝中。

【分　　布】新疆、吉林、陕西、四川、云南、西藏。欧洲、北美洲、亚洲其他地区也有分布。

【采集加工】夏秋采集，晒干备用。

【性味功能】味苦，性平。利尿通淋，清热消炎，杀虫，止痒。

【主治用法】用于膀胱热淋，小便短赤，淋漓涩痛，皮肤湿痒，阴痒带下。

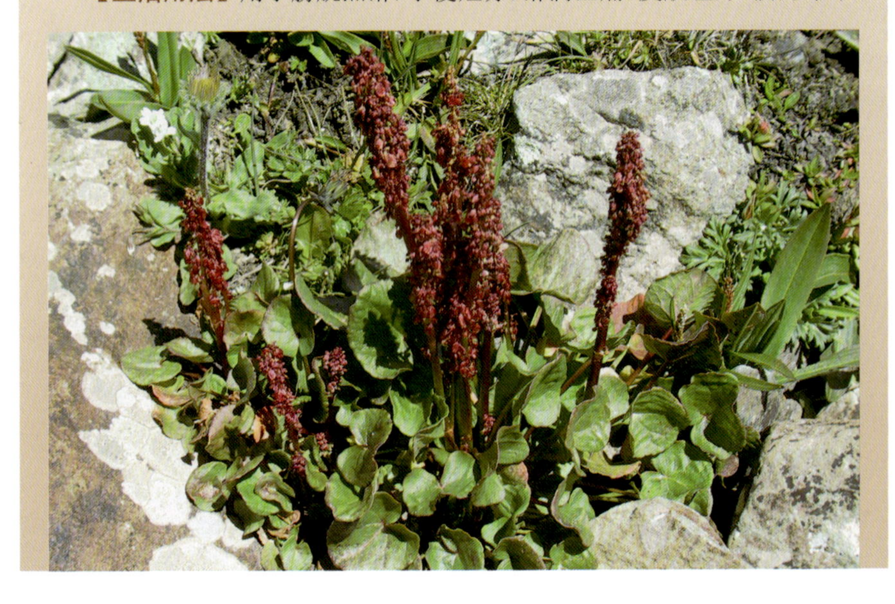

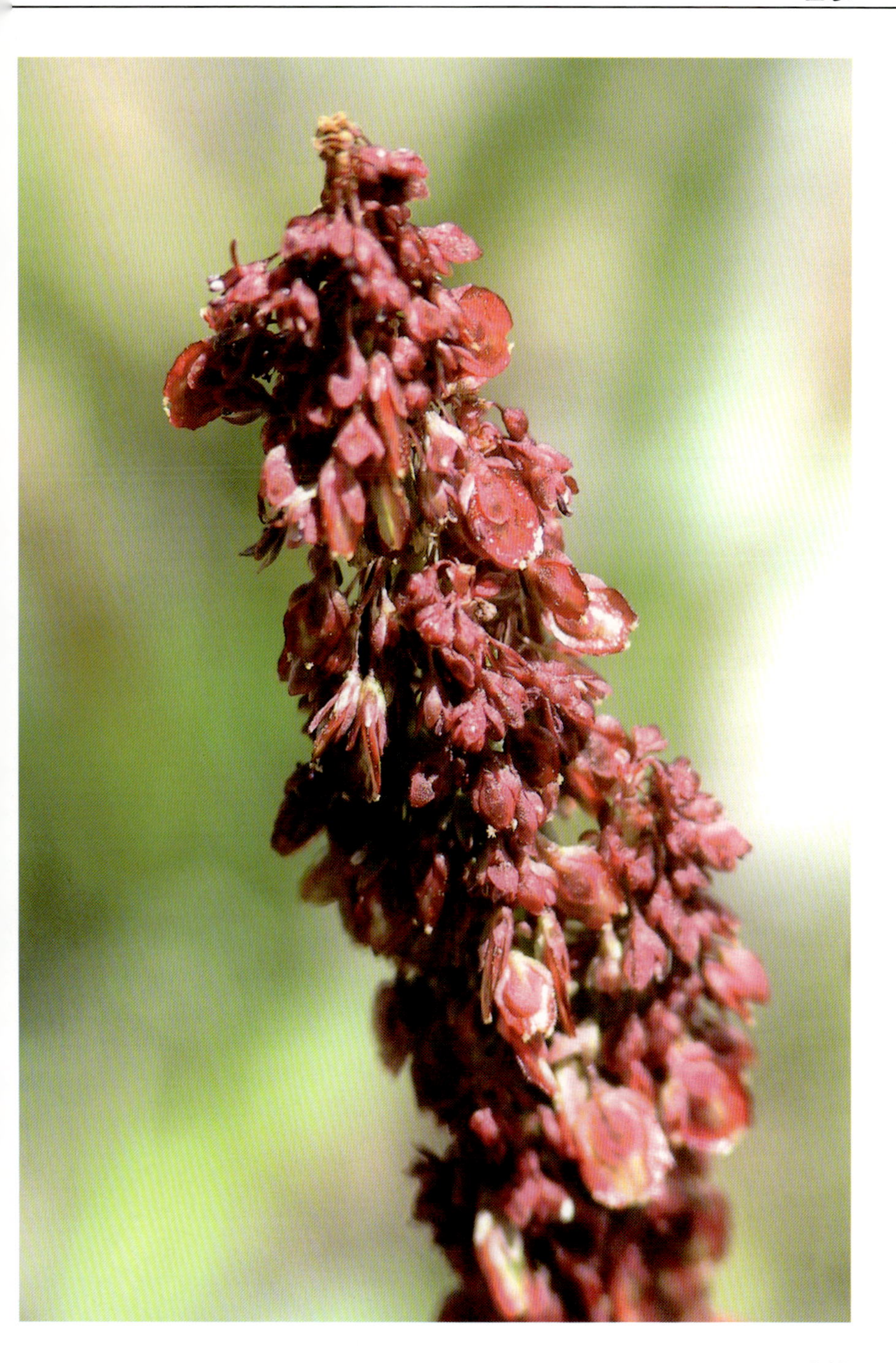

块根芍药

Paeonia anomala L.

【基　　原】来源于毛茛科芍药属块根芍药 **Paeonia anomala** L. 的根入药。

【形态特征】多年生草本。块根纺锤形或近球形。茎高 50 ～ 100 cm，无毛。叶为一至二回三出复叶；叶片轮廓宽卵形，长 9 ～ 17 cm，宽 8 ～ 18 cm；小叶羽状分裂，裂片披针形或狭披针形，宽 1. 2 ～ 2. 5 cm，顶端渐尖，全缘，无毛；叶柄长 1. 5 ～ 9 cm。花单生于茎顶，直径 5. 5 ～ 7 cm，苞片 3，披针形或线状披针形，长 4 ～ 10 cm，宽 0. 5 ～ 1. 5 cm；萼片 3，宽卵形，长 1. 5 ～ 2. 5 cm，带红色，顶端具尖头；花瓣约 9，紫红色，长圆状倒卵形，顶部啮蚀状，花丝长 4 ～ 5 mm，花药长圆形；花盘发育不明显；心皮通常 5（稀 2 ～ 3），幼时被疏毛或无。蓇葖果通常无毛；种子黑色。花、果期 7 ～ 9 月。

【生　　境】生于阿尔泰山、萨乌尔山的针叶林下、阴坡草地和河谷草甸中。

【分　　布】新疆。欧洲、西伯利亚，蒙古也有分布。

【采集加工】春、秋挖根，去净残质后晒干。

【性味功能】味苦，性微寒。清热凉血，散瘀止痛。

【主治用法】用于温毒发斑，吐血衄血，目赤肿痛，肝郁胁痛，经闭痛经，症瘕腹痛，跌扑损伤，痈肿疮疡。用量 6 ～ 12 g。

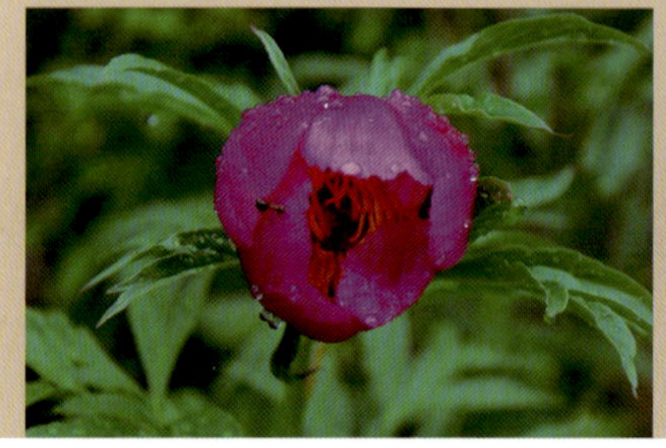

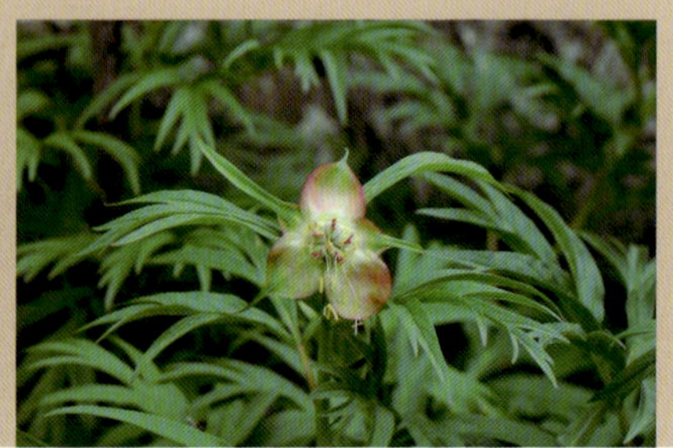

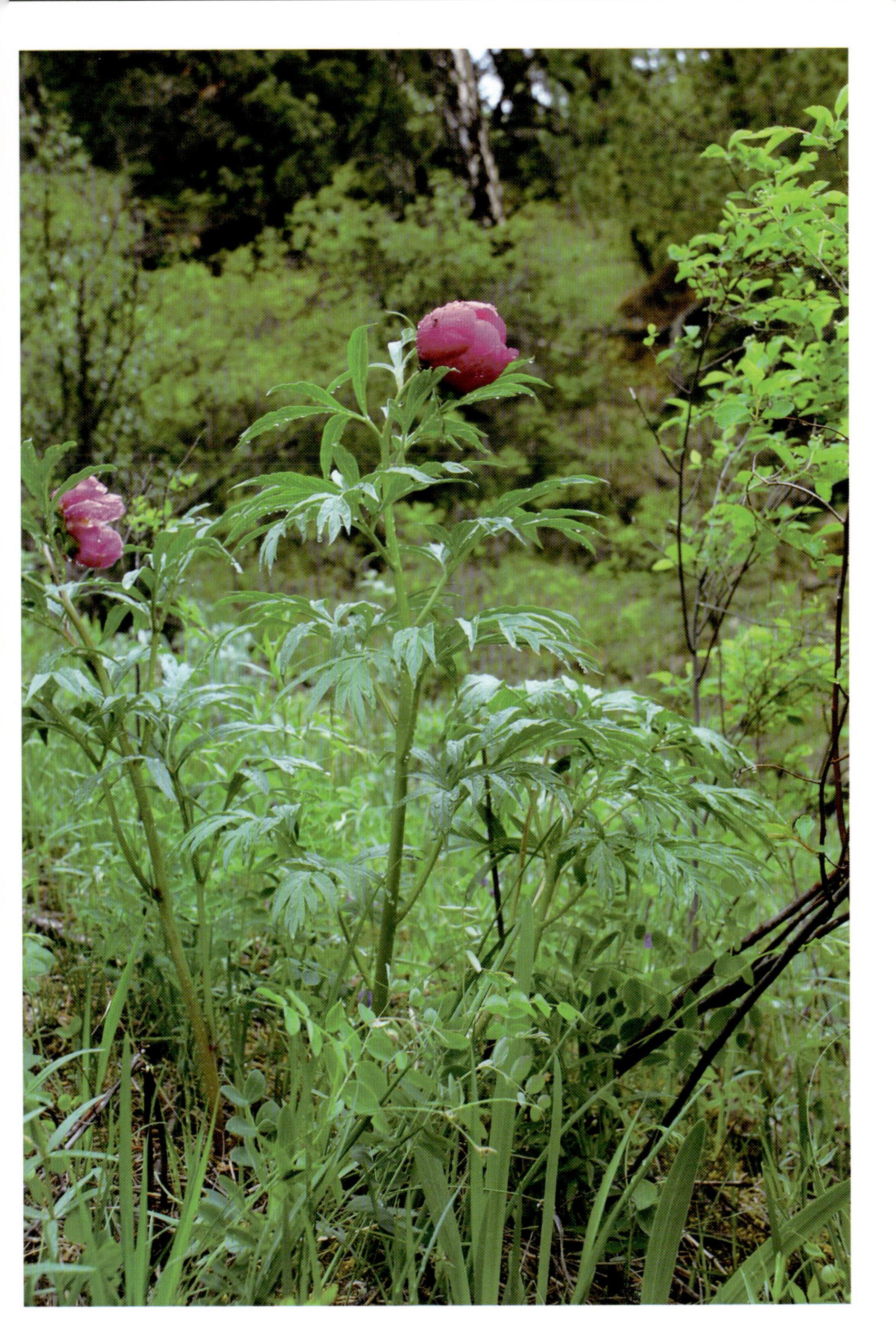

野罂粟

Papaver nudicaule L.

【基　　原】来源于罂粟科罂粟属野罂粟 **Papaver nudicaule** L. 的果实、果壳或带花的全草入药。

【形态特征】多年生草本，高 20 ～ 50 cm。于根颈处分枝，地上成密丛。叶完全基生，长 8 ～ 20 cm，宽 2. 5 ～ 3 cm，二回羽状裂，第一回深裂，第二回仅下部裂片为半裂，裂片窄长圆形，顶端急尖，两面被稀疏的糙毛，叶柄长 6 ～ 15 cm，扁平；上中部被毛同叶片，近基部变宽，仅具缘毛，基部宽 5 mm，近革质，宿存。花葶被糙毛，毛长 1 ～ 2 mm，淡黄褐色，于近花蕾处特密；花蕾长圆形，长 1 ～ 1. 4 cm，被黑褐色糙毛，毛端常黄色；萼片边缘白色膜质；花冠大，直径 4 ～ 6 cm，黄色或橘黄色，花瓣长约 3 cm；雄蕊花丝细，黄色，长约 1 cm，花药矩形，长 2 ～ 3 mm。蒴果长圆形，基部稍细，遍布较短 (1 ～ 1. 5 mm) 的刺状糙毛，柱头辐射枝 8 条，柱头面黑色。种子小。本种分布的海拔高度跨度大，随其高低不同，植株的高矮、叶的大小变化幅度亦大。花、果期 8 月。

【生　　境】生于森林带到高山草甸。

【分　　布】我国东北、内蒙古、新疆。西伯利亚及蒙古也有分布。

【采集加工】夏、秋季采收，除去须根、泥土，晒干。

【性味功能】味酸、微苦、涩，性凉；有毒。0肺止咳，涩肠止泻，镇痛。

【主治用法】治久咳喘息，泻痢，便血，脱肛，遗精，带下，头痛，胃痛，痛经。内服：煎汤，用量 3 ～ 6 g。

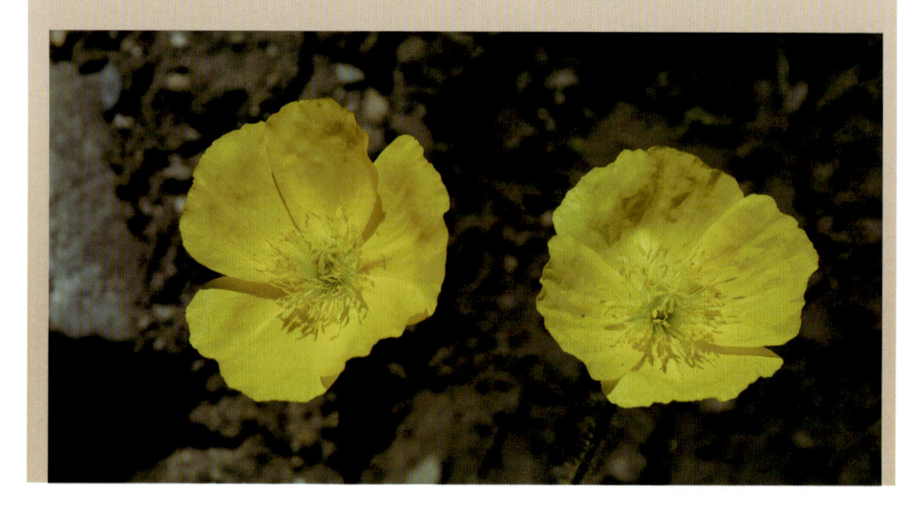

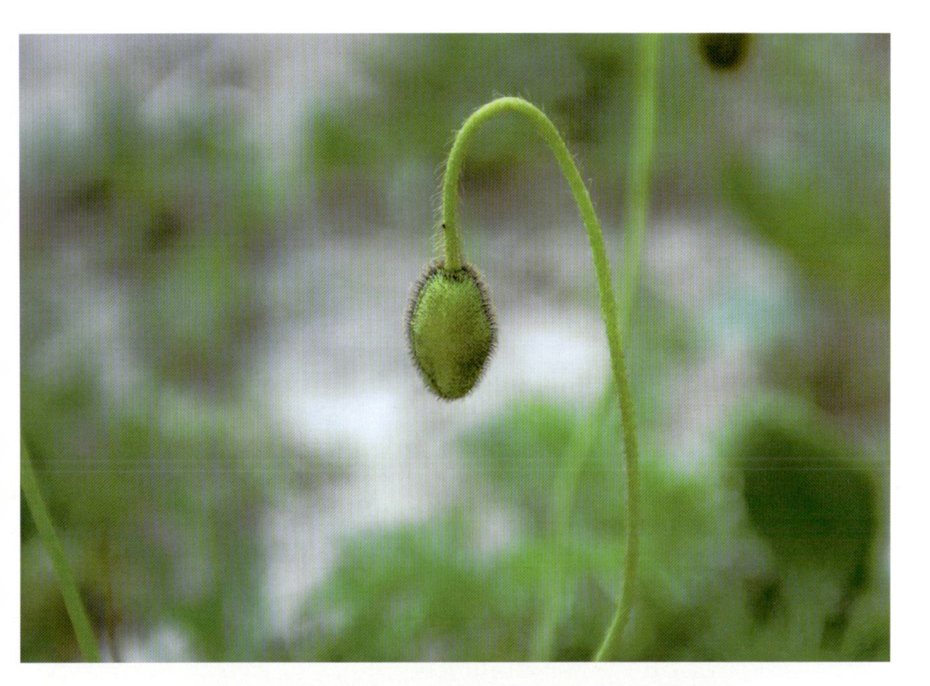

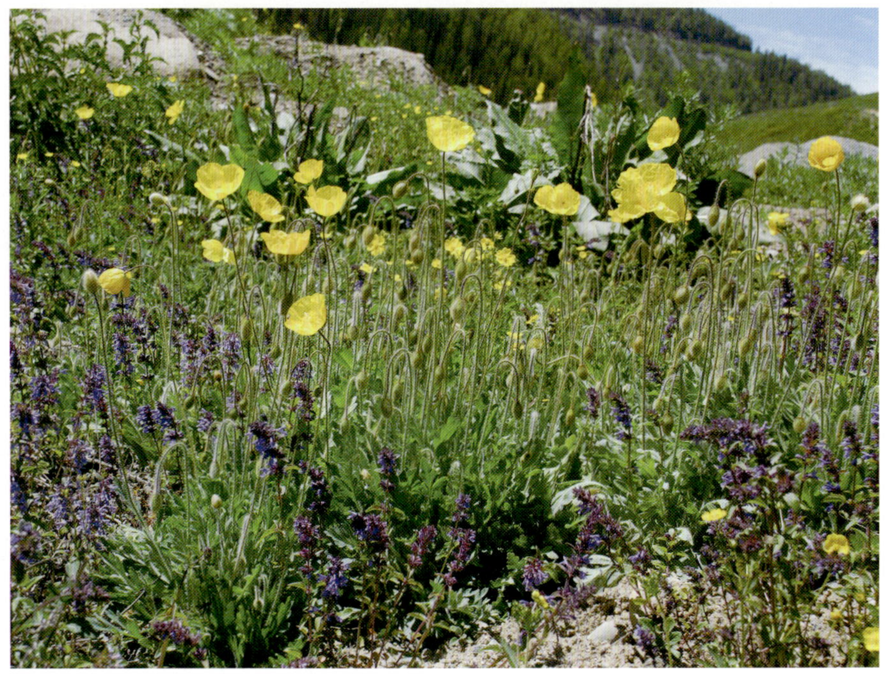

中败酱

Patrinia intermedia (Horn.) Roem.et Schult.

【基　　原】来源于败酱科败酱属中败酱 **Patrinia intermedia** (Horn.) Roem.et Schult. 的全草入药。

【形态特征】多年生草本，高 20 ～ 40 cm；根状茎粗厚肉质，长达 20 cm。基生叶丛生，与不育枝的叶具短柄或较长，有时几无柄；花茎的基生叶与茎生叶同形，长圆形至椭圆形，长 10 cm，宽 5. 5 cm，1 或 2 回羽状全裂，裂片近圆形，线形至线状披针形，顶端急尖或钝，下部叶裂片具钝齿，上部叶的裂片全缘，两面被微糙毛或几无毛，具长柄或无柄。由聚伞花序组成顶生圆锥花序或伞房花序，常具 5 ～ 6 级分枝，宽 12 cm 左右，被微糙毛；总苞叶与茎生叶同形或较小，长 10 cm，几无柄，上部分枝处总苞叶明显变小，羽状条裂或不分裂；小苞片卵状长圆形，长 1. 3 ～ 2 mm，宽 1. 1 ～ 1. 2 mm；萼齿不明显，呈短杯状；花冠黄色，钟形，冠筒长约 2 mm，上部宽 2. 2 mm，基部一侧有浅囊肿，内有密腺，裂片椭圆形、长圆形或卵形，长 2 ～ 3 mm，宽 1. 5 ～ 2. 5 mm；雄蕊 4，花丝不等长，花药长圆形，长 1. 2 mm；子房长圆形，子房下位，柱头头状或盾状，直径 0. 5 ～ 0. 7 mm。瘦果长圆形，长 3. 5 ～ 4. 5 mm，果柄长 1 ～ 1. 5 mm；果苞卵形、卵状长圆形或椭圆形，被有稀疏刚毛状的毛，背部贴生有椭圆形大膜质苞片。花期 5 ～ 7 月；果期 7 ～ 9 月。

【生　　境】生于山地草原至高山草甸草原、针叶林阳坡砾石山坡、灌丛。

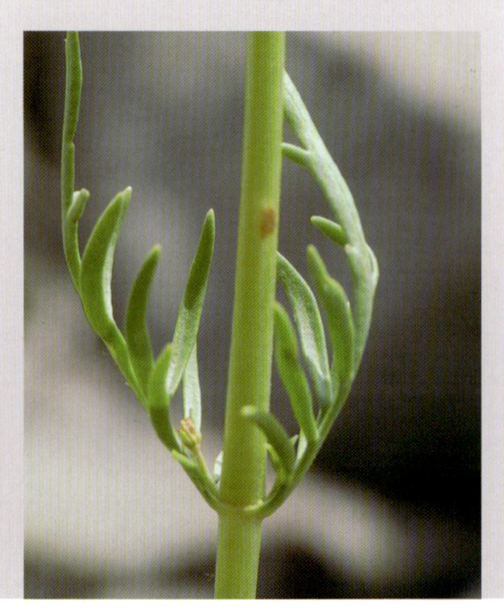

【分　　布】新疆。蒙古、俄罗斯、哈萨克斯坦、吉尔吉斯斯坦也有分布。

【采集加工】夏季采收，切段，晒干。

【性味功能】味辛、苦，性寒。清热解毒，活血，排脓。

【主治用法】主治痢疾，泄泻，黄疸，肠痛。内服：煎汤，用量 9 ～ 15 g。

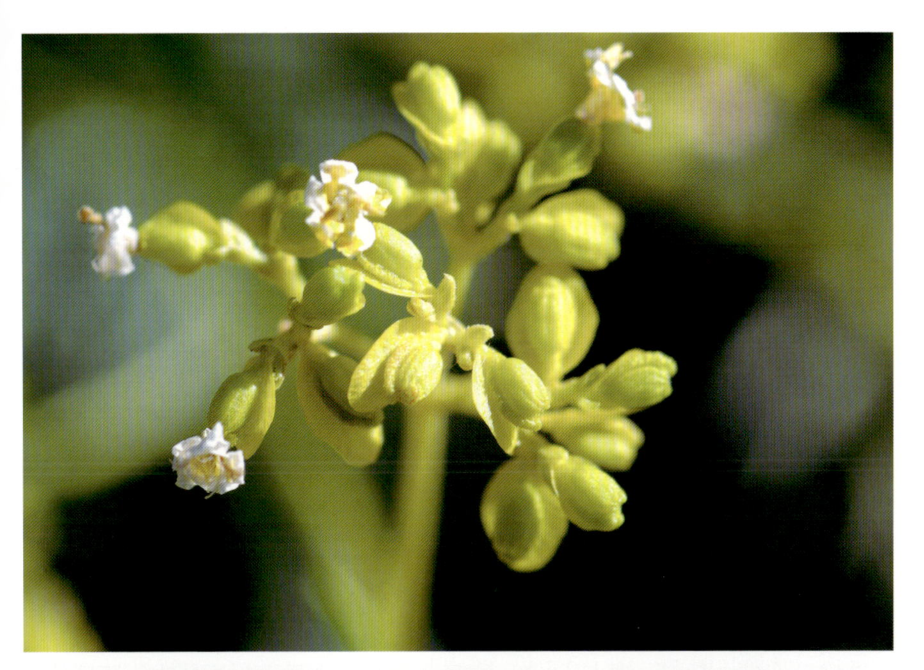

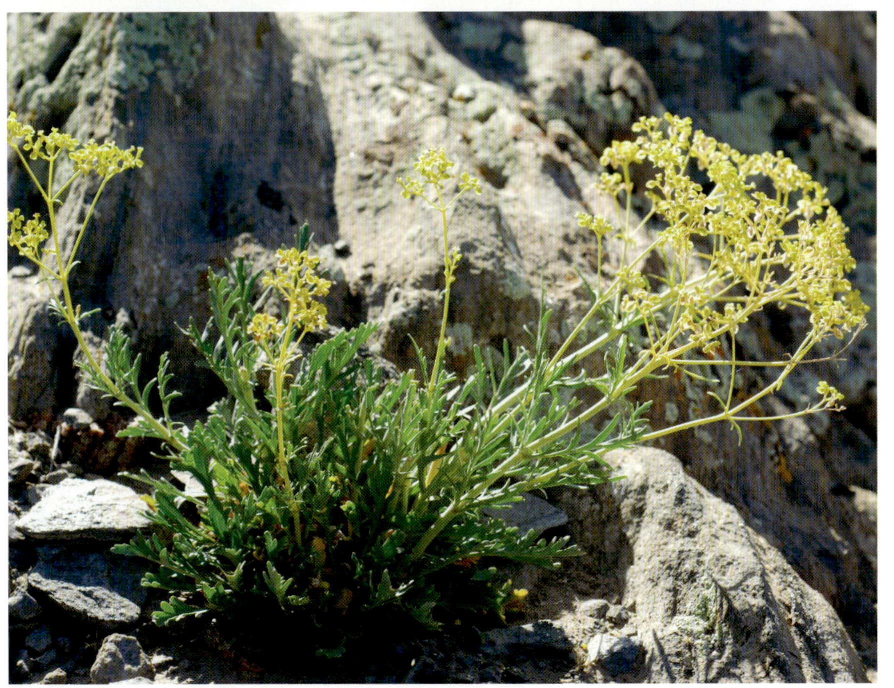

轮叶马先蒿

Pedicularis verticillata L.

【基　　原】来源于玄参科马先蒿属轮叶马先蒿 **Pedicularis verticillata** L. 的根入药。

【形态特征】多年生草本，高达 15 ～ 35 cm。茎常成丛，上部具毛线 4 条。叶基出者叶片矩圆形至条状披针形，长 2.5 ～ 3 cm，羽状深裂至全裂，裂片有缺刻状齿，齿端有白色胼胝，茎生叶一般 4 枚轮生，叶片较宽短。花序总状；花萼球状卵圆形，前方深开裂，齿后方一枚较小，其余的两两合并成三角形的大齿，近全缘；花冠紫红色，长 13 mm，筒约在近基 3 mm 处以直角向前膝屈，由萼裂口中伸出，下唇约与盔等长或稍长，裂片上有时红脉极显著，盔略镰状弓曲，长 5 mm，额圆形，下缘端微有凸尖；花丝前方一对有毛。蒴果多少披针形。种子黑色，半圆形，长 1.8 mm，有极细而不明显的纵纹。花期 7 ～ 8 月。

【生　　境】生于亚高山及高山草甸。

【分　　布】我国东北、内蒙古、河北、四川、新疆。哈萨克斯坦、蒙古、日本，北极、欧洲、北美洲也有分布。

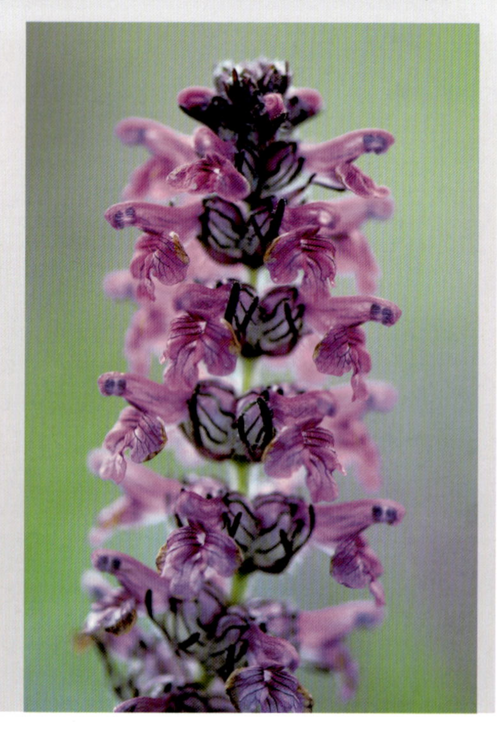

【采集加工】秋季采收，洗净，晒干。

【性味功能】味甘、微苦，性温。益气生津，养心安神。

【主治用法】主治气血不足，体虚多汗，多悸怔忡。内服：煎汤，6 ～ 9 g。

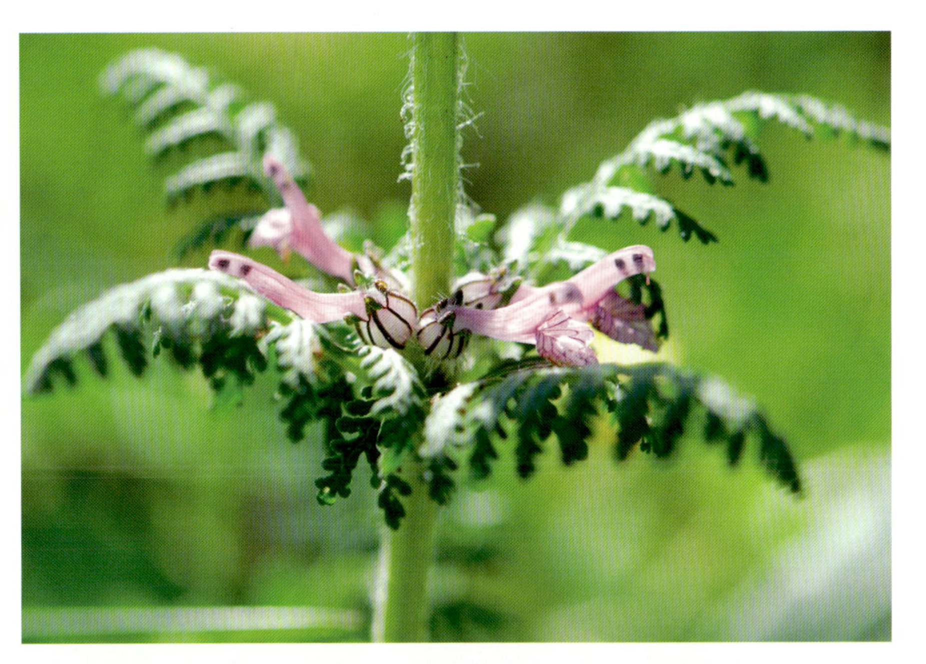

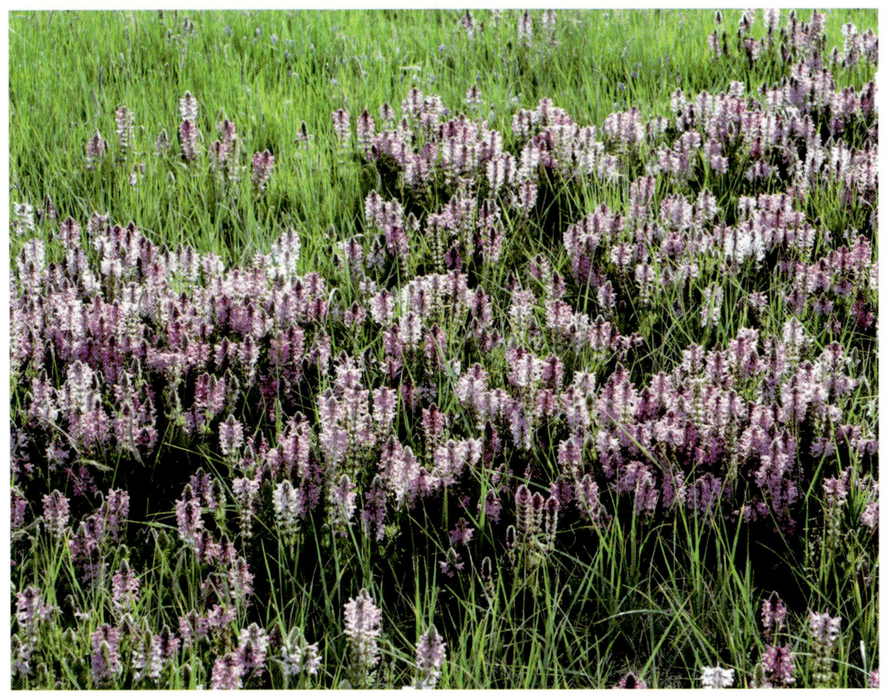

骆驼蓬

Peganum harmala L.

【基　　原】来源于蒺藜科骆驼蓬属骆驼蓬 **Peganum harmala** L. 的全草入药。

【形态特征】多年生草本，高 30 ～ 80 cm，根多数，无毛。由基部多分枝。托叶小，成对，披针形。叶互生，长 3 ～ 6 cm，宽 3 ～ 5 mm，全裂为 3 ～ 5 条形或条状披针形裂片。花单生，与叶对生；萼片 5，裂片条形，长 1. 5 ～ 2 cm，有时顶端分裂。花瓣黄白色或淡白色，椭圆形或矩圆形，顶端钝，长 1. 5 ～ 2 cm，宽 6 ～ 8 mm；雄蕊 15，短于花瓣，花丝近基部扩展；子房 3 室，花柱 3。蒴果近球形，顶端稍扁，宽 1 cm。种子多数，黑褐色，三棱形，有小疣状凸起。花期 5 ～ 6 月；果期 7 ～ 8 月。

【生　　境】生于荒漠地带干旱草地、绿洲边缘及盐碱化荒地。

【分　　布】宁夏、甘肃、新疆。俄罗斯、伊朗、印度、蒙古，巴尔干、北非也有分布。

【采集加工】夏、秋季采割全草，鲜用或切段晒干。

【性味功能】味辛、苦，性平；有毒。止咳平喘，祛风湿，消肿毒。

【主治用法】主治咳嗽气喘，风湿痹痛，无名肿毒，皮肤瘙痒。内服：煎汤，3 ～ 6 g。外用适量，鲜品煎水洗或捣烂敷。

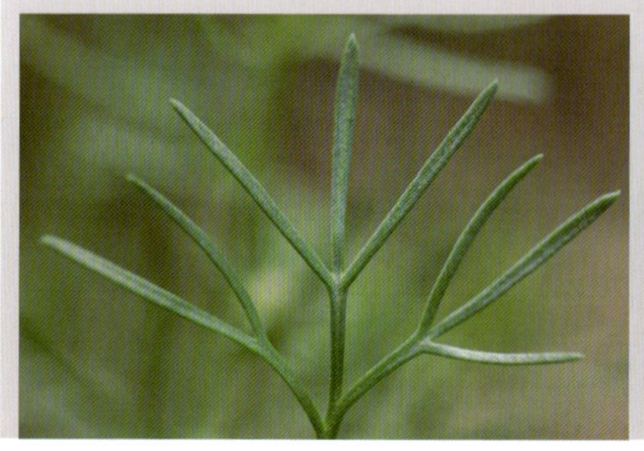

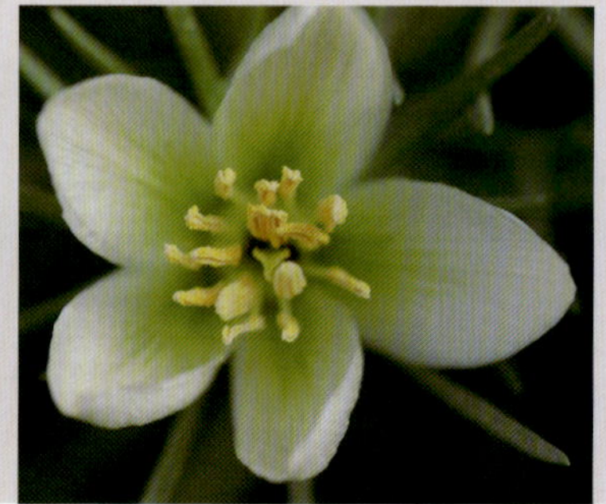

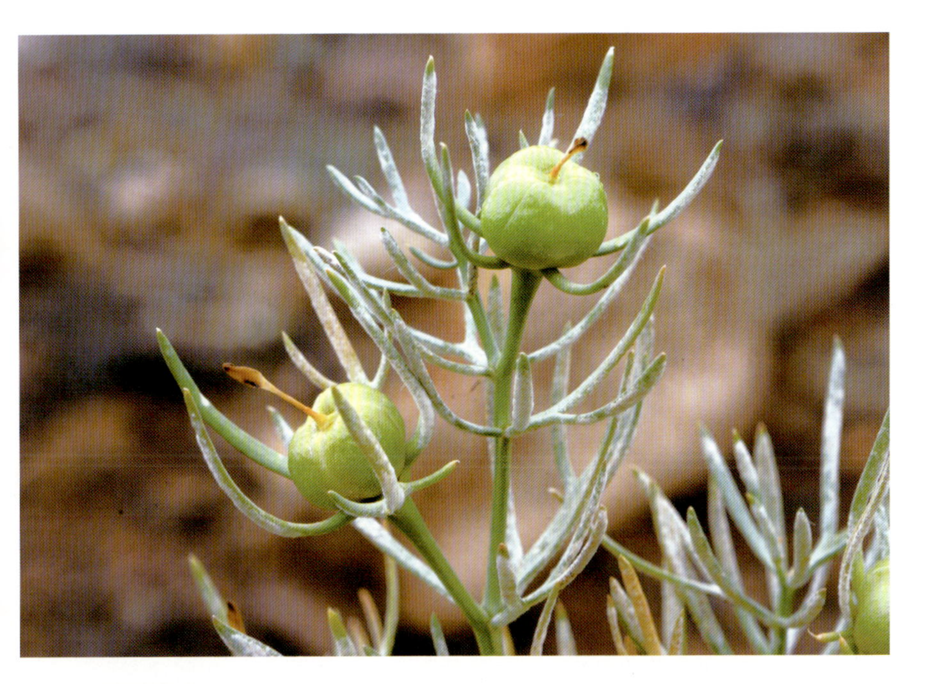

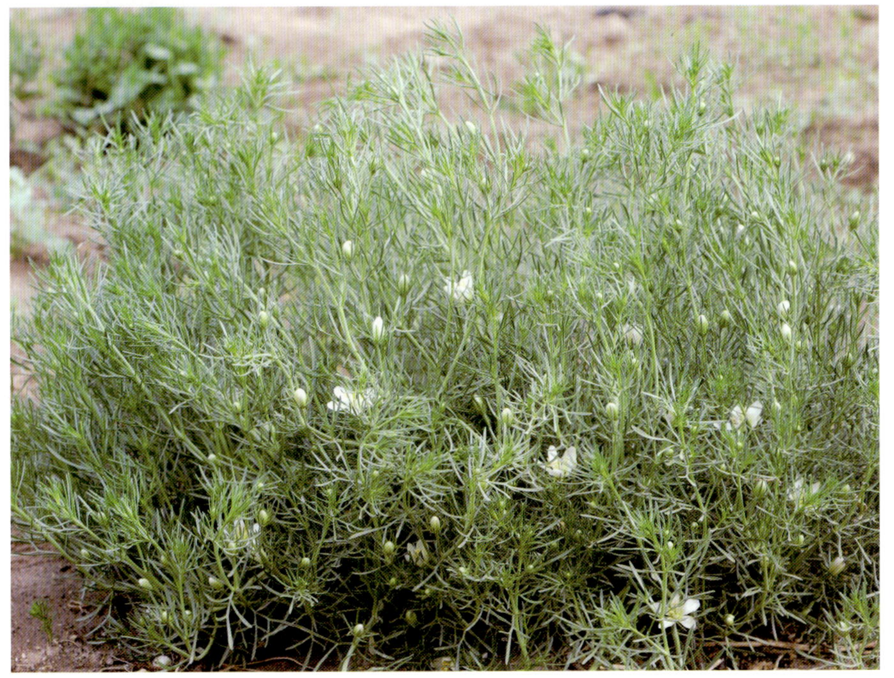

金露梅

Pentaphylloides fruticosa (L.) O. Schwarz

【基　　原】来源于蔷薇科金露梅属金露梅 **Pentaphylloides fruticosa** (L.) O. Schwarz 的花、叶入药。

【形态特征】灌木，高 0. 5 ～ 1. 5 m，树皮纵向剥落。小枝红褐色或淡灰褐色，幼时被绢状柔毛。奇数羽状复叶，小叶 5 或 3，上面一对小叶片基部下延与叶轴汇合；叶柄被绢毛或疏柔毛；小叶片长圆形，倒卵长圆形或卵状披针形，长 0. 7 ～ 2 cm，宽 0. 4 ～ lcm，全缘，边缘平坦、顶端渐尖，基部楔形，两面绿色，疏被绢毛或柔毛或几无毛、沿脉较密；托叶膜质、卵状披针形，基部和叶柄合生。花单生叶腋，或数朵呈顶生的聚伞花序；花梗被长柔毛和绢毛；花较大，直径 1. 5 ～ 3 cm；萼片卵圆形，顶端短渐尖，副萼片披针形或倒卵状披针形，顶端渐尖，有时 2 裂，与萼片近等长，外面疏被绢毛；花瓣黄色，宽倒卵形，顶端圆形，比萼片长；花柱近基生，棒状，基部稍细，柱头扩大。瘦果近卵形，棕褐色，被长柔毛。花期 6 ～ 7 月；果期 8 月。

【生　　境】生于山坡草地及灌丛。

【分　　布】我国东北、华北、西北，四川、云南、西藏。广布北温带山区。

【采集加工】中药夏季花期采摘花序、叶，分别阴干备用。蒙药夏、秋季采收带花茎枝，阴干，生用或煅灰用。开花盛期采集花、叶，去掉老枝，晒干。

【性味功能】味苦，性凉；健脾化湿。叶：味微甘，性平；清暑，益脑清心，健胃消食，调经。蒙药味甘、涩，性平；消食，止咳，消肿。灰：能燥“希日乌素”。

【主治用法】主治消化不良，浮肿，赤白带下，乳腺炎。叶：治中暑，眩晕，食滞，月经不调。蒙药治消化不良，咳嗽，水肿，“希日乌素”症，乳腺炎。中药 6 ～ 10 g，水煎服，或泡水代茶饮。

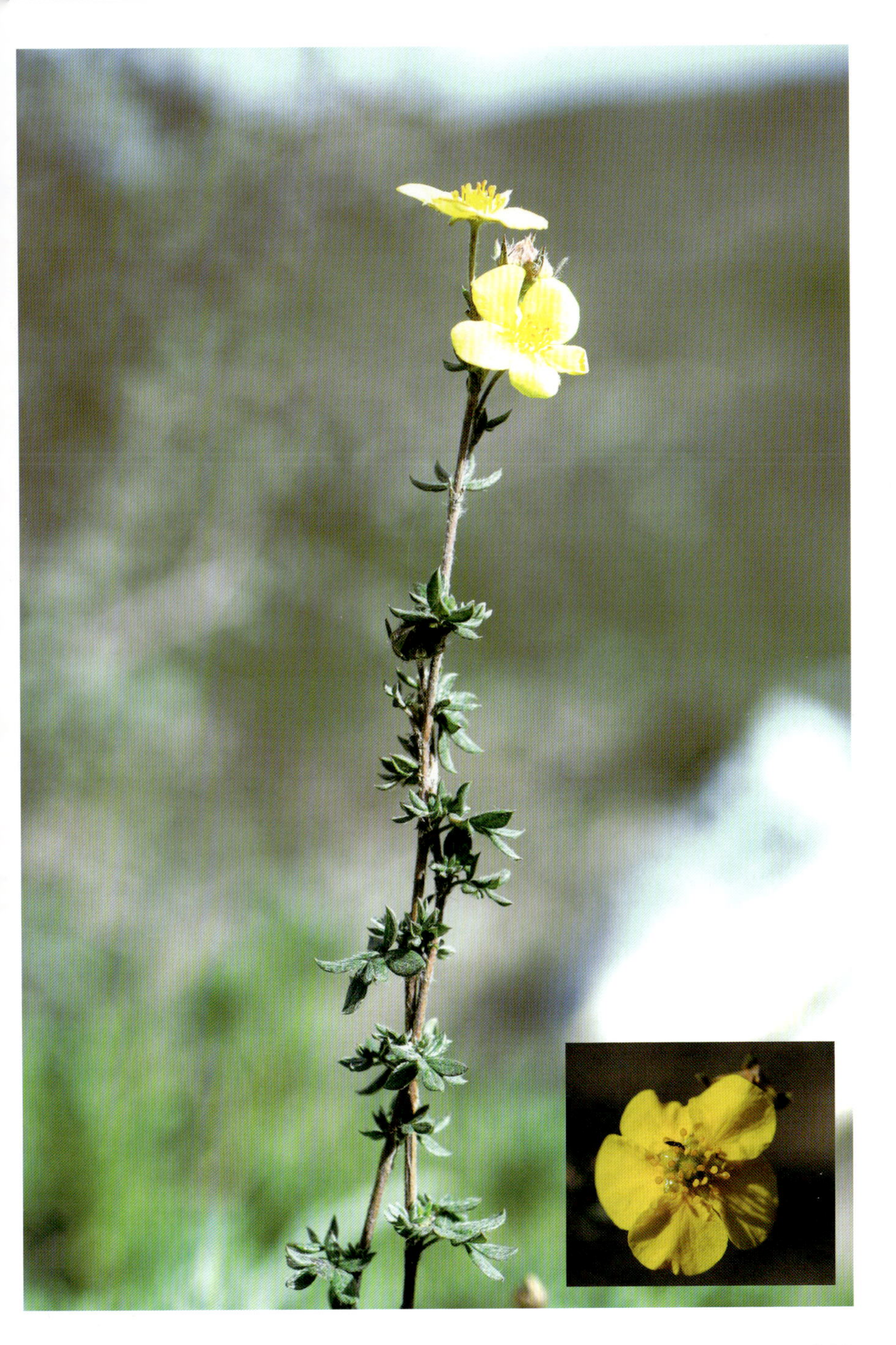

小叶金露梅

Pentaphylloides parvifolia (Fisch.ex Lehm.) Sojak

【基　　原】来源于蔷薇科金露梅属小叶金露梅 **Pentaphylloides parvifolia** (Fisch.ex Lehm.) Sojak 的花、叶入药。

【形态特征】灌木，高 0.2 ～ 1 m，枝条开展，分枝多，树皮纵向剥落。小枝灰褐色或棕褐色，幼时被灰白色柔毛或绢毛。奇数羽状复叶，有小叶 5 或 7，小叶片较小，披针形、条状披针形或倒卵状披针形，长 0.5 ～ lcm，宽 0.2 ～ 0.3 cm，顶端渐尖，基部楔形，边缘全缘，明显向下反卷，两面绿色，被绢毛或疏柔毛；托叶膜质，披针形，全缘。花单生叶腋，或数朵组成顶生的聚伞花序；花直径 1 ～ 1.5 cm；花萼与花梗均被绢毛，副萼片披针形，顶端有时 2 裂，萼片卵形，等于或长于副萼片；花瓣黄色，宽倒卵形、顶端微凹或圆形，比萼片长 1 ～ 2 倍；花柱近基生，棒状，基部稍细，柱头扩大。瘦果被毛。花期 6 ～ 8 月；果期 8 ～ 10 月。

【生　　境】生于碎石坡地、山地草原及谷地灌丛。

【分　　布】黑龙江、内蒙古、甘肃、青海、新疆、四川、西藏等地。蒙古，西伯利亚、中亚也有分布。

【采集加工】中药夏季花期采摘花序、叶，分别阴干备用。蒙药夏、秋季采收带花茎枝，阴干，生用或煅灰用。开花盛期采集花、叶，去掉老枝，晒干。

【性味功能】味苦，性凉；健脾化湿。叶：味微甘，性平；清暑，益脑清心，健胃消食，调经。蒙药味甘、涩，性平；消食，止咳，消肿。灰：能燥“希日乌素”。

【主治用法】主治消化不良，浮肿，赤白带下，乳腺炎。叶：治中暑，眩晕，食滞，月经不调。蒙药治消化不良，咳嗽，水肿，“希日乌素”症，乳腺炎。中药 6 ～ 10 g，水煎服，或泡水代茶饮。

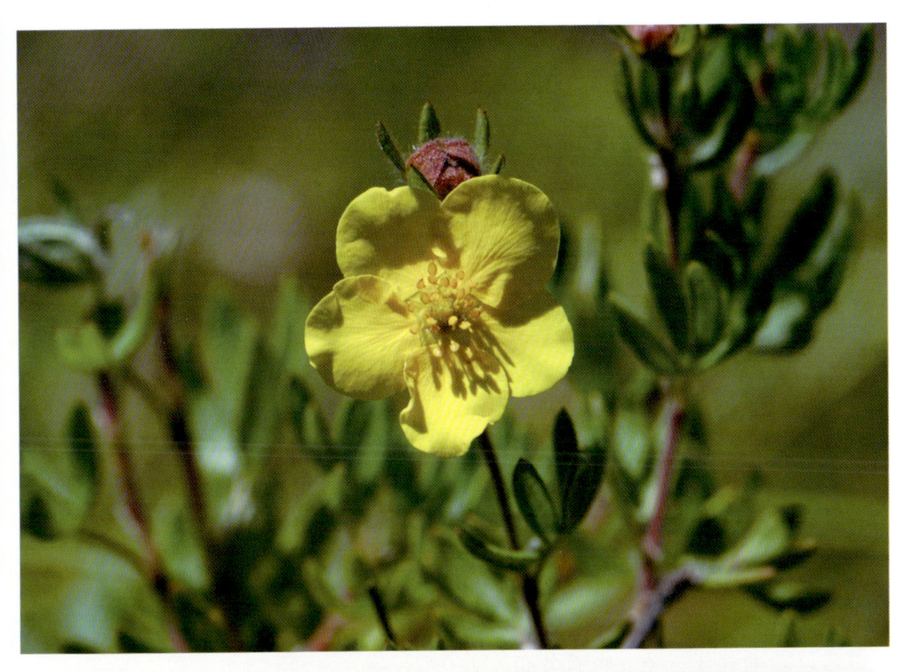

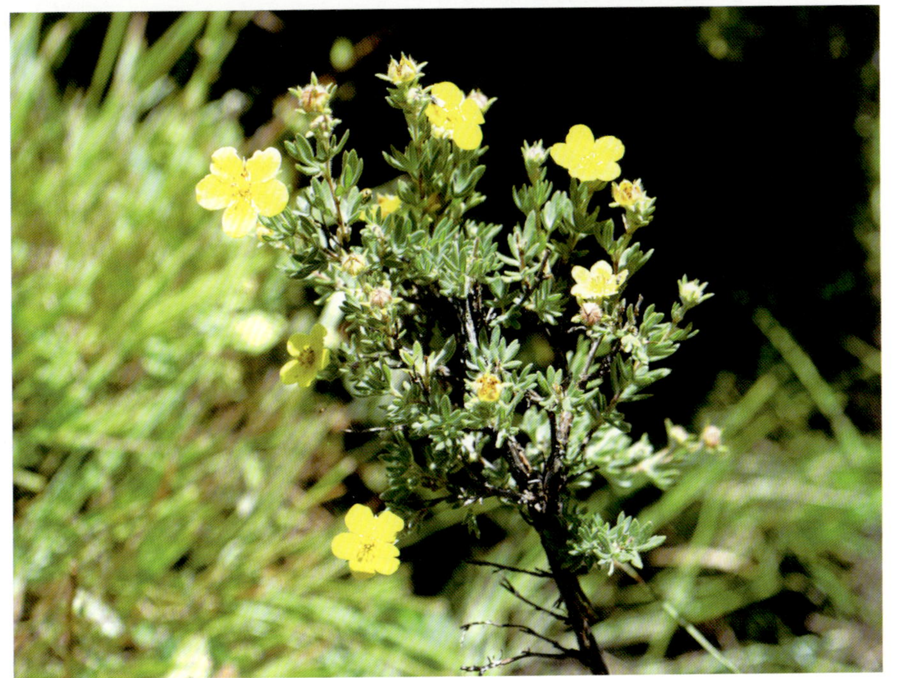

紫苏

Perilla frutescens (L.) Britt.

【基　　原】来源于唇形科紫苏属紫苏 **Perilla frutescens** （L.）Britt. 的干燥叶、果实及带嫩枝的叶入药。

【形态特征】一年生草本，高 50 ～ 100 cm，茎直立，单一或少数由基部分枝，茎绿色或基部微紫色，钝四棱形，被长柔毛。叶柄长 3 ～ 4 cm，被柔毛；叶阔卵形或近圆形，长 4 ～ 12 cm，宽 4 ～ 9 cm，顶端渐尖或急尖，基部宽楔形，基部以上的边缘具粗锯齿，两面绿色，上面被疏柔毛，下面被贴生柔毛。轮伞花序着生在茎顶端叶腋，形成长的总状花序；苞片宽卵圆形或近圆形，顶端渐尖，边缘膜质；花萼钟形，长约 3 mm，直伸，下部被柔毛及腺点，里面喉部有疏柔毛环，花萼 2 唇形，上唇宽大，3 齿，长方形，顶端具硬尖，下唇比上唇稍长，2 齿，披针形；花冠白色或紫红色，外面略被微柔毛，里面在下唇片基部被微柔毛，冠檐二唇形，上唇微缺，下唇 3 裂，中裂片较大，两侧裂片长圆形，短于中片；雄蕊 4 个，几不伸出，前对稍长，着生在喉部，花丝扁平，花药 2 室；花柱顶端相等 2 裂。小坚果近球形，灰褐色。花期 7 月；果期 9 月。

【生　　境】栽培。

【分　　布】全国各地。

【采集加工】果实成熟时割下地上部分，剪下带叶的嫩枝，趁鲜切段晒干。打下果实，去净杂质，即为苏子。

【性味功能】味辛，性温。发表散寒，行气宽中。

【主治用法】用于风寒感冒，气滞胸膈满闷，胃热呕吐，痰多气喘。

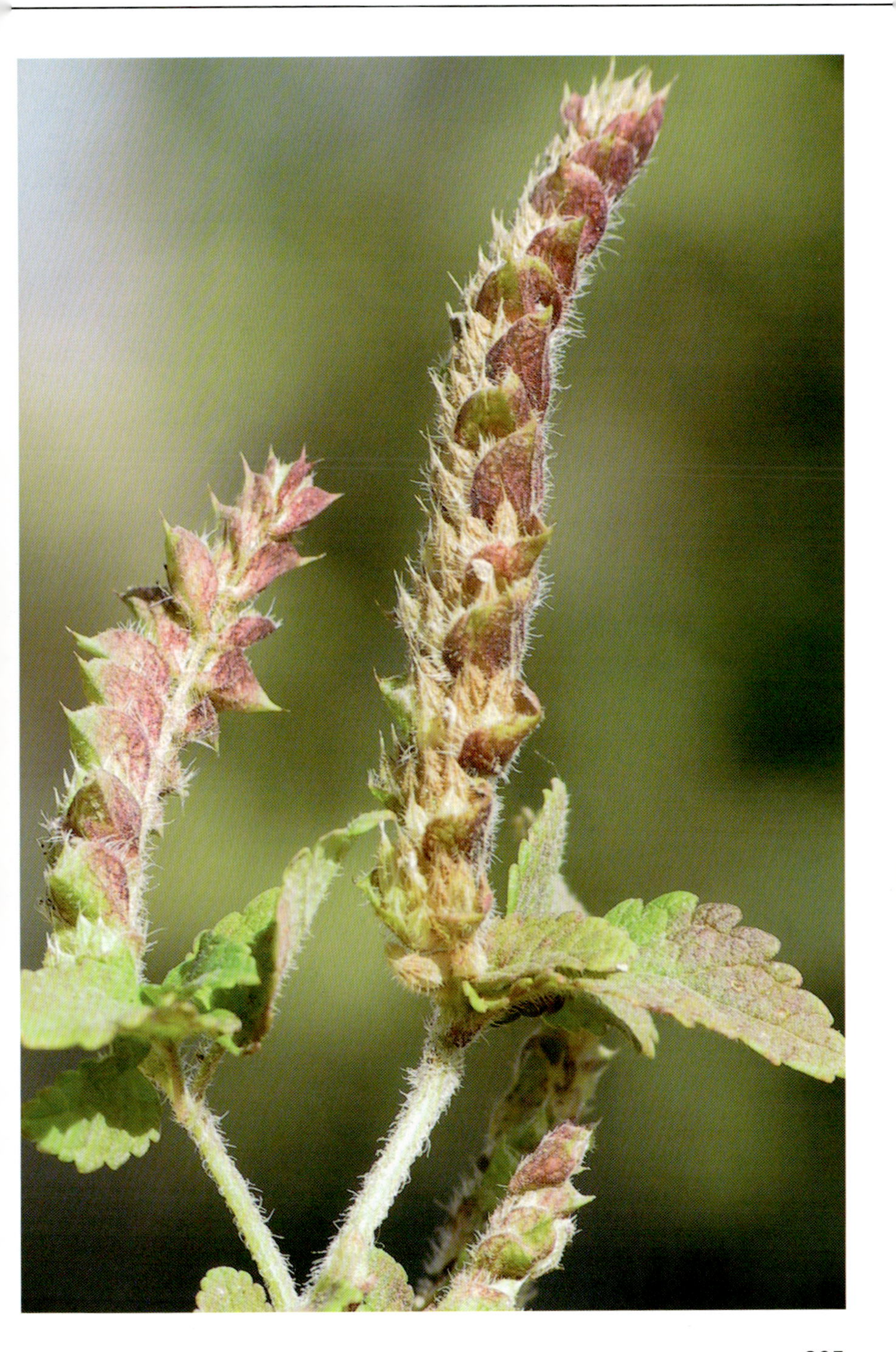

镰叶前胡

Peucedanum falcaria Turcz.

【基　　原】来源于伞形科前胡属镰叶前胡 **Peucedanum falcaria** Turcz. 的干燥全草入药。

【形态特征】多年生草本，高 (20) 40 ～ 60 cm，全株无毛。根圆柱形，较粗长；根颈不分叉，残存有枯叶鞘分解的纤维。茎单一，直立，有细棱槽，不分枝或从上部分枝。叶淡蓝绿色，基生叶多数，有短柄，柄的基部扩展成披针形的鞘，叶片椭圆形，1 ～ 2 回羽状全裂，末回裂片 5 ～ 10 片，线状披针形或稍镰刀状弯曲，长 1 ～ 3.5 cm，宽 1 ～ 3 (6) mm；茎生叶少数，向上逐渐简化，无柄，叶鞘披针形或卵状披针形，边缘膜质，基部抱茎。复伞形花序生于茎或茎枝顶端，直径 3 ～ 6 cm，伞幅 7 ～ 12，不等长，总苞片细小，有 1 ～ 3 片或无；小伞形花序有花 15 ～ 20，花梗不等长，小总苞片 10 ～ 13，披针状线形，不等长，边缘膜质，比花梗短；花白色，萼齿三角形或三角状披针形，尖锐，花瓣广卵形，长约 1.5 mm，顶端微凹具内折的小舌片，花柱基扁平圆锥状，暗紫红色，花柱延长，外弯。果实倒卵形或广椭圆形，顶端较宽，长 5 ～ 6 mm，宽 4 ～ 4.5 mm，果棱丝状凸起，侧棱有宽约 1 mm 的翅，每个棱槽内有油管 3，合生面油管 4 ～ 6。花期 7 月；果期 8 月。

【生　　境】生于海拔达 1900 m 干旱草原的盐土上。

【分　　布】新疆。俄罗斯、蒙古也有分布。

【采集加工】春秋采挖，洗净，切片，晒干。

【性味功能】味辛，性温。祛风散寒，理气止痛。

【主治用法】用于胃寒胀痛，风寒感冒，咳嗽。

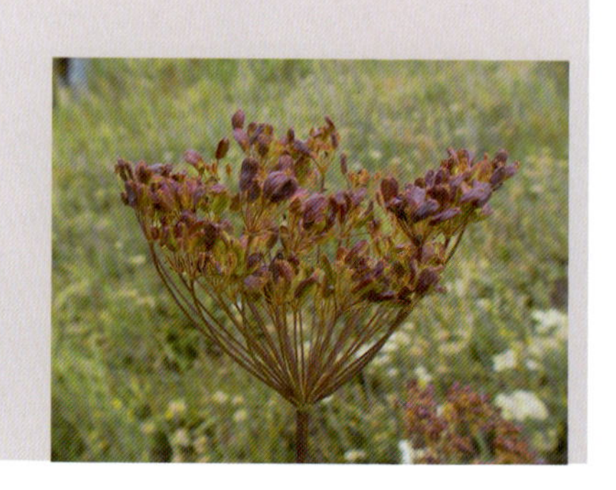

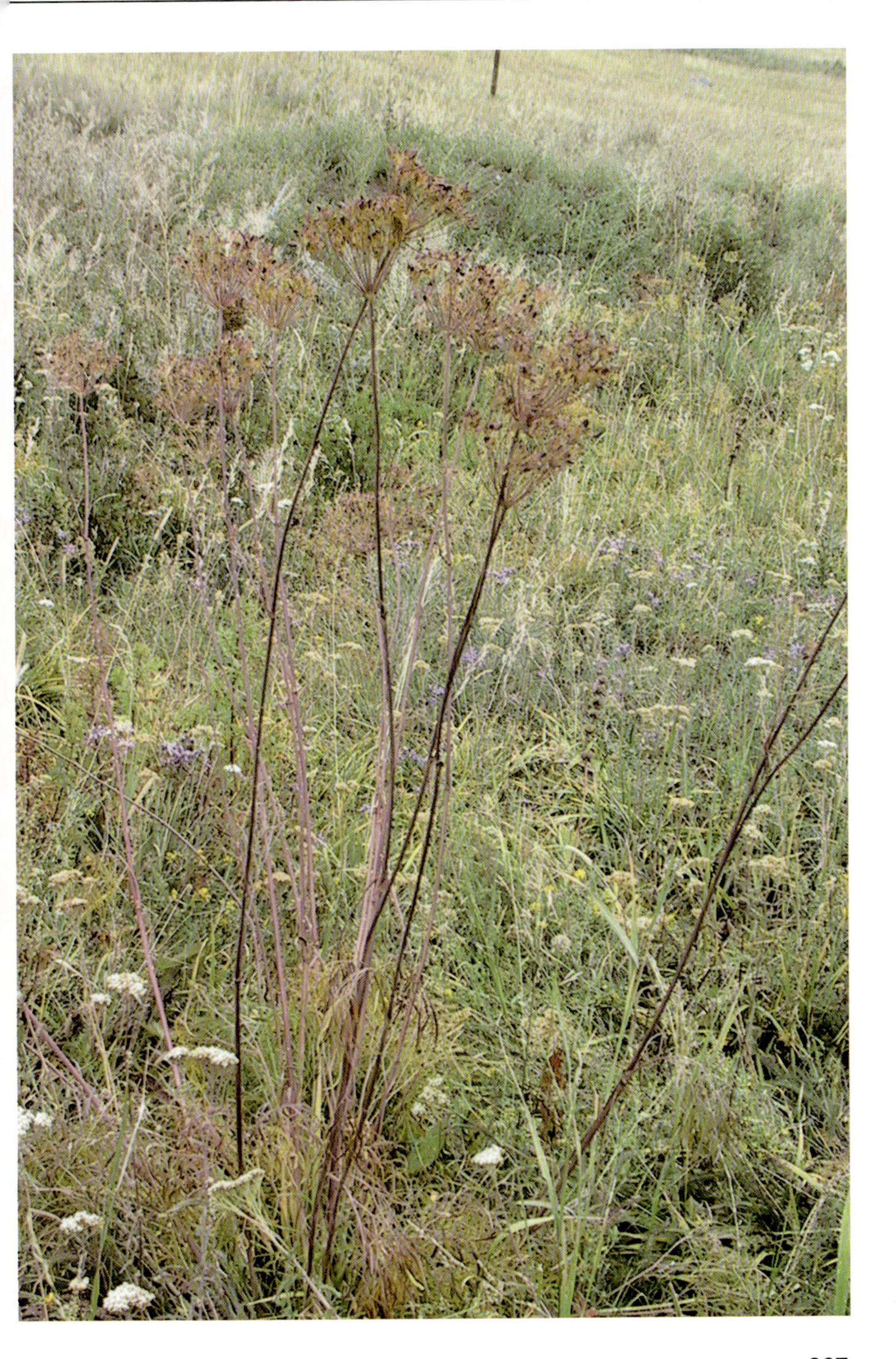

山地糙苏

Phlomis oreophila Kar. et Kir.

【基　　原】来源于唇形科糙苏属山地糙苏 **Phlomis oreophila** Kar. et Kir. 的干燥地上部分或根。

【形态特征】多年生草本，地下根粗壮。高 15 ~ 50(80) cm。茎直立，四棱形，被向下的贴生长柔毛。基生叶卵形或宽卵形，长 6 ~ 12 cm，宽 3(5) ~ 6(10) cm，顶端钝，基部心形，边缘具圆齿，叶柄长 4 ~ 8 cm，上部的苞叶卵状披针形或披针状线形，长 3 ~ 6 cm，宽 0.4 ~ 2 cm，顶端的苞叶狭，近全缘或具极少的齿，超过轮伞花序许多，两面绿色，被短糙伏毛及密被疏柔毛。轮伞花序多花，生于茎顶端；苞片纤细，长约 1.5 cm，丝状，密被长柔毛，有时混生有腺柔毛；花萼长约 12 mm，管状，外面密被星状微柔毛，脉上被细长柔毛，齿宽卵形，顶端钻状渐尖；花冠紫色，超过萼 1 倍，冠檐二唇形，上唇外面密被短柔毛及混生的长柔毛，内具毛环，上唇边缘自内面被髯毛，下唇中裂片倒卵状宽心形，侧裂片宽卵形；雄蕊花丝插生于喉部，具长柔毛，基部无附属物；花柱 2 裂，裂片不相等。小坚果顶端被星状微柔毛。花期 7 ~ 8 月；果期 9 月。

【生　　境】生于山地草原、高山亚高山草甸、林缘、河谷。

【分　　布】新疆。中亚也有分布。

【采集加工】夏秋采割地上部分，洗净，晒干；秋季挖取根部。

【性味功能】味辛，性温。祛风活络，强筋壮骨，消肿。

【主治用法】用于感冒，慢性支气管炎，风湿关节痛，腰痛，跌打损伤，疥疮肿毒。

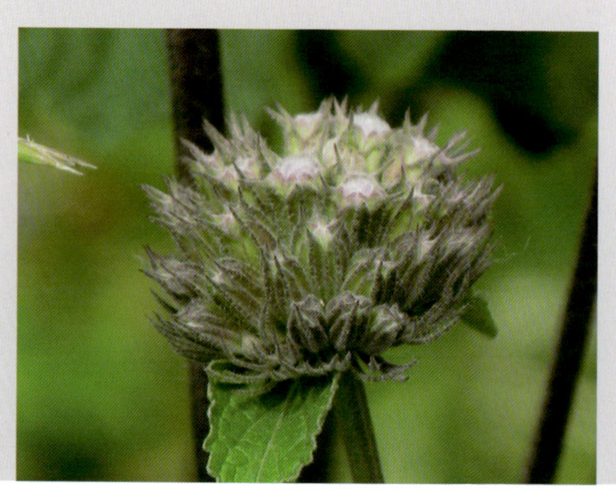

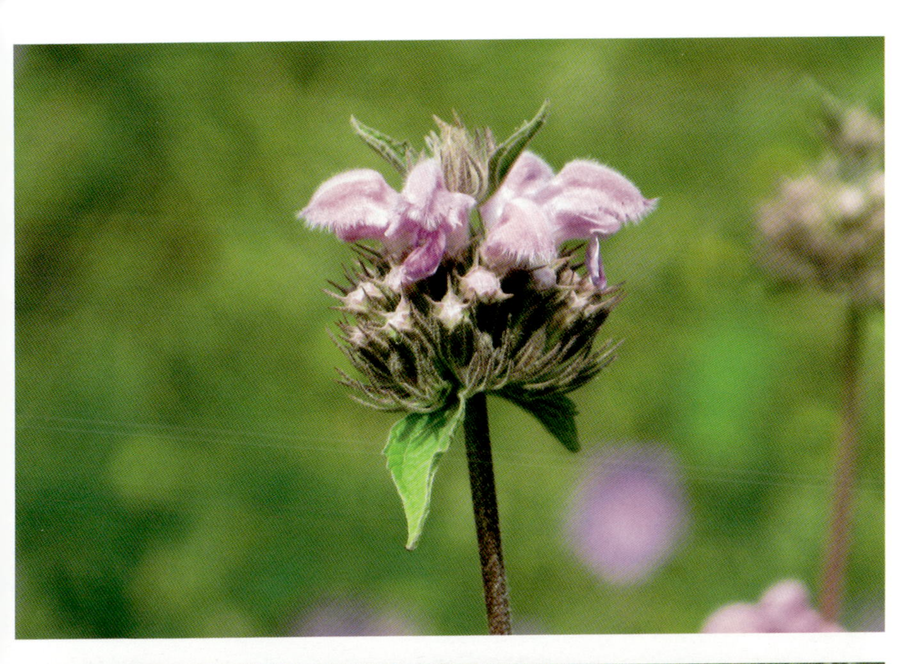

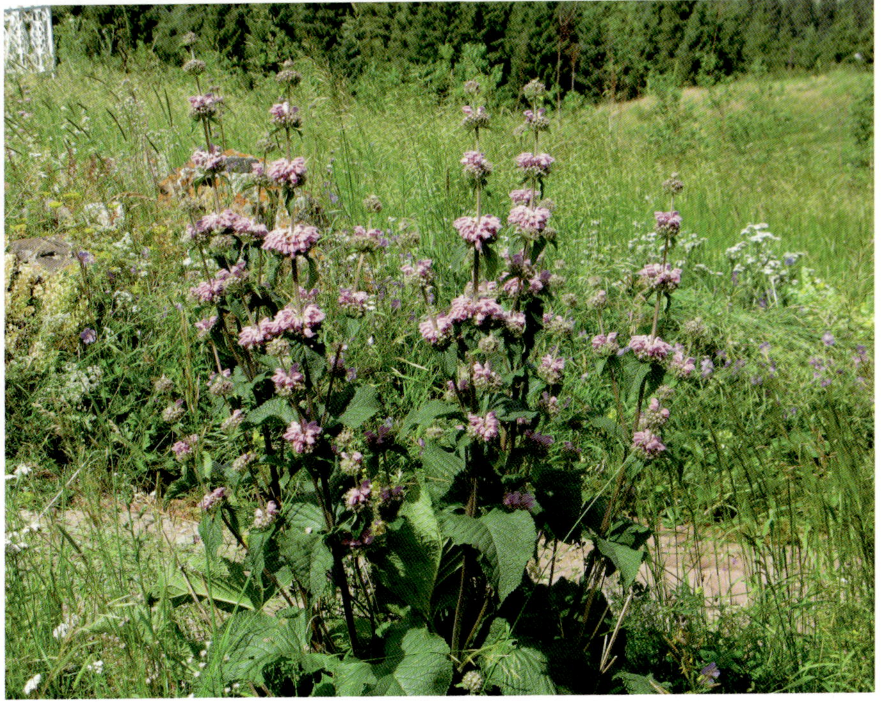

泡囊草

Physochlaina physaloides (L.) G. Don.

【基　　原】来源于茄科泡囊草属泡囊草 **Physochlaina physaloides** (L.) G. Don. 的根或全草入药。

【形态特征】多年生草本，高 30 ～ 50 cm。根状茎可发出一至数茎。茎幼时有腺质短柔毛，以后渐脱落到近无毛。叶卵形，长 3 ～ 5 cm，宽 2. 5 ～ 3 cm，顶端急尖，基部宽楔形，并下延到 1 ～ 4 cm 的叶柄，全缘而微波状，两面幼时有毛。花序为伞形或聚伞花序，有鳞片状苞片；花梗像花萼一样密生腺质短柔毛，果时毛脱落而变稀疏，长 5 ～ 10 mm；花萼筒状狭钟形，长 6 ～ 8 mm，直径约 4 mm，5 浅裂，裂片长 2 mm，密生腺毛，果时增大成卵状或近球状，长 1. 5 ～ 2. 5 cm，直径 1 ～ 1. 5 cm，萼齿向内倾但顶口不闭合；花冠漏斗状，长超过花萼的 1 倍，紫色，筒部色淡，5 浅裂，裂片顶端圆钝；雄蕊稍伸出于花冠；花柱显著伸出花冠。蒴果直径约 8 mm。种子扁肾形，长约 3 mm，宽 2. 5 mm，黄色。花期 4 ～ 5 月；果期 5 ～ 7 月。

【生　　境】生于山地草原、林缘。

【分　　布】新疆、内蒙古、黑龙江、河北等地。蒙古、俄罗斯，中亚也有分布。

【采集加工】初夏植物生长茂盛期采全草，阴干。

【性味功能】根：味甘、微苦，性热；有毒。补虚温中，安神，定喘。全草：味苦，性平，有毒。清热解毒，祛湿杀虫。

【主治用法】根：主治虚寒泄泻，劳伤，咳嗽痰喘，心慌不安。全草：主治中耳炎，鼻窦炎，咽喉肿痛，疮痈肿痛，头痛。内服：煎汤，用量 1 ～ 2 g；或研末为散。

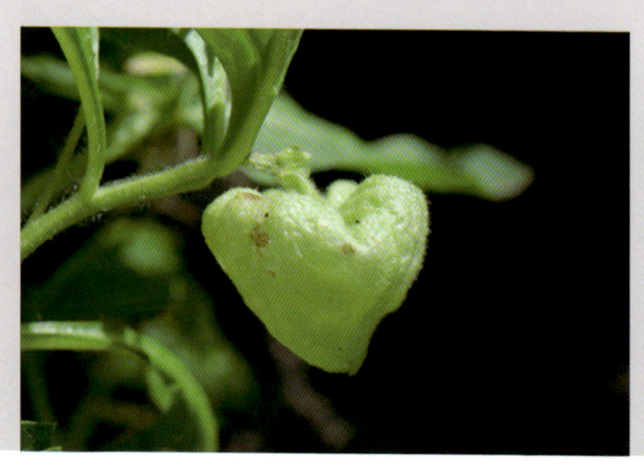

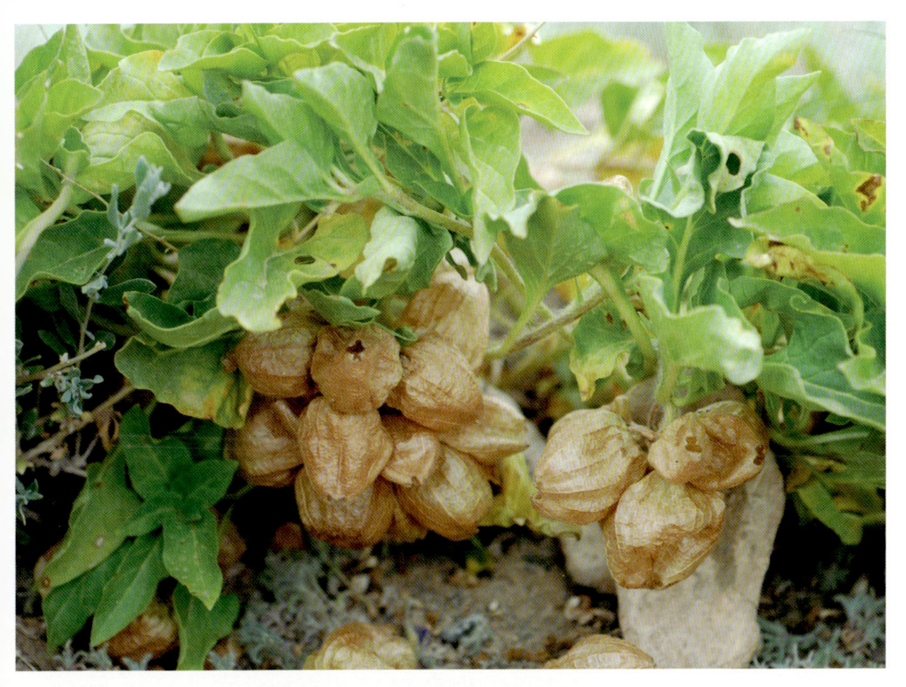

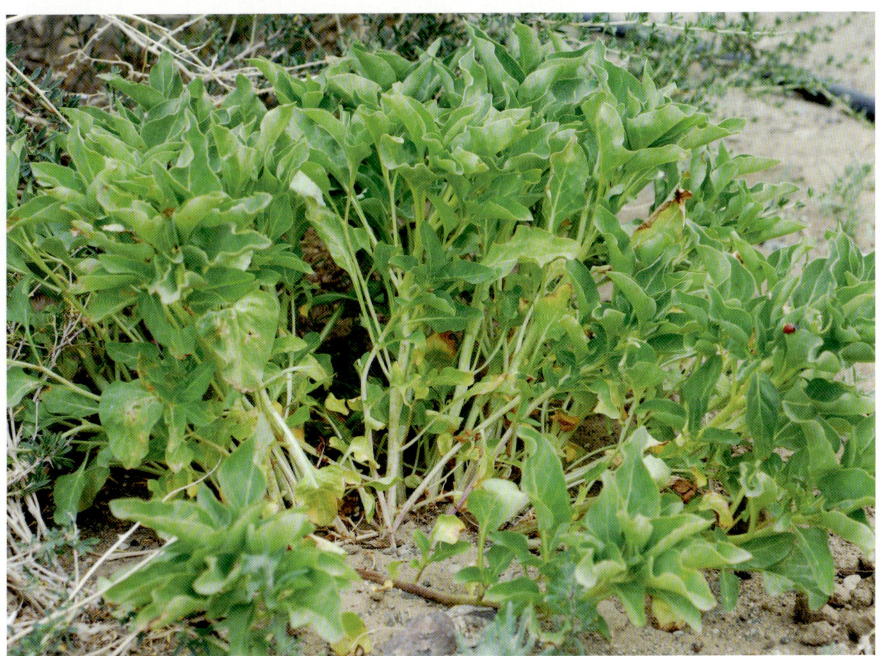

西伯利亚红松

Pinus sibirica Du Tour

【别　　名】新疆五针松

【基　　原】来源于松科松属西伯利亚红松 **Pinus sibirica** Du Tour 的松节、树脂、果实入药。

【形态特征】乔木，高达 35 m，胸径可达 1.8 m，树皮淡褐色。树冠塔形，卵圆或阔卵圆形，大枝近水平开展，小枝粗壮，淡褐色，密被淡黄色柔毛。冬芽圆锥形，淡褐或红褐色，顶端尖。针叶 5 针一束，较粗短，长 7 ～ 12 cm，粗约 0.8 ～ 1.2 mm，边缘疏生细齿，背面无气孔，腹面每边具 3 ～ 5 条气孔线，横断面近三角形，树脂道 3 个，中生；叶鞘早落。雌球果圆锥状卵形，无柄，直立，长 6 ～ 10 cm，直径 5 ～ 6 cm，不开裂；种鳞宽楔形，内弯，鳞盾紫褐色，宽菱形，密生细茸毛，上部圆，微内曲，基部近平截，鳞脐黄褐色，明显。种子倒卵圆形，黄褐色，长 1 cm，直径约 5 ～ 6 mm，微具棱脊，无翅。花期 5 月；果期次年 8 ～ 9 月。

【生　　境】生于阿尔泰山海拔 1600 ～ 2300 m 的哈巴河上游、喀纳斯河上游。

【分　　布】新疆。蒙古、俄罗斯，欧洲也有分布。

【采集加工】全年可采收。

【性味功能】味苦，性温。祛风除湿，温经散寒。

【主治用法】治关节炎，腹痛，胃脘痛，风湿性关节炎。内服：煎汤服，9 ～ 20 g。外用：煎水熏洗。

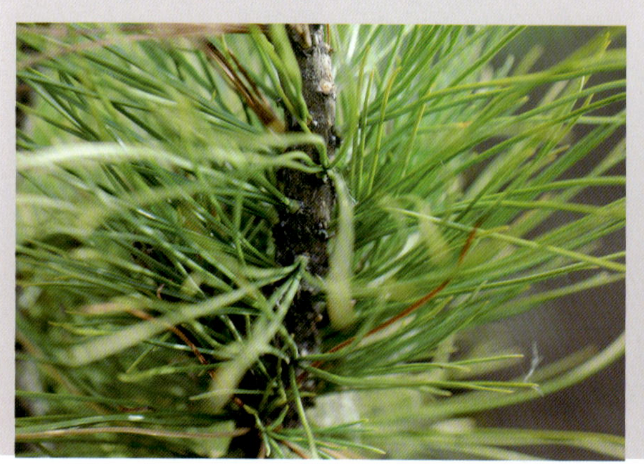

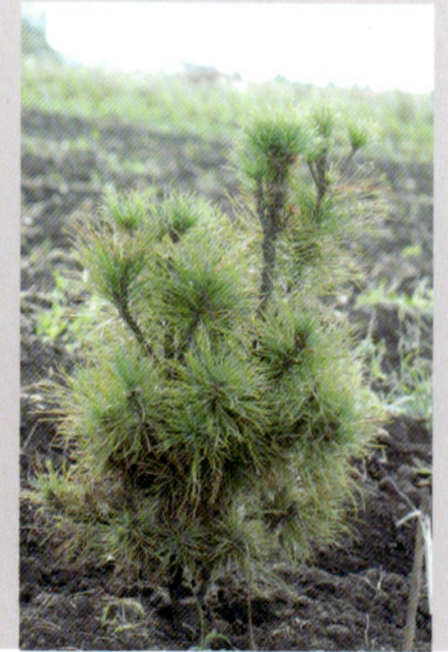

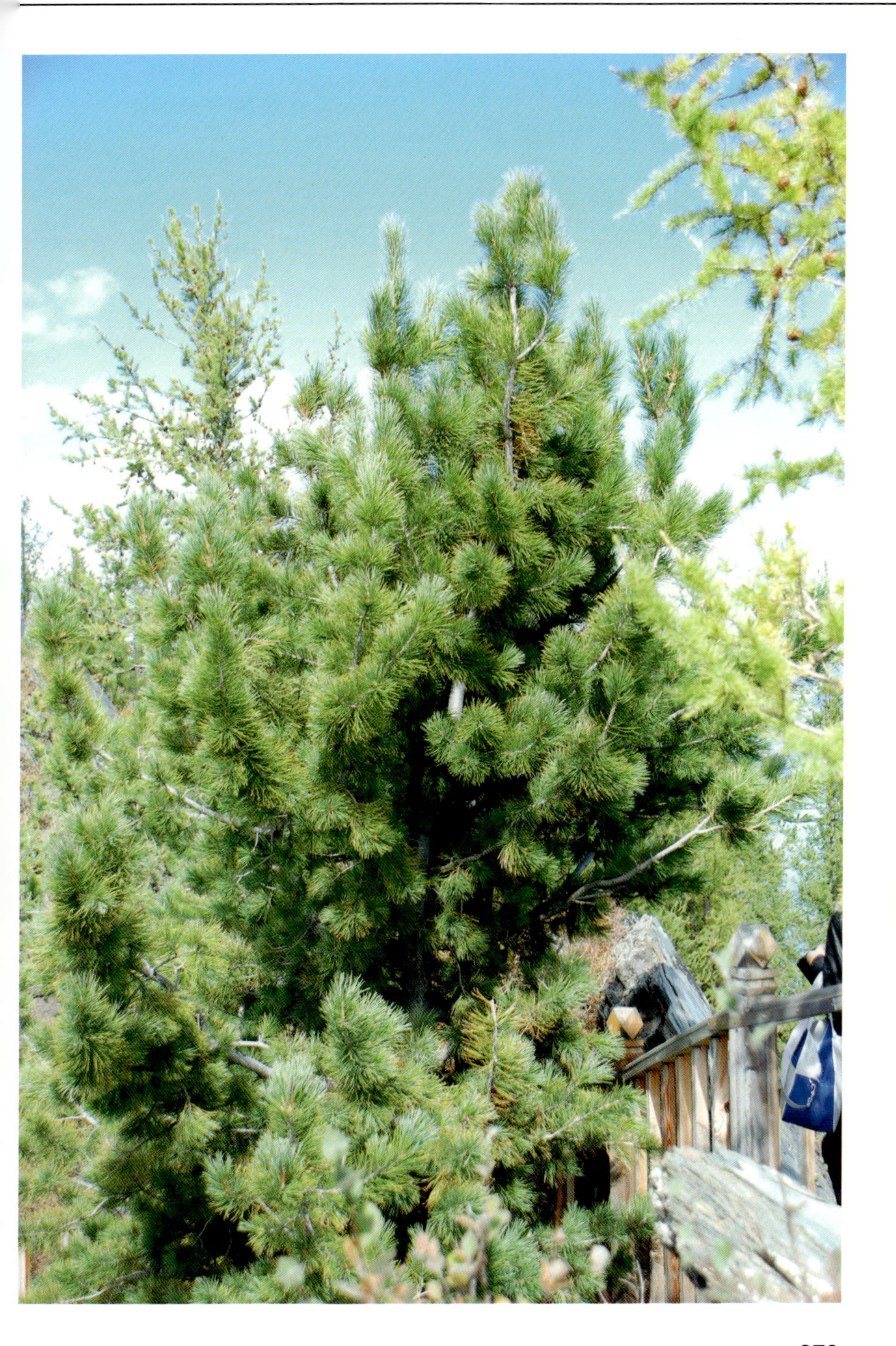

阿月浑子

Pistacia vera L.

【别　　名】皮斯塔

【基　　原】来源于漆树科黄连木属阿月浑子 **Pistacia vera** L. 的树皮和种仁入药。

【形态特征】落叶小乔木，通常高 5 ～ 7 m，或高可达 9 m 或有时成灌木状。枝粗壮，具条纹，有凸起小皮孔，幼枝常被灰白色短柔毛。叶为奇数羽状复叶，互生，叶柄无翅或具窄翅，小叶通常 3，稀 5 ～ 7，革质，卵形或宽椭圆形，长 4 ～ 10 cm，宽 3 ～ 7 cm，顶生小叶较大，顶端钝或急尖，具小尖头，基部宽楔形、圆形或截形，并渐窄成短柄，侧生小叶基部常偏斜，无柄或近无柄，边缘全缘并常呈波状。雄花花序宽大，密集，长 4 ～ 10 cm，花序轴和花梗被短柔毛，雄花萼片 2 ～ 6，矩圆形，边缘具睫毛，雄蕊 5 ～ 6，长 2 ～ 3 mm；雌花花序较窄，稀疏，长与雄花序近相等，花序轴和花梗亦被短柔毛，雌花萼片 3 ～ 5（9），矩圆形，长 (1)2 ～ 3(5) mm，膜质，边缘具卷曲睫毛，子房卵圆形，长约 1 mm。核果较大，长圆形，长约 2 cm，宽约 1 cm，顶端具细尖头，成熟时黄绿色至暗红色。花期 3 ～ 5 月；果期 7 ～ 9 月。

【生　　境】栽培。

【分　　布】新疆喀什。伊朗、叙利亚、伊拉克，中亚、欧洲也有分布。本种原产地中海区及亚洲西部。

【采集加工】7 ～ 8 月采收成熟的果实，晒干备用。

【性味功能】味甘，性温；无毒。温肾暖脾，补益虚损，调中顺气。

【主治用法】治疗神经衰弱，浮肿，贫血，营养不良，慢性泻痢等症。内服：煎汤，用量 9 ～ 15 g。

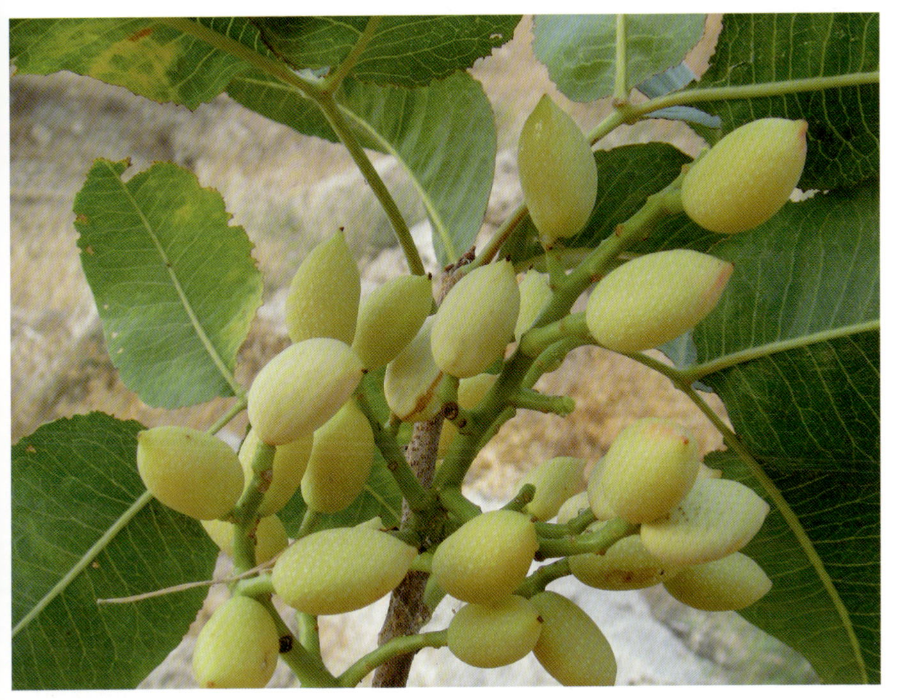

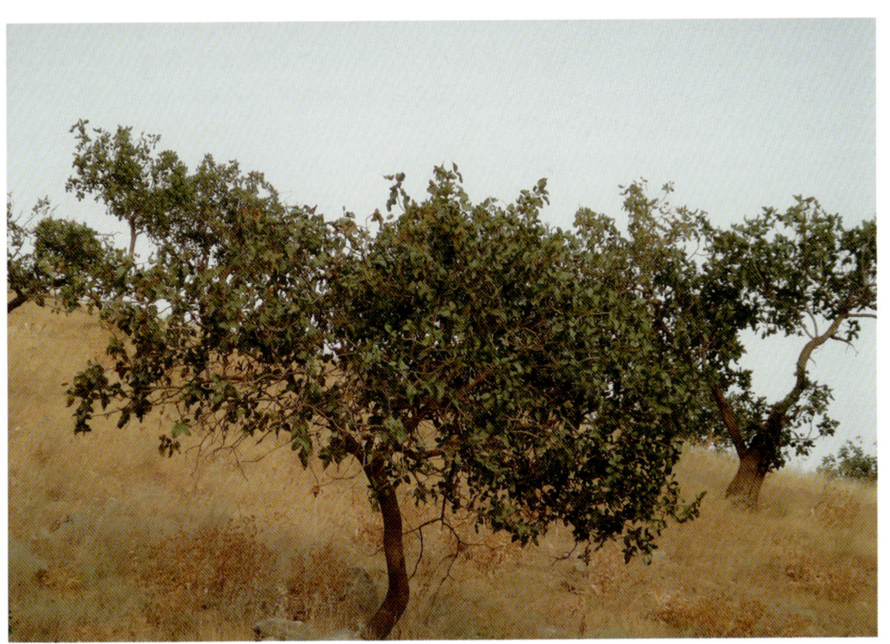

鸡娃草

Plumbagella micrantha (Ledeb.) Spach.

【别　　名】小蓝雪花

【基　　原】来源于白花丹科鸡娃草属鸡娃草 **Plumbagella micrantha** (Ledeb.) Spach. 的全草入药。

【形态特征】一年生草本，高 (7) 10 ～ 30 (50) cm，体表常被小钙质颗粒。茎直立，通常有 6 ～ 9 节，具条状棱，沿棱有较稀疏的细小皮刺。叶长 (1. 5) 2 ～ 7 (10. 5) cm，宽 (0. 5) 1 ～ 2. 6 cm；中部叶最大，下部叶顶部宽，匙形至倒卵状披针形，叶基部稍宽，呈宽扁柄状；植株由下至上，叶片的最宽部从叶片上部逐渐过渡至叶基，叶从下到上也由匙形至倒卵状披针形渐变为狭披针形至卵状披针形，由无明显的柄部至完全无柄，顶端急尖至渐尖，基部由无耳至有耳抱茎而沿棱下延，边缘常有细小皮刺。花序生于茎枝顶端，长约 0. 7 ～ 2 cm，含小穗 4 ～ 12 个；穗轴被灰褐色至红褐色茸毛，果时略延长；小穗含 2 ～ 3 花，具 1 叶状草质苞片，下部苞片较萼长，上部苞片与萼近等长或较短，通常宽卵形，顶端渐尖；每花具 2 枚膜质小苞，通常披针状长圆形，远较苞片为小，花小，常具短梗；花萼绿色，较硬，草质，筒状圆锥形，长 4 ～ 4. 5 mm，5 裂，筒部具 5 棱角，裂片常三角形，与萼筒等长，裂片两侧有具柄的腺；萼宿存，果时萼筒棱脊上生 1 ～ 2 个鸡冠状凸起，并略增大而变硬；花冠淡蓝紫色，长 5 ～ 6 mm，花冠筒狭钟状，花冠 5 裂，裂片卵状三角形，长约 1 mm；雄蕊几与花冠筒部等长或略短；花柱 1 枚，柱头 5，内侧具钉状腺质凸起，子房卵形，顶端渐细。蒴果阔披针形或尖长卵形，深红色或褐色，有 5 条淡色条纹；种子长卵形，红褐色，长约 3. 3 mm。花期 7 ～ 8 月；果期 7 ～ 9 月。

【生　　境】生于山地草原、针叶林阳坡。

【分　　布】新疆、甘肃、青海、四川、西藏等地。

【采集加工】7 ～ 8 月采收，鲜用或晒干研粉。

【性味功能】味苦，性寒。杀虫止痒，腐蚀疣痣。

【主治用法】治体癣，头癣，手足癣，神经性皮炎，疣痣。外用适量，鲜草捣烂成糊状，湿敷局部；浸酒涂；研末制成油膏涂敷。

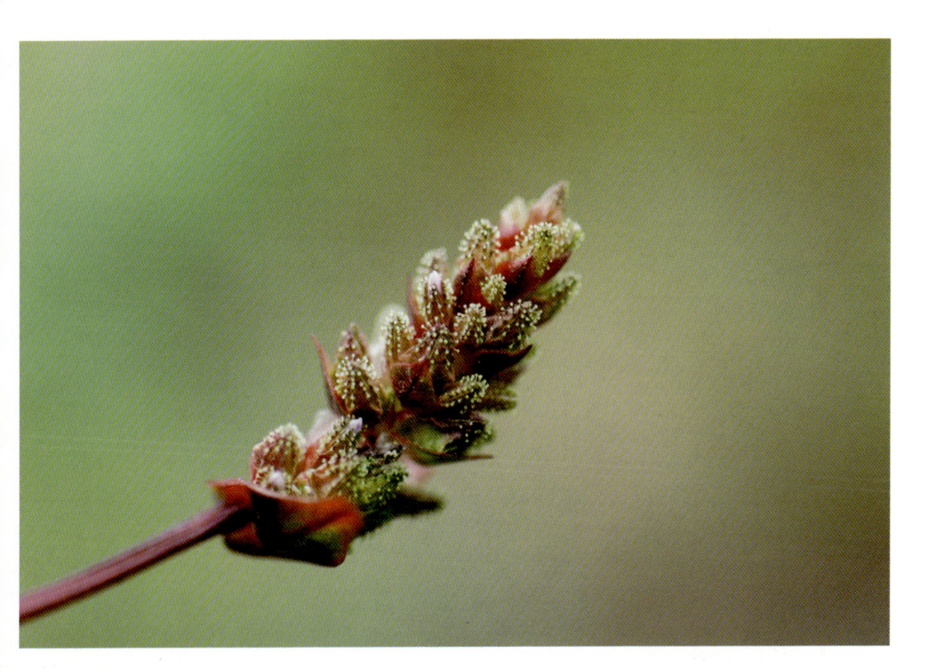

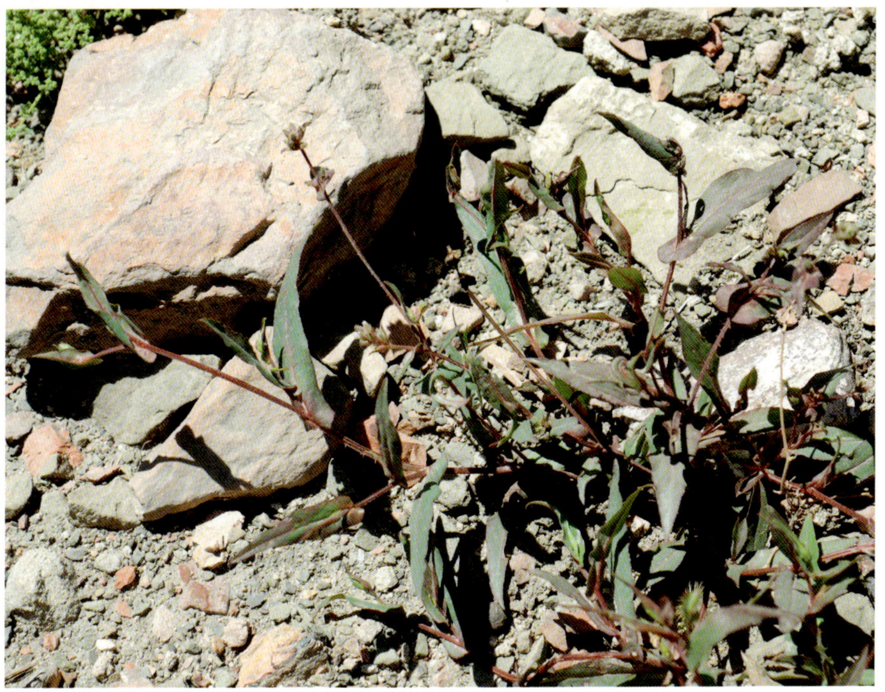

大叶白麻

Poacynum hendersonii (Hook. f.) Woodson.

【基　　原】来源于夹竹桃科白麻属大叶白麻 **Poacynum hendersonii** (Hook. f.) Woodson. 的全草入药。

【形态特征】直立半灌木或草本，高 0.5 ～ 2.5 m。植株含乳汁；枝条倾向茎的中轴，无毛。叶坚纸质，互生，叶片椭圆形至卵状椭圆形，顶端急尖或钝，具短尖头，基部楔形或圆形，无毛，叶柄面具颗粒状凸起，叶片长 3 ～ 4 cm，宽 1 ～ 1.5 cm，叶缘具细齿；叶柄长 0.5 mm，叶柄基部及腋间具腺体，老时脱落。圆锥状聚伞花序一至多数，顶生；总花梗长 3 ～ 9 cm；花梗长 0.5 ～ 1 cm；总花梗、花梗、苞片及花萼外面均被白色短柔毛；苞片披针形，长 1 ～ 4 mm，内无腺体；花冠辐状，下垂，直径 1.5 ～ 2 cm，外面粉红色，内面稍带紫色，两面均具颗粒状凸起，花冠筒长 2.5 ～ 7 mm，直径 1 ～ 1.5 cm，花冠裂片反折，宽三角形，长 2.5 ～ 4 cm，宽 3 ～ 5 mm，每裂片具三条深紫色的脉纹；副花冠裂片 5 枚，着生于花冠筒的基部，裂片宽三角形，基部合生，顶端长尖凸起；雄蕊 5 枚，着生于花冠筒基部，与副花冠裂互生，花药箭头状，顶端渐尖，隐藏在花喉内，基部具耳，背部隆起，腹面粘生在柱头的基部；花丝短，被白色茸毛；雌蕊 1 枚，长 3 ～ 4 mm，柱头短，长 1 ～ 3 mm，上部膨大，下部缩小，柱头顶端钝，2 裂，基部盘状，子房半下位，由 2 个离生心皮所组成，上部被白色茸毛；胚株多数；花盆肉质环状，顶端 5 浅裂或微缺，基部合生，环绕子房，基部着生于花托上。蓇葖果 2 枚，叉生或平行，倒垂，长而细，圆筒状，顶端渐尖，幼时绿色，老时黄褐色，长 10 ～ 30 cm，直径 0.3 ～ 0.5 cm。种子卵状长圆形，长 2.5 ～ 3 mm，直径 0.5 ～ 0.7 mm，顶端具一簇白色绢质种毛，种毛长约 1.5 ～ 3 cm。花期 5 ～ 7 月；果期 7 ～ 9 月。

【生　　境】生于盐碱荒地，沙漠边缘及河岸冲积平原和湖围。

【分　　布】新疆、青海、甘肃等省。中亚也有分布。

【采集加工】夏、秋季采收，晒干。

【性味功能】味甘、微苦，性凉。清热平肝，利水消肿。

【主治用法】主治高血压，眩晕，头痛，心悸，失眠，水肿尿少。内服：煎汤，5 ～ 10 g；或泡茶。

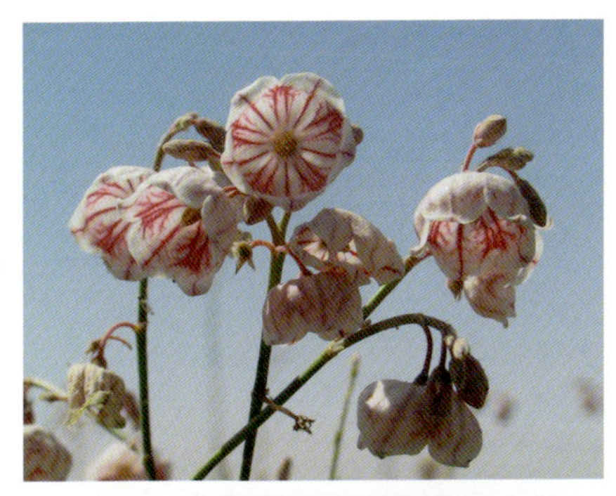

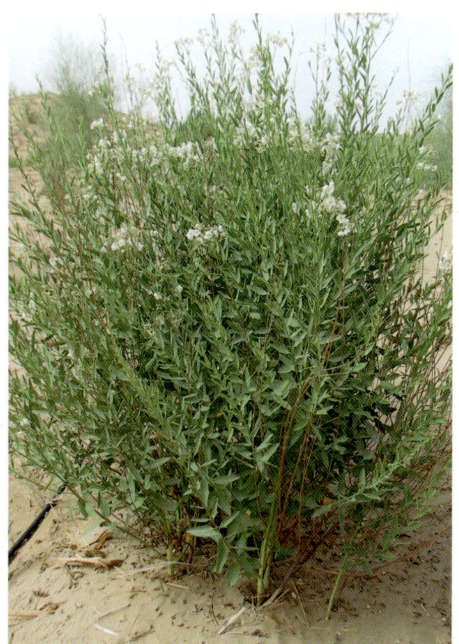

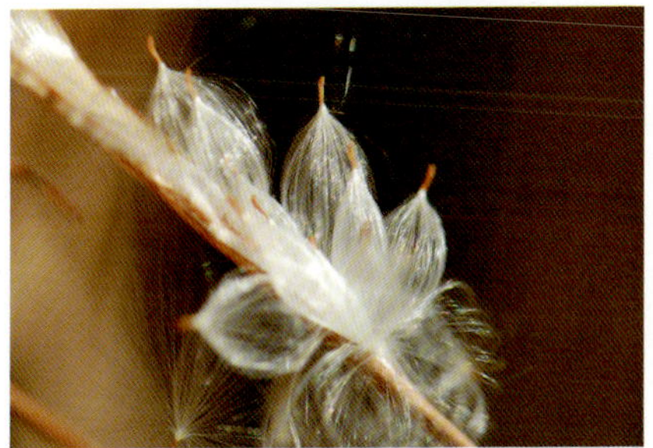

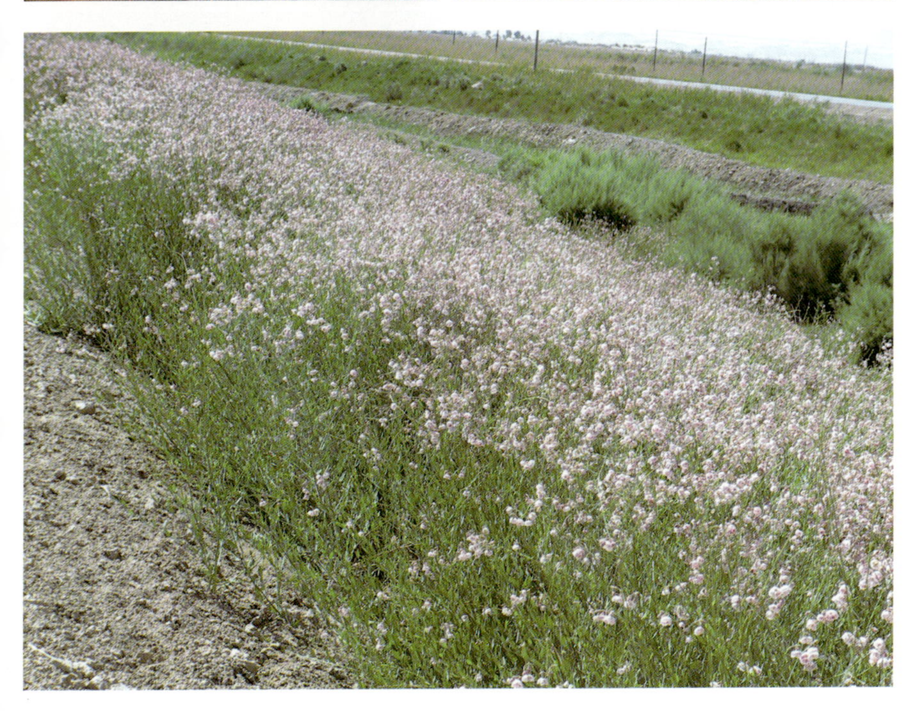

花　葱

Polemonium coeruleum L.

【基　　原】来源于花荵科花荵属花荵 **Polemonium coeruleum** L. 的根茎及根入药。

【形态特征】多年生草本，高 40 ～ 70 cm。根匍匐，圆柱状，多纤维状须根。茎单一，直立或基部上升，无毛或被疏柔毛；根状茎横生。单数羽状复叶互生，茎下部叶大，长约 20 cm，上部叶小，长 7 ～ 14 cm，叶柄长 1.5 ～ 8 cm，生下部者较长，上部具短叶柄或无柄；小叶互生，11 ～ 21 片，矩圆状披针形、披针形或窄披针形，长 10 ～ 30 mm，宽 2 ～ 7 mm，全缘，顶端锐尖或渐尖，基部近圆形，两面无毛或偶有柔毛，无柄，叶柄长 3 ～ 5 cm。聚伞圆锥花序顶生或上部叶腋生，疏生多花；花梗长 3 ～ 5 mm；总梗和花梗密生短腺毛；花萼钟状，长 3 ～ 6 mm，无毛或有短腺毛，裂片卵形、长卵形或卵状披针形，顶端锐尖或钝头，与萼筒近等长；花冠辐状或宽钟状，长 12 ～ 14 mm，蓝色或浅蓝色，裂片倒卵形，顶端圆或偶有渐狭或略尖，边缘常疏生缘毛；雄蕊着生于花冠筒基部之上，与花冠近等长，花丝基部簇生黄白色柔毛；子房球形，柱头稍伸出花冠之外。蒴果宽卵形，长约 5 mm。种子长约 2 mm，深棕色；种皮干后膜质似有翅。

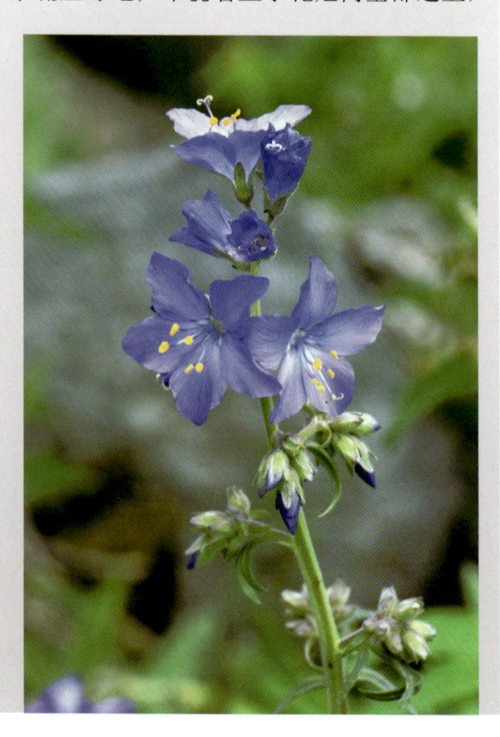

【生　　境】生于山地草原及草甸。

【分　　布】我国东北、内蒙古、新疆、河北、山西、云南。蒙古、俄罗斯、日本也有分布。

【采集加工】秋季采收，洗净泥土，晒干。

【性味功能】味苦，性平。化痰，安神，止血。

【主治用法】治咳嗽痰多，癫痫，失眠，咳血，吐血，便血，月经过多。

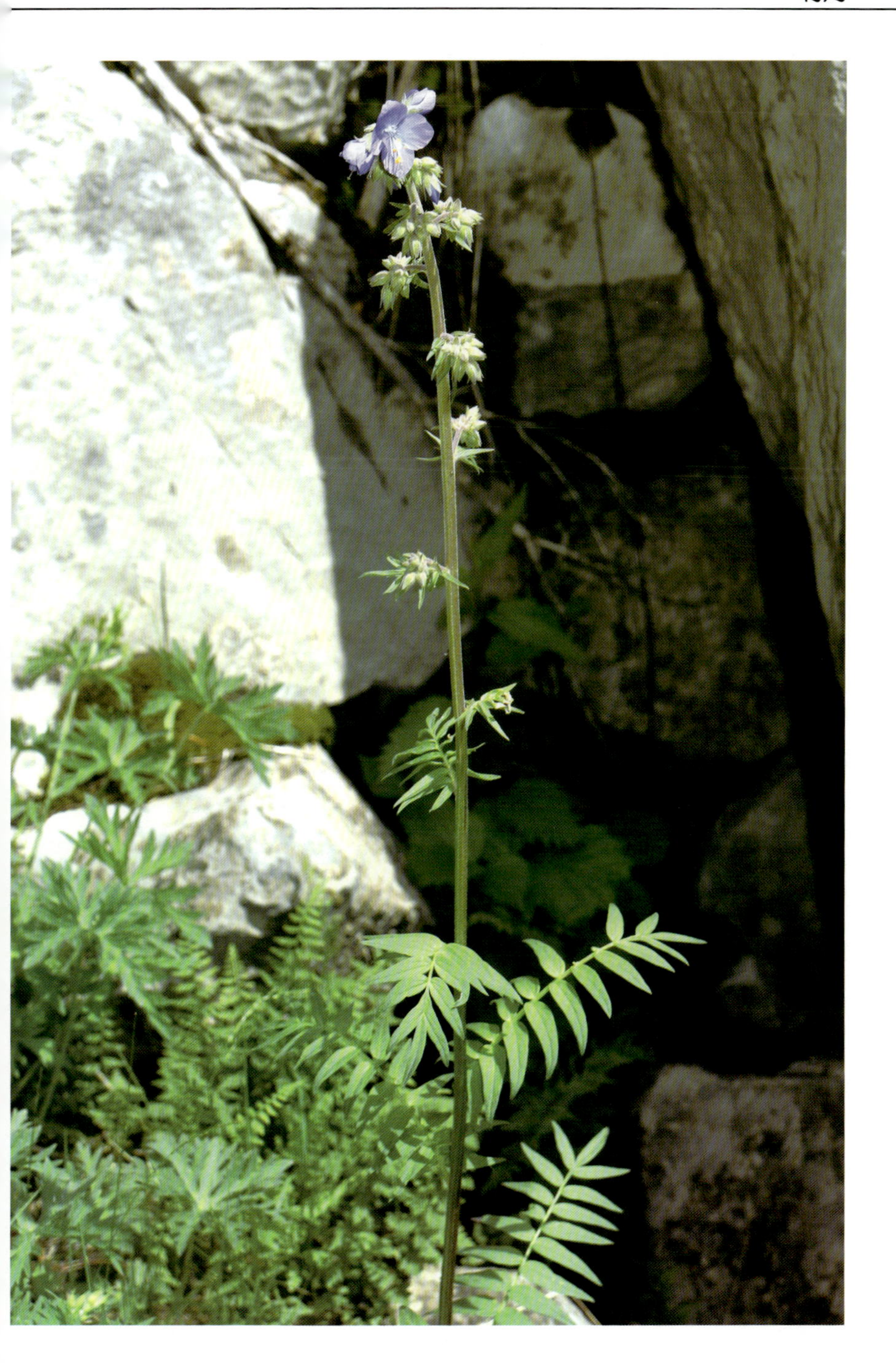

新疆远志

Polygala hybrida DC.

【基　　原】来源于远志科远志属新疆远志 **Polygala hybrida** DC. 的全草入药。

【形态特征】多年生草本，高 15 ～ 38 cm，全株被短曲柔毛。根粗壮，圆柱形，直径 1 ～ 6 mm。茎丛生，被短柔毛，基部稍木质。叶无柄或有短柄，茎下部叶较小，卵形或卵状披针形，上部叶渐大，卵圆形或披针形，长 0. 8 ～ 3. 8 cm，宽 0. 2 ～ 1 cm，顶端渐尖，基部楔形，全缘，两面被短曲柔毛，边缘较多。总状花序顶生，长 2 ～ 11 cm，花蓝紫色，长 7 ～ 8 mm；花梗长约 1. 5 mm；萼片 5，宿存，外轮 3 片小，长披针形，内轮 2 片，矩圆形，花瓣状，花后略增大；花瓣 3，中间龙骨瓣背面顶部有撕裂成条的鸡冠状附属物，两侧花瓣矩圆状、倒披针形，2/3 部分与花丝鞘贴生；雄蕊 8，花丝几全部合生成鞘，并在下部 3/4 贴生于龙骨瓣，上端分二组。蒴果椭圆状倒心形，长约 5 mm，周围具窄翅，顶端凹陷；种子 2，除假种皮外，密被绢毛。

【生　　境】生于中山带草原、林缘、林中空地、沟边。

【分　　布】新疆。蒙古、哈萨克斯坦，西伯利亚、欧洲也有分布。

【采集加工】春夏季采收，洗净，晒干。

【性味功能】味苦、辛，性温。祛痰，宁心，解毒消痈。

【主治用法】主治咳喘痰多，心悸失眠，痈疽疮肿。

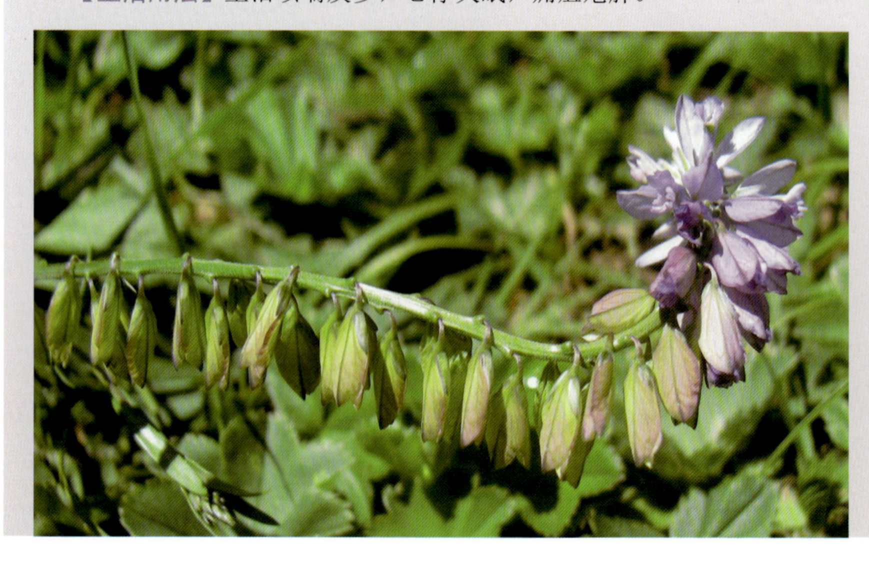

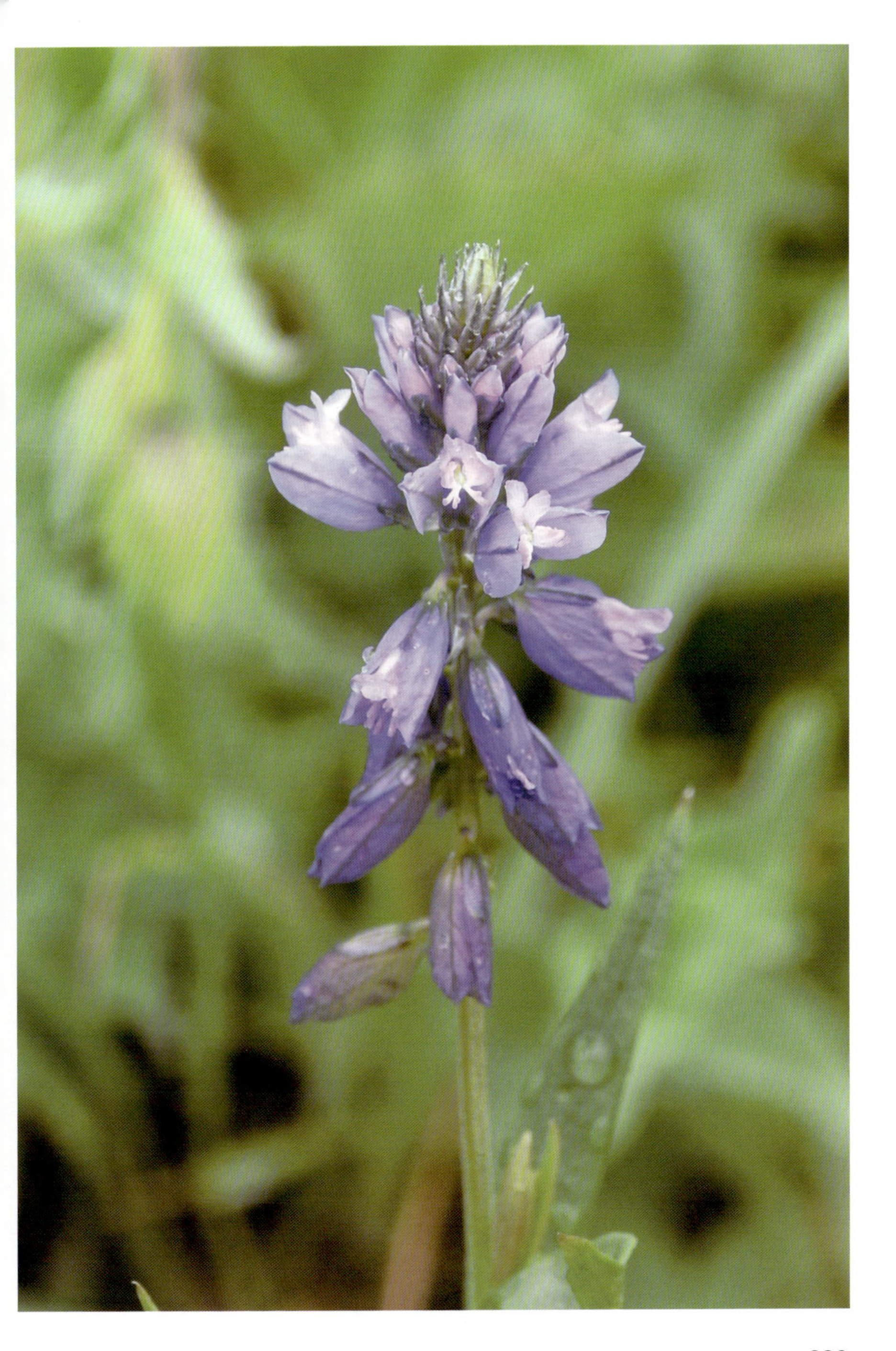

两栖蓼

Polygonum amphibium L.

【基　　原】来源于蓼科蓼属两栖蓼 **Polygonum amphibium** L. 的全草入药。

【形态特征】多年生草本，具根状茎，为水陆两生植物。水生型茎横走，节部生根，无毛。叶长椭圆形或宽披针形，长 5 ～ 12 cm，宽 1. 5 ～ 4 cm，顶端钝或稍尖，基部心形或圆形，全缘，两面无毛，表面有光泽，背面多数侧脉与主脉近垂直，具有长柄，漂浮于水面；托叶鞘筒状，长约 1. 5 cm，无毛，顶端截形；陆生型茎直立或斜升，分枝或不分枝，被长硬毛。叶宽披针形，长 5 ～ 14 cm，宽 1 ～ 2 cm。顶端急尖，基部近圆形，全缘，两面及叶缘被短硬毛，表面中间常有 1 深色的斑，侧脉与主脉成锐角，具短柄；托叶鞘外面被硬毛。穗状花序紧密，椭圆形，顶生腋生，长 2 ～ 5 cm；花 3 ～ 4 朵簇生，苞片三角形；花梗极短；花被长 3. 5 ～ 5 mm，5 深裂，裂片微钝，粉红色或白色。瘦果近圆形，长 2. 5 ～ 3 mm，两面凸起，黑色，有光泽。花期 6 ～ 9 月；果期 9 月。

【生　　境】生于湖泊、河岸静水、河滩、渠边。

【分　　布】广布全国各地。欧洲、北美、中亚，俄罗斯、蒙古、印度也有分布。

【采集加工】夏、秋间采收全草，洗净，鲜用或晾干。

【性味功能】味苦，性平。清热利湿，解毒。

【主治用法】治脚浮肿，痢疾，尿血，潮热，多汗，疔疮，无名肿毒。内服：煎汤，9 ～ 15 g。外用适量，鲜品捣敷。

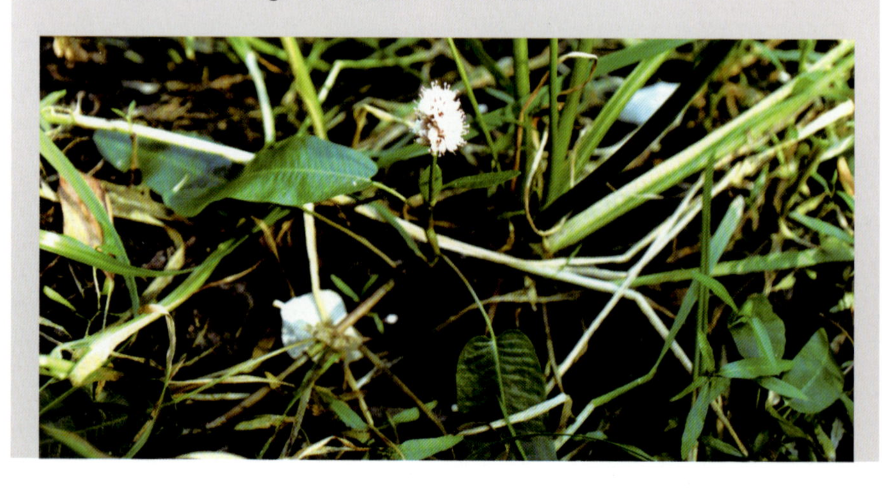

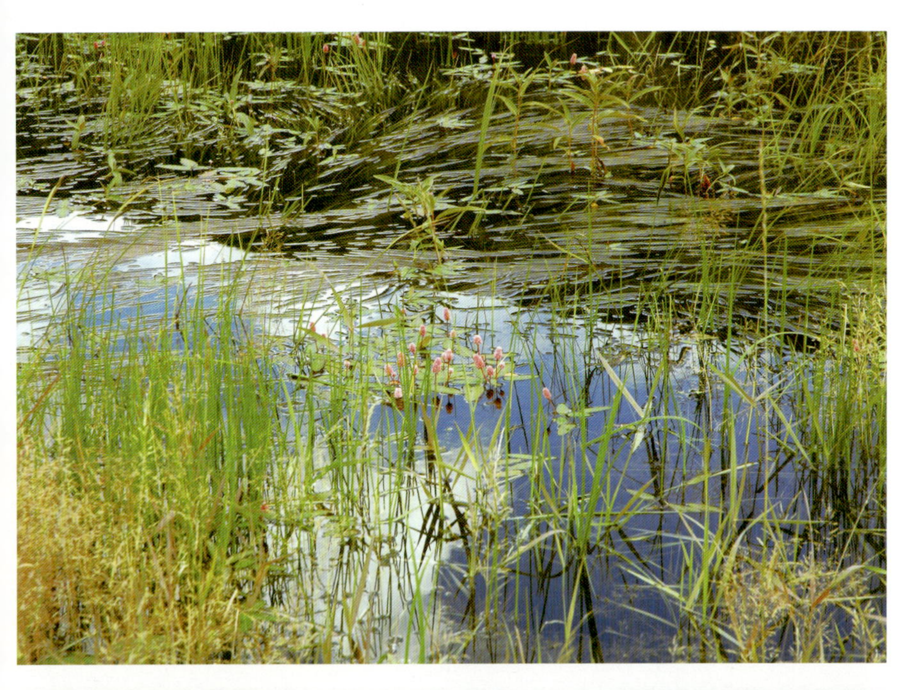

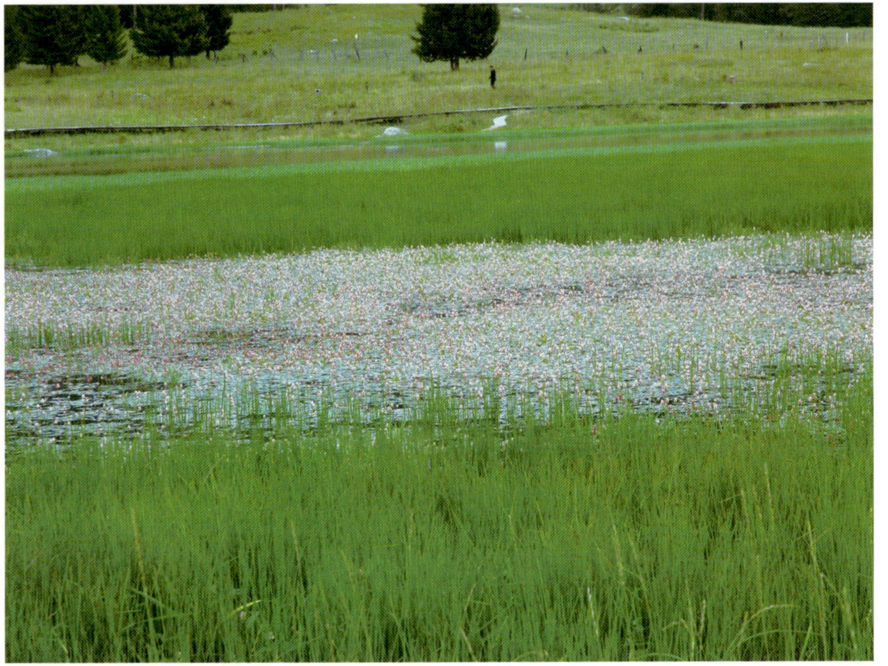

朝天委陵菜

Potentilla supina L.

【基　　原】来源于蔷薇科委陵菜属朝天委陵菜 **Potentilla supina** L. 的根或带根全草入药。

【形态特征】一年生或二年生草本，高 10 ～ 50 cm。茎多分枝，平铺或直立，被疏毛或脱落无毛。基生叶奇数羽状复叶，有小叶 2 ～ 5 对，小叶片长圆形或倒卵状长圆形，边缘羽状浅裂或具圆钝齿，两面绿色，被疏柔毛或无毛；茎生叶与基生叶相似；基生叶托叶膜质、褐色、被疏毛或无毛，茎生叶托叶草质，绿色，全缘或有齿，被疏毛。花单生叶腋，花梗长 0.8 ～ 1.5 cm，花直径 0.6 ～ 0.8 cm；萼片三角状卵形，副萼片椭圆状披针形，比萼片稍长或近等长，均被疏柔毛；花瓣黄色，倒卵形，顶端微凹，与萼片近等长或稍短；花柱近顶生，基部增粗，花柱扩大。瘦果长圆形，顶端尖，表面有脉纹。花期 5 ～ 9 月。

【生　　境】生于水渠边、田埂、低湿地。

【分　　布】全国各地。广布北温带。

【采集加工】4 ～ 10 月间采挖带根全草，除去花枝与果枝，洗净，晒干。

【性味功能】味苦，性平；无毒。凉血止痢，清热解毒。

【主治用法】主治久痢不止，赤痢腹痛，痔疮出血，疮痈肿毒。内服：煎汤，15 ～ 30 g；或研末或浸酒。外用适量，煎水洗，或捣敷，或研末撒。

【附　　注】慢性腹泻伴体虚者慎用。

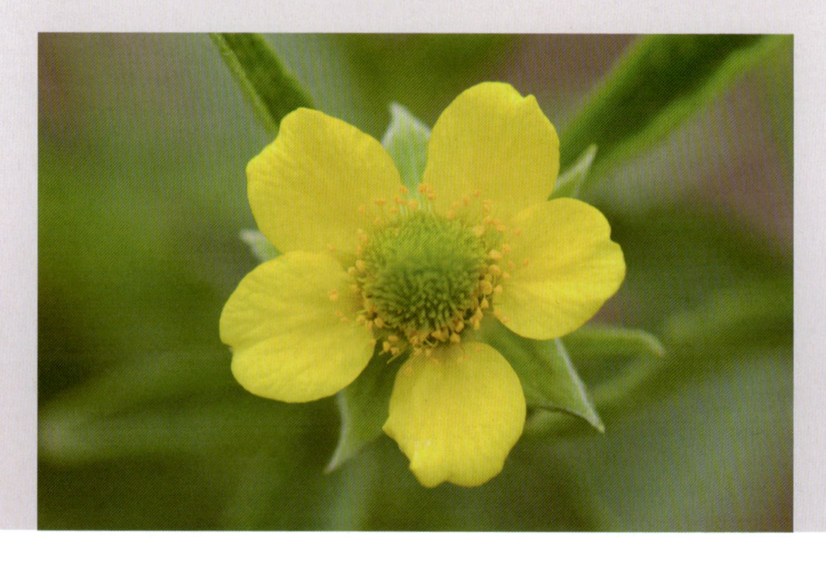

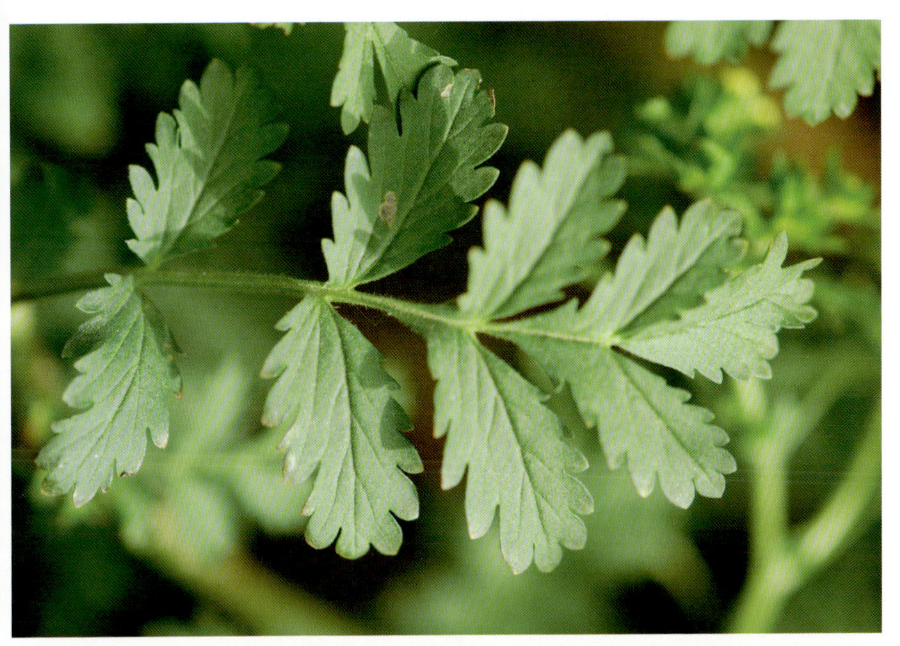

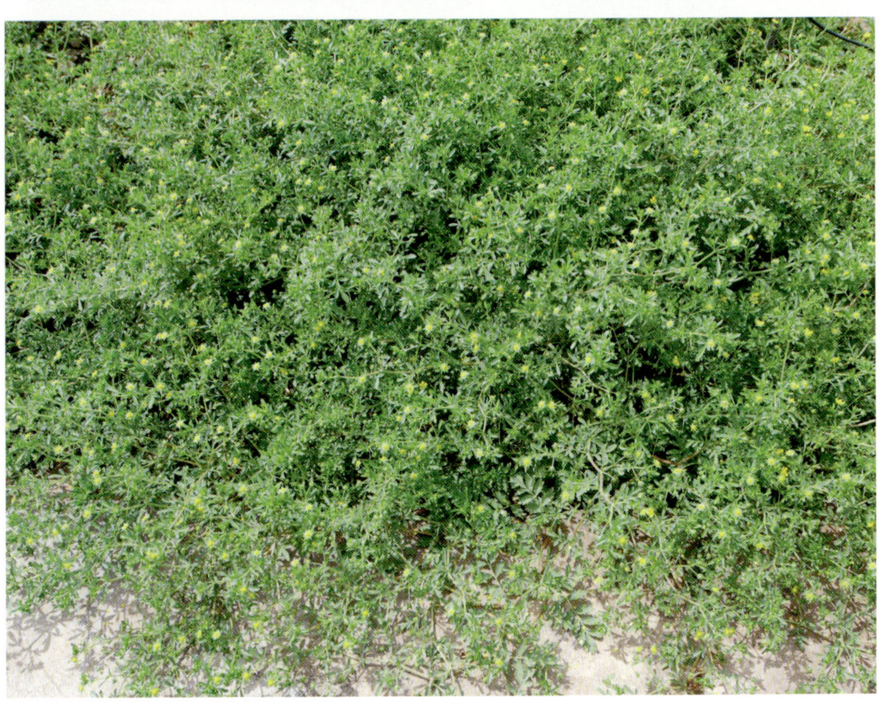

密枝委陵菜

Potentilla virgata Lehm.

【基　　原】来源于蔷薇科委陵菜属密枝委陵菜 **Potentilla virgata** Lehm. 的根或带根全草入药。

【形态特征】多年生草木，高 15 ~ 40 cm，基部多分枝。根粗壮，圆柱形。茎直立或斜上升，密被伏生长柔毛或绢状柔毛。基生叶掌状 5 出复叶，连叶柄长 5 ~ 20 cm，叶柄被伏生长柔毛或绢状柔毛；小叶片长圆状披针形或倒卵披针形，长 1.5 ~ 10 cm，边缘深裂至中裂，裂片三角状披针形或长圆状披针形，上面绿色，被疏柔毛或无毛，下面密被白色茸毛，沿脉伏生长柔毛，基生叶托叶膜质，深褐色，几无毛，茎生叶托叶草质，绿色，卵状披针形，全缘稀有齿，下面被白色茸毛。聚伞花序，多花，疏散；花梗纤细，长 0.8 ~ 1.5 cm，被茸毛；花直径 0.8 ~ 1 cm；萼片三角状卵形或卵状披针形，副萼片披针形或条形，比萼片短；花瓣黄色，倒卵形，比萼片稍长或几达1倍；花柱近顶生，基部增粗，柱头稍扩大。瘦果表面有脉纹。花期 6 ~ 8 月。

【生　　境】生于渠边草丛、河滩地。

【分　　布】新疆。蒙古，西西伯利亚、中亚也有分布。

【采集加工】4 ~ 10 月间采挖带根全草，除去花枝与果枝，洗净，晒干。

【性味功能】味苦，性平；无毒。凉血止痢，清热解毒。

【主治用法】主治久痢不止，赤痢腹痛，痔疮出血，疮痈肿毒。内服：煎汤，15 ~ 30 g；或研末或浸酒。外用适量，煎水洗，或捣敷，或研末撒。

【附　　注】慢性腹泻伴体虚者慎用。

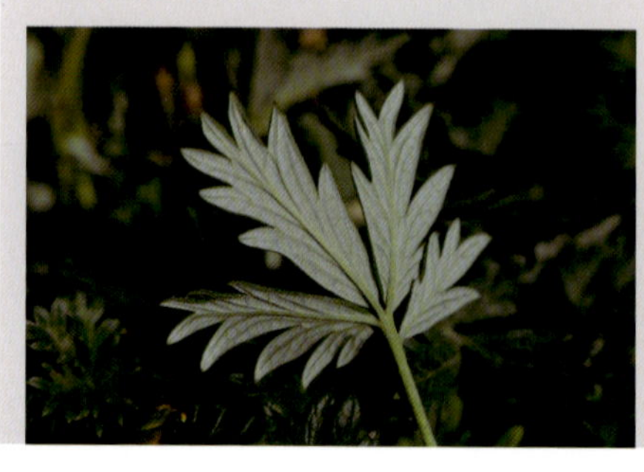

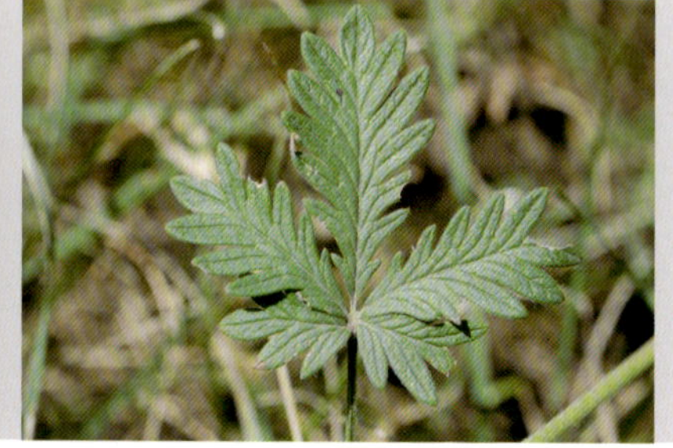

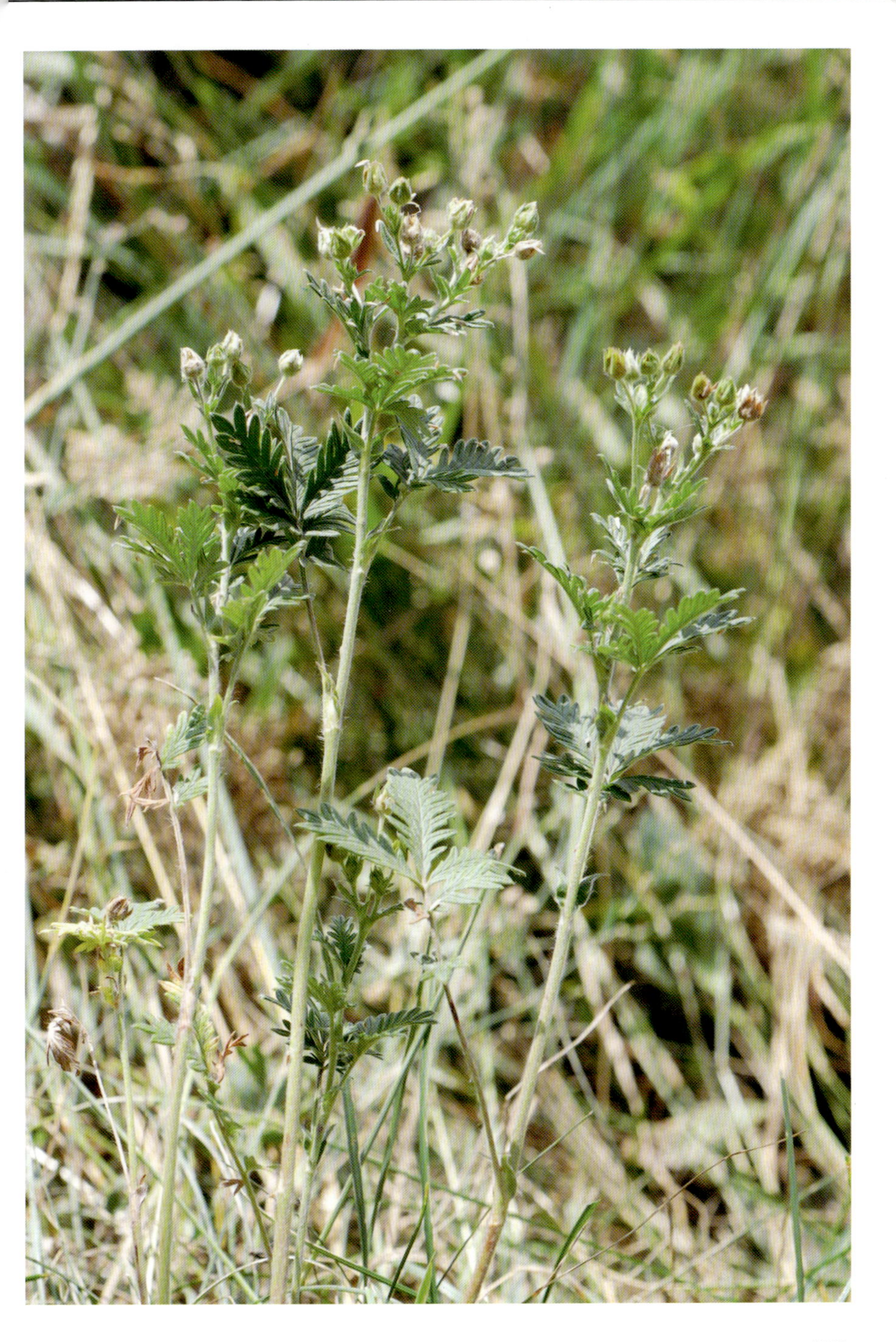

细叶白头翁

Pulsatilla turczaninovii Kryl. et Serg.

【基　　原】来源于毛茛科白头翁属细叶白头翁 **Pulsatilla turczaninovii** Kryl. et Serg. 的根状茎入药。

【形态特征】多年生草本。植株高 15 ～ 30 cm。基生叶 4 ～ 5，有长柄，柄长 2 ～ 6 cm，疏被白色长柔毛。叶为 2 ～ 3 回羽状复叶，在开花时开始发育，叶片狭椭圆形或狭卵形，长 3 ～ 5 cm，宽 1. 5 ～ 2. 5 cm，羽片 3 ～ 4 对，通常最下部的一对羽片有柄，中上部的羽片无柄，二回羽状细裂，末回裂片线状披针形或线形，顶端稍尖，叶表面几乎无毛，叶背面疏被白色长柔毛。花葶有柔毛，总苞钟形，长 2. 5 cm 左右，筒长 5 ～ 6 mm，掌状深裂，裂片线形或线状披针形，宽约 1. 5 mm，背面有柔毛；花梗长约 8 ～ 12 cm，花直立，萼片蓝紫色，卵状长圆形或椭圆形，长 2. 2 ～ 4. 2 cm，宽 1 ～ 1. 3 cm，顶端微尖或钝，背面有长柔毛。聚合果直径约 5 cm；瘦果纺锤形，长约 4 mm，密被长柔毛，宿存花柱长约 3 cm，有向上斜展的长柔毛。花期 5 ～ 7 月。

【生　　境】生于山地的山坡草地。

【分　　布】我国东北，新疆、宁夏、内蒙古、河北。蒙古，西伯利亚也有分布。

【采集加工】秋季采集，切段，晒干。

【性味功能】味苦，性寒。泻火解毒，止痛，利尿消肿。

【主治用法】主治风火牙痛，四肢关节痛，秃疮，浮肿。内服：煎汤，用量 9 ～ 15 g。

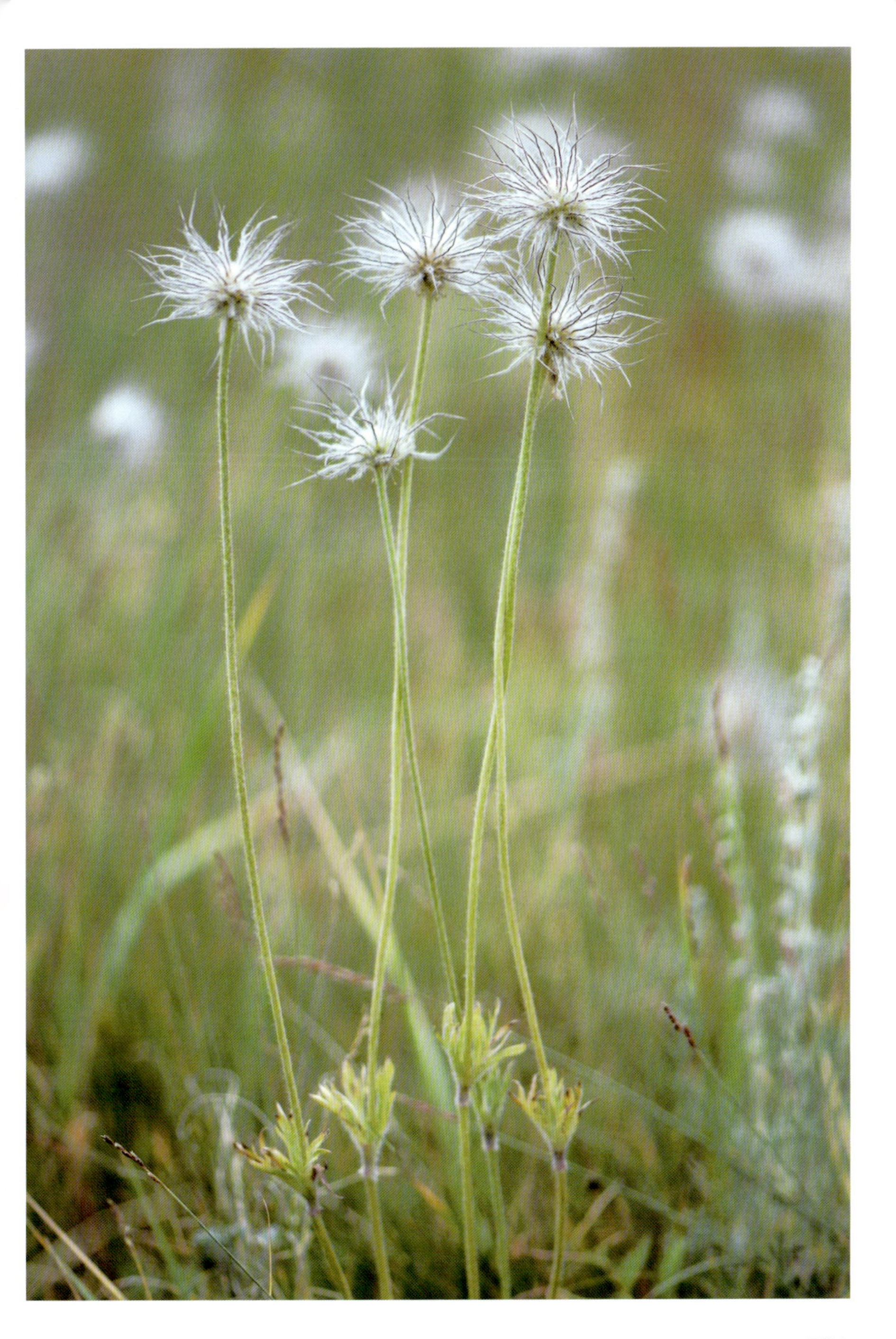

五柱红砂

Reaumuria kaschgarica Rupr.

【别　　名】五柱枇杷柴

【基　　原】来源于柽柳科红砂属五柱红砂 **Reaumuria kaschgarica** Rupr. 的全草入药。

【形态特征】矮灌木，高 10 ～ 30 cm；垫状枝致密，老枝灰色，当年生幼枝带粉红色、黄绿色。叶肉质棒状，长 4 ～ 10 mm，宽约 0. 6 ～ 1 mm，顶端钝或稍尖，向基部微变狭。花单生于枝顶，无花梗；苞片 3 ～ 4，叶同形，长 3 ～ 4 mm；萼 5，深裂，长 2 ～ 4 mm，裂片卵状披针形，外伸，边缘膜质；花瓣 5，粉红色，椭圆形，长 5 mm，宽 2. 5 mm，里面有 2 片矩圆形鳞片，长为花瓣的 1/3；雄蕊约 15 个，花丝基部合生；子房卵圆形，花柱 5。蒴果长圆状卵形，长 5 ～ 7 mm，5 瓣裂。种子细小，被褐色长毛。花期 5 ～ 8 月；果期 8 月。

【生　　境】生于山前砾质洪积扇和低山的盐土荒漠和多石荒漠草原。

【分　　布】青海、新疆。中亚也有分布。

【采集加工】夏、秋两季采收，剪取枝叶，晒干。

【性味功能】祛湿止痒。

【主治用法】治湿疹、皮炎等皮肤炎症。外用适量，煎水洗。

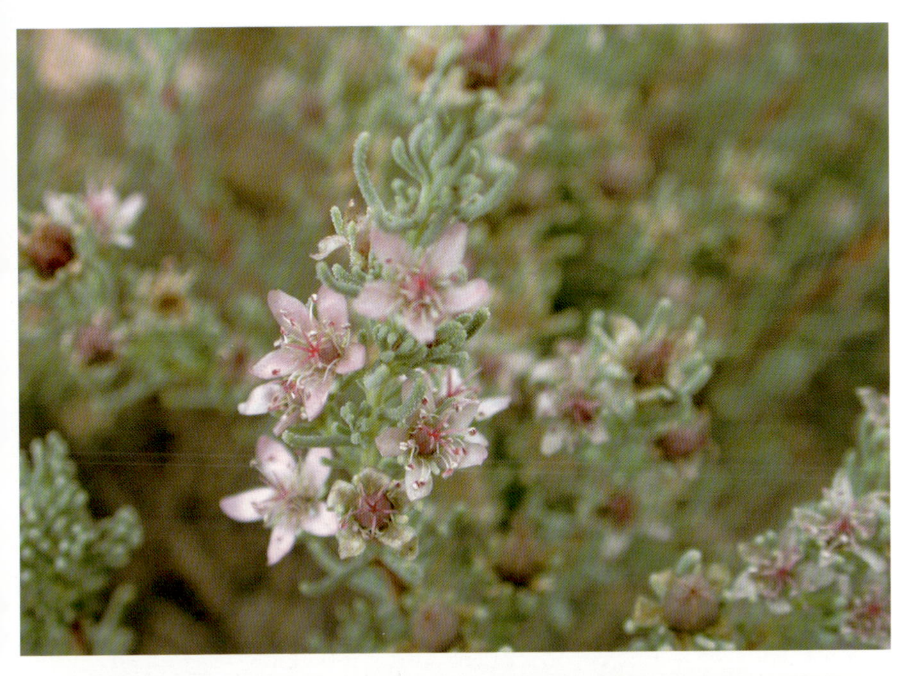

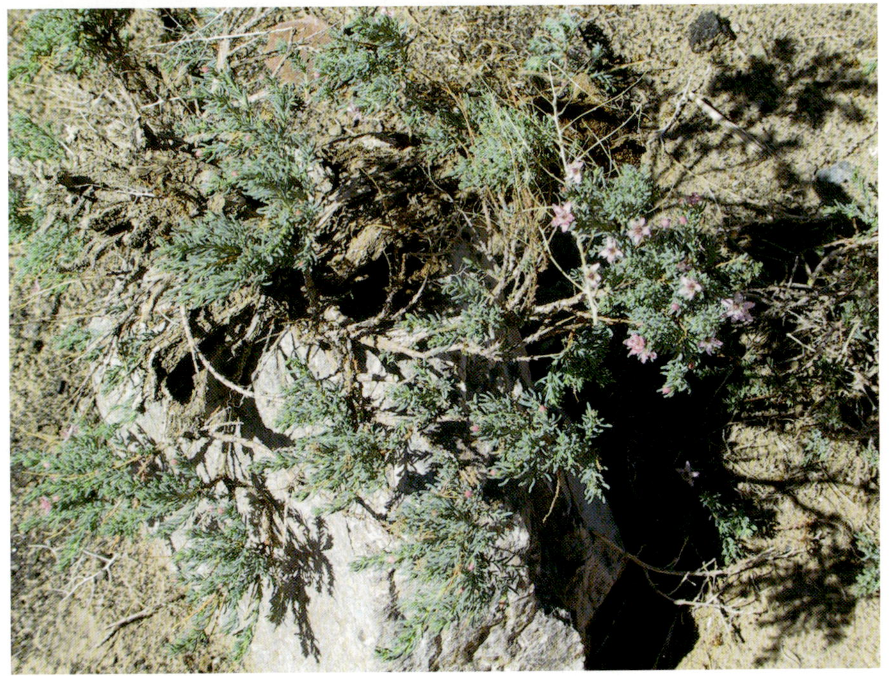

黄花红砂

Reaumuria trigyna Maxim.

【别　　名】黄花枇杷柴

【基　　原】来源于柽柳科红砂属黄花红砂 **Reaumuria trigyna** Maxim. 的全草入药。

【形态特征】小半灌木，高 10 ～ 30 cm，多分枝，小枝略开展，老枝灰黄色或褐灰白色，树皮片状剥裂；当年生枝由老枝发出，纤细，光滑，淡绿色。叶肉质，常 2 ～ 5 枚簇生，半圆柱状线形，向上部稍变粗，顶端钝，基部渐变狭，长 5 ～ 10 mm，长短不一，干后多少弓曲。花单生叶腋，5 数，直径 5 ～ 7 mm；花梗纤细，长 8 ～ 10 mm；苞片约 10 片，宽卵形，短凸尖，覆瓦状排列，与花萼密接，较萼短或几等大；萼片 5，基部合生，与苞片同形；花瓣在花芽内旋转，黄色，长圆状倒卵形，略偏斜，长约 5 mm，内面下半部有两片鳞片状附属物；雄蕊 15，花丝钻形；子房卵圆形至倒卵圆形，花柱 3，稀 4 ～ 5，长 3 ～ 5 mm，长于子房，宿存。蒴果长圆形，长达 1 cm，3 瓣裂。

【生　　境】生于草原化荒漠的砂砾地、石质及土石质干旱山坡。

【分　　布】内蒙古、宁夏、甘肃。

【采集加工】夏、秋两季采收，剪取枝叶，晒干。

【性味功能】祛湿止痒。

【主治用法】治湿疹、皮炎等皮肤炎症。外用适量，煎水洗。

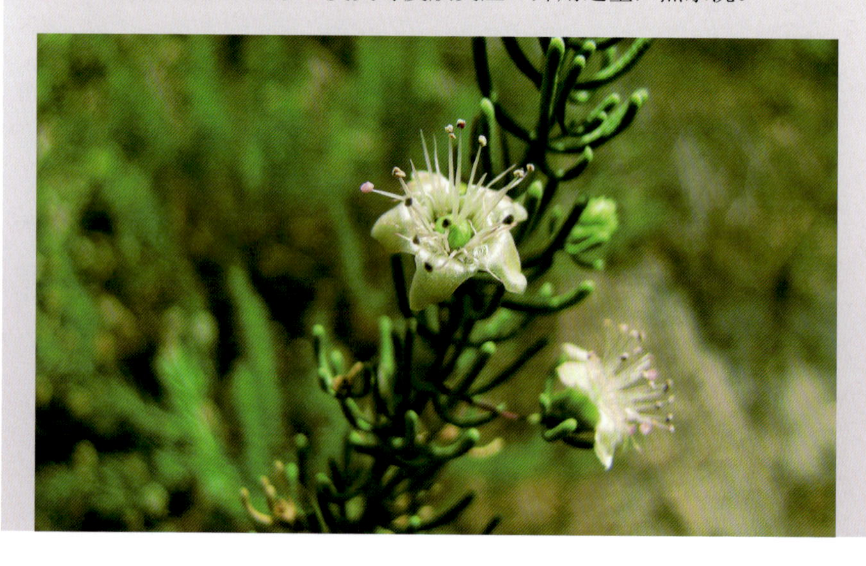

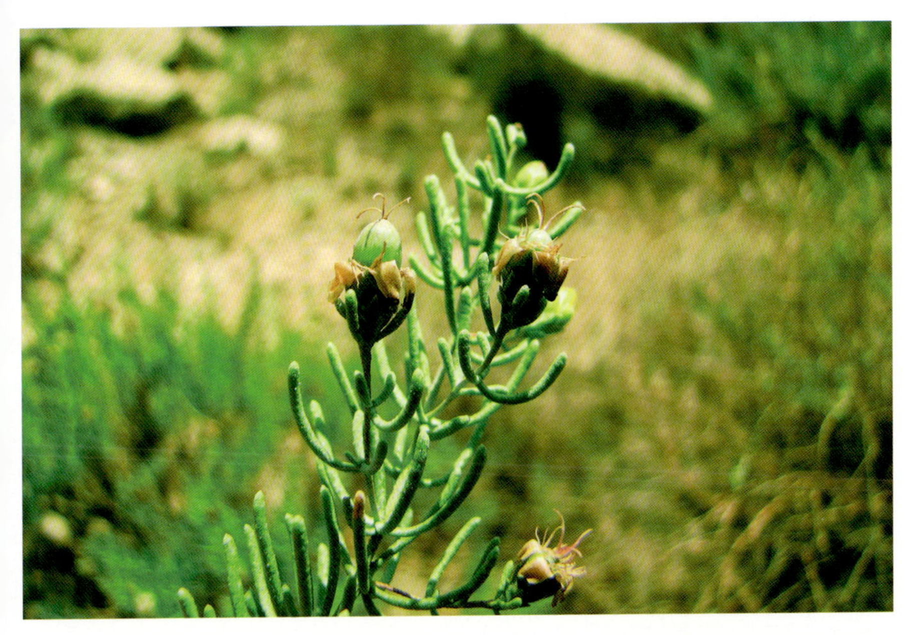

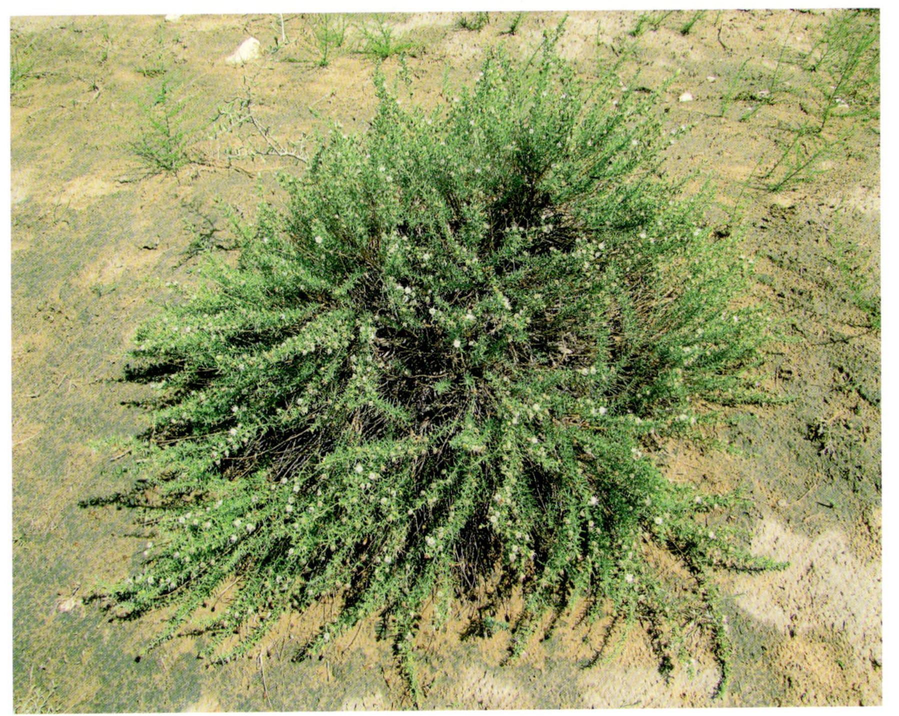

矮大黄

Rheum nanum Siev. ex Pall.

【基　　原】来源于蓼科大黄属矮大黄 **Rheum nanum Siev. ex Pall.** 的根入药。

【形态特征】多年生草本，高 10 ～ 25 cm。根垂直；根状茎被暗褐色残存托叶鞘。茎直立，具棱槽，无叶。基生叶近圆形，通常宽大于长，长约 9 cm，表面多疣，背面具星状的乳头状毛，3 条主脉凸起，沿缘小波状，具短于叶片的柄；叶柄腹面具沟槽。圆锥花序近金字塔形，稀疏；花黄色，长 4. 5 mm；花梗短粗，基部具关节。瘦果连翅成宽卵形，长 10 ～ 12 mm，宽近与长相等，顶端凹陷，基部心形；瘦果广椭圆形，暗褐色，无光泽，翅宽，淡蔷薇色，翅脉靠近边缘，并与瘦果之间具 2 ～ 3 条横脉。花、果期 5 ～ 7 月。

【生　　境】生于荒漠戈壁，沙质黏土平地及石质山坡。

【分　　布】内蒙古、新疆、甘肃。西西伯利亚、中亚，蒙古也有分布。

【采集加工】秋季采挖，去除杂质，洗净，切片，晒干。

【性味功能】味苦，性寒。泻热通肠，凉血解毒。

【主治用法】用于湿热便秘，积滞腹痛，泻痢不爽，湿热黄疸，目赤咽肿，臃肿疔疮，跌打损伤。

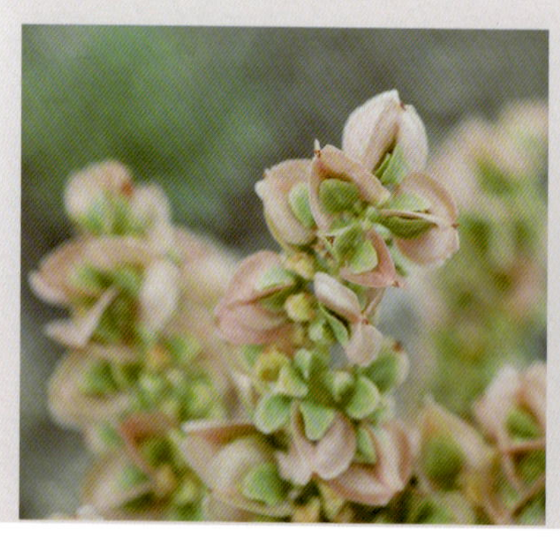

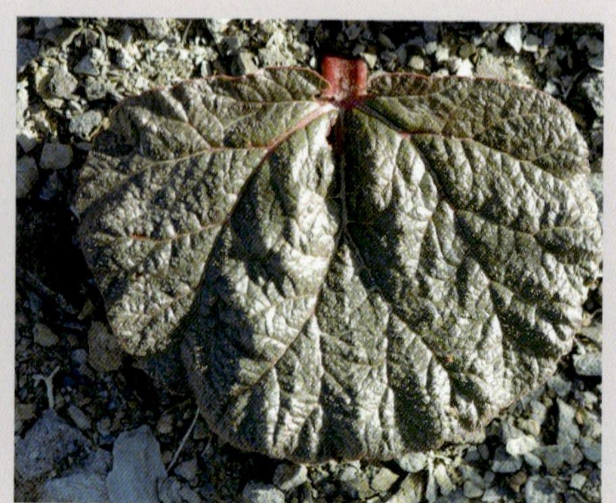

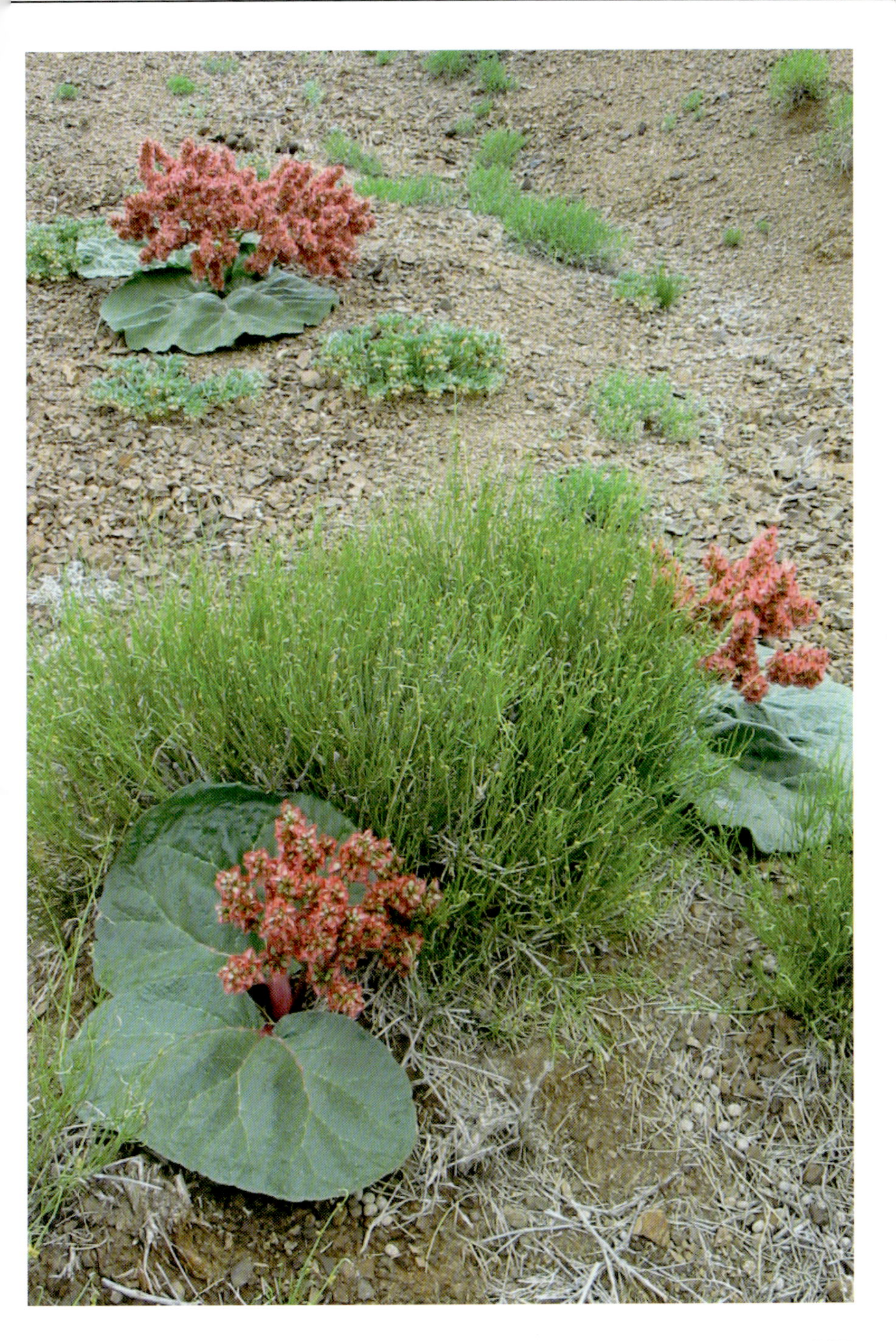

天山大黄

Rheum wittrockii Lundstr.

【基　　原】来源于蓼科大黄属天山大黄 **Rheum wittrockii** Lundstr. 的根入药。

【形态特征】多年生草本，高 50 ～ 100 cm。根粗壮；根状茎细长。茎直立，具细棱槽，无毛。基生叶卵状三角形或长圆状卵形，长达 40 cm，宽达 30 cm，顶端钝，基部心形，沿缘微波状或稍有皱褶，表面光滑无毛，背面和沿缘被白色短粗毛；叶柄短于叶片或与其等长；茎生叶较小，常具红色的乳头状小凸起；托叶鞘淡红色，被毛。圆锥花序稀疏，开展。花白色或淡蔷薇色，长达 2 mm；花梗短，中下部具关节，果期延长。瘦果连翅成扁的宽椭圆形，长达 13 mm，宽达 15 mm，两端凹陷；瘦果宽卵形，褐色，翅红色，二者宽度等长；翅脉在中间。花、果期 5 ～ 7 月。

【生　　境】生于草原、森林、山地草甸中的山坡、悬崖石缝。

【分　　布】新疆。中亚也有分布。

【采集加工】秋季采挖，去除杂质，洗净，切片，晒干。

【性味功能】味苦，性寒。泻热通肠，凉血解毒。

【主治用法】用于湿热便秘，积滞腹痛，泻痢不爽，湿热黄疸，目赤咽肿，臃肿疔疮，跌打损伤。

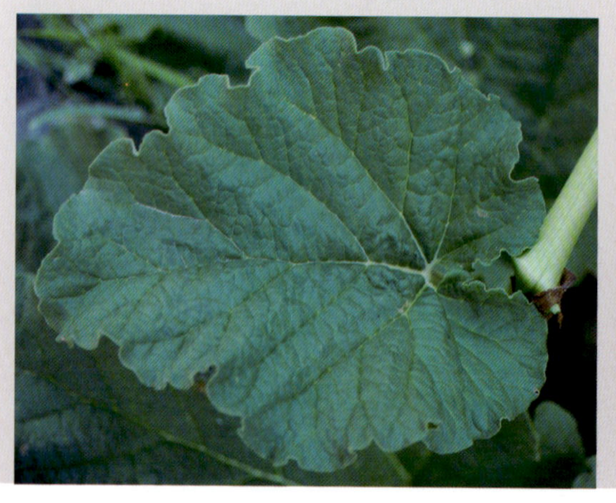

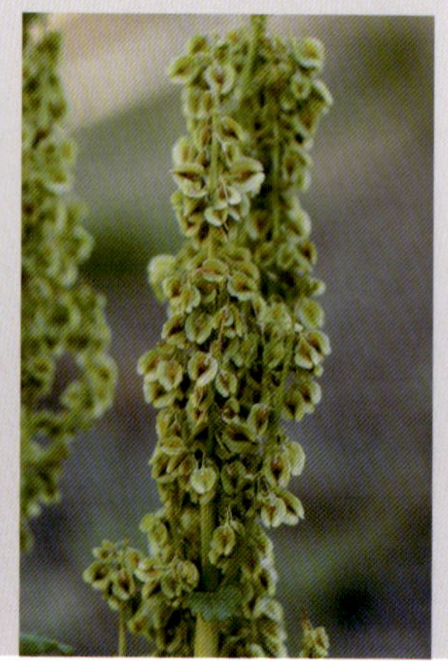

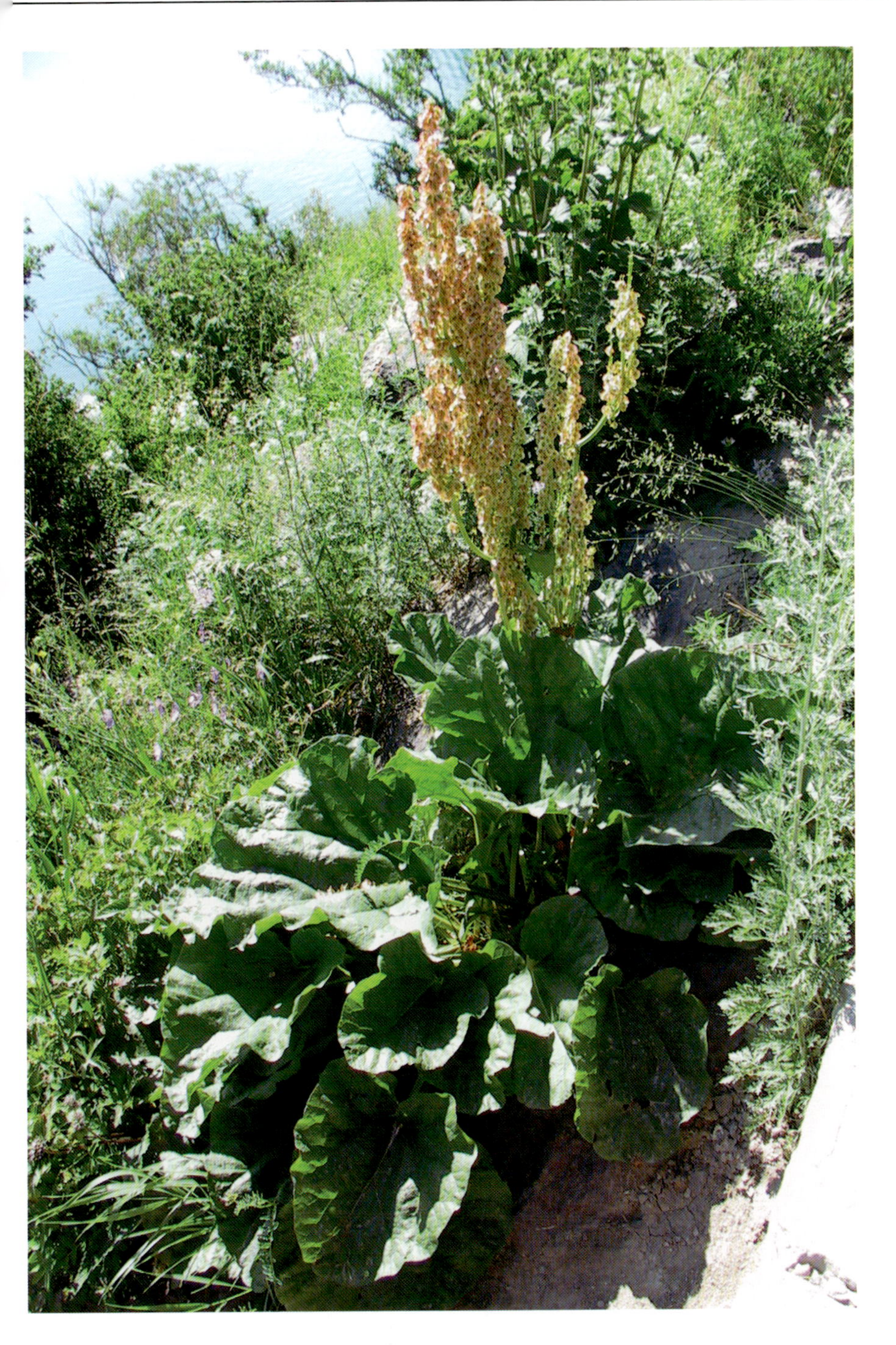

疏花蔷薇

Rosa laxa Retz.

【基　　原】来源于蔷薇科蔷薇属疏花蔷薇 **Rosa laxa** Retz. 的果实、花、叶、根入药。

【形态特征】灌木，高 1 ～ 2 m。当年生小枝灰绿色，具有细直的皮刺，在老枝上刺坚硬，呈镰刀状弯曲，基部扩展，淡黄色。小叶 5 ～ 9，椭圆形、卵圆形或长圆形，稀倒卵形，长 1.5 ～ 4 cm，宽 1 ～ 2 cm，顶端钝圆，基部近圆形或宽楔形，边缘有单锯齿，两面无毛或下面稍有茸毛；叶柄有散生皮刺、腺毛或短柔毛；托叶具耳；边缘有腺齿。伞房花序，有花 3 ～ 6 朵，少单生，白色或淡粉红色；苞片卵形，有柔毛和腺毛；花梗常有腺毛和细刺；花托卵圆形或长圆形，常光滑，有时有腺毛；萼片披针形，全缘，被疏柔毛和腺毛。果卵球形或长圆形，直径 1 ～ 1.8 cm，红色，萼片宿存。花期 5 ～ 6 月；果期 7 ～ 8 月。

【生　　境】生于山坡灌丛、林缘及干河沟旁。

【分　　布】新疆。西伯利亚、中亚，蒙古也有分布。

【采集加工】秋季果实成熟时采收，晒干。

【性味功能】果：味涩，性平；固精，缩尿，止泻。叶能解毒消肿；根能活血化瘀，祛风除湿，解毒收敛，杀虫。

【主治用法】健脾胃，助消化，治肺虚喘咳，自汗盗汗，崩漏带下。花：水煎服，用量 5 ～ 15 g，果及根用量 50 ～ 100 g。

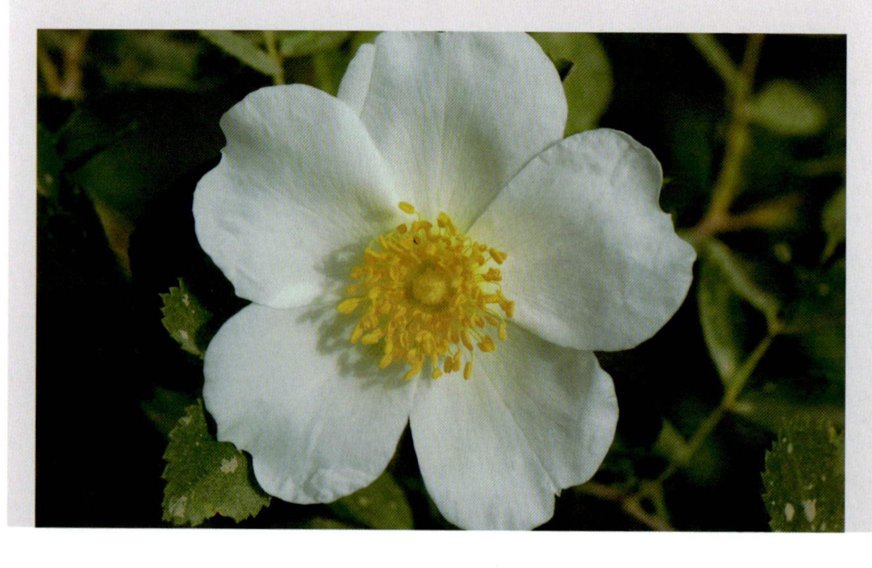

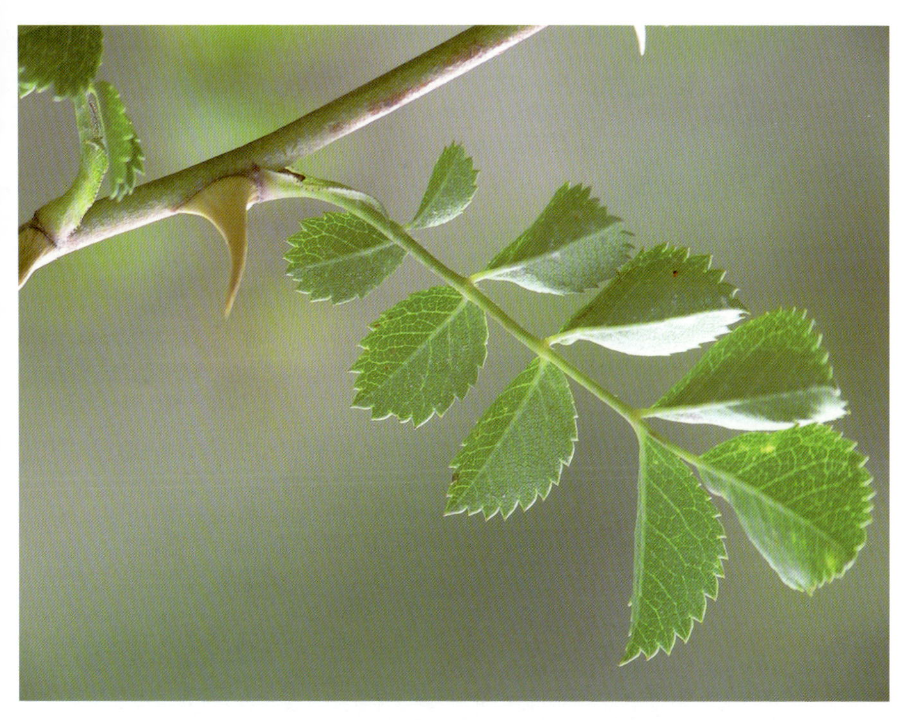

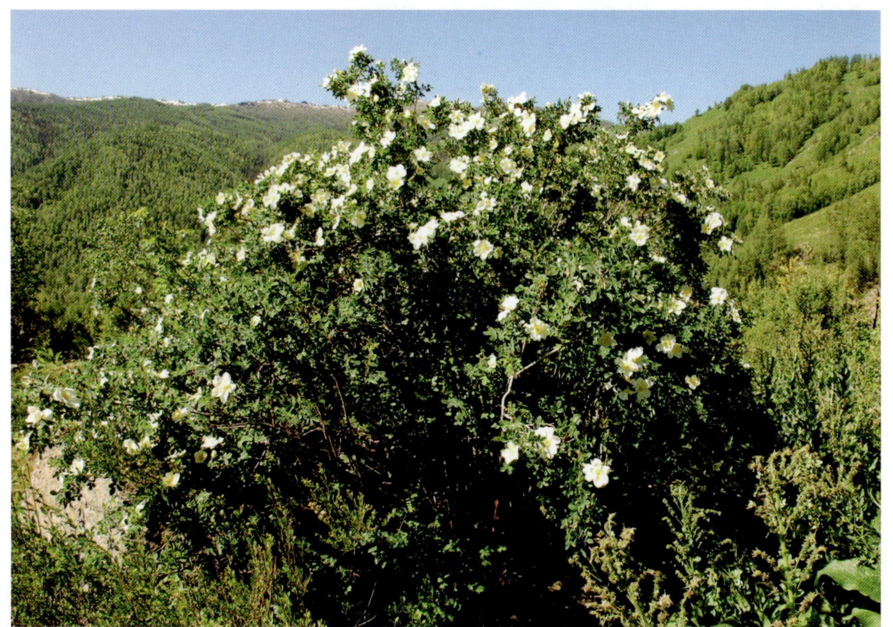

宽刺蔷薇

Rosa platyacantha Schrenk

【别　　名】密刺蔷薇

【基　　原】来源于蔷薇科蔷薇属宽刺蔷薇 **Rosa platyacantha** Schrenk 果实、花、叶、根入药。

【形态特征】灌木，高 1 ～ 2 m。小枝暗红色，刺同型，坚硬，直而扁，基部宽，灰白色或红褐色。小叶 5 ～ 9，连叶柄长 3 ～ 5 cm，近圆形或长圆形，长 6 ～ 12 mm，顶端圆钝，基部宽楔形，两面无毛或下面沿脉有散生柔毛，边缘有锯齿；托叶与叶柄连合，具耳，有腺齿。花单生叶腋；梗长 1.5 ～ 4 cm，无毛，果期上部增粗；萼片短于花瓣，披针形，顶端稍扩展，边缘内面有茸毛；花瓣黄色，倒卵形，顶端微凹；花柱离生，稍伸出萼筒口外，比雄蕊短。果球形，直径 1 ～ 2 cm，成熟时黑紫色；萼片直立，宿存。花期 5 ～ 6 月；果期 7 ～ 8 月。

【生　　境】生于河滩地、碎石坡地、沟谷灌丛或林缘。

【分　　布】新疆。中亚也有分布。

【采集加工】秋季果实成熟时采收，晒干。

【性味功能】果：味涩，性平；固精，缩尿，止泻。叶能解毒消肿；根能活血化瘀，祛风除湿，解毒收敛，杀虫。

【主治用法】健脾胃，助消化，治肺虚喘咳，自汗盗汗，崩漏带下。花：水煎服，用量 5 ～ 15 g，果及根用量 50 ～ 100 g。

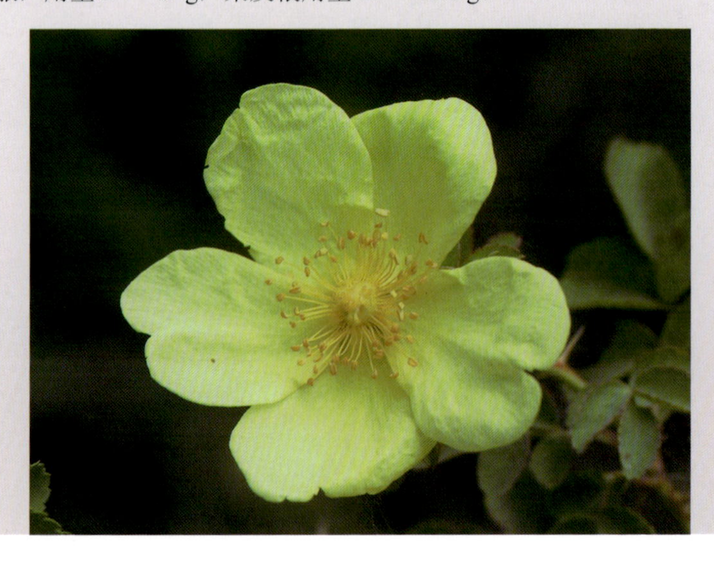

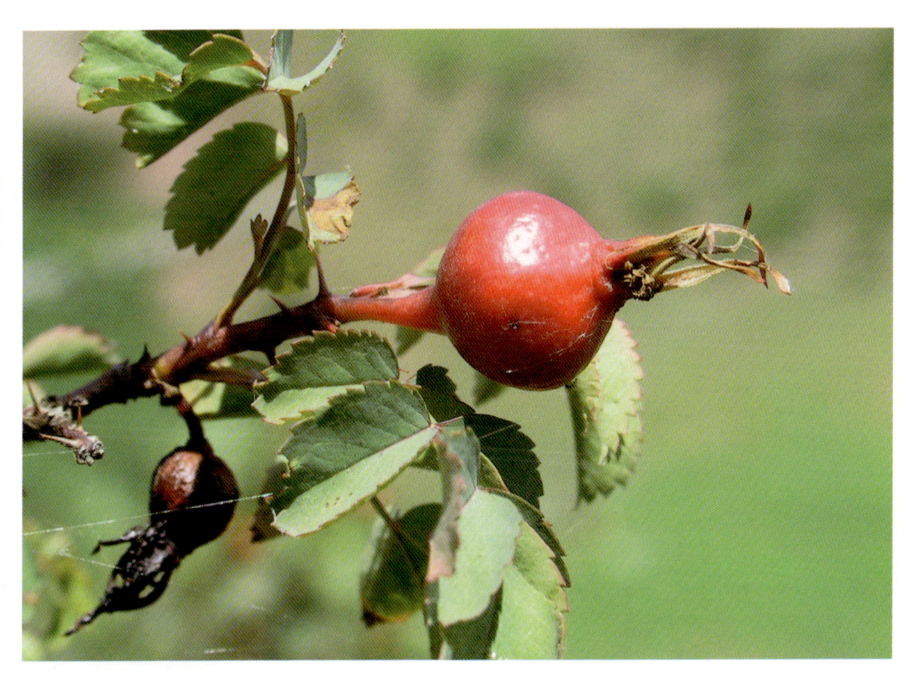

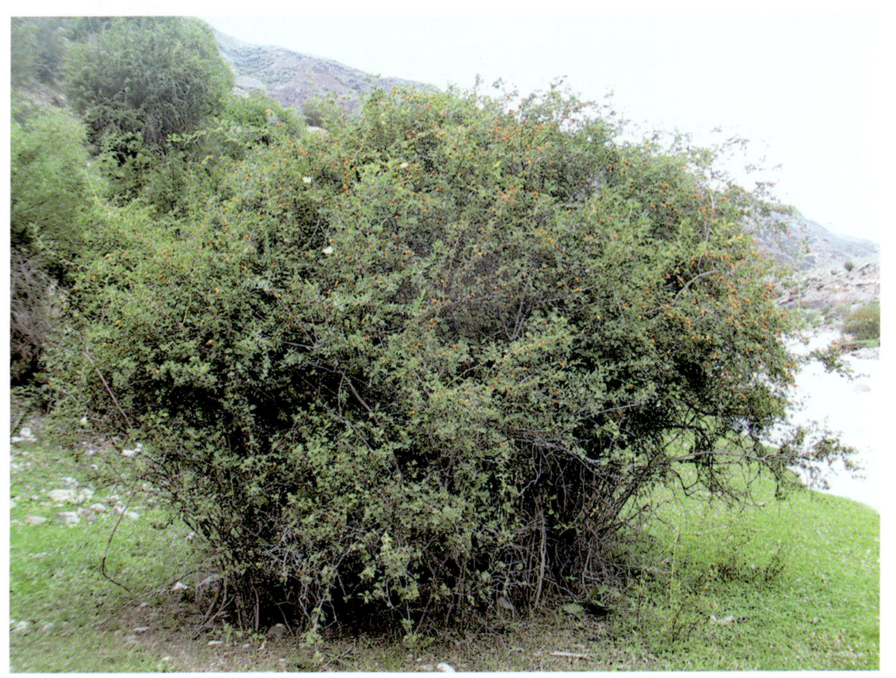

大果蔷薇

Rosa webbiana Wall. ex Royle

【别　　名】藏边蔷薇

【基　　原】来源于蔷薇科蔷薇属大果蔷薇 **Rosa webbiana** Wall. ex Royle 的果实、花、叶、根入药。

【形态特征】灌木，高 1 ～ 2 m。枝条具有散生或成对的皮刺，刺通常直，有时向上斜，圆柱形，粗壮，有时细，长可达 1 cm，黄白色。小叶 5 ～ 9，连叶柄长 3 ～ 4 cm；小叶片圆形、倒卵形或椭圆形，长 6 ～ 20 mm，宽 4 ～ 12 mm，顶端圆钝，基部近圆形或宽楔形，边缘具单锯齿，上面无毛，下面有伏毛，沿脉有腺体或无；叶柄有稀疏小刺；托叶大部分贴生于叶柄，离生部分卵形，边缘有腺毛。花单生，少 2 ～ 3 朵，花直径 3 ～ 5 cm；苞片卵形，边缘有腺齿；花梗长 1 ～ 1. 5 cm；花梗与花托无毛或被有腺毛；萼片三角状披针形，顶端具尾尖，全缘，外面具腺，内面密被柔毛；花瓣玫瑰红色或粉红色，宽倒卵形，顶端微凹，基部楔形；花柱离生，被长毛。果实近球形或卵球形；直径 1. 5 ～ 2 cm，下垂，红色，萼片宿存。花期 6 ～ 7 月；果期 7 ～ 9 月。

【生　　境】生于干旱坡地及灌丛。

【分　　布】新疆、西藏。克什米尔、中亚，印度也有分布。

【采集加工】秋季果实成熟时采收，晒干。

【性味功能】果：味涩，性平；固精，缩尿，止泻。叶能解毒消肿；根能活血化瘀，祛风除湿，解毒收敛，杀虫。

【主治用法】健脾胃，助消化，治肺虚喘咳，自汗盗汗，崩漏带下。花：水煎服，用量 5 ～ 15 g，果及根用量 50 ～ 100 g。

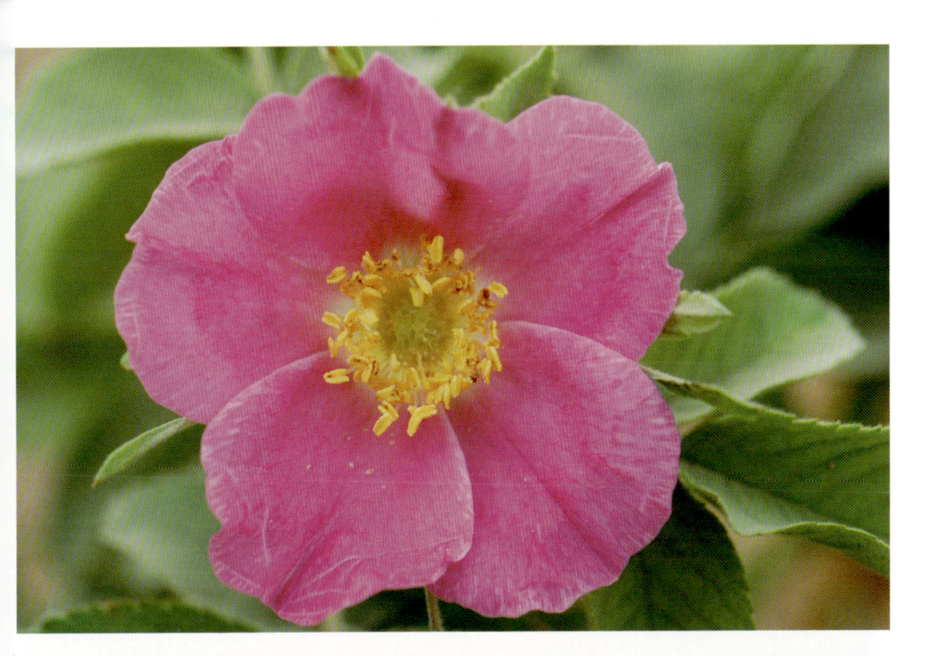

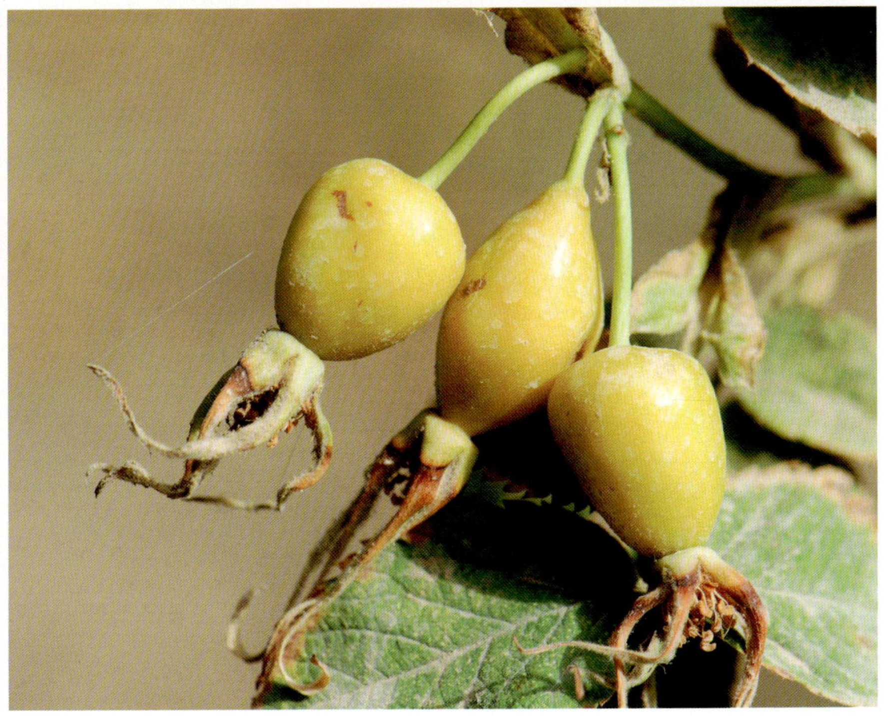

黄刺玫

Rosa xanthina Lindl.

【基　　原】来源于蔷薇科蔷薇属黄刺玫 **Rosa xanthina** Lindl. 的果实、花、叶、根入药。

【形态特征】灌木，高 1 ～ 1. 5 m。小枝密集，紫褐色，无毛。具散生皮刺，刺直，基部扩大，无刺毛。小叶 9 ～ 15，连叶柄长 3 ～ 5 cm，小叶近圆形或宽卵形，稀椭圆形，长 8 ～ 1. 2 mm，宽 5 ～ 10 mm，顶端钝圆，基部圆形，边缘有钝锯齿，上面无毛，下面幼时具疏柔毛；叶柄有疏柔毛和细刺；托叶披针形，中部以下和叶柄合生，边缘有腺毛和锯齿。花单生叶腋，花直径约 4 cm，无苞片；花梗长 1. 5 ～ 2 cm，无毛，无腺；花托球形；萼片披针形，全缘，顶端渐尖，内面有茸毛，外面无毛；花瓣黄色，重瓣，倒卵形，顶端微凹，基部宽楔形，花柱离生，稍伸出萼筒口外。果近球形，果直径约 lcm，紫褐色；萼片反折。花期 4 ～ 5 月；果期 7 ～ 8 月。

【生　　境】栽培。

【分　　布】我国北方。

【采集加工】秋季果实成熟时采收，晒干。

【性味功能】果：味涩，性平；固精，缩尿，止泻。叶能解毒消肿；根能活血化瘀，祛风除湿，解毒收敛，杀虫。

【主治用法】健脾胃，助消化，治肺虚喘咳，自汗盗汗，崩漏带下。花：水煎服，用量 5 ～ 15 g，果及根用量 50 ～ 100 g。

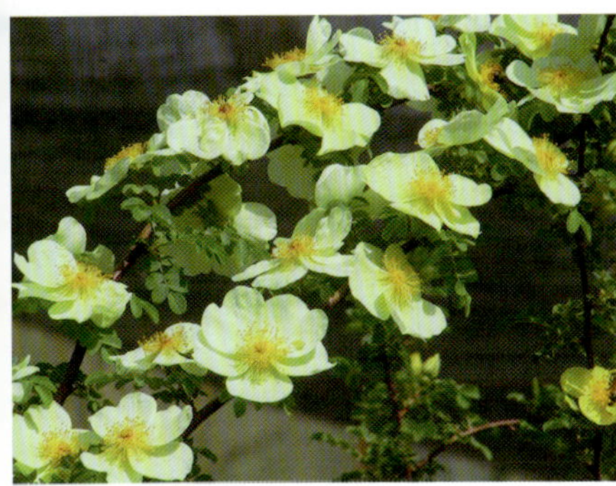

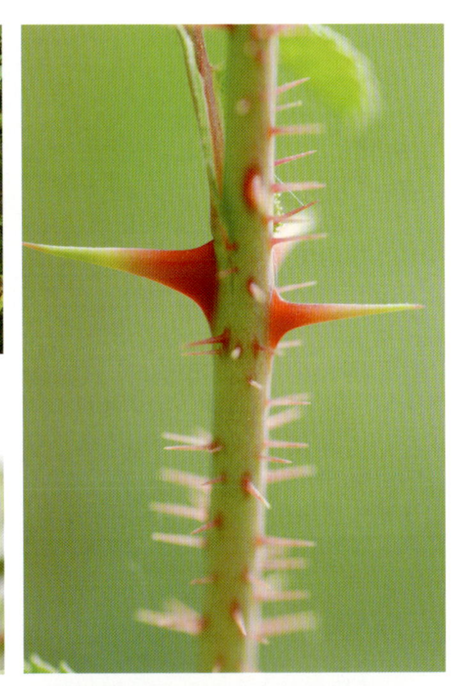

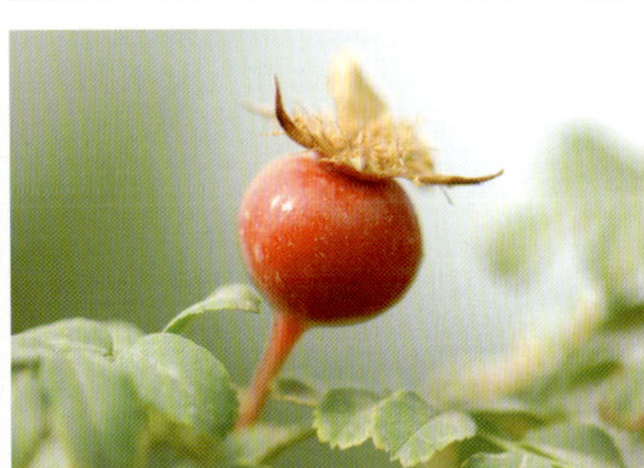

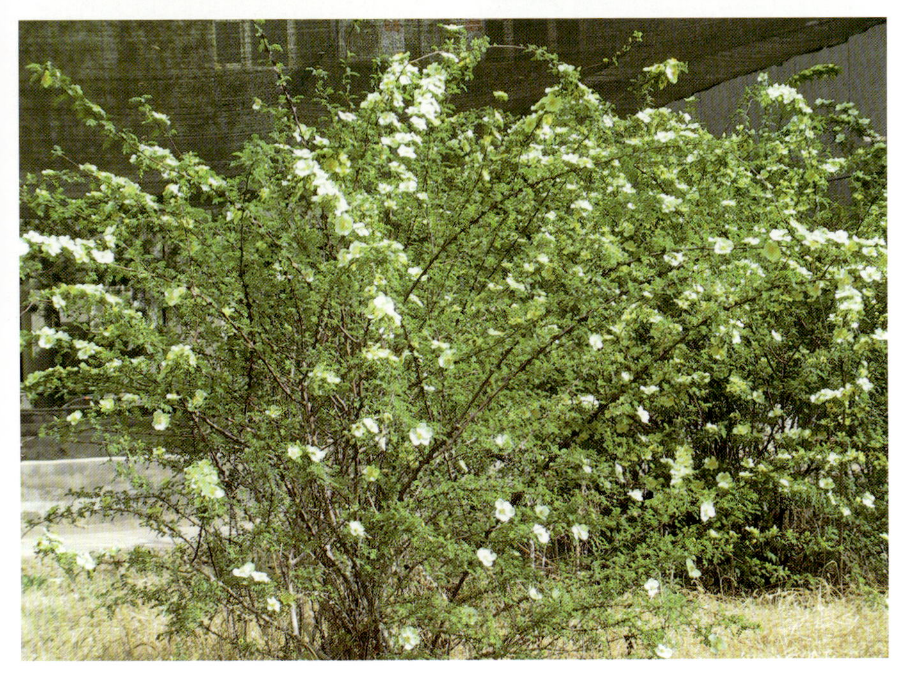

黑果悬钩子

Rubus caesius L.

【别　　名】欧洲木莓

【基　　原】来源于蔷薇科悬钩子属黑果悬钩子 **Rubus caesius** L. 的茎（珍珠杆）、果实入药。

【形态特征】蔓生灌木，茎长 0.5 ～ 1.5 m。小枝黄绿色或淡褐色，常被白色蜡粉，具直刺、弯刺和刺毛。三出复叶，稀 5，阔卵形或菱状卵形，长 4 ～ 7 cm，宽 3 ～ 7 cm，灰绿色，两面被疏毛，边缘有缺刻状粗锯齿或重锯齿，有时 3 浅裂；叶柄被短柔毛和皮刺，有时混生腺毛；托叶宽披针形，具柔毛。伞房或短总状花序，或少花腋生；花梗和萼片均被柔毛和细刺，有时混生腺毛；苞片宽披针形，被柔毛和腺毛；花直径 2 ～ 3 cm；萼片卵状披针形，具尾尖；花瓣白色，宽椭圆形，基部具短爪；雄蕊多数，花丝线形，几与花柱等长；花柱与子房均无毛。果实近球形，黑色，无毛，被蜡粉。花期 6 ～ 7 月；果期 8 月。

【生　　境】生于谷地灌丛或林缘。

【分　　布】新疆。西伯利亚、中亚、欧洲也有分布。

【采集加工】7 ～ 8 月间果实已饱满，呈绿色，未成熟时采收，将摘下的果实拣净梗、叶，用沸水烫 1 ～ 2 min，取出置烈日下晒干。

【性味功能】味甘、酸，性平。补肝益肾，固精缩尿，明目。

【主治用法】治阳痿早泄，遗精滑精，宫冷不孕，带下清稀，尿频遗溺，目昏暗，须发早白。其需求量不随季节发生明显的变化。内服：煎汤，用量 6 ～ 8 g，浸酒、熬膏或入丸、散。

【附　　注】肾虚有火、小便短涩者慎服。

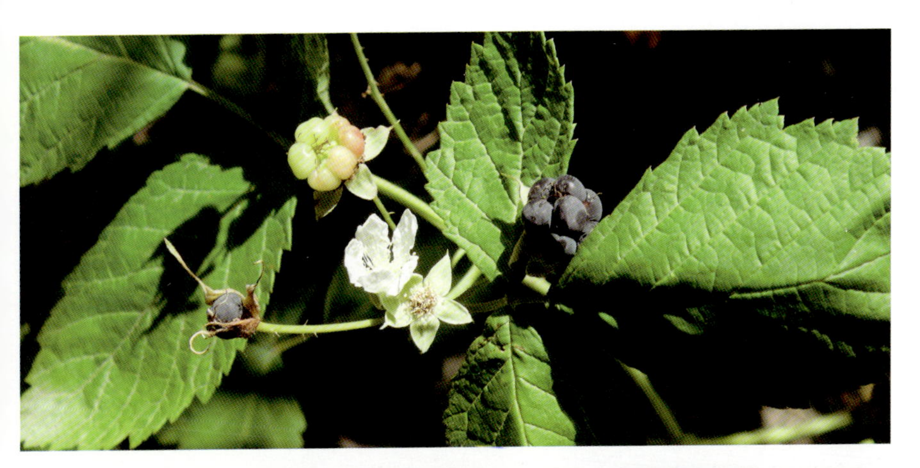

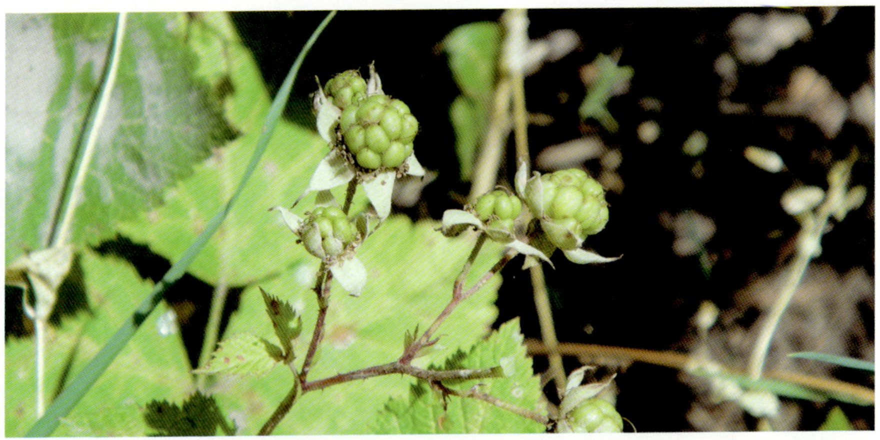

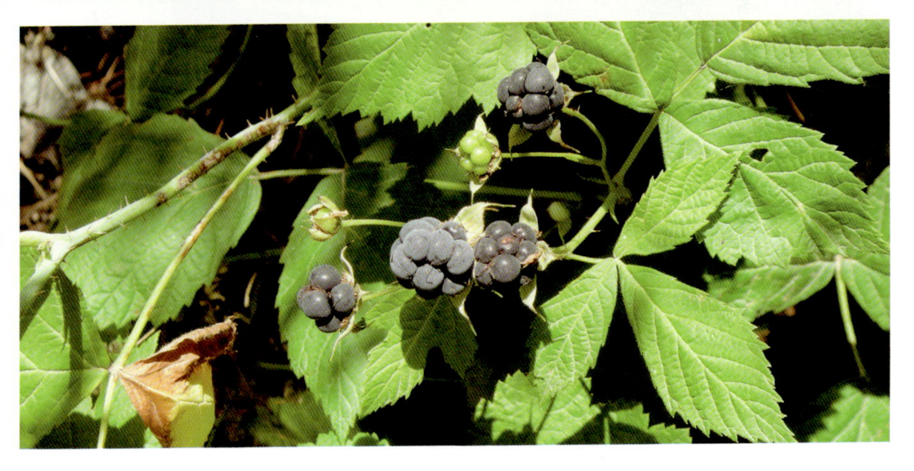

树莓

Rubus idaeus L.

【别　　名】覆盆子

【基　　原】来源于蔷薇科悬钩子属树莓 **Rubus idaeus** L. 的茎（珍珠杆）、果实入药。

【形态特征】灌木，高 0.5 ～ 1.2 m。枝褐色成红褐色，幼时被短柔毛，无脱落，疏生皮刺。奇数羽状复叶。小叶 3 ～ 5，少 7，长卵形或椭圆形，长 3 ～ 8 cm，宽 1.5 ～ 4.5 cm，顶端短渐尖，基部圆形，顶生小叶基部近心形，上面无毛或生疏柔毛，下面密被灰白色茸毛，边缘有重锯齿；叶柄被柔毛及散生皮刺；托叶线形，被短柔毛。花为顶生短总状花序或伞房状圆锥花序，有时少花腋小；花梗与叶片外均被短柔毛和刺毛；萼片灰绿色，卵状披针形，有尾尖，边缘具灰白色茸毛，直立或平展；花瓣匙形或长圆形，白色，基部有宽爪；花柱基部和子房密被白色茸毛。聚合果球形，多汁，直径 1 ～ 1.4 cm，红色或橙黄色，密被短茸毛；核面具明显洼孔。花期 5 ～ 6 月。

【生　　境】生于谷地灌丛及林缘。

【分　　布】吉林、辽宁、河北、山西、新疆等地。亚洲、欧洲、北美也有分布。

【采集加工】7 ～ 8 月间果实已饱满，呈绿色，未成熟时采收，将摘下的果实拣净梗、叶，用沸水烫 1 ～ 2 min，取出置烈日下晒干。

【性味功能】味甘、酸，性平。补肝益肾，固精缩尿，明目。

【主治用法】治阳痿早泄，遗精滑精，宫冷不孕，带下清稀，尿频遗溺，目昏暗，须发早白。其需求量不随季节发生明显的变化。内服：煎汤，用量 6 ～ 8 g，浸酒、熬膏或入丸、散。

【附　　注】肾虚有火、小便短涩者慎服。

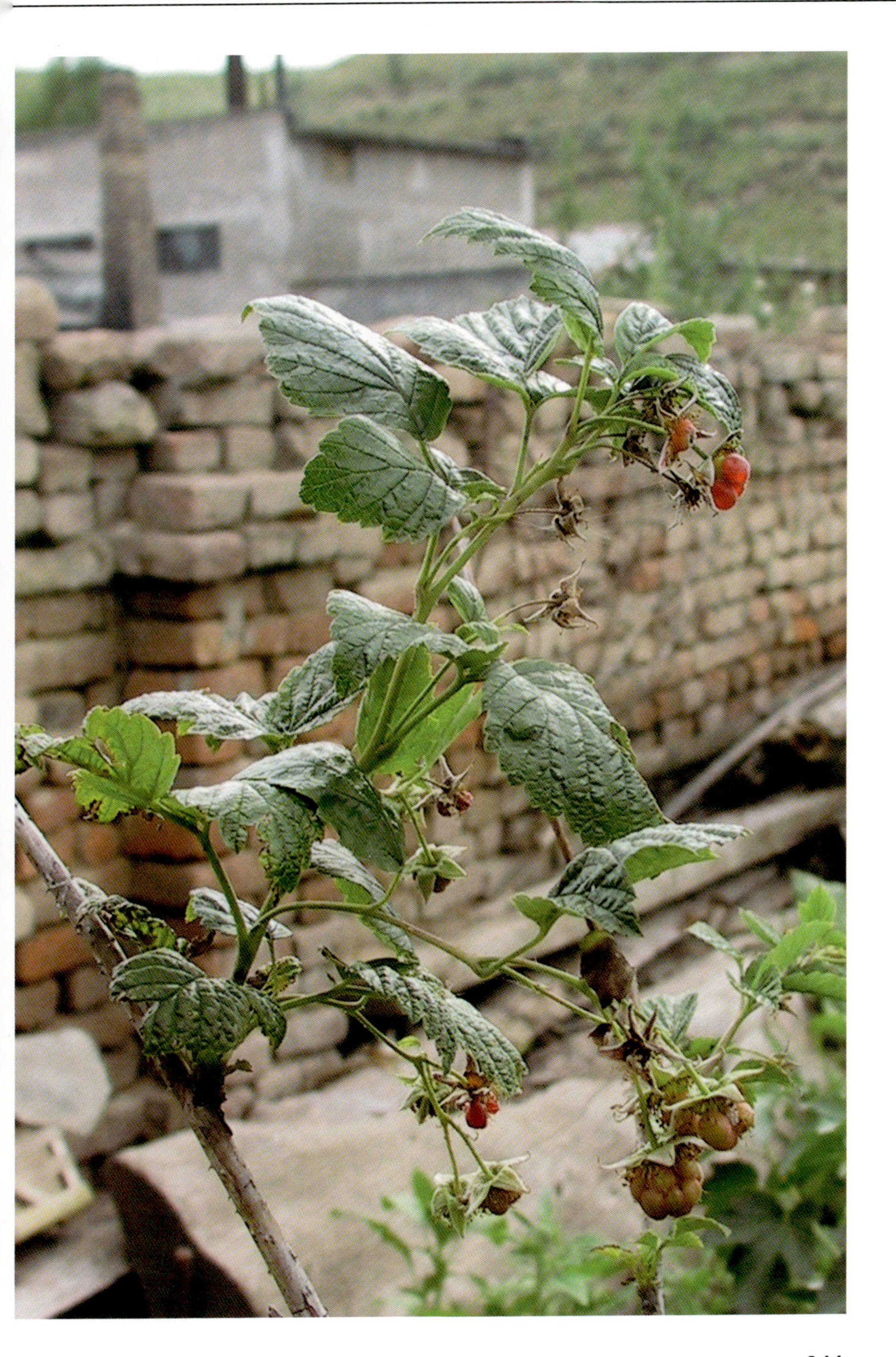

木本猪毛菜

Salsola arbuscula Pall.

【基　　原】来源于藜科猪毛菜属木本猪毛菜 **Salsola arbuscula** Pall. 的全草入药。

【形态特征】小灌木，高 20 ～ 100 cm。分枝多，枝条开展，老枝淡灰褐色或淡黄灰色，有纵裂纹，直径通常 2 ～ 5 mm；小枝平展或斜伸，乳白色或淡黄色，直径 1 ～ 1.5 mm。小枝上的叶互生，老枝上的叶簇生于短枝的顶部，叶半圆柱形，长 1 ～ 3 cm，宽 1 ～ 2 mm，无毛，淡绿色，顶端钝或尖，基部乳白色，扩展并隆起，扩展处的上部缢缩成柄状，叶片自缢缩处脱落，枝上呈 1 ～ 2 mm 长的乳白色叶基残痕。花单生苞叶，于小枝枝顶形成穗状花序，小苞片卵形，顶端尖，比花被稍长或等长；花被片矩圆形，背部具1条褐色的中脉，果期背面中下部生翅；翅黄褐色，膜质，有多数淡褐色（干后）细脉纹，3 翅半圆形，2 翅较狭窄；在翅以上的花被片向中央聚集，基部包覆果实，上部反折呈莲座状；花药附属物狭披针形；柱头钻状，长为花柱的 2 ～ 4 倍。果实直径（包括翅）8 ～ 12 mm；种子横生。花期 6 ～ 8 月；果期 8 ～ 10 月。

【生　　境】生于山麓洪积扇砾石荒漠、沙丘边缘、丘间沙地及盐土上。

【分　　布】内蒙古、宁夏、甘肃、新疆。蒙古、伊朗，中亚、欧洲也有分布。

【采集加工】夏、秋季开花时割取全草，晒干，除去泥沙，打成捆，备用。

【性味功能】味淡，性凉。平肝潜阳，润肠通便。

【主治用法】治高血压病，体弱，眩晕，失眠，肠燥便秘。内服：煎汤，用量 15 ～ 30 g；或开水泡后代茶饮。

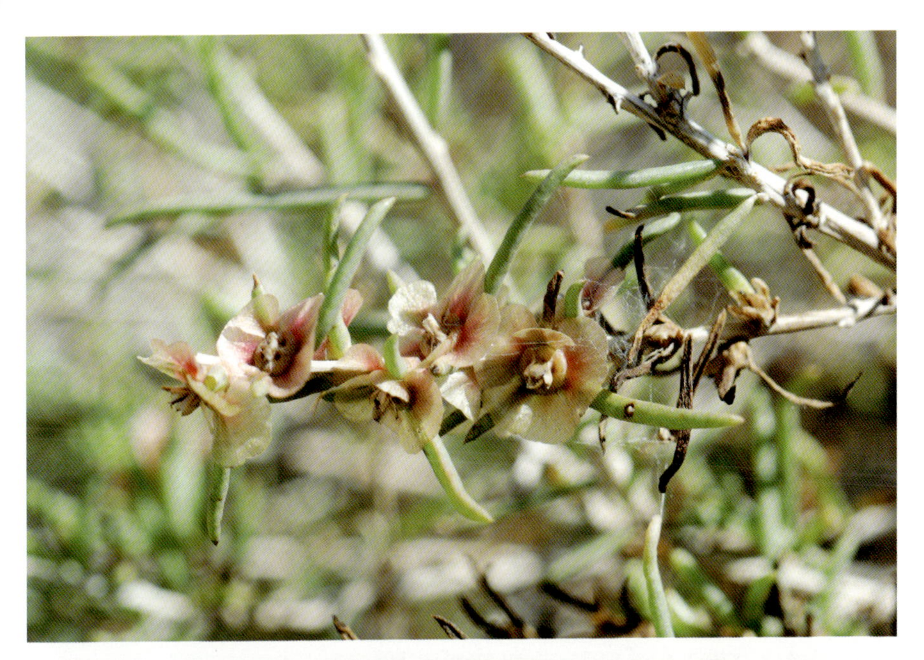

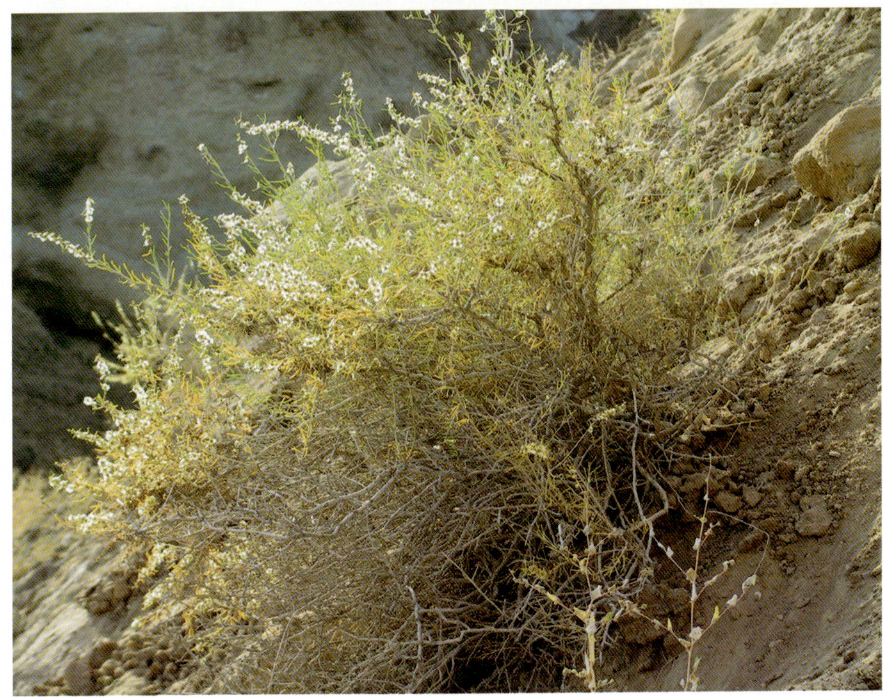

短柱猪毛菜

Salsola lanata Pall.

【别　　名】梯翅蓬

【基　　原】来源于藜科猪毛菜属短柱猪毛菜 **Salsola lanata** Pall. 的全草入药。

【形态特征】一年生草本，高 10 ～ 40 cm。茎直立，分枝斜伸，茎、枝灰黄色，生茸毛并混生直立的长毛，后期长毛易脱落。叶互生，近肉质，半圆柱形，灰绿色，长 1 ～ 1. 5 cm，宽 1. 5 ～ 2 mm，顶端钝圆，基部沿茎下延，密生茸毛并混生后期脱落的直立长毛。花序穗状；苞片长卵形；与小苞片近等长或略长；小苞片披针形，长于花被；花被片披针形，膜质，生短柔毛，果时背面中下部生翅；翅膜质，淡红色、紫红色或深褐色，3 翅较大，半圆形或肾形，2 翅狭窄；翅以上的花被片生短柔毛，顶端渐尖，向中央聚集成圆锥体；花药顶端有泡状附属物；附属物椭圆形，紫红色、干后白色，与花药近等长柱头较短，长为花柱的 1/6 ～ 1/7。果实直径（包括翅）14 ～ 16 mm；种子横生。花期 7 ～ 8 月；果期 8 ～ 10 月。

【生　　境】生于撂荒地、盐土沙地、干旱阳坡、砾石荒漠及荒漠草原。

【分　　布】新疆。蒙古、中亚，伊朗、巴基斯坦也有分布。

【采集加工】夏、秋季开花时割取全草，晒干，除去泥沙，打成捆，备用。

【性味功能】味淡，性凉。平肝潜阳，润肠通便。

【主治用法】治高血压病，多病，眩晕，失眠，肠燥便秘。内服：煎汤，用量 15 ～ 30 g；或开水泡后代茶饮。

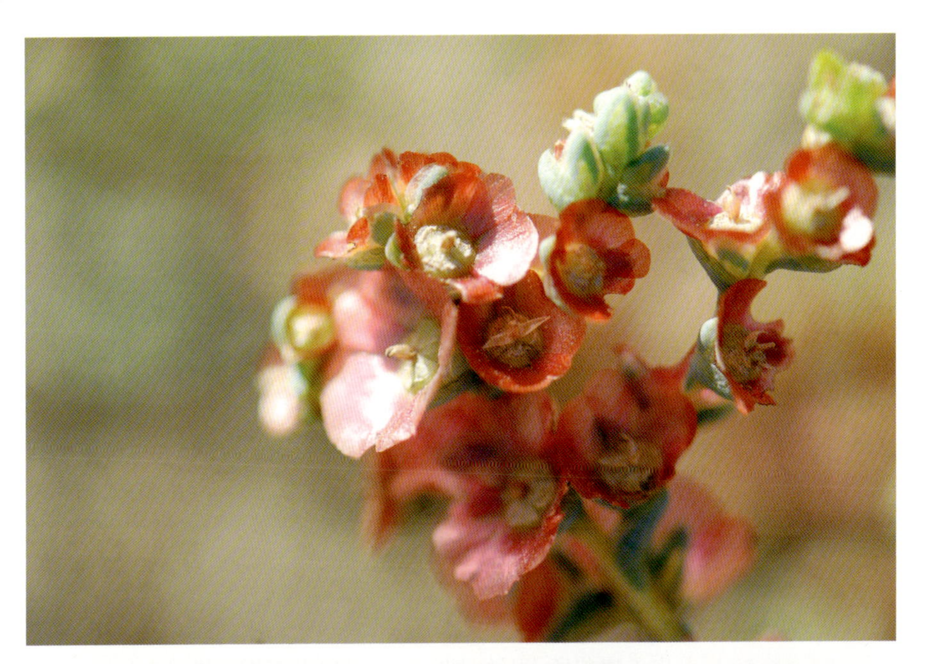

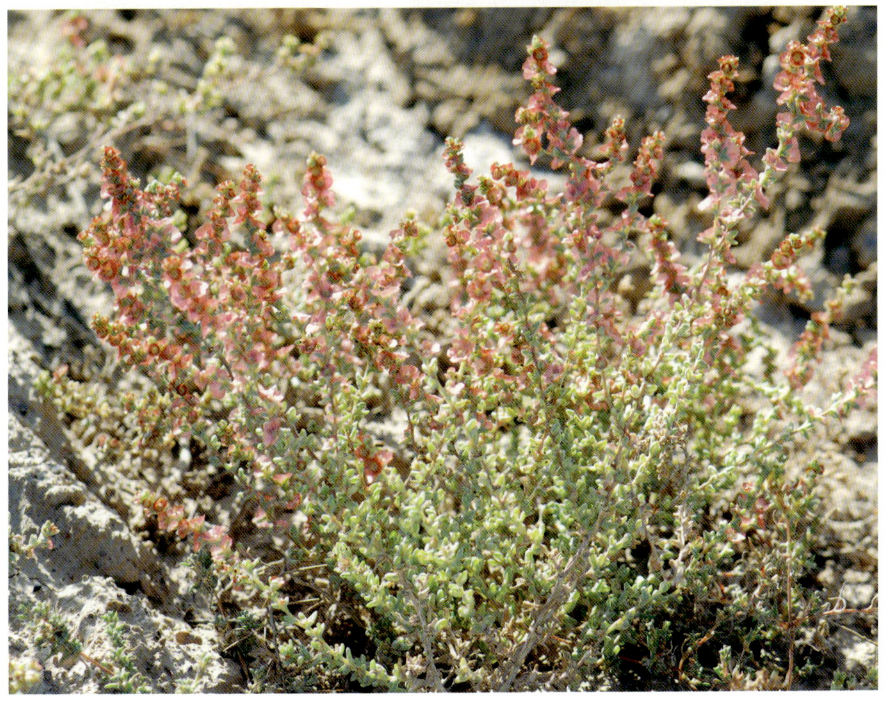

钠猪毛菜

Salsola nitraria Pall.

【基　　原】来源于藜科猪毛菜属钠猪毛菜 **Salsola nitraria** Pall. 的全草入药。

【形态特征】一年生草本，株高 10 ～ 40 cm。多分枝，枝斜伸，淡黄色，密被短柔毛，并混稀疏长柔毛，后期往往脱落至几无毛。叶互生，肉质，半圆柱形，长 1 cm 左右，宽 1 ～ 1.5 mm，疏生长柔毛，果时几全脱落。花单生苞腋，穗状再构成大型圆锥花序，苞片宽卵形，边缘膜质；小苞片近圆形，有膜质边缘，几等长于苞片，比花被稍短；花被片绿色，背面近肉质，边缘膜质，无缘毛或仅在顶端有缘毛，果时自背面中上部生翅；翅膜质，淡黄色、黄褐色或黑褐色，有稠密细脉，3 翅大，宽倒卵形或半圆形，2 翅极小，宽条形；花被片在翅以上部分为宽三角形，无毛，向中央聚集成矮小圆锥体；花药几无附属物或有小凸起，长约 1 mm；柱头丝状，近等长于花柱。胞果直径（包括翅）6 ～ 9 mm；种子横生或斜生。花期 7 ～ 8 月；果期 9 ～ 10 月。

【生　　境】生于平原荒漠、丘间沙地及轻度盐碱地。

【分　　布】新疆。中亚、高加索，蒙古、土耳其、伊拉克、伊朗、巴基斯坦也有分布。

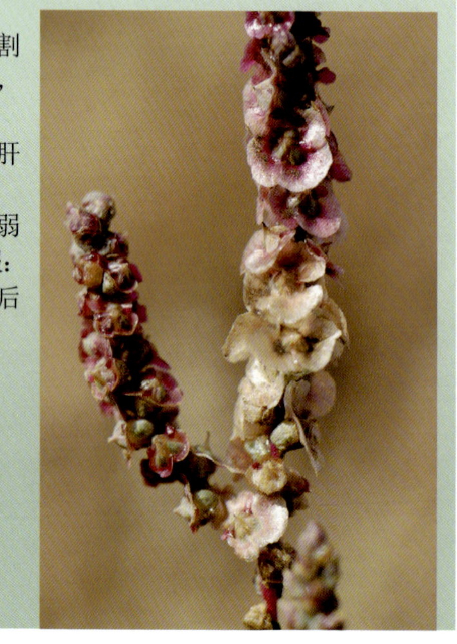

【采集加工】夏、秋季开花时割取全草，晒干，除去泥沙，打成捆，备用。

【性味功能】味淡，性凉。平肝潜阳，润肠通便。

【主治用法】治高血压病，体弱多病，眩晕，失眠，肠燥便秘。内服：煎汤，用量 15 ～ 30 g；或开水泡后代茶饮。

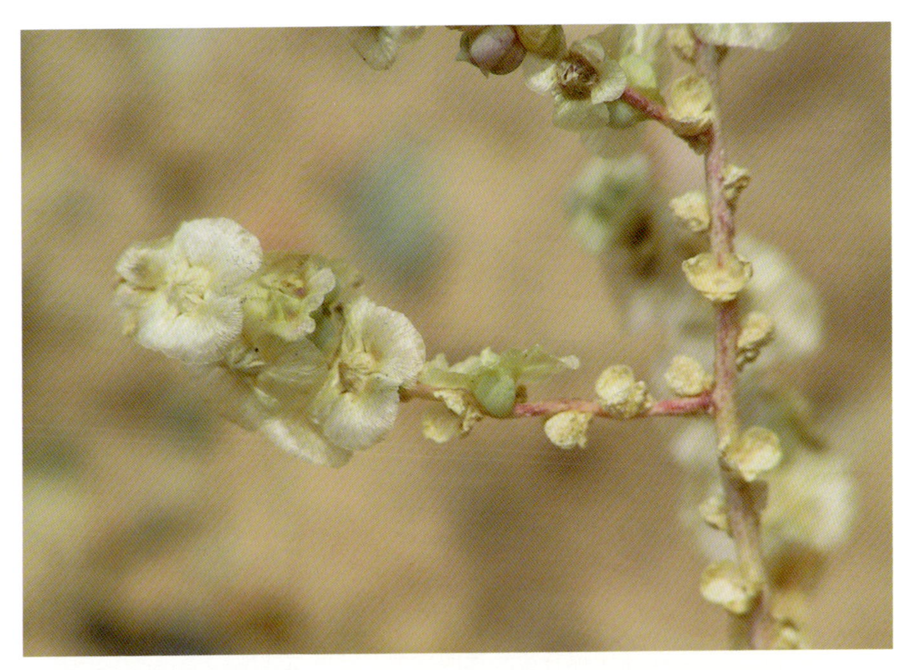

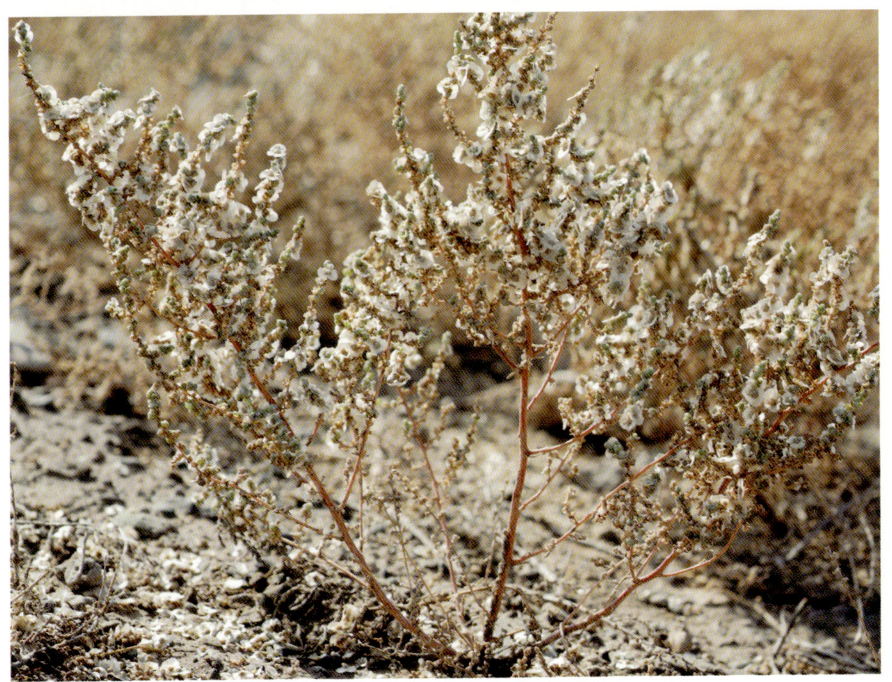

新疆鼠尾草

Salvia deserta Schang.

【基　　原】来源于唇形科鼠尾草属新疆鼠尾草 **Salvia deserta** Schang. 的干燥全草入药。

【形态特征】多年生草本，根茎粗壮，木质化。茎单一或从基部分枝，高 30 ～ 80 cm，四棱形，被疏柔毛及微柔毛。叶具长柄，柄长 2 ～ 3 cm；叶片卵圆形或披针状卵圆形，长 3 ～ 8 cm，宽 1 ～ 3 cm，顶端锐尖或渐尖，基部心形，边缘具不整齐的圆锯齿，叶面粗糙，具网状纹，被微柔毛，脉下陷，沿脉具柔毛。轮伞花序 4 ～ 6 花，形成总状圆锥花序；苞片宽卵圆形，紫红色，顶端尾状渐尖，基部圆形，全缘；花萼卵状钟形，长 5 ～ 6 mm，外面沿脉上被小疏柔毛，内面在萼筒上部及檐部满布微硬伏毛，2 唇形，唇裂至花萼长 1/3，上唇半圆形，顶端具 3 小齿，中齿较小且稍向外，二侧齿较长且向中齿靠拢，下唇比上唇长，长约 3 mm，宽 4 mm，深裂成 2 齿，齿长三角形，顶端锐尖；花冠蓝紫色，长 8 ～ 9 mm，外面被小疏柔毛及腺点，内部基部有一排毛但不成环状，冠檐二唇形，上唇椭圆形，长 5 mm，宽 3. 5 mm，两侧折合，弯成镰刀状，顶端微凹，下唇 3 裂，中裂片阔倒心形，顶端微凹，边缘波状，侧裂片椭圆形；能育雄蕊 2 个，花丝长约 2 mm，药隔长约 6. 5 mm，上臂长，下臂短，下侧面具长方形膜质的簿翅，翅的顶端有骈胝体，两个下臂相互联合；花柱顶端不相等 2 浅裂。小坚果倒卵圆形，黑色。花、果期 8 ～ 9 月。

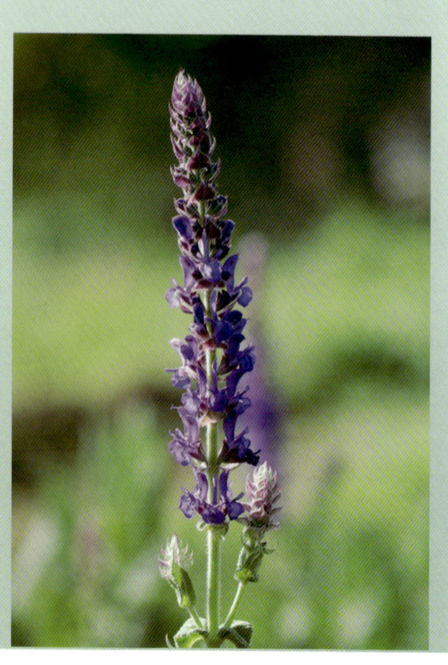

【生　　境】生于山地草原、平原绿洲、田间、路旁。

【分　　布】新疆。中亚也有分布。

【采集加工】开花时割取全草，晒干备用。

【性味功能】味苦、辛，性平。清热利湿，活血调经，解毒消肿。

【主治用法】用于黄疸，赤白下痢，湿热带下，月经不调，痛经，跌打损伤。

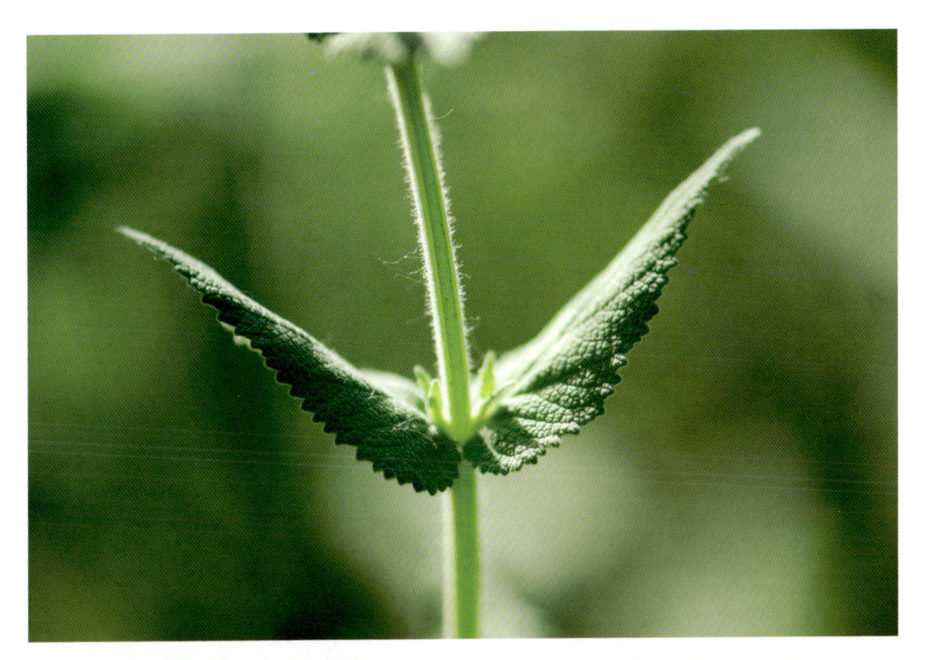

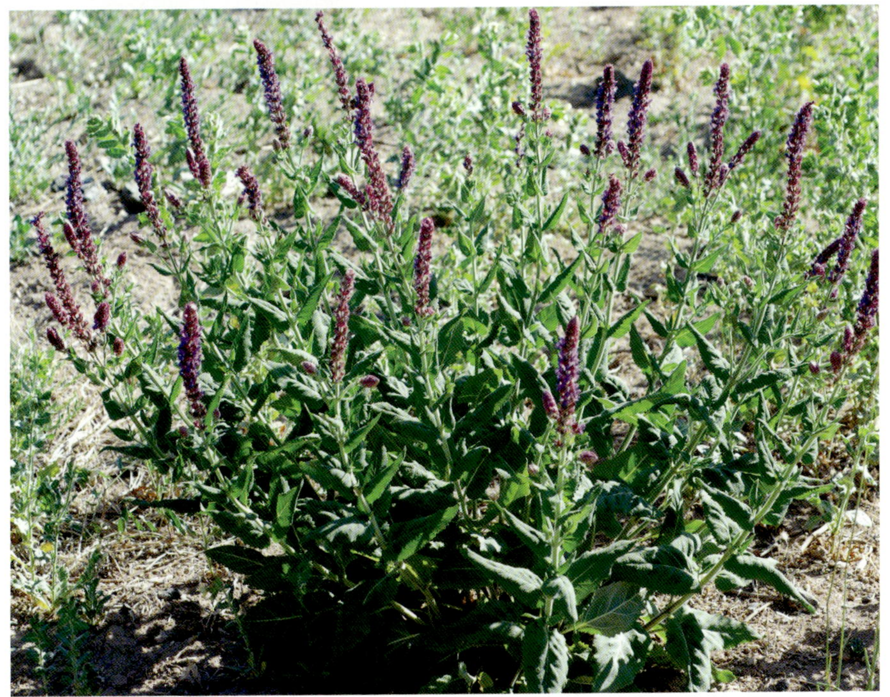

西伯利亚接骨木

Sambucus sibirica Nakai.

【基　　原】来源于忍冬科接骨木属西伯利亚接骨木 **Sambucus sibirica** Nakai. 的干燥茎枝及根入药。

【形态特征】落叶灌木，高 2 ～ 4 m，分枝稠密；树皮红灰色，具细长皱纹，幼枝紫色，小枝具开展的短柔毛，有时具糙硬毛，常具长毛状物，枝髓黄褐色。叶为羽状复叶，通常有 2 对小叶，叶轴和小叶柄有黄色长硬毛，小叶片卵状披针形或披针形，长 2 ～ 4(8) cm，宽 1. 6 ～ 5. 5 cm，上面深绿色，无毛或有时初具稀疏短毛，后变无毛，下面淡绿色，具疏生的柔毛。花多数，直立，圆锥形聚伞花序，花序有时成卵形或半球状卵形，花序长 2(3) ～ 5(8) cm，被疏长柔毛，花枝被乳头状短柔毛；花萼 5 裂，裂片三角形，顶端钝，长约 0. 6 mm；花冠淡绿色或带白色、绿色或稍黄色，直径约 4. 6 ～ 6 mm；花冠裂片长圆状卵形或椭圆形，渐尖或钝尖，绿色；子房长 2 ～ 2. 5 mm，花柱宽锥形，短；花丝短于花冠的 1/2，花药球形。小坚果浅褐色，长约 3. 5 ～ 4 mm，狭椭圆形。花期 6 ～ 7 月；果期 7 ～ 8 月。

【生　　境】生于阿尔泰山林缘、河谷、灌丛。

【分　　布】新疆。蒙古、朝鲜，西伯利亚、欧洲也有分布。

【采集加工】夏秋采收，晒干。

【性味功能】味甘、苦，性平。祛风利湿，活血止痛。

【主治用法】治风湿筋骨疼痛，腰痛，水肿，风痒，产后血晕，跌打肿痛，骨折，创伤出血。

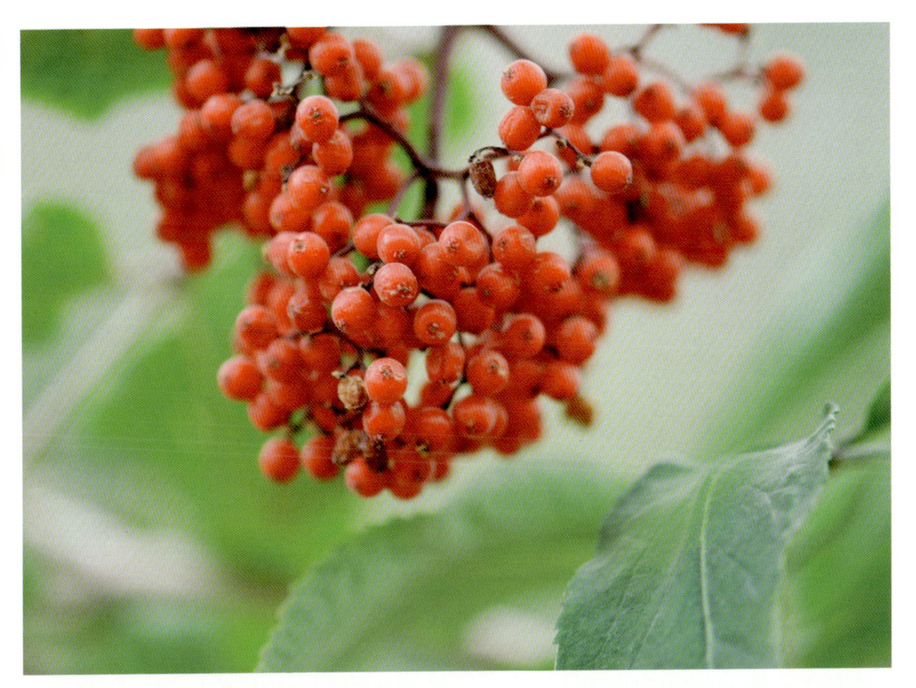

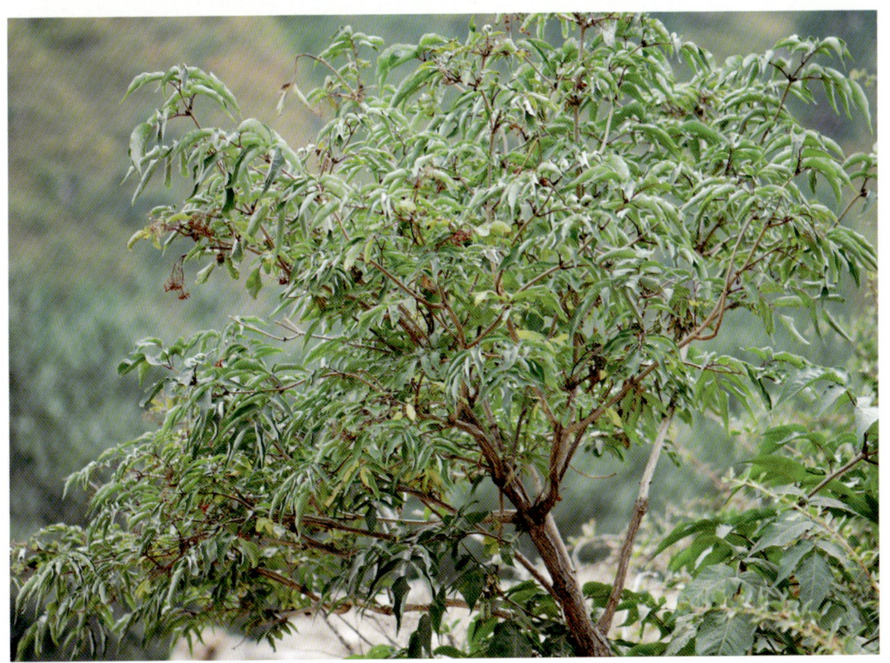

高山地榆

Sanguisorba alpina Bge.

【基　　原】来源于蔷薇科地榆属高山地榆 **Sanguisorba alpina** Bge. 的根入药。

【形态特征】多年生草本，高 30 ～ 80 cm。根粗壮，圆柱形。茎单生或上部分枝，基部稍有毛。奇数羽状复叶，有小叶 11 ～ 17，小叶椭圆形或长椭圆形，长 1. 5 ～ 7 cm，宽 1 ～ 4 cm，基部截形或微心形，顶端圆形，边缘有缺刻状尖锯齿，两面绿色，无毛；茎生叶与基生叶相似；基生叶托叶膜质，黄褐色，茎生叶托叶草质，绿色，卵形或半球形，边缘有缺刻状尖锯齿。穗状花序圆柱形，稀椭圆形，从基部向上开放，花后伸长下垂，长 1 ～ 5 cm，直径 0. 6 ～ 1. 2 cm；苞片淡黄色，卵状披针形或匙状披针形，边缘及外面被柔毛；萼片花瓣状，白色或黄绿色，或微带粉红色，卵形；雄蕊 4，花丝下部扩大，比萼片长 2 ～ 3 倍。瘦果被柔毛，具棱，萼片宿存。花期 6 ～ 8 月；果期 9 月。

【生　　境】生于中山带草原及谷地灌丛。

【分　　布】宁夏、甘肃、新疆。中亚、西伯利亚，蒙古也有分布。

【采集加工】播种 2、3 年春、秋季均可采收，于春季发芽前，秋季枯萎前后挖出，除去地上茎叶，洗净晒干，或趁鲜切片干燥。

【性味功能】味苦、酸，性寒；无毒。凉血止血，清热解毒，消肿敛疮。

【主治用法】主治吐血，咯血，衄血，尿血，便血，痔血，血痢，崩漏，赤白带下，疮痈肿痛，湿疹，阴痒，水火烫伤，蛇虫咬伤。内服：煎汤，6 ～ 15 g；鲜品 30 ～ 120 g；或入丸、散，亦可绞汁内服。外用适量，煎水或捣汁外涂；也可研末掺或捣烂外敷。

【附　　注】虚寒者忌服。

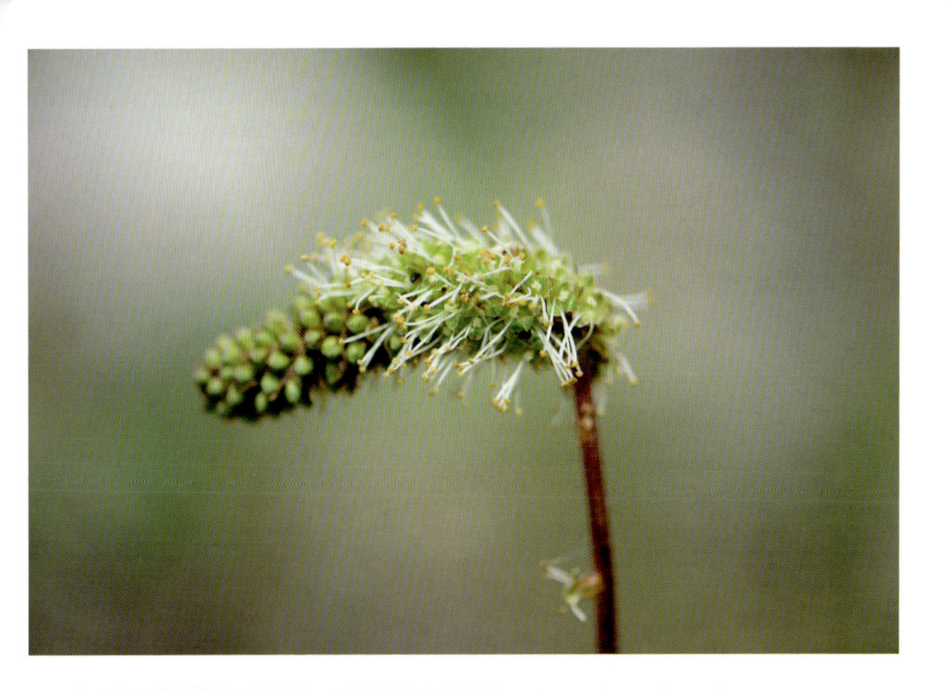

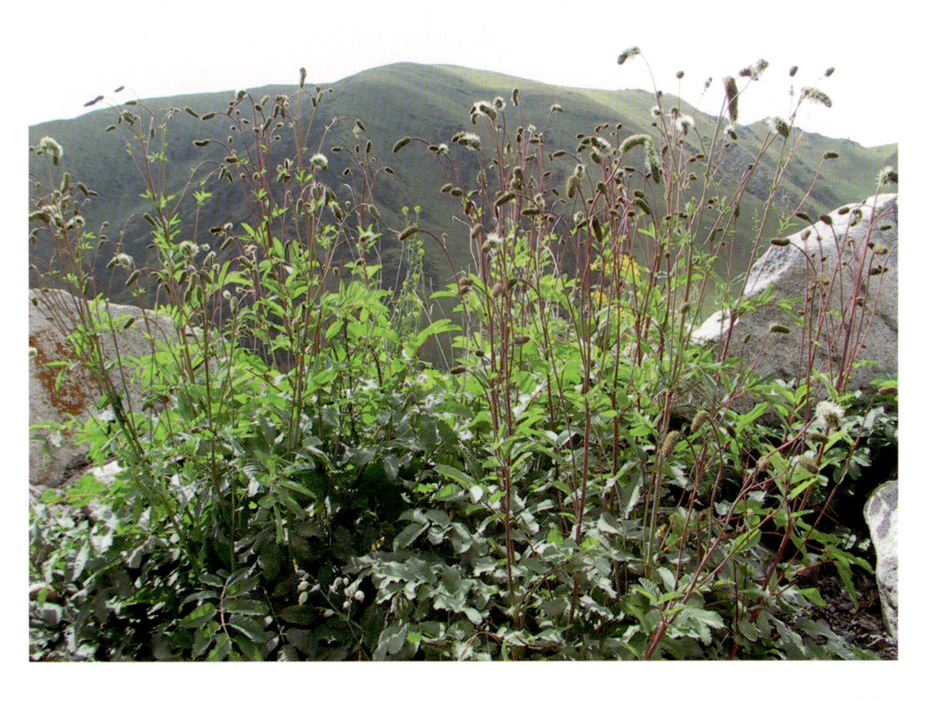

准噶尔蓝盆花

Scabiosa soongorica Schrenk

【基　　原】来源于川续断科蓝盆花属准噶尔蓝盆花 **Scabiosa soongorica** Schrenk 的干燥头状花序入药。

【形态特征】多年生草本。根木质，多头状。茎高 30 ～ 80（100）cm，具 4 节，节间短耳毛向下部密生长柔毛。基生或茎下部叶披针形，全缘，长约 15 ～ 30 cm，其叶柄短于叶片，果时常不存在；茎生叶无柄；对生，羽状半裂，裂片线状披针形；叶全部被短或长柔毛。头状花序直径 3 ～ 5 cm，总苞片线状披针形，长 10 ～ 15 mm，常被柔毛；小总苞长 10 ～ 13（15）mm，基部被疏柔毛；膜质冠宽 4 ～ 6 mm，具 24 ～ 30（34）条脉，边缘具深波状牙齿；萼刺刚毛长约 10 mm，棕褐色，被短柔毛，比总苞片高出 6 mm；花冠淡蓝或蓝紫色，稀黄紫色。瘦果。花期 6 ～ 7 月；果期 7 ～ 8 月。

【生　　境】生于山地草原、林缘、灌丛。

【分　　布】新疆。中亚也有分布。

【采集加工】夏季花将开放时采摘，阴干。

【性味功能】味涩。清热解毒。

【主治用法】用于肝火旺盛，肺热咳嗽，咽喉发热。

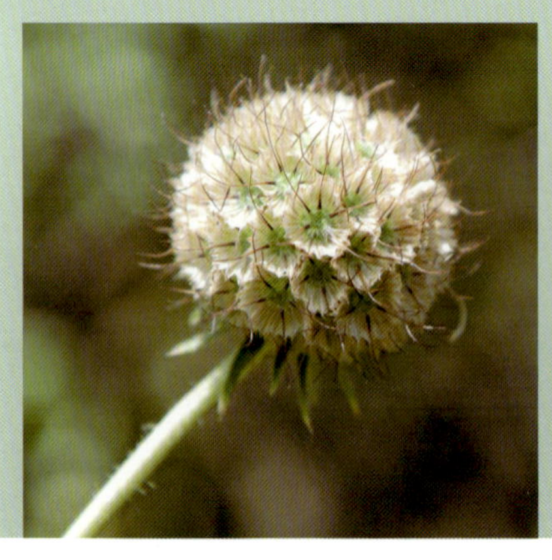

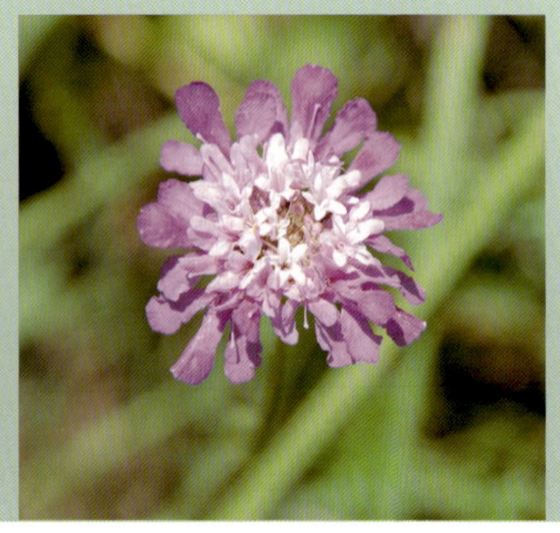

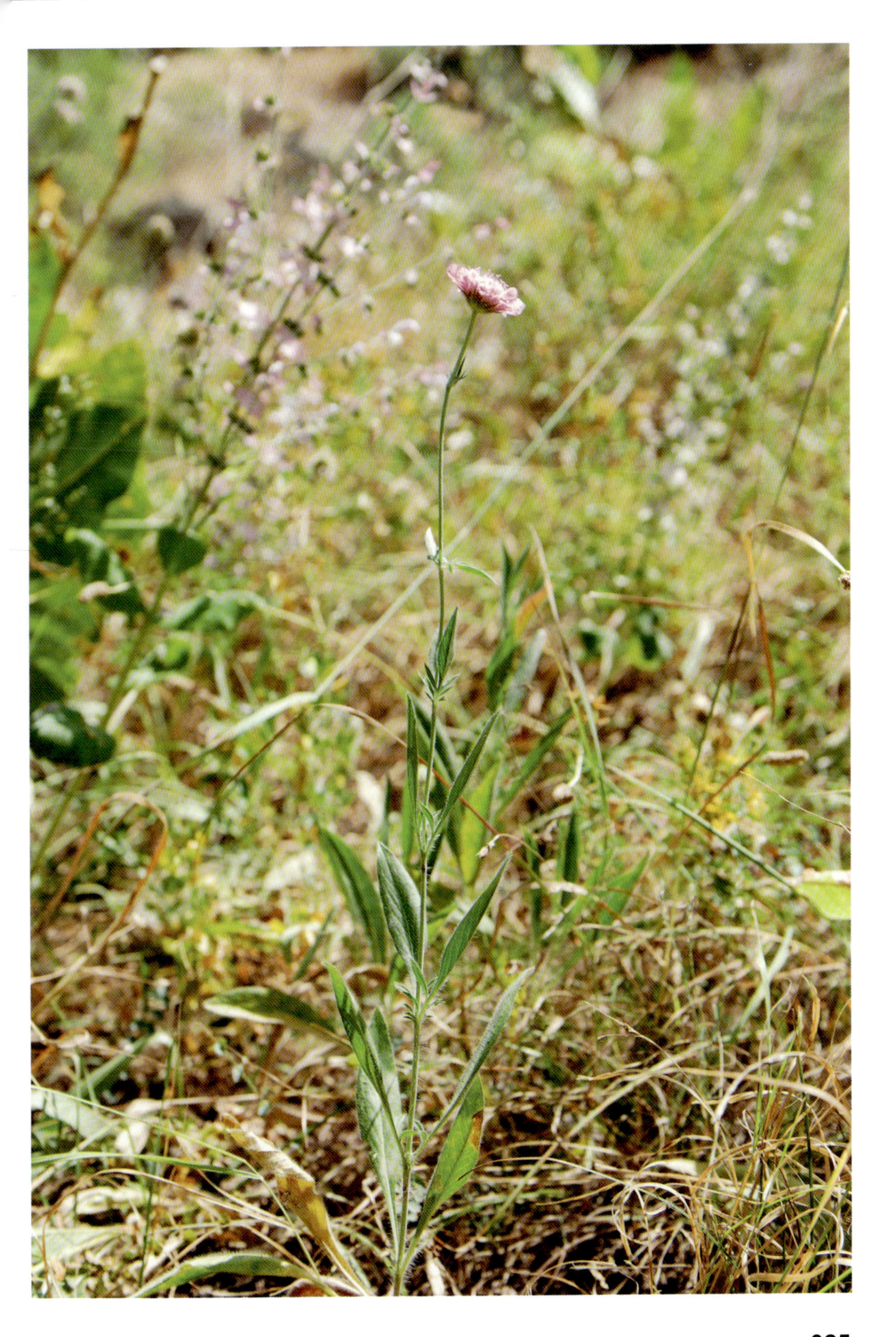

水 葱

Scirpus tabernaemontani C. C. Gmel

【基　　原】来源于莎草科藨草属水葱 **Scirpus tabernaemontani** C. C. Gmel 的地上全草入药。

【形态特征】多年生草本。具粗状的匍匐根状茎；秆高 100 ～ 200 cm，直径达 1. 5 cm，圆柱形，仅花序下稍呈三棱形，平滑。叶鞘无毛，膜质，下部者淡褐色，通常无叶片，稀仅上面一个叶鞘具小的狭条形叶片。苞片 1 ～ 2 枚，其中 1 枚恰如秆的延长部分，直立向上，通常比花序短；长侧枝聚伞花序假侧生，简单或复出，具 3 ～ 10 余个不等长的辐射枝，长者可达 5 cm；小穗卵形或卵状长圆形，长 5 ～ 10 mm，宽 2 ～ 3. 5 mm，具多数花，单生或 2 ～ 3 个簇生于辐射枝顶端；鳞片椭圆形或宽卵形，膜质，边缘微透明，具纤毛，顶端微凹缺，背部具中肋，延伸至凹缺处成小尖，背部红褐色，通常具暗紫红色瘤状凸起，长约 3. 5 mm；下位刚毛 6 条，与小坚果近于等长，红褐色，具倒刺；雄蕊 3。小坚果倒卵形，近于扁平，稍呈平凸状，灰褐色，平滑，长约 2 mm，柱头 2。花、果期 5 ～ 8 月。

【生　　境】生于平原绿洲及山区的积水沼泽、水边湿草地及稻田。

【分　　布】我国东北，新疆、甘肃、陕西、山西、河北、四川、江苏。中亚、美洲、大洋洲，俄罗斯、日本、朝鲜也有分布。

【采集加工】夏、秋采收，洗净，切段，晒干。

【性味功能】味甘、淡，性平。利水消肿。

【主治用法】治水肿胀满，小便不利。内服：煎汤，用量 5 ～ 10 g。

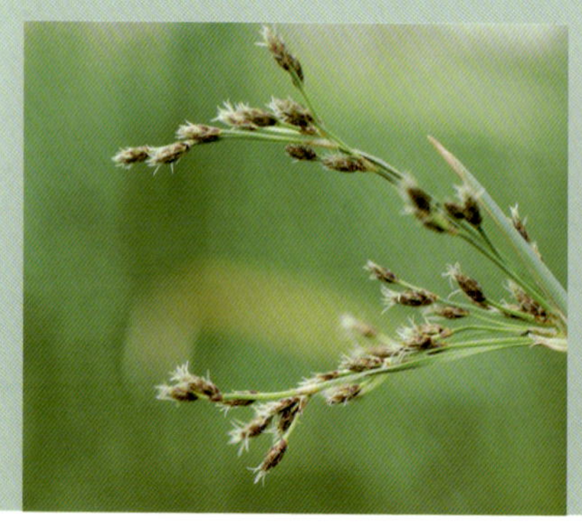

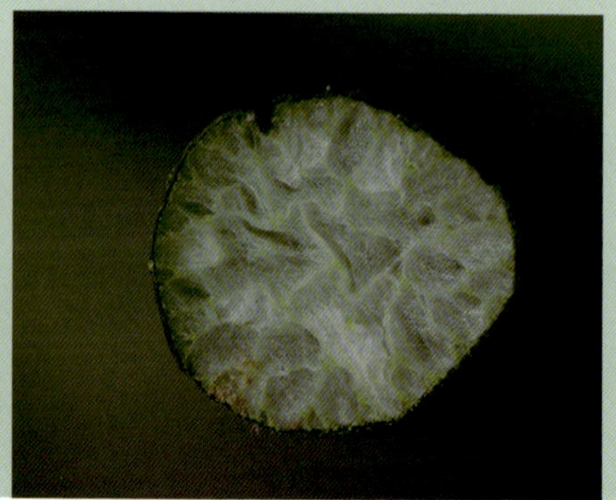

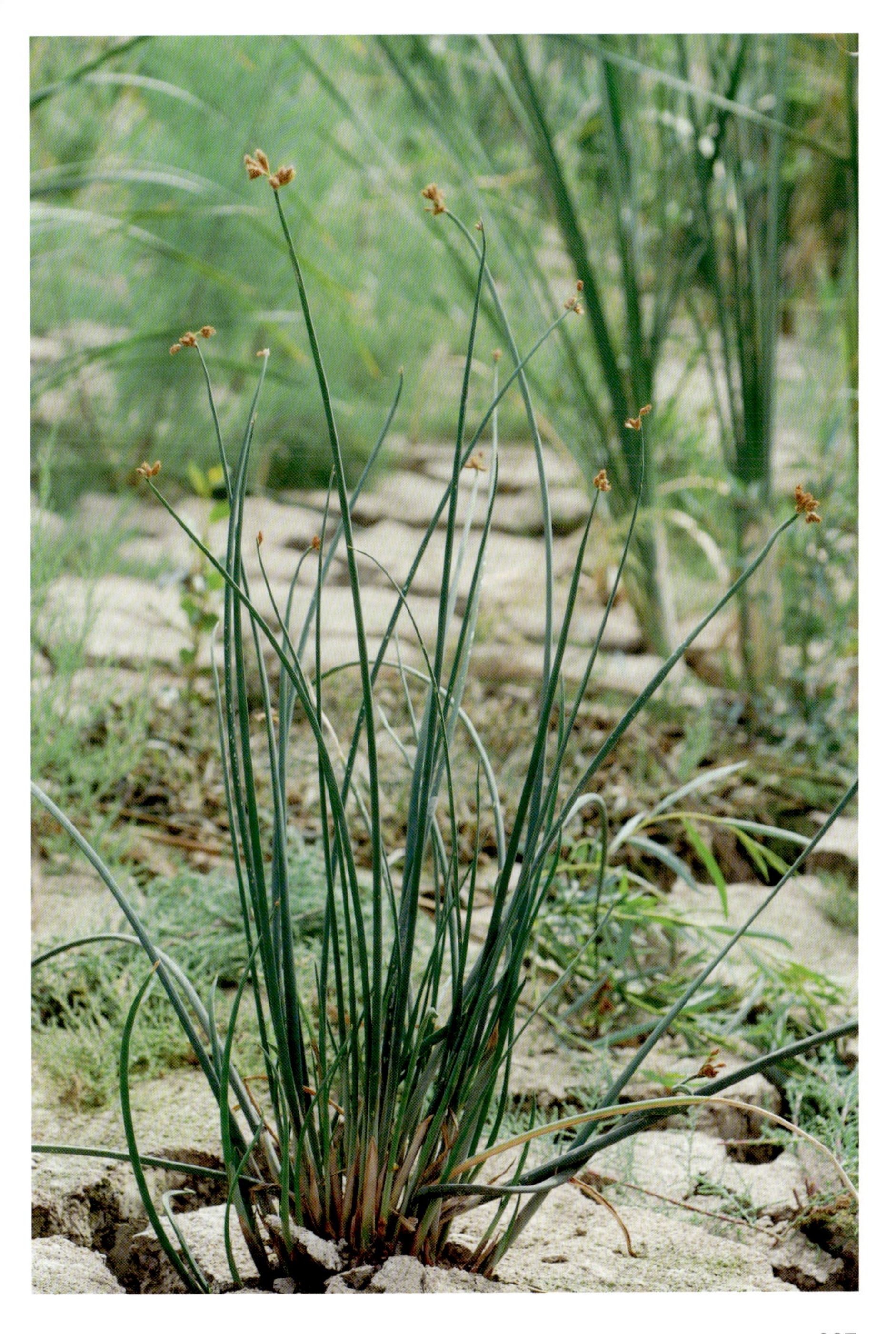

帚枝鸦葱

Scorzonera pseudodivaricata Lipsch.

【基　　原】来源于菊科鸦葱属帚枝鸦葱 **Scorzonera pseudodivaricata** Lipsch. 的根或全草入药。

【形态特征】多年生草本，高 10 ～ 45 cm，根圆柱形，粗，垂直，于根颈处分枝或不分枝，形成短的根状茎，被以残存的枯叶柄或由其所成之纤维，淡黄白色至棕褐色。茎多数，丛生，直立或外倾，于节部略作“之”字形曲折，下中部多分枝，具沟，无毛或被纤小的茸毛。基生叶倒披针状条形，长 6 ～ 17 cm，宽 2 ～ 2. 5 cm，顶端渐尖，基部鞘状，腋部有茸毛，有清楚的三条脉，无毛或有在放大镜下可见的茸毛，茎生叶相似而较短，长 1 ～ 9 cm，宽 1. 5 ～ 4 mm，顶端渐尖，有的钩状弯曲，基部渐窄，无柄或无明显的柄，于花序梗上成细小的苞片状。头状花序单生于茎顶或枝端，多数；总苞圆柱状，长 10 ～ 15 mm，宽 2 ～ 5 mm，果时扩大，长 1. 7 cm，宽约 6 mm，总苞片 5 层，外层三角形卵形，向内则倒卵状长圆形到条状长圆形，上端棕褐色，膜质边缘明显或不明显，被茸毛或有的无毛；舌状花 4 ～ 12 朵，长 14 ～ 20 mm，舌片长圆形，长 6 ～ 8 mm，宽约 2. 3 mm，前端 5 齿裂，裂齿细。瘦果柱状，略弧曲，略背腹扁压，长 6. 5 ～ 7 mm，粗约 1. 5 mm，暗褐色或暗的黄褐色，背面有宽平之棱，其他棱细，棱缘有疣状凸起，基部有少量蛛丝状毛；冠毛羽毛状，长 1. 2 ～ 1. 3 cm，白色，刚毛前端 1/4 粗糙。花期 6 ～ 7 月。

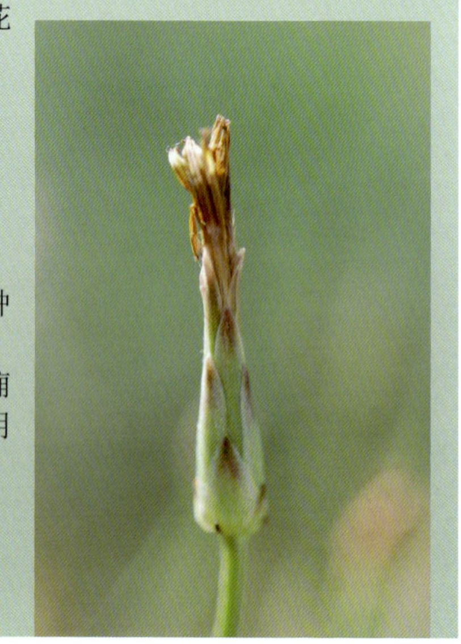

【生　　境】生于荒漠及荒漠草原。

【分　　布】内蒙古、陕西、山西、宁夏、甘肃、新疆等地。蒙古也有分布。

【采集加工】夏、秋季采收，洗净，鲜用或晒干。

【性味功能】微苦、涩，性寒。消肿解毒。

【主治用法】主治五痨七伤，疔疮痈肿。内服：煎汤，用量 9 ～ 18 g。外用捣烂敷。

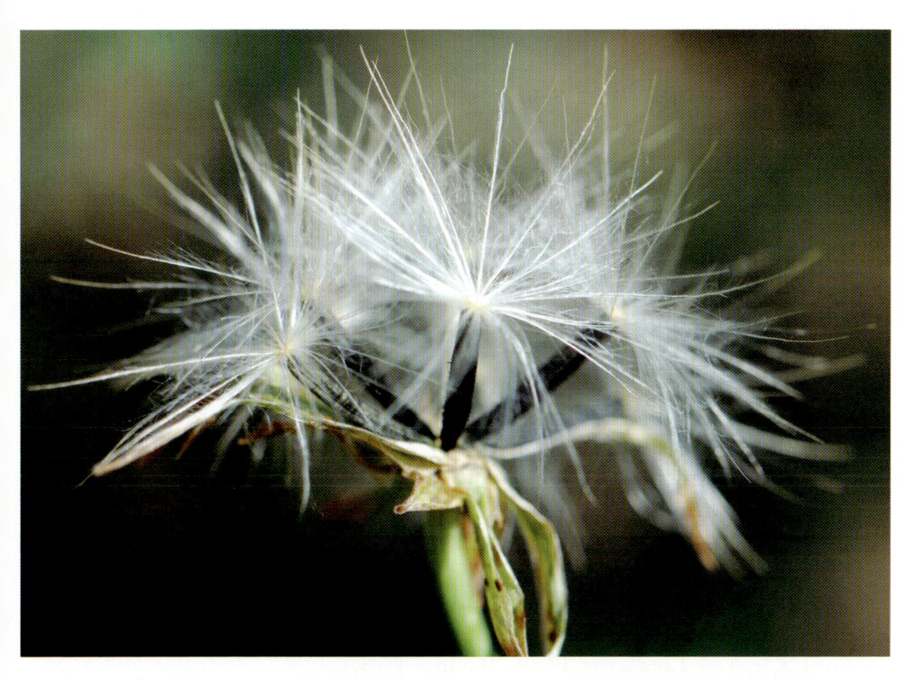

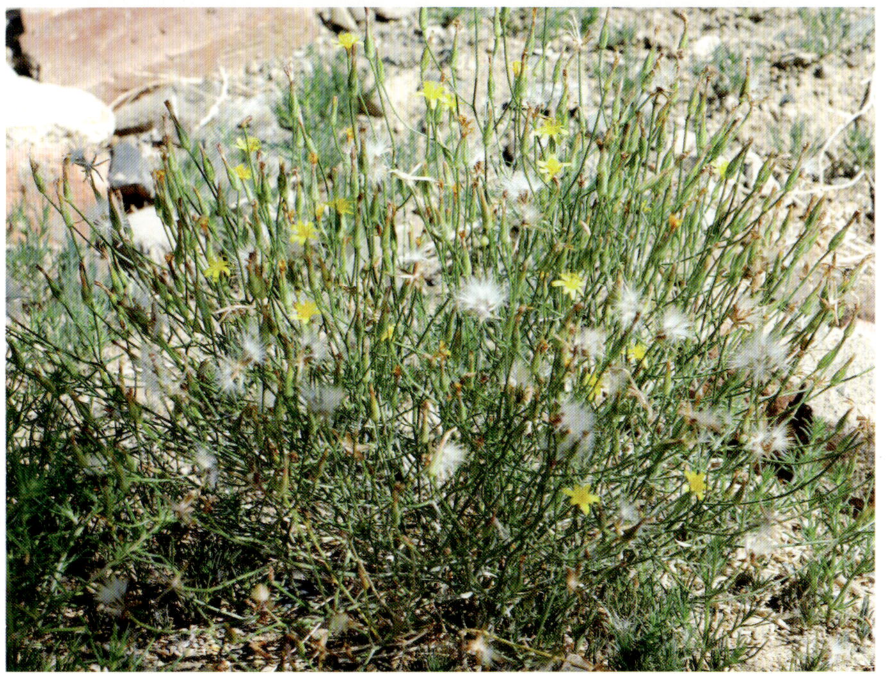

砾玄参

Scrophularia incisa Weinm.

【基　　原】来源于玄参科玄参属砾玄参 **Scrophularia incisa** Weinm. 的全草入药。

【形态特征】半灌木状草本，高 20 ～ 50(70) cm。茎近圆形，无毛或上部生微腺毛。叶片狭矩圆形至卵状椭圆形，长 (1)2 ～ 5 cm，顶端锐尖至钝，基部楔形至渐狭呈短柄状，边缘变异很大，从有浅齿至浅裂，稀基部有 1 ～ 2 枚深裂片，无毛，稀仅脉上有糠秕状微毛。顶生稀疏而狭的圆锥花序长 10 ～ 20(35) cm，聚伞花序有花 1 ～ 7 朵，总梗和花梗都生微腺毛；花萼长约 2 mm，无毛或仅基部有微腺毛，裂片近圆形，有狭膜质边缘；花冠玫瑰红色至暗紫红色，下唇色较浅，长 5 ～ 6 mm，花冠筒球状筒形，长约为花冠之半，上唇裂片顶端圆形，下唇侧裂片长约为上唇之半；雄蕊约与花冠等长，退化雄蕊长矩圆形，顶端圆至略尖；子房长约 1.5 mm，花柱长约为子房的 3 倍。蒴果球状卵形，连同短喙长约 6 mm。花期 6 ～ 8 月；果期 8 ～ 9 月。

【生　　境】生于砾石山坡、河谷、河滩。

【分　　布】黑龙江、内蒙古、宁夏、甘肃、青海、新疆。蒙古，西伯利亚、中亚也有分布。

【采集加工】夏季采收，洗净泥沙，晒干，切段备用。

【性味功能】味苦，性凉、稀、钝、柔。清热，解毒，透疹，通脉。

【主治用法】治麻疹不透，水痘，天花，猩红热。单用 1.5 ～ 3 g，或入丸散剂。

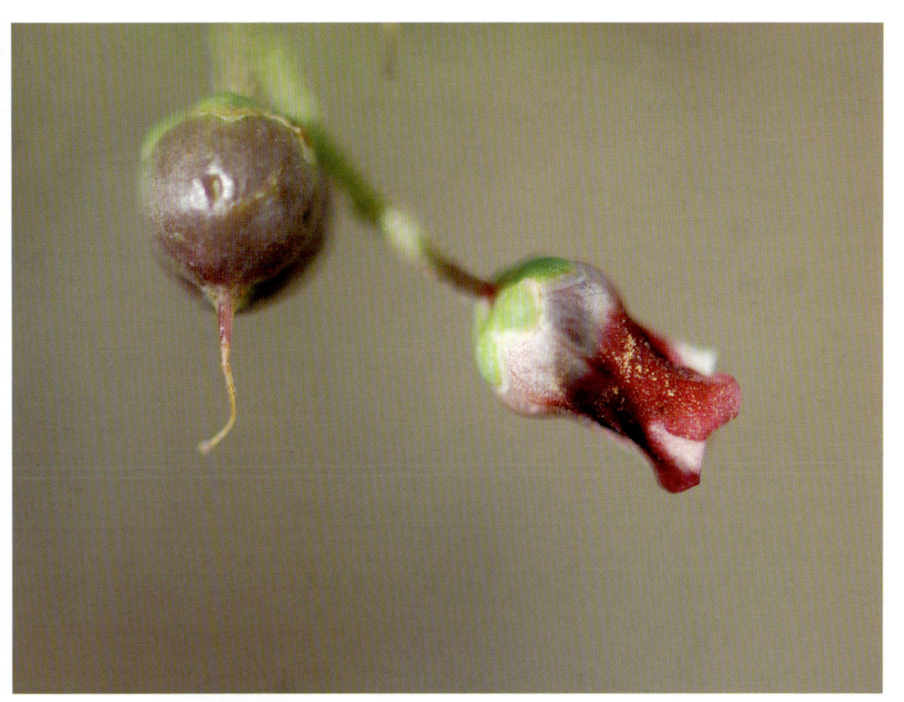

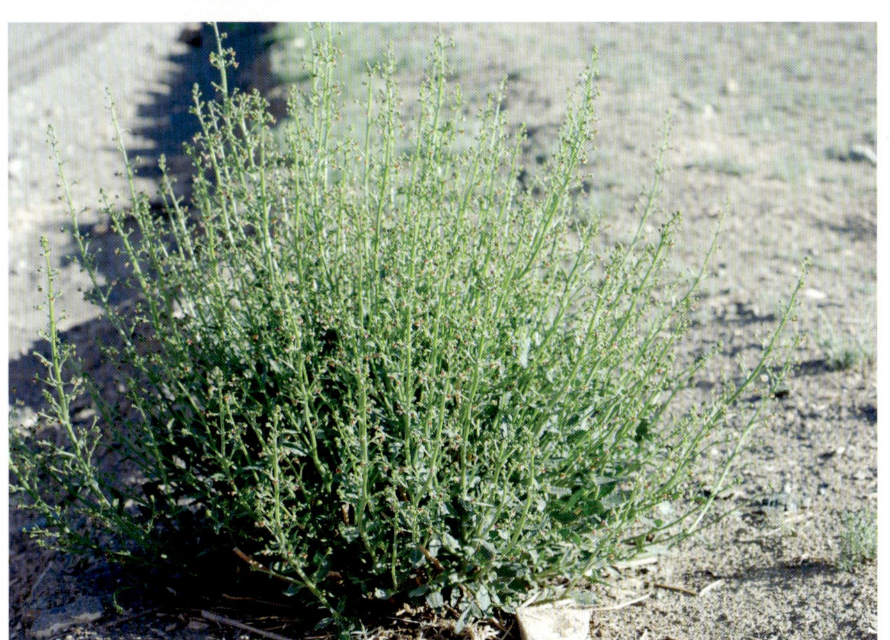

盔状黄芩

Scutellaria galericulata L.

【基　　原】来源于唇形科黄芩属盔状黄芩 **Scutellaria galericulata** L. 的全草入药。

【形态特征】多年生草本，根茎匍匐。茎直立，高 35 ~ 40 cm，锐四棱形。叶具短柄，密被短柔毛；叶片长圆状披针形，长 1.5 ~ 5 cm，宽 0.8 ~ 2.5 cm，顶端锐尖，基部心形，边缘具圆齿状锯齿，两面均被短柔毛。花对生，单生于茎中部以上叶腋内；花梗长 2 mm，密被短柔毛，靠近基部有一对线形无毛的小苞片；花萼外密被白色短柔毛；花冠淡色至蓝色，长约 1.8 cm，外被具腺短柔毛，冠筒基部囊状扩大，向上渐增大，冠檐二唇形，上唇半圆形，盔状，内凹，顶端微缺，下唇 3 裂，中裂片三角状卵圆形，顶端微缺，两侧裂片圆形；雄蕊 4 个，均内藏，前对较长，具能育半药，后对较短，具全药，药室裂口具髯毛；花丝被疏柔毛；花柱顶端微裂，花盘前方隆起，后方延伸成子房柄，子房 4 裂。小坚果黄色。花期 6 ~ 7 月；果期 7 ~ 8 月。

【生　　境】生于平原绿洲、水渠旁、湖边及潮湿的草丛中。

【分　　布】陕西、内蒙古、新疆。欧洲、中亚，蒙古、俄罗斯、日本也有分布。

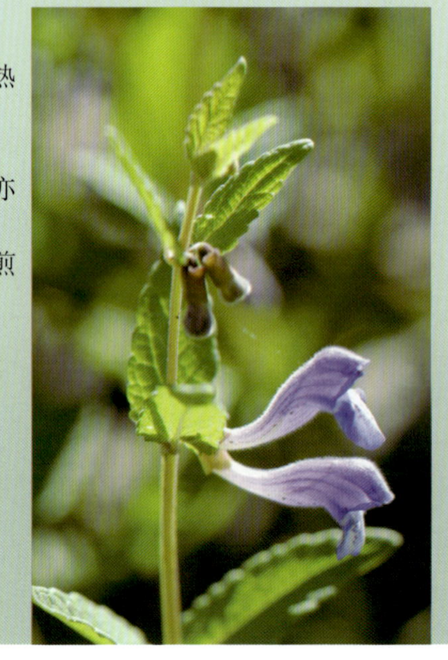

【采集加工】春秋采挖。

【性味功能】味苦，性寒。清热燥湿。

【主治用法】主治湿热，如湿温、黄疸、泻痢，热淋、痈肿疮毒等；亦用于肺热咳嗽，内热亢盛所致咯血、吐血、衄血等。内服：9 ~ 12 g，水煎服。外用：捣敷或研末。

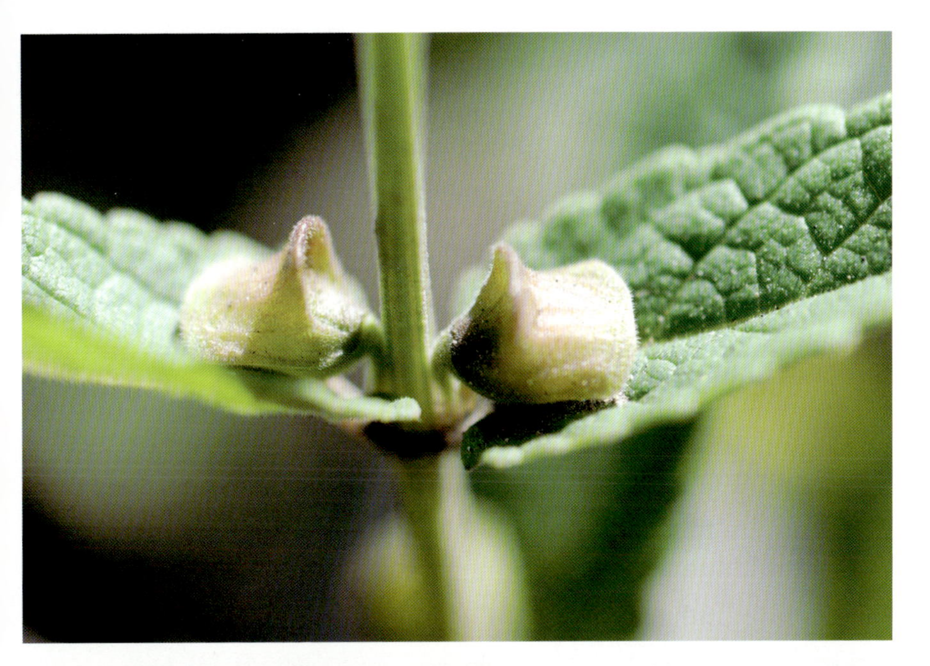

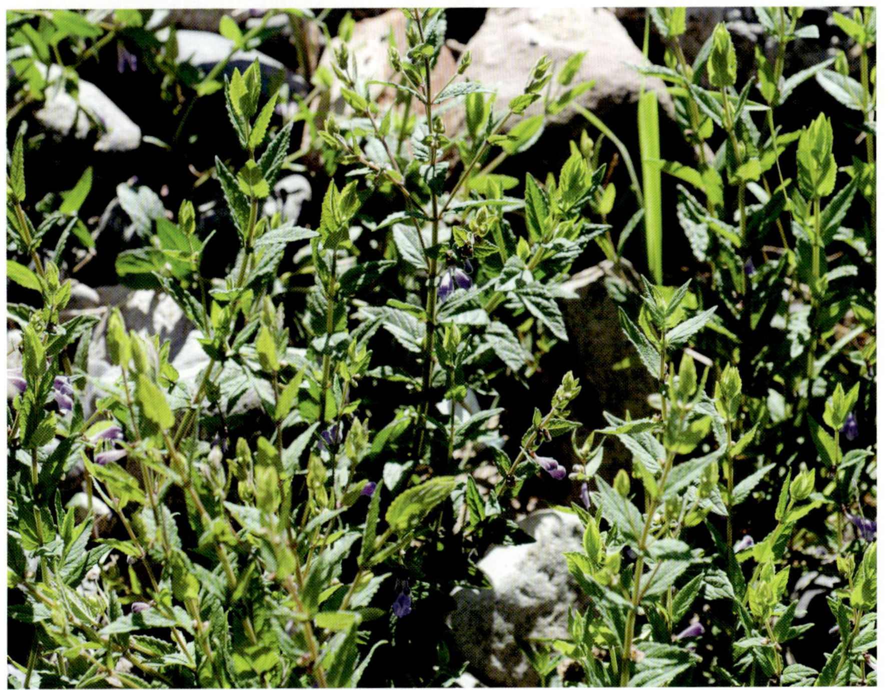

异果千里光

Senecio jacobaea L.

【基　　原】来源于菊科千里光属异果千里光 **Senecio jacobaea** L. 的干燥地上部分入药。

【形态特征】多年生草本，高 20 ～ 100 cm，被蛛丝状毛或无毛。茎直立，有时斜上升，微具棱，常于近基部呈紫红色，不分枝或于中部以上分枝。基生叶莲座状，早枯，宿存，具柄，柄长 2 ～ 4 cm，叶片椭圆状倒卵形，长 2 ～ 10 cm，宽 2 ～ 3 cm，羽状全裂，羽片长圆形或卵形，具钝齿；中下部茎生叶具柄，柄长 3. 5 ～ 5 cm，叶片与基生叶同形，长 2 ～ 3 cm，宽 1 ～ 3 cm，具 1 ～ 6 对裂片，裂片长 0. 3 ～ 1. 5 cm，宽 2 ～ 7 mm，边缘具钝齿或深缺刻；茎上部叶无柄，基部扩大而半抱茎，裂片通常横向展开。头状花序多数，排列成伞房状，花序梗细长，长 7 ～ 20 mm，具 1 到数枚钻状或线状苞片，毛较他处为多；总苞宽钟状，长约 5 mm，宽 0. 6 ～ 0. 9 mm。总苞片约 14 枚，条形，顶端短渐尖，常淡褐色，边缘有短睫毛，背部具 3 脉，中脉较粗，肉质，边缘膜质，外面有数枚小外苞片；舌状花黄色，10 ～ 15 朵，舌片长约 9 mm，宽 1. 5 ～ 2 mm，前端钝，筒部长约 3 mm；筒状花多数，长 4. 5 ～ 5 mm，筒部长约 1. 5 mm；雄蕊花药附器长出花冠。瘦果柱状，长约 1. 5 mm，向下微收缩，有细棱，有向上的白色柔毛，舌状花果实无毛；冠毛粗糙，长约 10 mm。花期 6 ～ 7 月。

【生　　境】生于草原带的草甸、绿洲的农田附近。

【分　　布】新疆。蒙古及西伯利亚、欧洲也有分布。

【采集加工】全年均可采收，除去杂质，阴干。

【性味功能】味苦，性寒。清热解毒，明目，利湿。

【主治用法】用于臃肿疮毒，感冒发热，目赤肿痛，泄泻痢疾，皮肤湿疹。

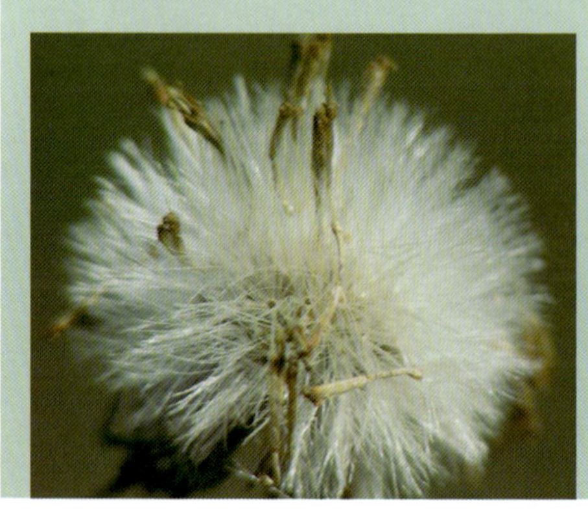

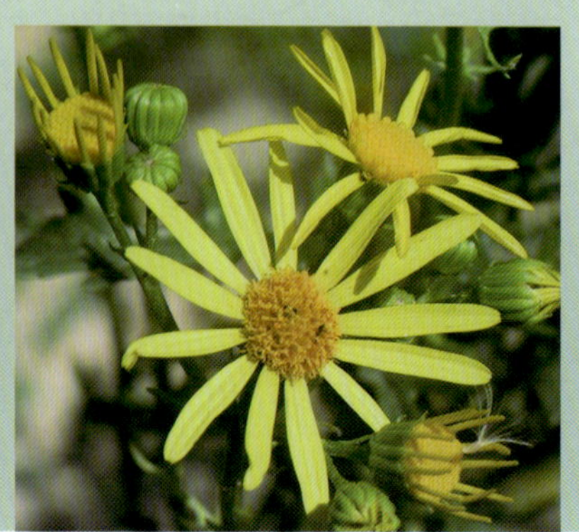

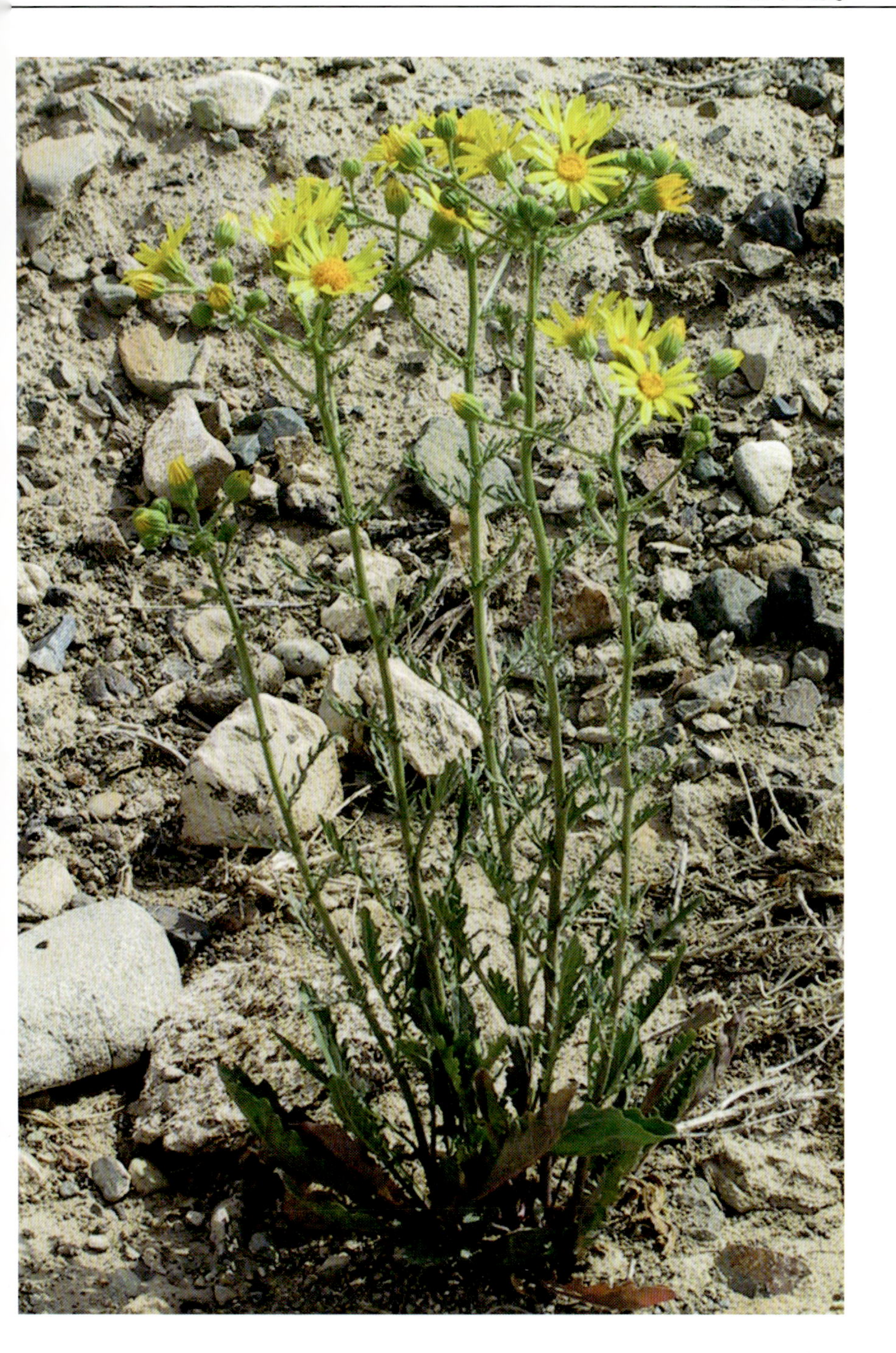

疏齿千里光

Senecio subdentatus Ledeb.

【别　　名】近全缘千里光

【基　　原】来源于菊科千里光属疏齿千里光 **Senecio subdentatus** Ledeb. 的全草入药。

【形态特征】一年生草本，高 5 ～ 25 cm。茎于基部及中部分枝，无毛。叶宽线形或长圆形，长 2. 5 ～ 5 cm，宽 2 ～ 10 mm，顶端略钝，基部半抱茎，全缘或有不多的齿；上部叶比较小，苞叶线形，无毛或有睫毛。头状花序排列成伞房圆锥状，花序梗长 1. 5 ～ 4 mm；总苞长约 6 mm，上部宽约 6 mm，外层总苞片有或无，有时多线形，内层总苞片线形，边缘膜质；舌状花长于总苞 1. 5 ～ 2 倍。瘦果柱状，密被短毛，长 3 ～ 5 mm；冠毛白色，长 5 ～ 6 mm。花期 5 ～ 6 月。

【生　　境】生于荒漠带、荒漠草原带的水边、林缘、沙丘背风面、农田边。

【分　　布】甘肃、新疆。中亚、西伯利亚、欧洲，蒙古也有分布。

【采集加工】9 ～ 10 月收割全草，晒干或鲜用。

【性味功能】味苦、辛，性寒。清热解毒，明目退翳，杀虫止痒。

【主治用法】治流感，上呼吸道感染，肺炎，急性扁桃体炎，肋腺炎，急性肠炎，菌痢，黄疸型肝炎，胆湿癣炎，急性尿路感染，目赤肿痛翳障，痈肿疖毒，丹毒，湿疹，干湿癣疮，滴虫性阴道炎，烧、烫伤。内服：煎汤，15 ～ 30 g。外用适量，煎水洗，或熬膏搽，或鲜草捣敷，或捣取汁点眼。

【附　　注】中寒泄泻者勿服。

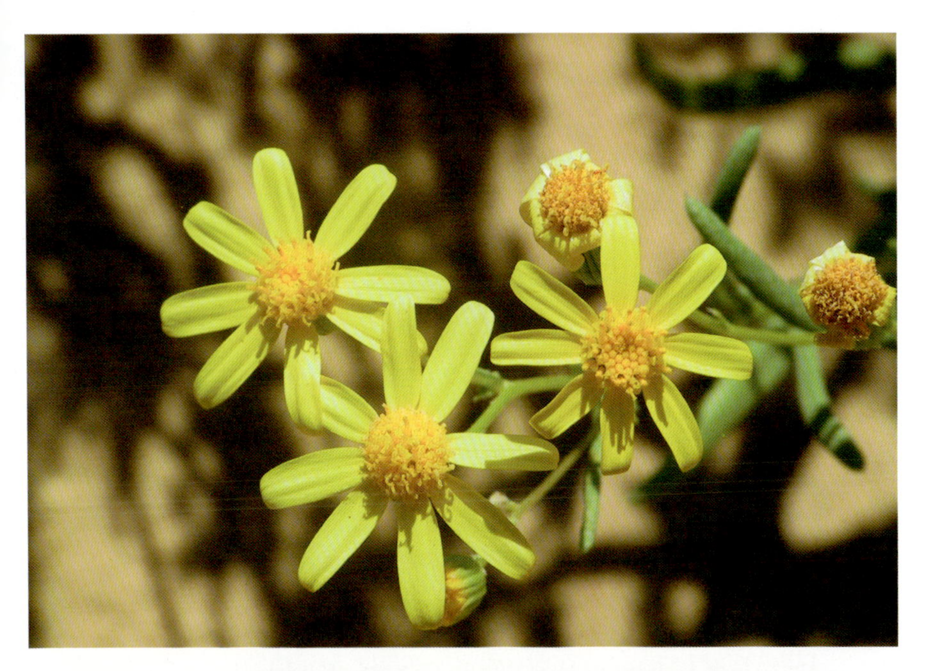

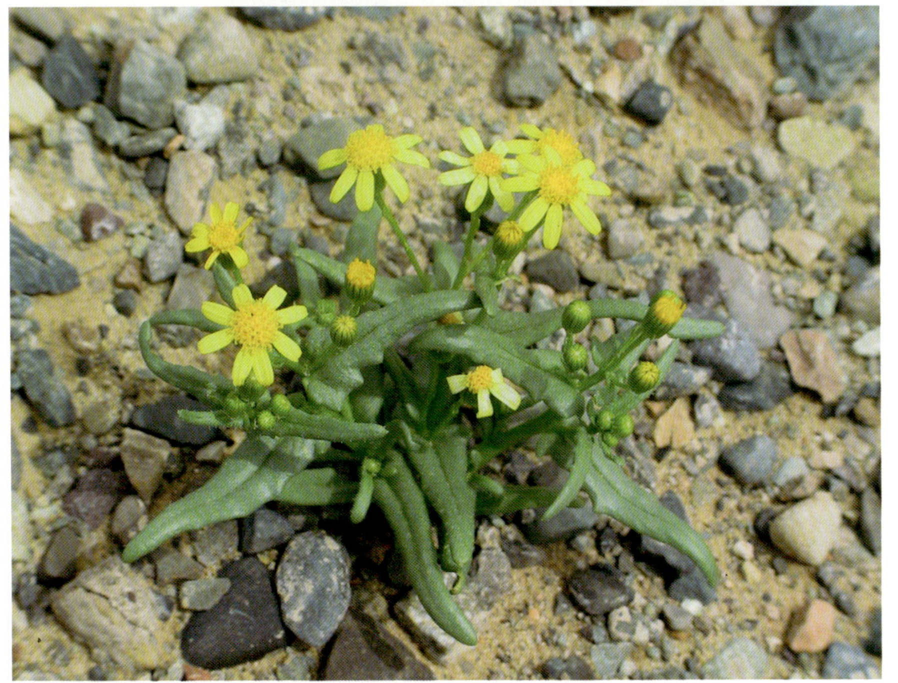

沙生蝇子草

Silene olgiana B.Fedtsch.

【基　　原】来源于石竹科蝇子草属沙生蝇子草 **Silene olgiana** B.Fedtsch. 的全草入药。

【形态特征】多年生草本。根茎粗，茎直立，多分枝，数个丛生，无毛，高 20 ～ 40 cm。茎下部叶倒披针形，长 2.5 ～ 4 cm，宽 0.3 ～ 0.5(1.5) cm；茎上部叶披针形或阔披针形、倒披针形、条形宽 9 ～ 15 mm，叶边缘有缘毛。花序总状或圆锥状；苞片为条状披针形，草质，边缘狭膜质，有缘毛；花梗无毛，长 5 ～ 10 mm；萼棍棒形，具 10 条脉，基部平截，无毛，长 15 ～ 18 mm，萼齿钝或锐尖，边缘膜质；花瓣白色，长为萼的 1.5 倍，顶端 4 裂，裂达瓣片 1/2 处，裂片条形，瓣片与爪间无副花冠；子房矩圆形，雌雄蕊柄长 3 ～ 4 mm，被短柔毛。蒴果矩圆形。花、果期 5 ～ 7 月。

【生　　境】生于固定或半固定的沙垄、石质山坡、沙丘及沙地上。

【分　　布】新疆。哈萨克斯坦、埃及也有分布。

【采集加工】秋季采集，洗净晒干。

【性味功能】味辛、涩，性凉。清热利湿，解毒消肿。

【主治用法】用于痢疾，肠炎；外用治蝮蛇咬伤，扭挫伤，关节肌肉酸痛。6 ～ 15 g；外用适量，鲜品捣烂敷患处或浸酒搽患处。

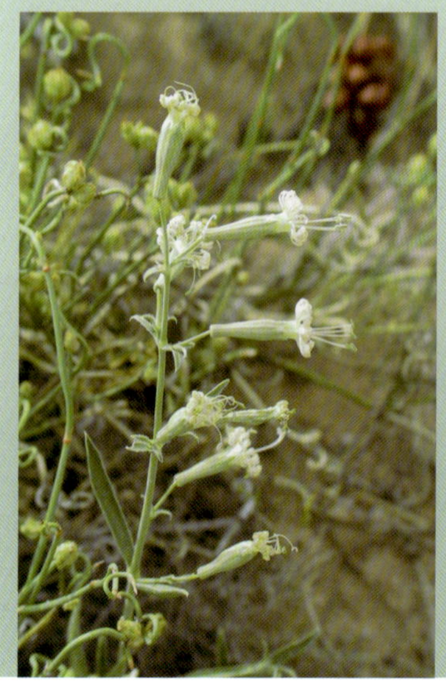

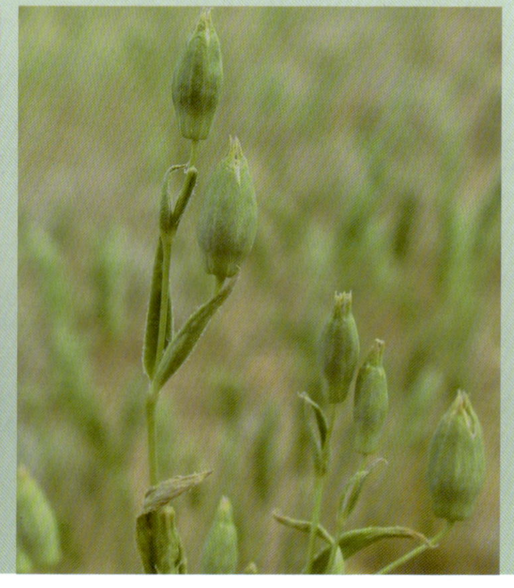

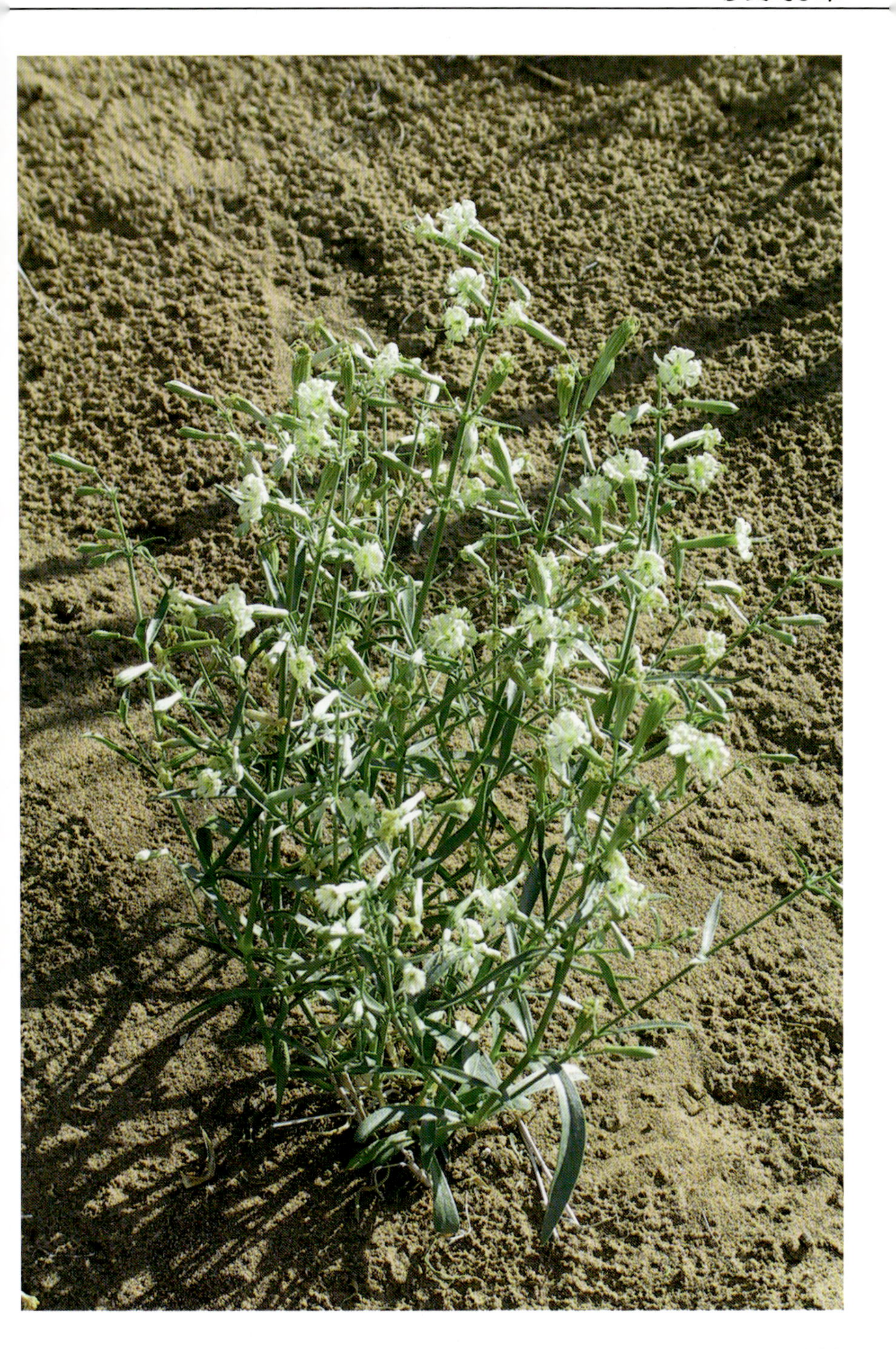

光白英

Solanum boreali-sinense C. Y. Wu et S. C. Huang

【基　　原】来源于茄科茄属光白英 **Solanum boreali-sinense** C. Y. Wu et S. C. Huang 的果实入药。

【形态特征】攀援亚灌木，高 30 ～ 70 cm。基部木质化，少分枝，茎土黄带青白色，具纵条纹及分散凸起的皮孔。叶互生，薄膜质，卵形至广卵形，长达 9 cm，宽达 6 cm，顶端渐尖，基部宽心脏形至圆形下延到叶柄，边全缘，绝不分裂，上面绿色，光滑无毛，唯叶脉及边缘逐渐被微硬毛，边缘具细小而粗糙的缘毛，下面无毛；叶柄长约 3 cm，上部具狭翅，无毛。聚伞花序腋外生，多花，总花梗长达 3 cm，花梗长约 0. 6 ～ 1 cm，被微柔毛；花萼杯状，直径约 3 mm，外面被毛，萼齿 5 枚，微成方形，长约 1 mm，顶端具短尖头；花冠紫色，直径约 1. 5 ～ 2 cm，花冠筒隐于萼内，长约 1 mm，冠檐长约 10 mm，顶端 5 深裂，裂片披针形，长约 7 mm；雄蕊 5 枚，着生于花冠筒喉部，花丝长约 1 mm，分离，花药连合成筒，长约 4. 5 mm，顶孔向上；子房卵形，直径约 1 mm，花柱丝状，长约 6 mm，柱头头状。浆果熟时红色，直径约 0. 8 cm。种子卵形，两侧压扁，长约 3 mm，宽约 2. 3 mm。花、果期秋季。

【生　　境】生于山地草原、林缘、灌丛。

【分　　布】我国东北、河北、内蒙古、新疆。西伯利亚也有分布。

【采集加工】夏秋采收，鲜用或晒干

【性味功能】味苦，性寒；有小毒。清热解毒，利水消肿。

【主治用法】常用于感冒发烧，牙痛，慢性支气管炎，痢疾，泌尿系感染，乳腺炎，白带，癌症；外用治痈疖疔疮，天疱疮，蛇咬伤。用量 10 ～ 32 g；外用适量，鲜品捣烂敷患处。

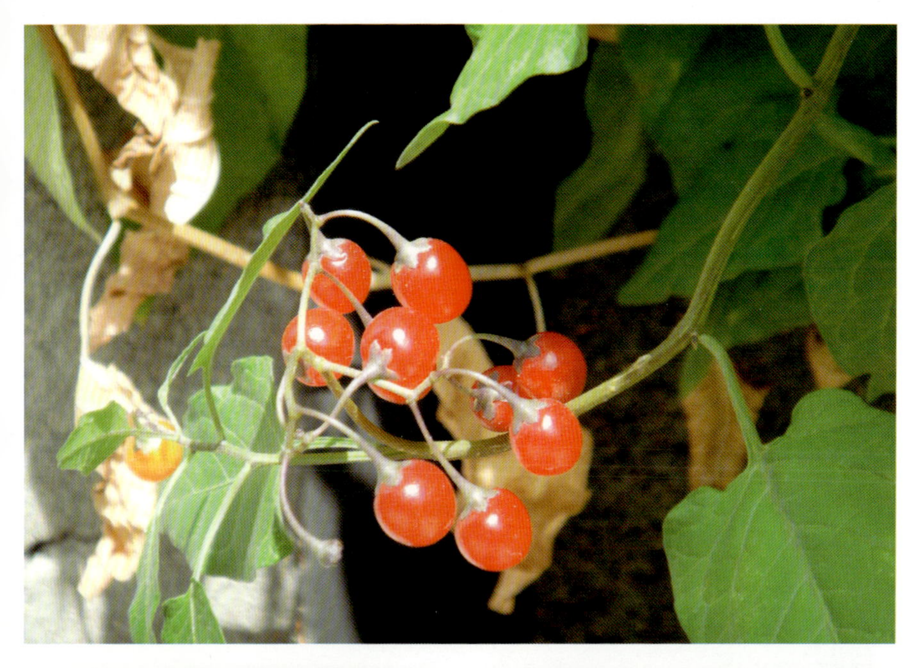

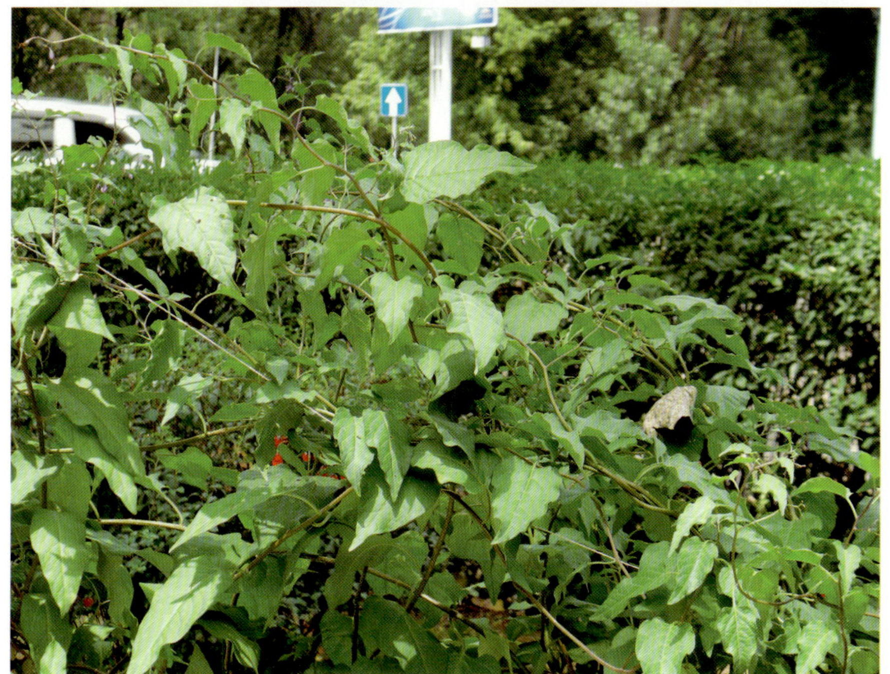

西伯利亚花楸

Sorbus sibirica Hedl.

【基　　原】来源于蔷薇科花楸属西伯利亚花楸 **Sorbus sibirica** Hedl. 的茎、茎皮和果实入药。

【形态特征】小乔木，高 4 ～ 8 m。嫩枝被茸毛。奇数羽状复叶，有小叶 5 ～ 10 对，长圆状披针形，长 3. 5 ～ 5 cm，宽 1 ～ 1. 5 cm，上面绿色，下面灰绿色，沿中脉多少有茸毛，顶端渐尖，基部圆形或宽楔形，边缘锐锯齿。复伞房花序，花稠密；花轴与小花梗无毛或有疏毛；花直径 7 ～ 8 mm；花瓣白色，圆形；萼筒钟状，萼片宽三角形，无毛；雄蕊短于花瓣；雌蕊 3 ～ 4，花柱基部具柔毛。果球形，直径约 5 ～ 7 mm，鲜红色，无蜡粉。花期 5 月；果期 8 ～ 9 月。

【生　　境】生于海拔 1900 ～ 2400 m 云杉与冷杉混交林下。

【分　　布】新疆。西伯利亚、蒙古也有分布。

【采集加工】秋季采收，晒干。

【性味功能】果实：味甘、苦，性平；健胃补虚。茎、茎皮：味苦，性寒；清肺止咳。

【主治用法】果实：用于胃炎，维生素 A、维生素 C 缺乏症。茎、茎皮：用于肺结核，哮喘，咳嗽。内服：煎汤，果实用量 32 ～ 65 g；茎和茎皮用量 10 ～ 16 g。

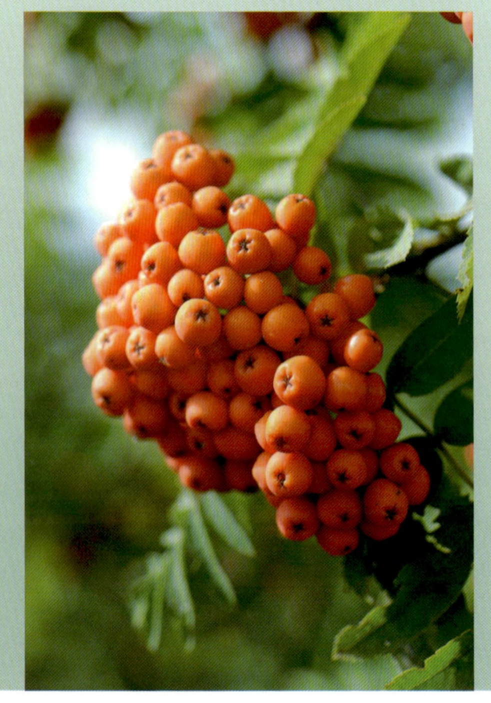

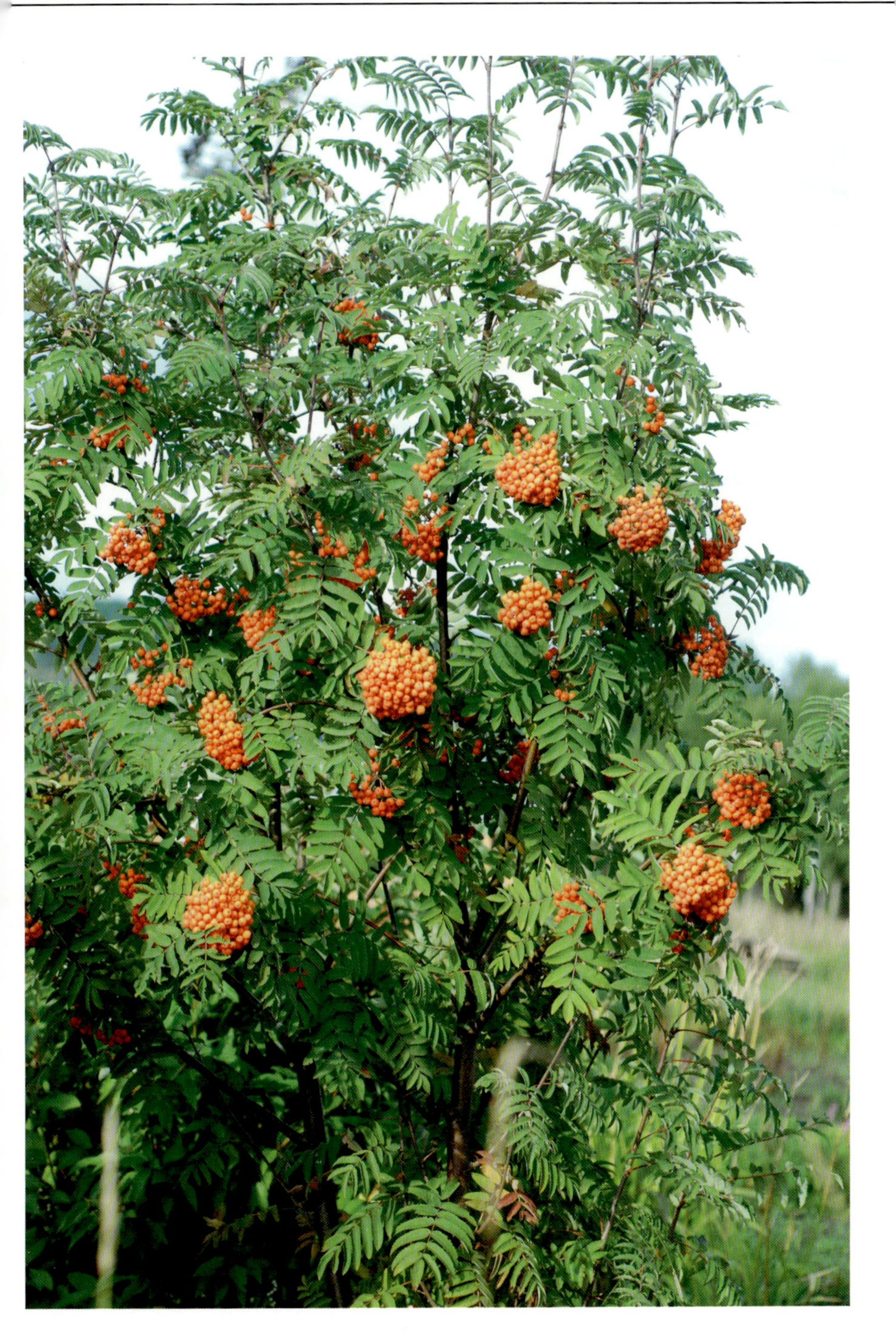

天山花楸

Sorbus tianschanica Rupr.

【基　　原】来源于蔷薇科花楸属天山花楸 **Sorbus tianschanica** Rupr. 的嫩枝或果实入药。

【形态特征】小乔木，高 3 ～ 5 m。小枝粗壮，褐色或灰褐色，嫩枝红褐色，初时有茸毛，后脱落；芽长卵形，较大，外被白色柔毛。奇数羽状复叶，有小叶 6 ～ 8 对，卵状披针形，长 4 ～ 6 cm，宽 1 ～ 1.5 cm，顶端渐尖，基部圆形或宽楔形，边缘有锯齿，近基部全缘，有时从中部以上有锯齿，两面无毛，下面色淡，叶轴微具窄翅，上面有沟，无毛；托叶线状披针形，早落。复伞房花序；花轴和小花梗常带红色，无毛；萼片外面无毛；花瓣卵形或椭圆形，白色；雄蕊 15 ～ 20，短于花瓣；花柱常 5，基部被白色茸毛。果实球形，直径约 1 cm，暗红色，被蜡粉。花期 5 月；果期 8 ～ 9 月。

【生　　境】生于海拔 1800 ～ 2800 m 的林缘或林中空地。

【分　　布】新疆。中亚也有分布。

【采集加工】嫩枝，春、夏采收；果实，秋季果实成熟时采收，晒干。

【性味功能】味甘、苦，性凉；无毒。清肺止咳，补脾生津。

【主治用法】主治肺痨，哮喘，咳嗽，胃痛，及维生素缺乏症。内服：煎汤，果实 30 ～ 60 g；嫩枝 9 ～ 15 g。

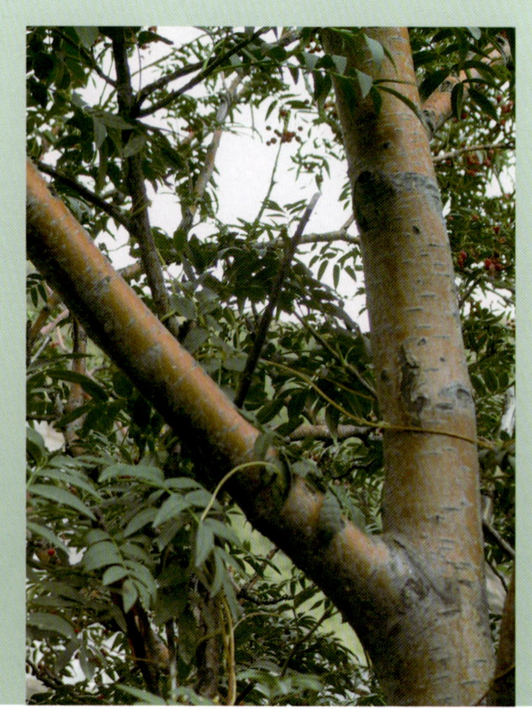

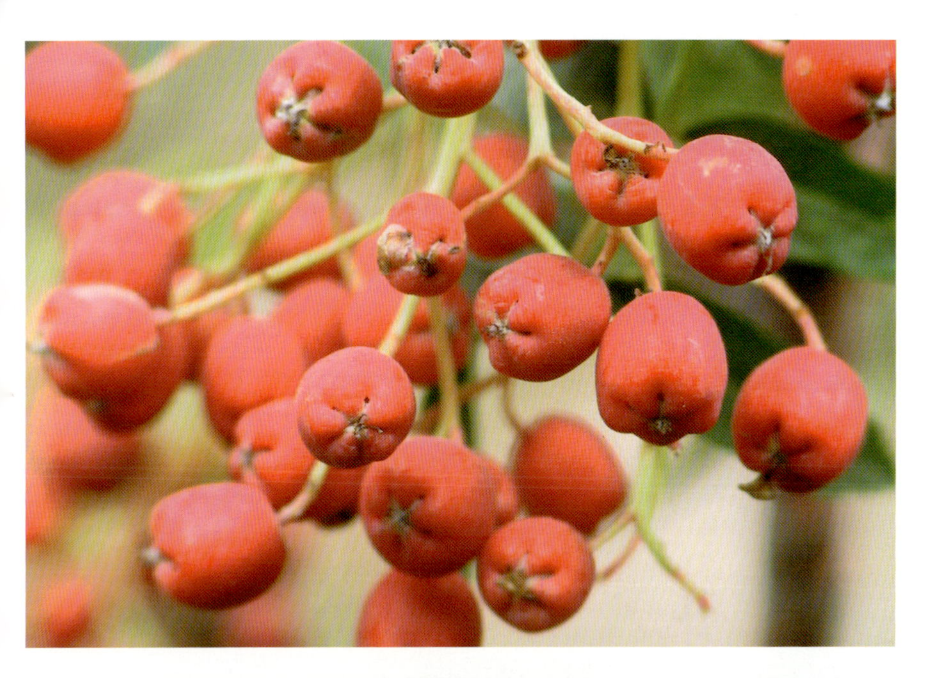

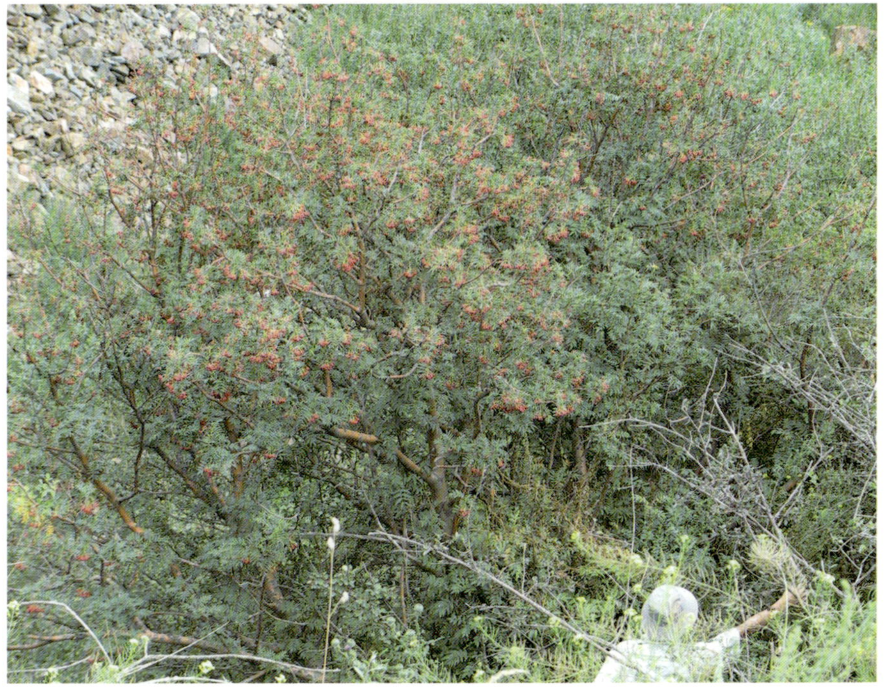

金丝桃叶绣线菊

Spiraea hypericifolia L.

【基　　原】来源于蔷薇科绣线菊属金丝桃叶绣线菊 **Spiraea hypericifolia** L. 的根及嫩叶入药。

【形态特征】小灌木，高 1 ～ 1.5 m。枝条直展，小枝圆柱形，棕褐色；冬芽小，卵形，棕褐色。叶倒卵状披针形或长圆状倒卵形，或匙形，长 1.5 ～ 3 cm，宽 0.5 ～ 0.7 cm，顶端圆钝，基部楔形，全缘或在无性枝上叶片顶端有少数小齿，两面通常无毛，灰绿色，无柄或几无柄。伞形花序无总梗，基部有少数鳞片状叶；花梗无毛或稍有细毛；花直径 5 ～ 7 mm；萼筒钟状，萼片三角形，顶端尖；花瓣近圆形，白色；雄蕊 20，与花瓣等长或稍短；花盘 10 浅裂；子房有短柔毛或近无毛。蓇葖果直立开张，无毛，花柱顶生于背部，萼片直立。花期 4 ～ 5 月；果期 6 ～ 9 月。

【生　　境】生于干旱山坡或草原荒漠地区。

【分　　布】我国西北。蒙古，中亚、高加索、西伯利亚也有分布。

【采集加工】全年采根，洗净晒干；嫩叶夏季采。

【性味功能】味苦，性凉。清热解毒。

【主治用法】用于目赤肿痛，头痛，牙痛，肺热咳嗽；外用治创伤出血。内服：32 ～ 6 g。外用适量，捣烂敷患处。

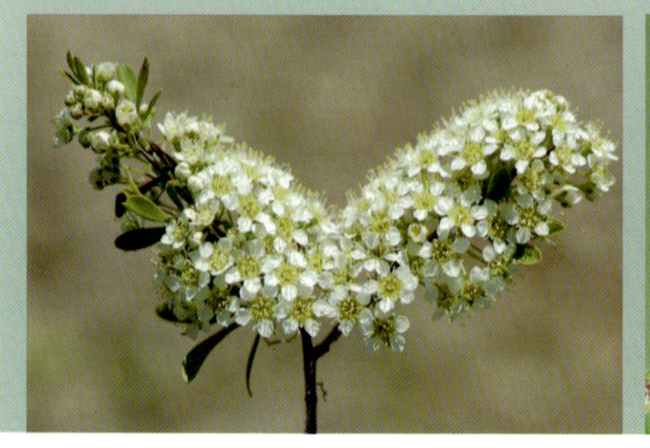

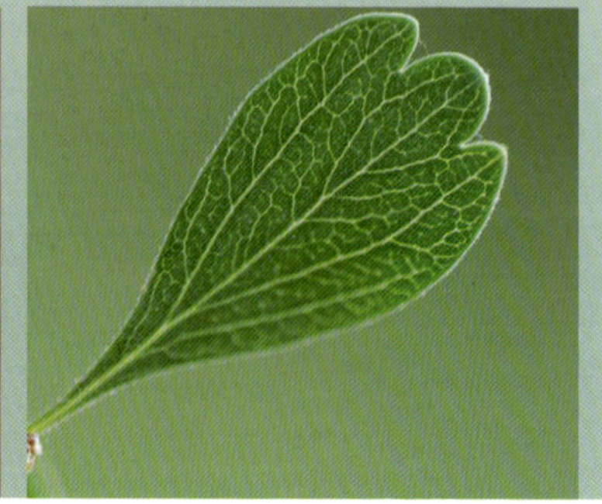

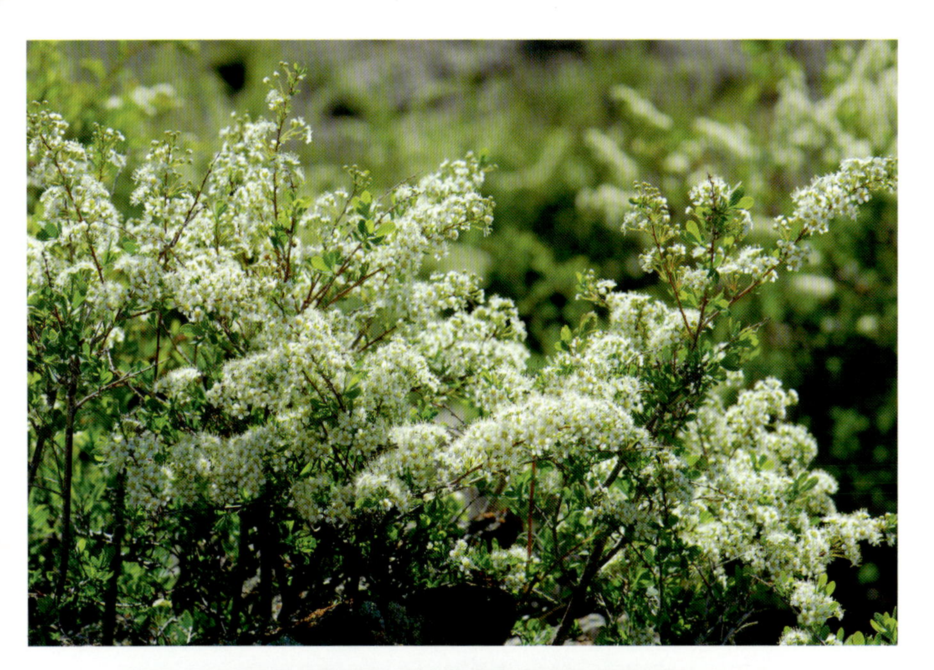

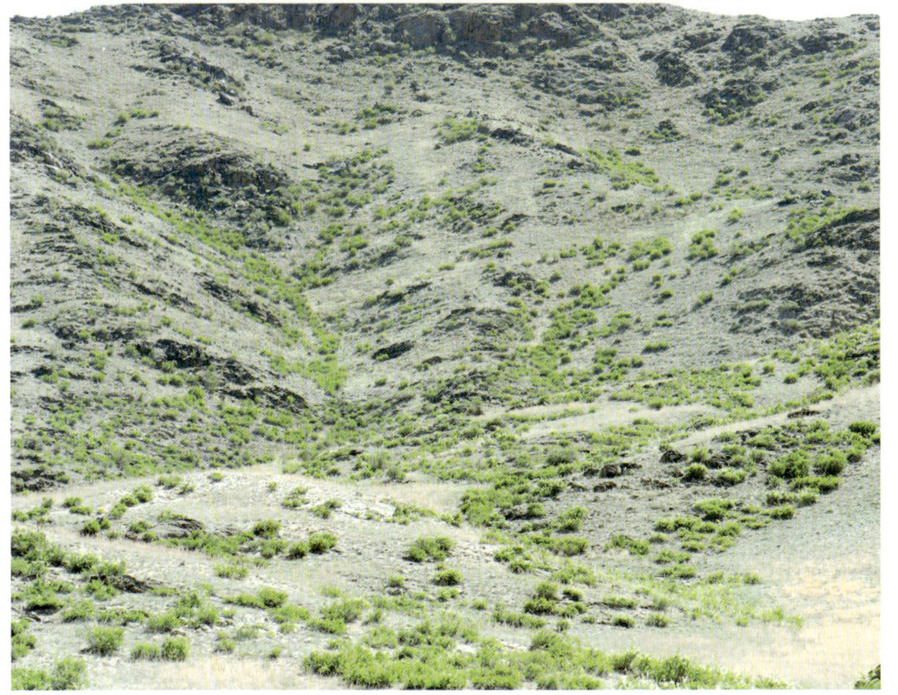

囊果碱蓬

Suaeda physophora Pall.

【基　　原】来源于藜科碱蓬属囊果碱蓬 **Suaeda physophora** Pall. 的全草入药。

【形态特征】半灌木，高 30 ～ 80 cm。木质茎灰褐色，有细条裂纹，多分枝；当年枝灰白色，平滑，直立或斜伸。叶条形，半圆柱状，长 3 ～ 6 cm，宽 2 ～ 3 mm，通常稍弧曲。花序圆锥状，顶生；花两性兼有雌性，单生成 2 ～ 3 朵团集，生于苞腋及花序短分枝的顶端；花被近球形，5 裂，花被片内弯，不具隆脊；果时花被膨胀呈稍带红色的囊状；雄蕊 5；柱头 2 ～ 3。种子横生，扁平，圆形，较大 (直径约 3 mm)，无光泽。花、果期 7 ～ 9 月。

【生　　境】生于洪积扇扇缘盐渍化黏土荒漠和盐化荒地上。

【分　　布】新疆。西伯利亚、中亚、欧洲也有分布。

【采集加工】夏、秋季收割地上部分，晒干，除去泥沙、杂质备用，亦可鲜用。

【性味功能】味微咸，性凉。清热，消积，滋补健身。

【主治用法】治食积停滞，发热。内服：煎汤，6 ～ 9 g，鲜品 15 ～ 30 g。

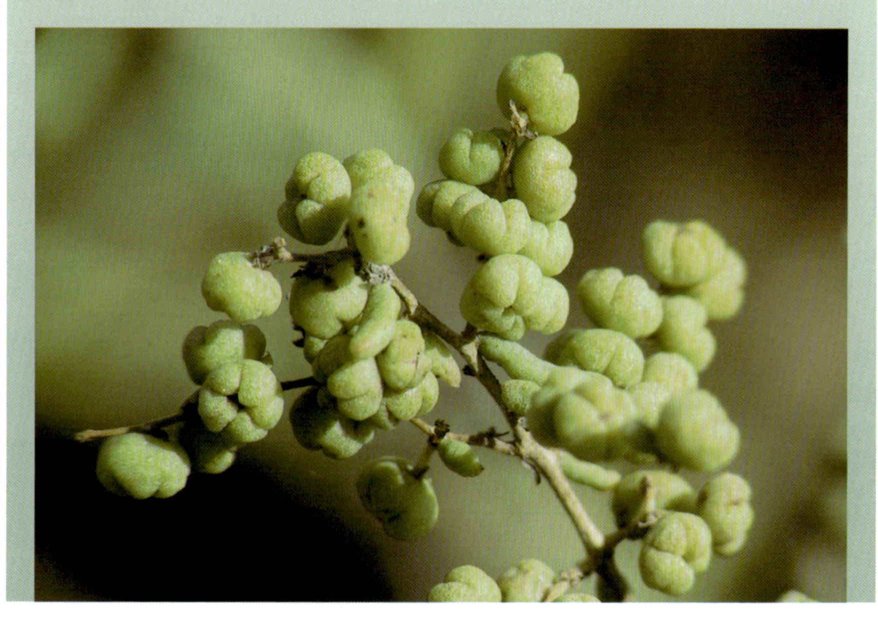

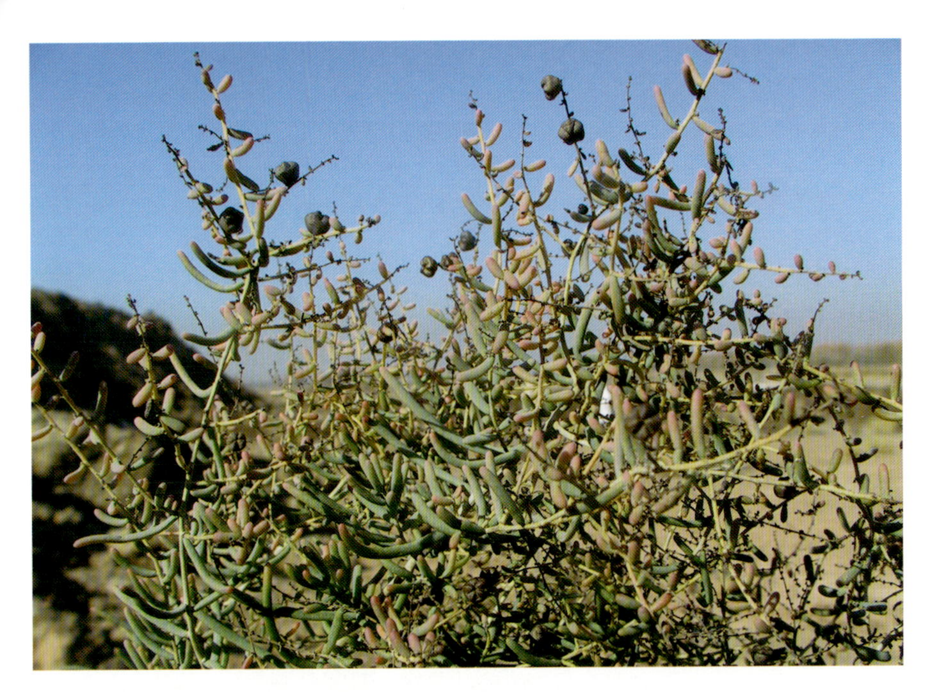

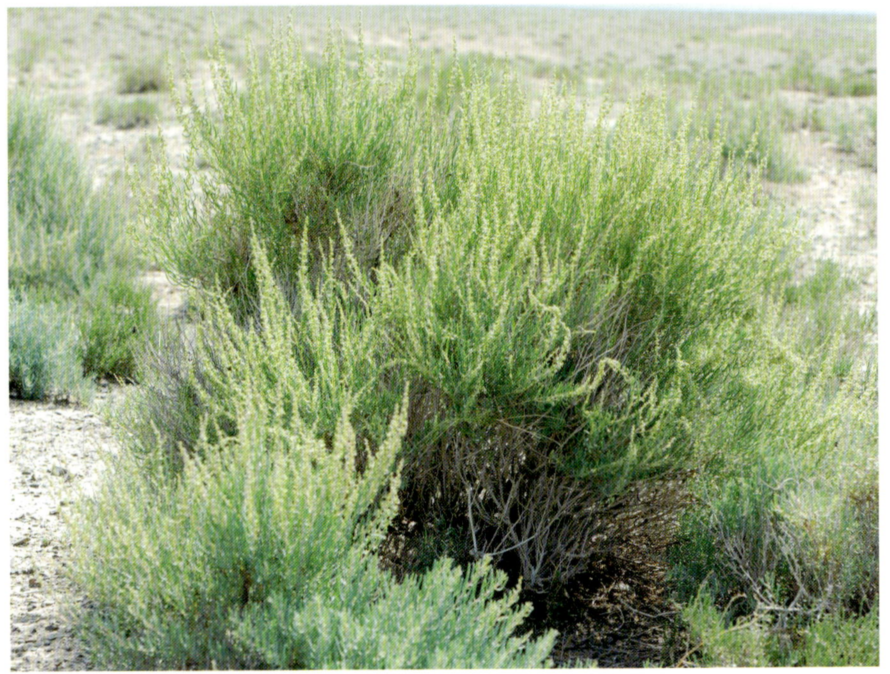

紫丁香

Syringa oblate Lindl.

【基　　原】来源于木犀科丁香属紫丁香 **Syringa oblate** Lindl. 的叶及树皮入药。

【形态特征】灌木或小乔木，高达 4 m。枝粗壮，光滑无毛，二年枝黄褐色或灰褐色，有散生皮孔。单叶对生，宽卵形或肾形，宽常超过长，宽 5 ～ 10 cm，顶端渐尖，基部心形或截形，全缘，无毛；叶柄长 1 ～ 2 cm。圆锥花序生于枝条端的侧芽，长 6 ～ 12 cm；花萼钟状，长 1 ～ 2 mm，顶端有 4 小齿，无毛；花冠紫红色，高脚碟状，花冠筒长 1 ～ 1.5 cm，直径 1 ～ 1.5 mm，顶端裂片 4，开展，矩圆形，长 0.5 cm；雄蕊 2 枚，着生于花冠筒的中部或中上部。蒴果矩圆形，稍扁，顶端尖，2 瓣开裂，长 1 ～ 1.5 cm，具宿存花萼。花期 4 ～ 5 月；果期 7 ～ 8 月。

【生　　境】栽培。

【分　　布】我国东北、华北、西北、西南各省区。朝鲜也有分布。

【采集加工】夏、秋季采收，晒干或鲜用。

【性味功能】味苦，性寒。清热，解毒，利湿，退黄。

【主治用法】治急性泻痢，黄疸型肝炎，火眼，疮疡。内服：煎汤，2 ～ 6 g。

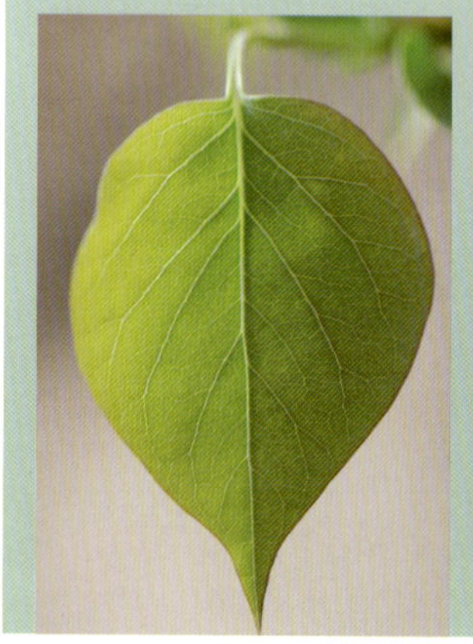

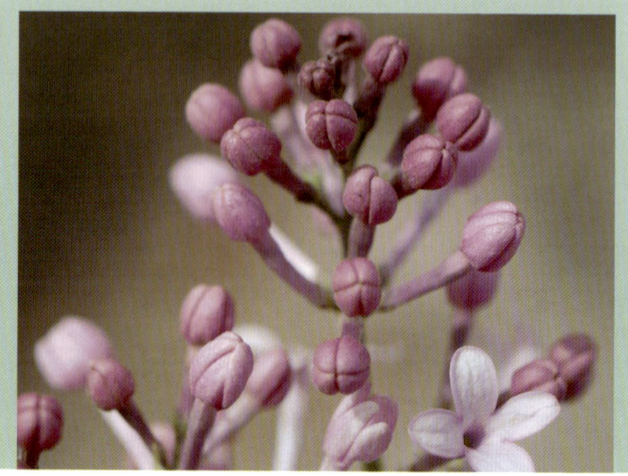

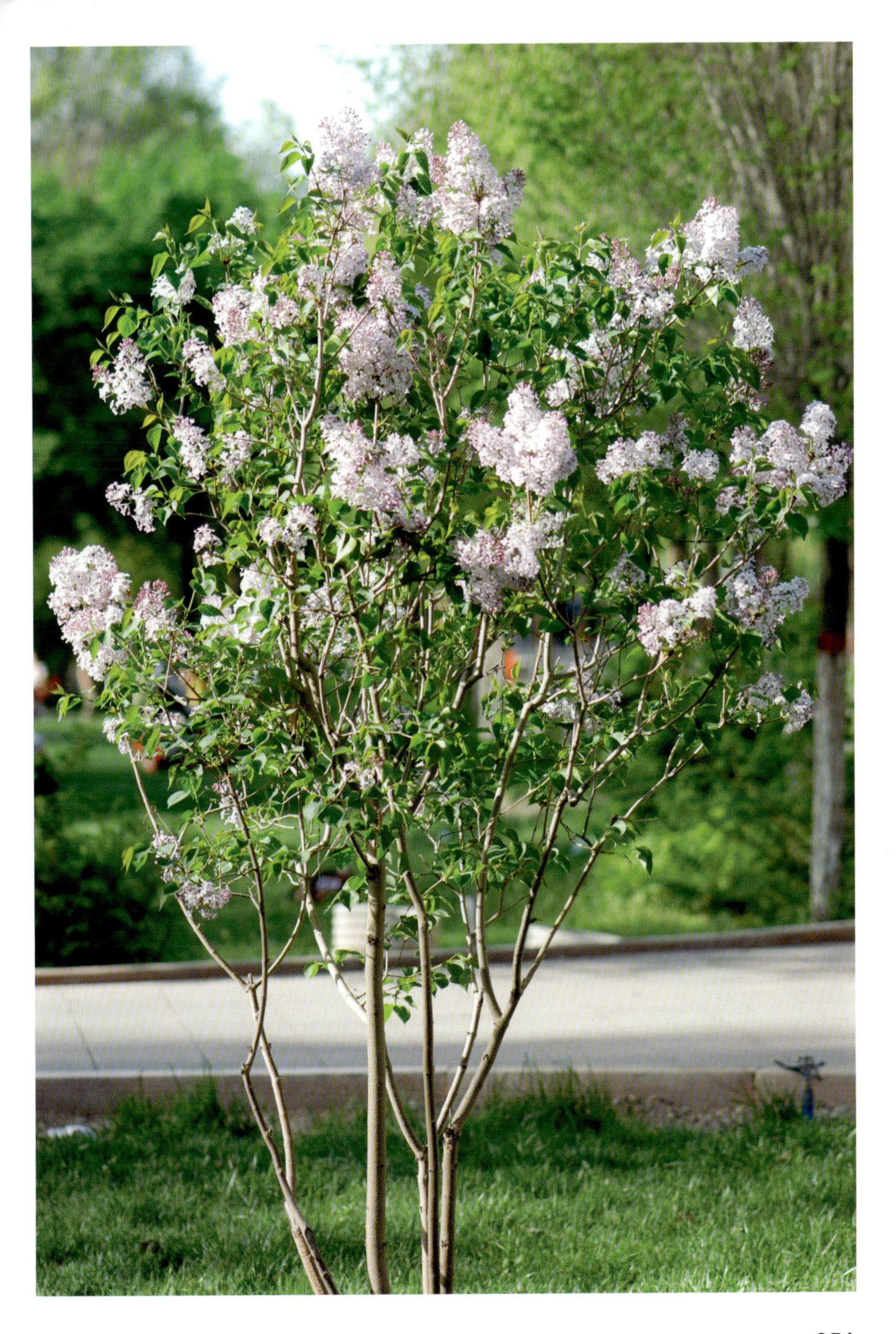

暴马丁香

Syringa reticulate (Bl.) H. Hara var. **amurensis** (Rupr.) P. S. Green & M. C. Chang

【基　　原】来源于木犀科丁香属暴马丁香 **Syringa reticulate** (Bl.) H. Hara var. **amurensis** (Rupr.) P. S. Green & M. C. Chang 的树皮入药。

【形态特征】灌木或小乔木，高达 6 m，具有直立或开展的枝。单叶，宽卵形或卵形，长 5 ～ 12 cm，宽 3.5 ～ 6.5 cm，顶端骤尖或渐尖，基部圆形或截形，上面亮绿色，下面灰绿色，无毛或疏生短柔毛；叶柄长 1 ～ 2 cm。圆锥花序长 10 ～ 15 cm，花较稀疏；花萼钟状，长约 1.5 mm；花冠白色，筒部比花萼稍长，顶端 4 裂，裂片椭圆形，与筒部近等长；雄蕊 2 枚，明显伸出花冠外。蒴果长椭圆形，长 1.5 ～ 2 cm，顶端稍尖或钝，果皮光滑或有小瘤状凸起。花期 6 月；果期 7 ～ 8 月。

【生　　境】栽培。

【分　　布】我国东北各省区。俄罗斯、朝鲜、日本也有分布。

【采集加工】春秋两季剥取树皮，晒干。

【性味功能】味苦，性微寒。清肺祛痰，止咳，平喘，利水。属化痰止咳平喘药下分类的清化热痰药。

【主治用法】治疗痰喘咳嗽，慢性支气管炎，水肿。用量 25 ～ 50 g。

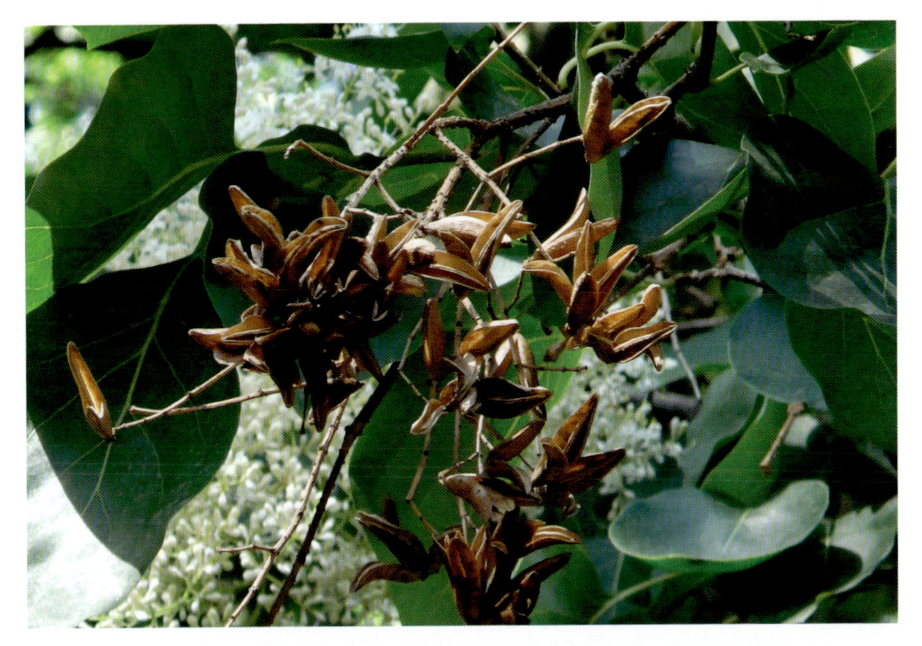

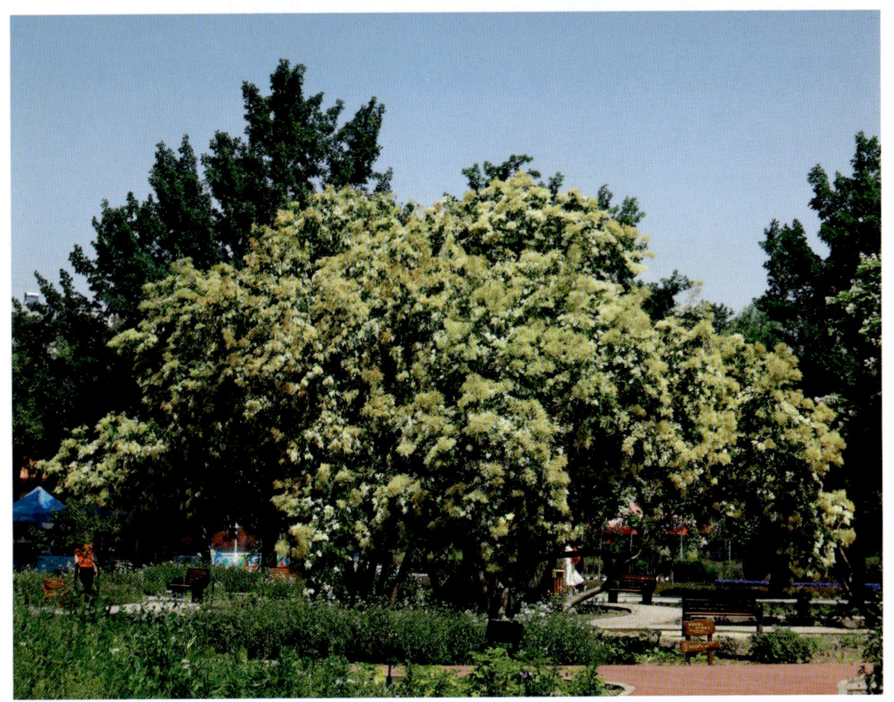

密花柽柳

Tamarix arceuthoides Bge.

【别　　名】山川柽柳

【基　　原】来源于柽柳科柽柳属密花柽柳 **Tamarix arceuthoides** Bge. 的嫩枝叶入药。

【形态特征】灌木或小乔木，高 2 ～ 4(7) m，老枝树皮浅红黄或淡灰色，小枝开展，密生。木质化枝向上直伸，红紫色。叶在木质化枝上宽卵形或三角状，淡黄绿色，渐尖，向外伸，下延，略具耳；绿色营养枝上叶长卵状披针形，长 1 ～ 2 mm。春季总状花序组成复总状侧生去年老枝上，花序长 4 ～ 5 cm，1 cm 有花 23 朵，花期 5 月；夏、秋总状花序生当年生枝顶形成大型圆锥花序，花序长 2. 5 ～ 3. 5 cm；苞片条状披针形，稍较花枝长，花梗长不到 1 mm；与花萼等长或长；花萼深 5 裂，萼片卵形，边缘膜质，全缘，花后贴向子房；花瓣 5，倒卵形或椭圆形，紫色或玫瑰色，花后脱落；花盘多型，10 裂或 5 深裂。雄蕊 5，花丝细长，常超出花瓣 1 ～ 2 倍。花药小，常具小尖头；花柱 3，短；蒴果小而狭细，长约 3 ～ 4 mm，粗 0. 7 mm，高出萼片 3 ～ 4 倍。花期 5 ～ 9 月。

【生　　境】生于山前河地，砾质河谷湿地。

【分　　布】新疆、甘肃。中亚及伊拉克、伊朗、巴基斯坦、蒙古也有分布。

【采集加工】夏季未开花前采收，阴干，切段，生用。

【性味功能】味甘、咸，性平。疏风散寒，解表止咳，升散透疹，祛风除湿，消痞解酒。

【主治用法】治麻疹难透，风疹身痒，感冒，咳喘，风湿骨痛。内服：煎汤，32 ～ 65 g；或研末为散。外用：煎水洗。

【附　　注】麻疹已透及体虚汗多者忌服。

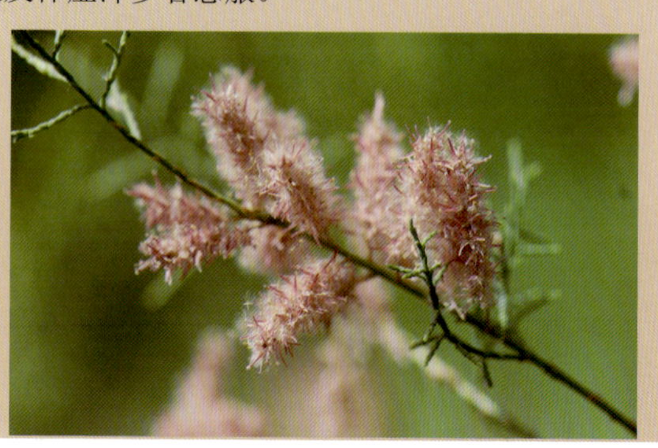

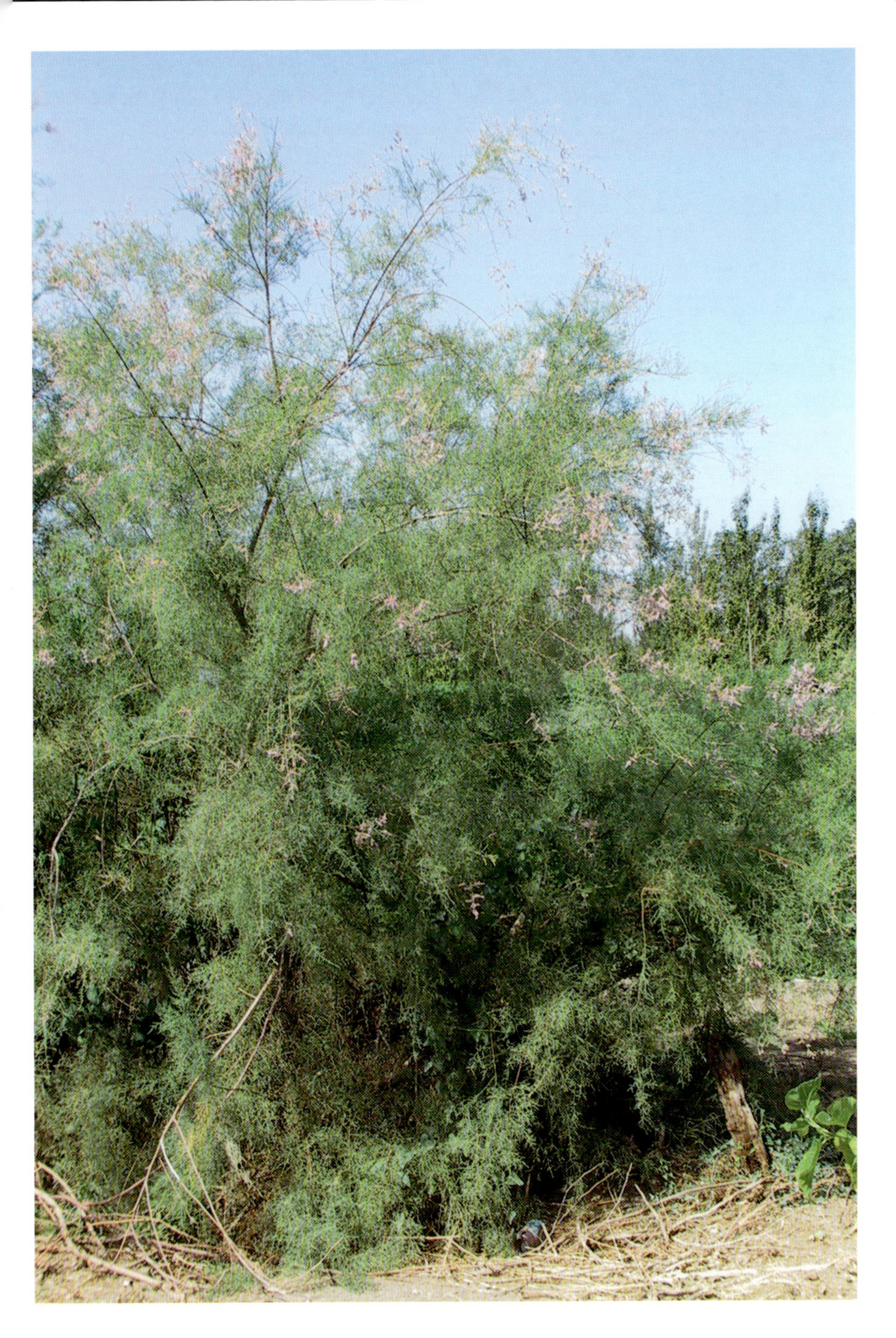

刚毛柽柳

Tamarix hispida Willd.

【别　　名】毛红柳

【基　　原】来源于柽柳科柽柳属刚毛柽柳 **Tamarix hispida** Willd. 的嫩枝叶入药。

【形态特征】灌木或小乔木，高 1.5 ~ 4(6) m，老枝树皮红棕色或赭灰色，全体密被单细胞短直毛。木质化生长枝上的叶卵状披针形或狭披针形，渐尖，基部宽而钝圆，背面向外隆起，耳发达，抱茎达一半，叶苍绿色，嫩枝上的叶心状卵形，常具耳，半抱茎，渐尖，具短尖头，内弯。总状花序顶生，密集成大型圆锥花序，总状花序长 5 ~ 7(15) cm，宽 3 ~ 5 mm。苞片狭三角状披针形，长 1 ~ 1.5 mm，几等于，有时略长于花萼（包括花梗）；萼片卵形、边缘膜质、具齿，长 0.7 ~ 1 mm，长约为花瓣的 1/2；花梗与萼片近等长；花五数，花瓣卵形或狭椭圆形，长 2 mm，花色鲜紫红色，花开时向外反折，花后脱落；花丝基部宽，着生于花盘顶部；雄蕊 5，伸出花冠之外，柱头 3，无花柱。蒴果瓶状狭长锥形，长 4 ~ 6 cm，颜色红棕色。含种子 15 粒。花期 7 ~ 9 月。

【生　　境】生于荒漠地带、河湖沿岸、风集沙堆、沙漠边缘不同类型的盐渍化土壤上。

【分　　布】新疆、甘肃、青海、内蒙古。中亚，蒙古、伊朗也有分布。

【采集加工】夏季未开花前采收。阴干，切段，生用。

【性味功能】味甘、咸，性平。疏风散寒，解表止咳，升散透疹，祛风除湿，消痞解酒。

【主治用法】主治麻疹难透，风疹身痒，感冒，咳喘，风湿骨痛。内服：煎汤，32 ~ 65 g；或研末为散。外用：煎水洗。

【附　　注】麻疹已透及体虚汗多者忌服。

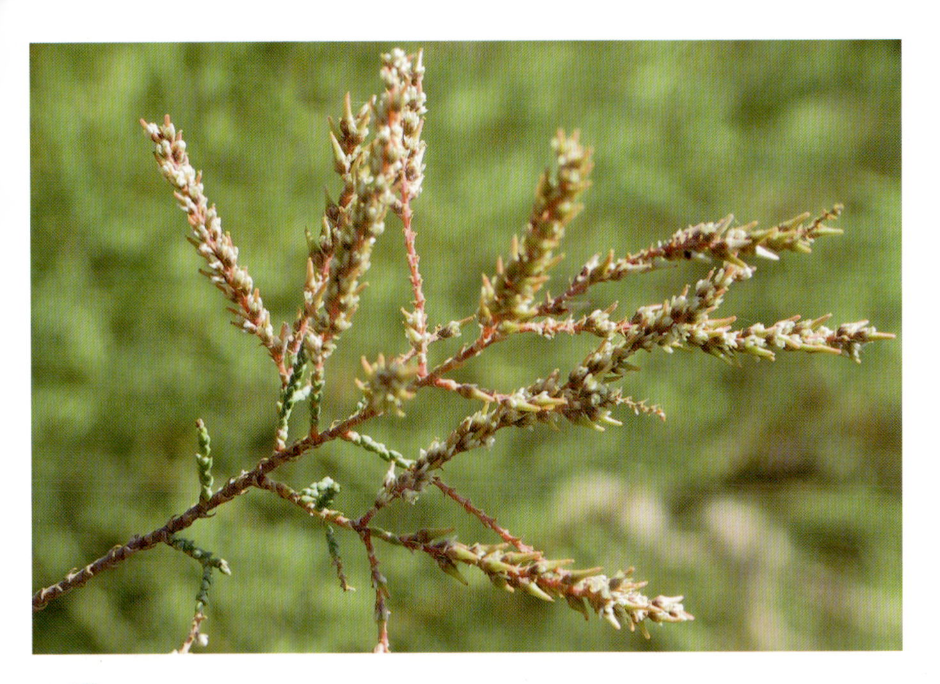

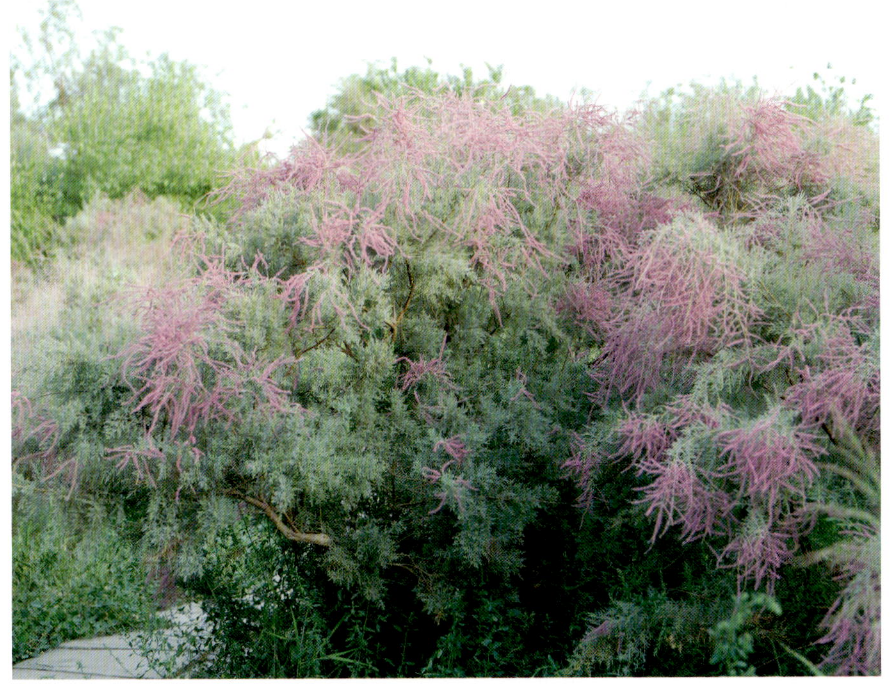

多花柽柳

Tamarix hohenackeri Bge.

【别　　名】霍氏柽柳

【基　　原】来源于柽柳科柽柳属多花柽柳 **Tamarix hohenackeri** Bge. 的嫩枝叶入药。

【形态特征】灌木或小乔木，高 3 ～ 5(10) m；老枝树皮灰褐色，二年生枝条有时呈暗红色。叶条状披针形或卵状披针形，内弯，边缘干膜质，略具齿，半抱茎，基膨，下延，长 2 ～ 5 mm；春季总状花序侧生于去年老枝上，常 1 ～ 5(6) 簇生，无总花梗，或有长达 2 cm 的总花梗；夏季总状花序在当年生枝顶，集成少而疏松的圆锥花序；苞片条状、干膜质，长 1 ～ 2 mm；花 5 数，萼片卵形，边缘膜质，具齿；花瓣卵形、椭圆形，常互相靠合致花冠呈鼓形或球形，玫瑰色或粉红色，花后宿存；花盘多型，雄蕊 5，花丝着生在花盘裂片间或顶端；花柱长为子房 1/2。蒴果长 4 ～ 5 mm。花期 5 ～ 9 月；果期 6 ～ 9 月。

【生　　境】生于河、湖岸边的沙地和弱盐渍地。

【分　　布】甘肃、青海、宁夏、新疆。伊朗，中亚、高加索、欧洲也有分布。

【采集加工】夏季未开花前采收。阴干，切段，生用。

【性味功能】味甘、咸，性平。疏风散寒，解表止咳，升散透疹，祛风除湿，消痞解酒。

【主治用法】主治麻疹难透，风疹身痒，感冒，咳喘，风湿骨痛。内服：煎汤，32 ～ 65 g；或研末为散。外用：煎水洗。

【附　　注】麻疹已透及体虚汗多者忌服。

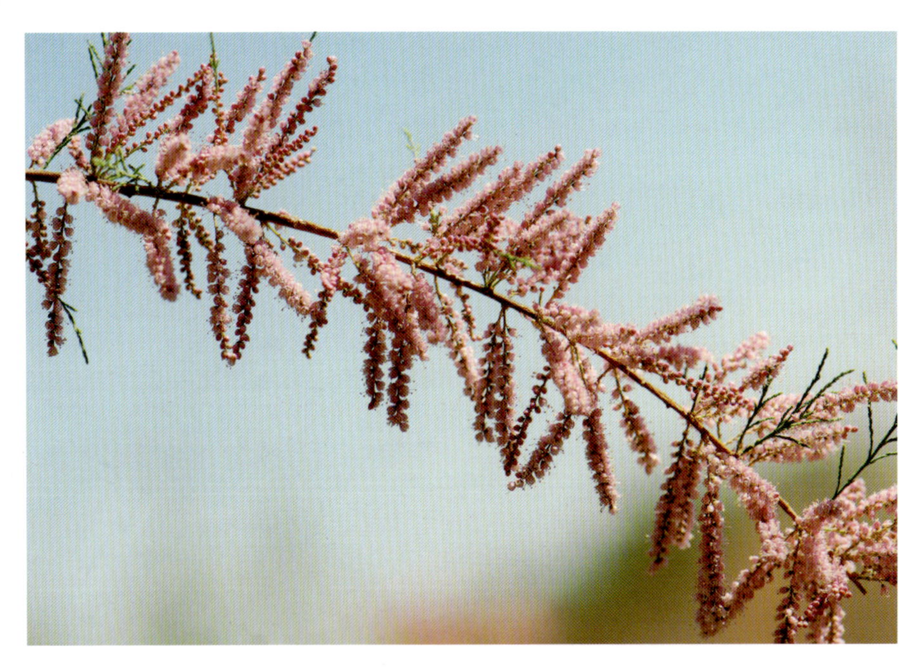

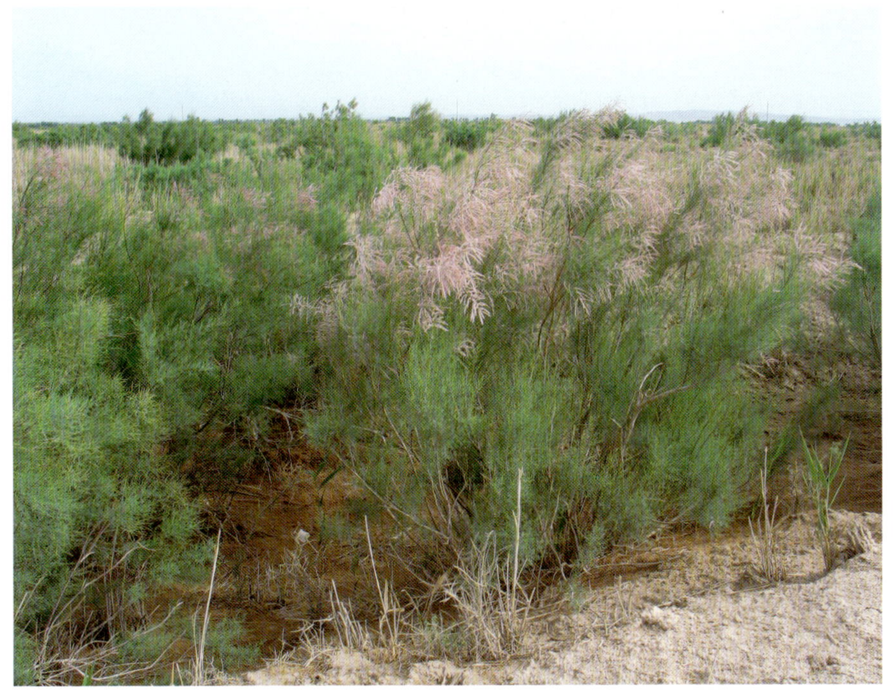

短穗柽柳

Tamarix laxa Willd.

【基　　原】来源于柽柳科柽柳属短穗柽柳 **Tamarix laxa** Willd. 的嫩枝叶入药。

【形态特征】灌木，高 1 ～ 1.5(3) m。老枝灰色或灰褐色；幼枝淡紫灰色，小枝短而直伸，脆而易折断。绿色枝上，叶卵状披针形，顶端具尖头，1/3 抱茎，基部下延，叶缘膜质。总状花序早春侧生于二年生枝上，短而粗，长 1 ～ 3 cm，宽 5 ～ 7 mm，花稀疏；花梗长 3 ～ 4 mm，比萼片长 2 ～ 3 倍；且长于苞片；苞片半透明，匙形或矩圆形，萼片卵形，渐尖，边缘膜质；花瓣 4，粉红、紫红色，呈长圆状椭圆形，花时充分开展，并向外反折，花后脱落；花盘 4 裂，肉质，暗紫红色；雄蕊 4，与花瓣等长或略长，花丝基部变宽，生花盘裂片顶端，花药红紫色，有小凸尖。花柱 3，短。蒴果圆锥形。花期 3 月下旬至 4 月；是开花最早的一种。

【生　　境】生于荒漠河流阶地、湖盆和沙丘边缘、强盐渍化土壤或盐土上。

【分　　布】内蒙古、甘肃、青海、新疆。俄罗斯、蒙古、伊朗及中亚也有分布。

【采集加工】夏季未开花前采收。阴干，切段，生用。

【性味功能】味甘、咸，性平。疏风散寒，解表止咳，升散透疹，祛风除湿，消痞解酒。

【主治用法】主治麻疹难透，风疹身痒，感冒，咳喘，风湿骨痛。内服：煎汤，32 ～ 65 g；或研末为散。外用：煎水洗。

【附　　注】麻疹已透及体虚汗多者忌服。

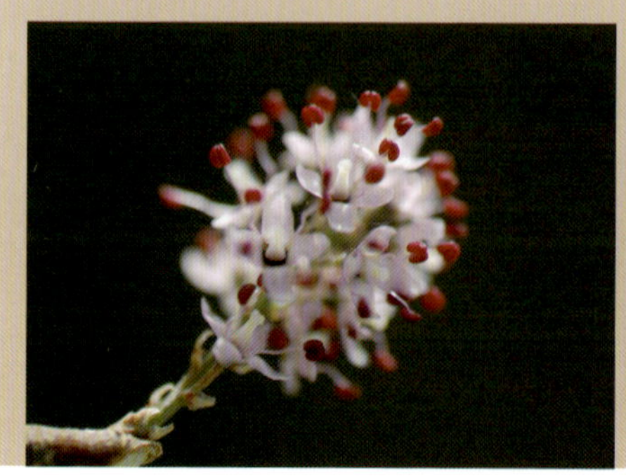
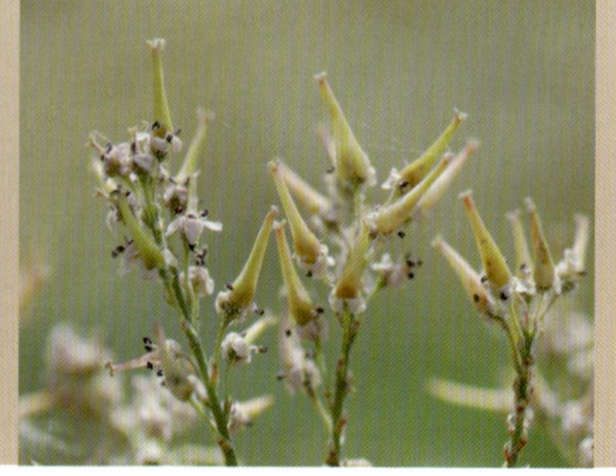

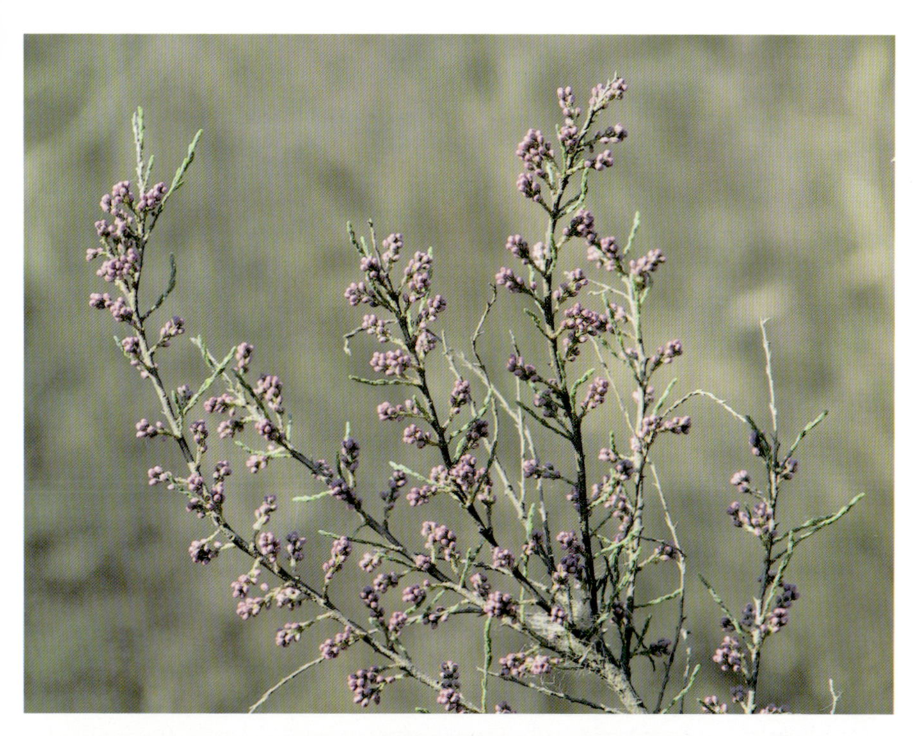

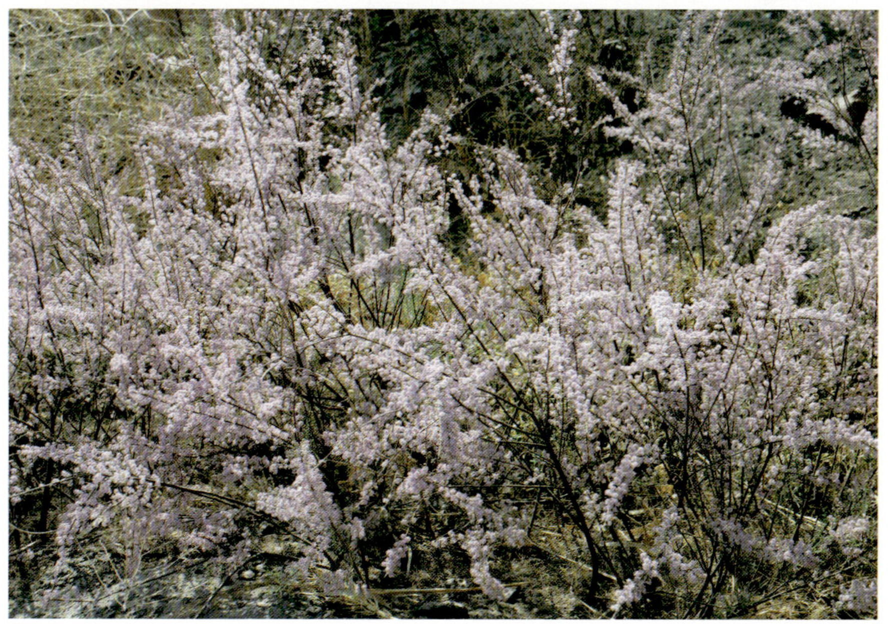

多枝柽柳

Tamarix ramosissima Ledeb.

【基　　原】来源于柽柳科柽柳属多枝柽柳 **Tamarix ramosissima** Ledeb. 的嫩枝叶入药。

【形态特征】灌木或小乔木，高 3 ～ 4(7)m；老枝暗灰褐色，二年生枝淡红色。叶在二年生枝上呈条状披针形，基部变宽，半抱茎，略下延；绿色枝上叶宽卵形或三角形，半抱茎，下延，顶端锐尖，外倾。总状花序春季组成复总状生在去年生枝上，花序长 3 ～ 4(5)cm，宽 4 ～ 5 mm，花整齐紧密地排在枝的两边，于夏秋生当年生枝顶端，组成顶生圆锥花序，花序长 2 ～ 3(5)cm，总花梗长为 0.2 ～ 1 cm，苞片披针形，长 1 ～ 3 mm；花梗与花萼等长或略长，花 5 数，萼片卵形，边缘膜质，具齿；花瓣倒卵形，直伸，靠合，形成闭合的酒杯花冠，宿存，淡红色、紫红色或粉白色；花盘 5 裂，雄蕊 5，花丝基部不变宽，着生于花盘裂片间；花柱 3，棍棒状。蒴果三角状圆锥形，长 3 ～ 4 mm。花期 5 ～ 9 月。

【生　　境】生于荒漠区河漫滩、泛滥带及河、湖岸、盐渍化沙土，常形成大片丛林。

【分　　布】我国西北、华北。蒙古、伊朗，中亚、高加索、欧洲均广泛分布。

【采集加工】夏季未开花前采收。阴干，切段，生用。

【性味功能】味甘、咸，性平。疏风散寒，解表止咳，升散透疹，祛风除湿，消痞解酒。

【主治用法】主治麻疹难透，风疹身痒，感冒，咳喘，风湿骨痛。内服：煎汤，32 ～ 65 g；或研末为散。外用：煎水洗。

【附　　注】麻疹已透及体虚汗多者忌服。

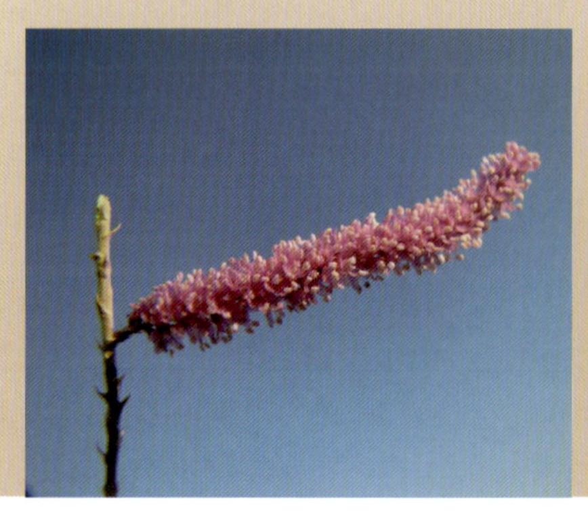

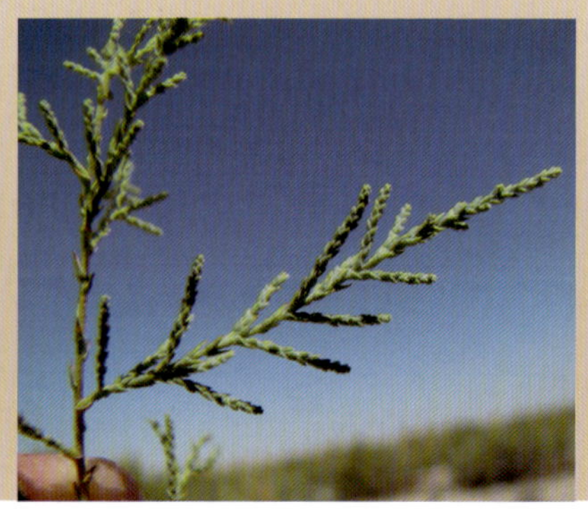

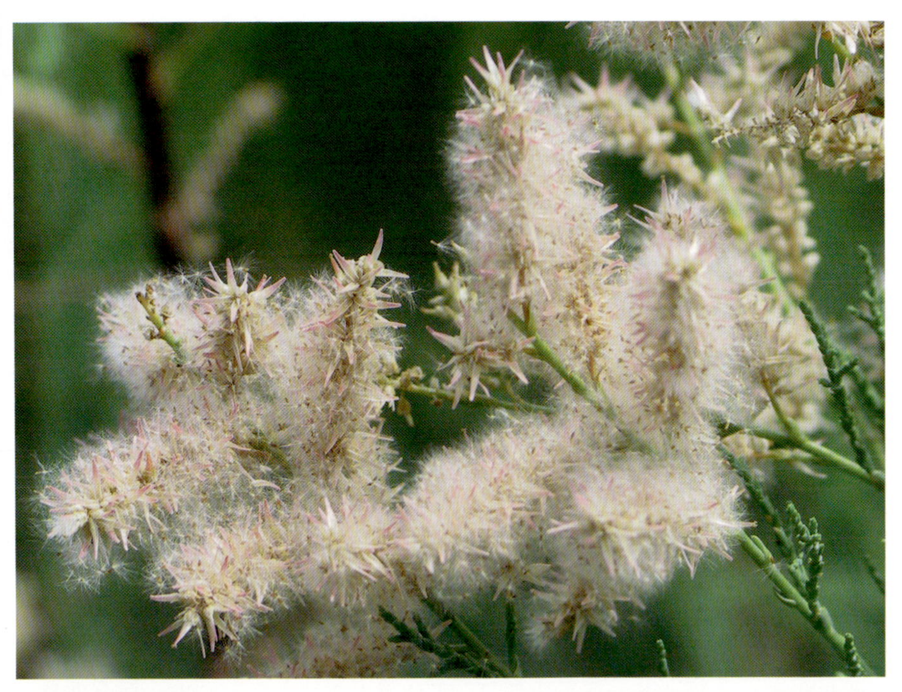

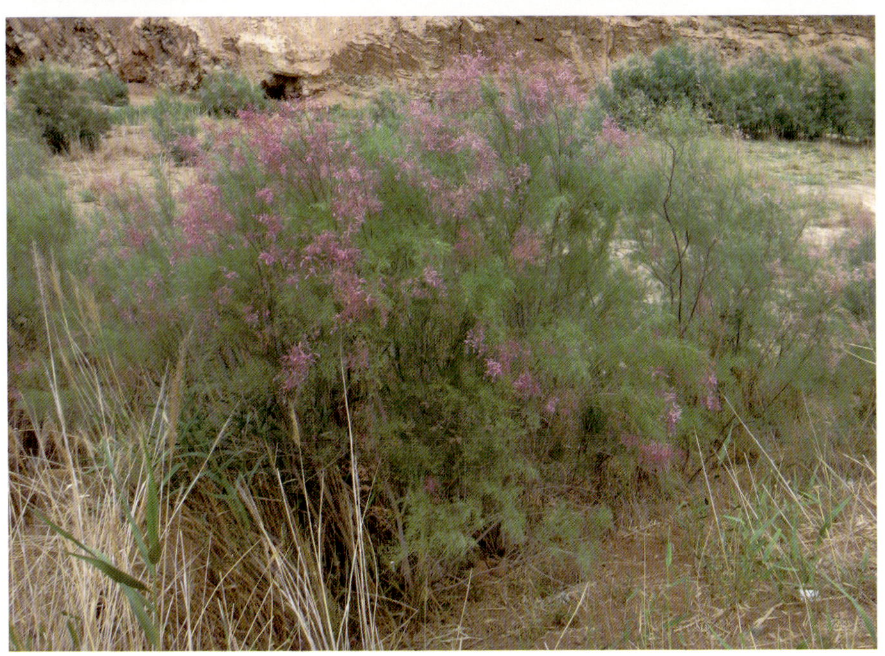

长锥蒲公英

Taraxacum longipyramidatum Schischk.

【基　　原】来源于菊科蒲公英属长锥蒲公英 **Taraxacum longipyramidatum** Schischk. 的干燥全草入药。

【形态特征】植株高 10 ～ 25 cm。根颈部无残存叶基。叶无毛，狭倒卵圆形、长椭圆形或少为狭倒披针形，长 6 ～ 20 cm，宽 15 ～ 40 mm，不裂而全缘或具波状齿至羽状深裂，顶裂片大，三角形、宽三角形或偶为菱形，全缘，少具齿，顶端急尖或圆钝，侧裂片 3 ～ 5 对，三角形至三角状条形，急尖或渐尖，全缘或具牙齿，裂片间常具齿或小裂片，叶基常显红紫色。花葶 2 ～ 6，长于叶，顶端有稀疏的蛛丝状毛，基部常显红紫色。总苞宽钟状，长 13 ～ 20 mm，总苞片绿色，顶端无角或胼胝状加厚为不明显的小角，外层总苞片卵圆形至披针状卵圆形，长 5 ～ 8 mm，宽 2.5 ～ 3 mm，反折，边缘白色膜质，顶端渐尖，窄于或等宽于内层总苞片，内层总苞片顶端钝，长为外层的 2 ～ 2.5 倍；舌状花黄色，花冠喉部及舌片下部外面有大量的短柔毛，舌片长 8 ～ 10 mm，宽约 1.5 mm，花冠筒长约 4 mm，花柱分枝深黄色。瘦果浅黄褐色，果体圆柱形，长 3 ～ 4 mm，上部 1/3 ～ 1/2 有大量小刺，其余部分具大量小瘤状凸起，喙基长 1.2 ～ 1.8 mm，喙长 8 ～ 10(3)mm；冠毛白色，长约 7 mm。花、果期 6 ～ 8 月。

【生　　境】生于低山草原、荒漠带的汇水洼地，农田水边、路旁。

【分　　布】新疆。中亚也有分布。

【采集加工】春至秋季花初开时采收，除去杂质，洗净。

【性味功能】味甘、苦，性寒。清热解毒，消肿散结，利尿通淋。

【主治用法】用于疔疮肿毒，乳痈，目赤，咽痛，肺痈，湿热黄疸，热淋涩痛。

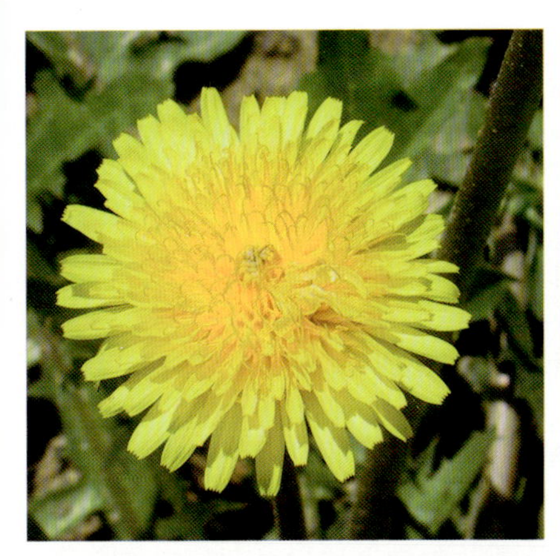

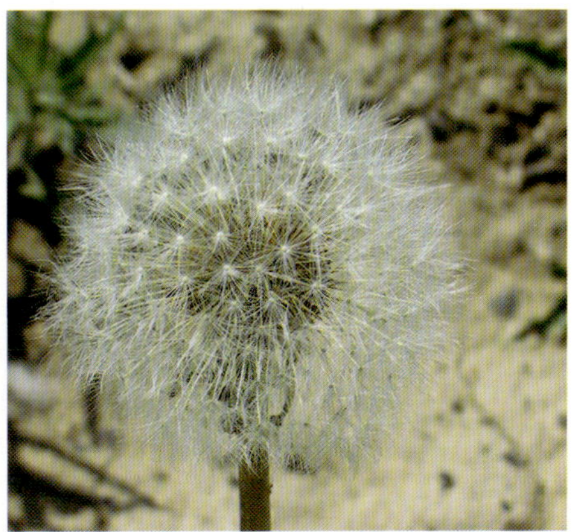

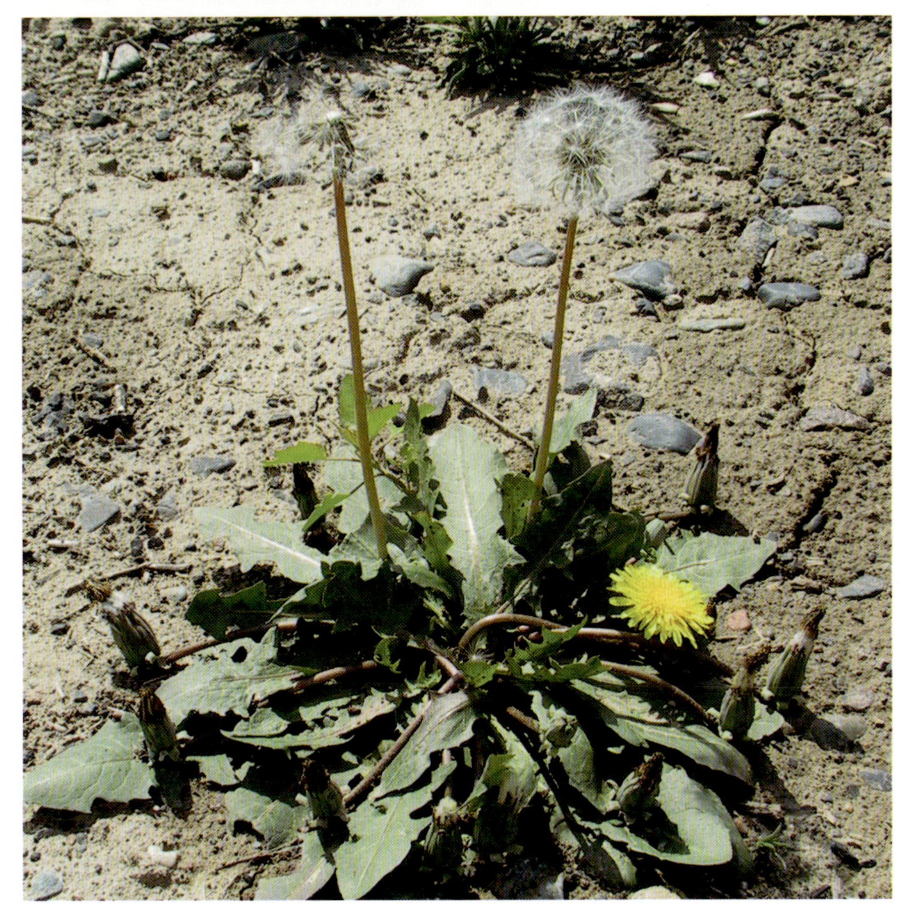

胀梗婆罗门参

Tragopogon capitatus S.Nikit.

【别　　名】头状婆罗门参

【基　　原】来源于菊科婆罗门参属胀梗婆罗门参 **Tragopogon capitatus** S.Nikit. 的叶和根入药。

【形态特征】二年生或一年生草本，高 30 ～ 70(100)cm，无毛。根颈处有的有残存的枯叶柄，褐色 (外) 或白色 (内层)。茎自基部分枝，多外倾，有细的沟棱。基生叶窄条形，长 5 ～ 20 cm，宽 4 ～ 5 mm，常对折，前端长渐尖，基部宽，宽 3 ～ 8 mm，中下部叶与之相似，唯基部宽处卵形，后突然变窄成披针形，基部半抱茎，上部叶宽倒披针形或卵形，宽 8 ～ 12 mm，前端渐尖。头状花序单生于茎顶，花序梗于花序下变粗，果时更甚，可达 8 mm；总苞柱状，长 3.5 ～ 4 cm，果时增大，可长 6 ～ 7 cm，总苞片 (8)10 ～ 12(14)，披针形，顶端渐尖；舌状花黄色，后淡白色，顶端玫瑰红色，长 1.5 cm，舌片短，长 7 mm，花药黑色，药托淡黄色，花柱长，长出花冠。瘦果连喙长 3.5 ～ 3.7 cm，喙长为果体的 2 倍，边缘的果体肉褐色，5 棱形，10 棱，略有粗细高低之分，相间排列，棱上有白色微小的齿状凸起；中央的果体棱上无任何凸起。冠毛淡黄白色，羽毛状，长约 3 cm，基部连接成环，一起脱落。花期 5 月。

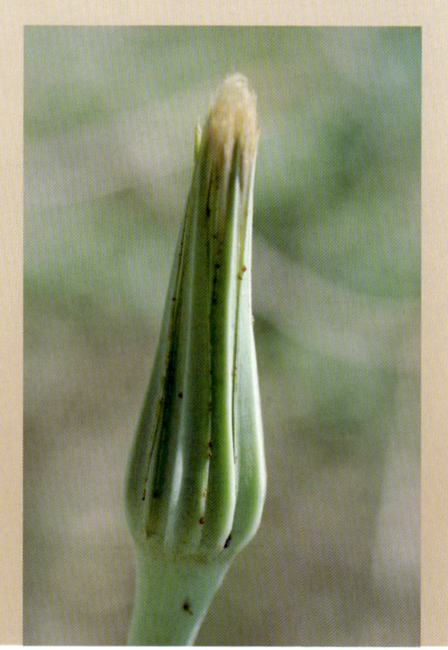

【生　　境】生于草原带的草场、草甸、田埂。

【分　　布】新疆。中亚也有分布。

【采集加工】春、夏季采叶，秋季采根，鲜用或晒干。

【性味功能】味甘、淡，性平。健脾益气。

【主治用法】主治病后体虚，小儿疳积，头癣。内服：煎汤，叶 3 ～ 12 g；根 15 ～ 30 g。外用适量，捣汁搽。

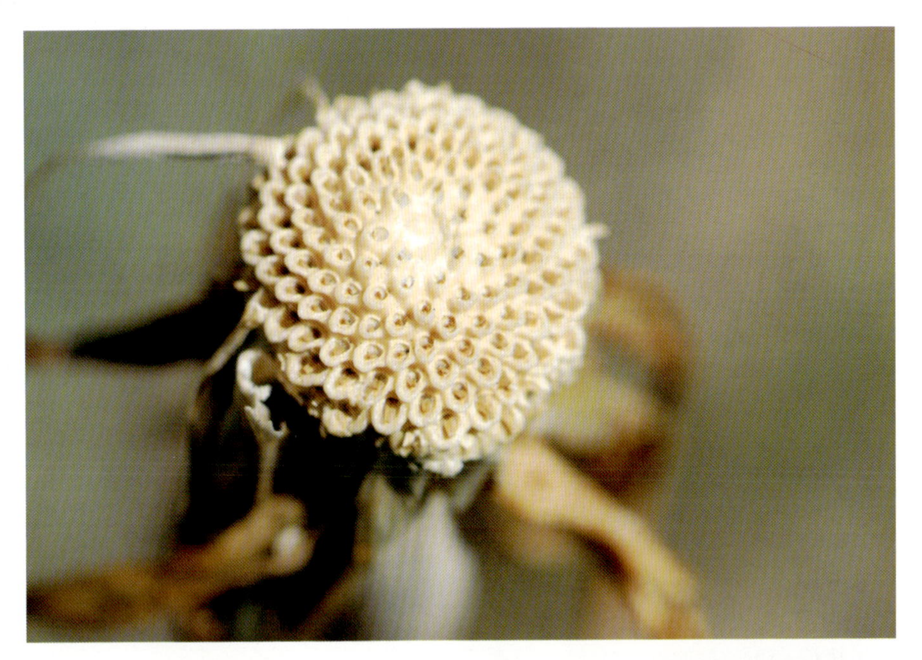

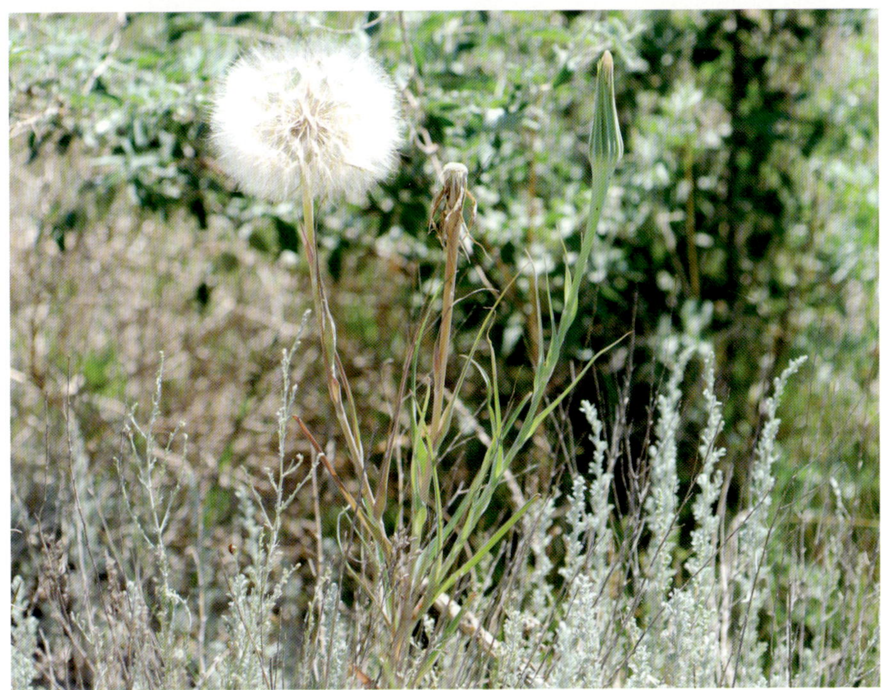

蒜叶婆罗门参

Tragopogon porrifolius L.

【基　　原】来源于菊科婆罗门参属蒜叶婆罗门参 **Tragopogon porrifolius** L. 的干燥根入药。

【形态特征】一年生或二年生草本，高 25 ～ 40 cm。根粗壮，垂直，根颈处有少数或无残存叶柄。根颈处分枝，茎数个丛生，直立，常于下部分枝，有细的棱槽，无毛或少有蛛丝状毛。基生叶与下部茎生叶线形，长 10 ～ 18 cm，宽 3 ～ 4 mm，顶端渐尖，基部宽，基生叶尤宽，膜质，腋部有驼色蛛丝状毛团；中上部叶较短，披针形，近基部宽，长圆形。花序单于茎顶枝端，花序梗于果时膨大，粗可达 8 mm；总苞片 8，偶为 5，披针形，长 4 ～ 8 cm，顶端渐尖，无毛或被蛛丝状毛，中脉较粗，长于或等长于带冠毛的瘦果；花序托蜂窝状；花深红色或紫红色，花药黄色。瘦果连喙长约 2.2 cm，黄褐色或淡黄色，果体明显有 5 条较粗的棱，粗棱间复有细棱，粗棱上有微小的齿状凸起，向上渐窄成喙，黄白色，长为果体的 2 倍，顶端膨大成冠毛盘；冠毛羽毛状，污白色，长约 2.5(3)cm，长于果体，基部有毛环。花期 6 月。

【生　　境】生于河滩。

【分　　布】新疆。欧洲也有分布。

【采集加工】开春采挖根部，洗净，晒干。

【性味功能】味甘，性温。健脾益气。

【主治用法】用于体虚，食积，精神萎靡，食欲不振，心累气紧。

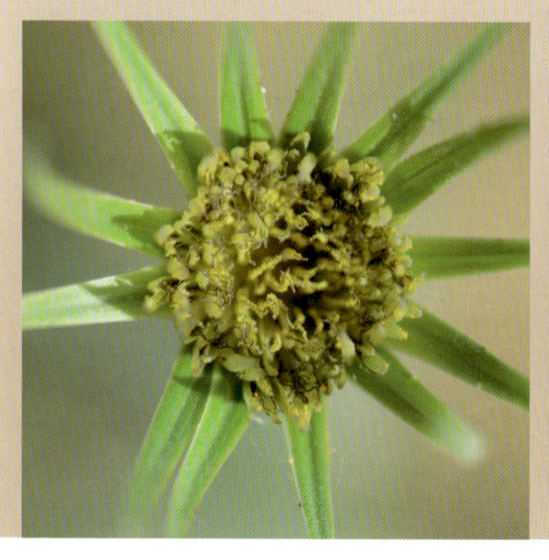

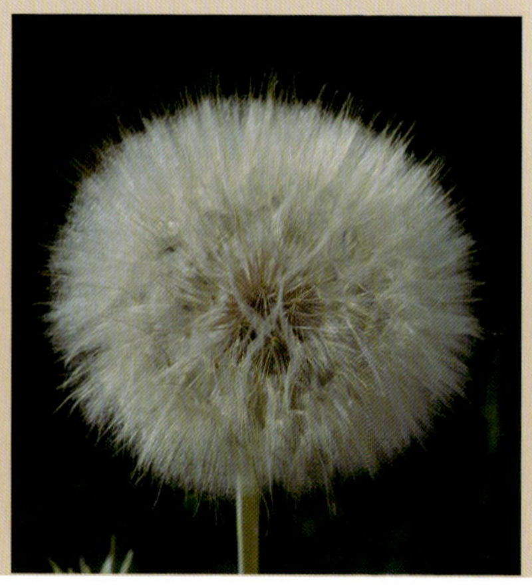

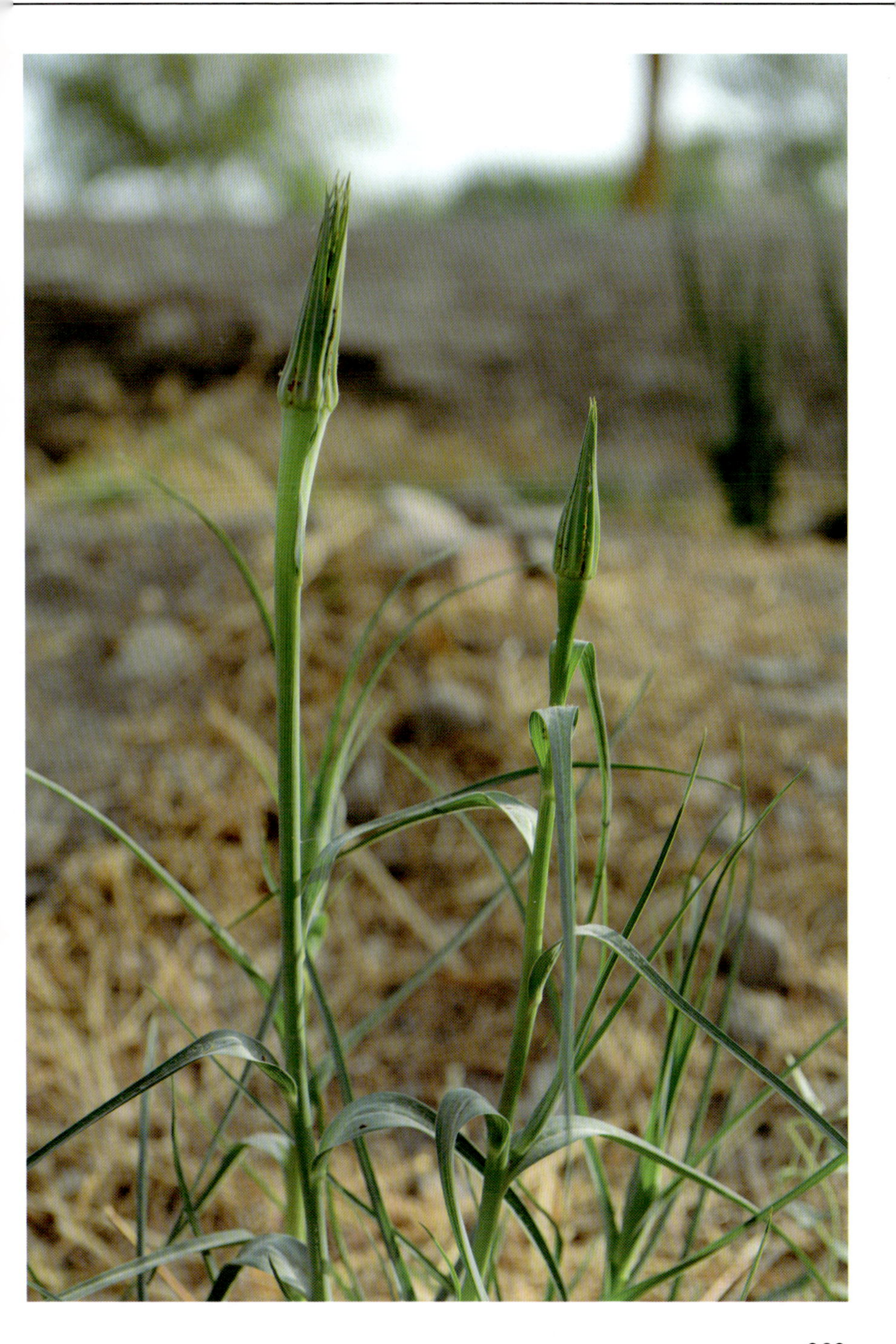

弯果胡卢巴

Trigonella arcuata C. A. Mey.

【别　　名】弓荚胡卢巴

【基　　原】来源于蝶形花科胡卢巴属弯果胡卢巴 **Trigonella arcuata** C. A. Mey. 的种子入药。

【形态特征】一年生草本，高 10 ～ 30 cm。茎外倾或铺散，疏被伏生柔毛。羽状三出复叶，小叶片倒三角状卵形，长 5 ～ 8 mm，宽 4 ～ 6 mm，中间小叶较大，顶端截平或钝圆，基部宽楔形，边缘有锯齿，上面无毛下面被伏生柔毛；托叶披针形，被柔毛。花序伞状，腋生，4 ～ 7 花，无梗或具很短的梗；花萼钟形，长 3 ～ 4 mm，萼齿锥形，与萼筒等长或稍长；花冠黄色，长 4 ～ 5 mm，旗瓣长倒卵形，长于翼瓣和龙骨瓣，翼瓣具齿。荚果圆柱状线条形，镰形弯曲，长 10 ～ 25 mm。宽 1 ～ 1.5 mm，被柔毛，具网状皱纹，含种子多数。种子矩圆状卵形，长 1.5 ～ 2 mm。花、果期 5 ～ 6 月。

【生　　境】生于低山及山前荒漠与荒漠草原。

【分　　布】新疆。中亚、欧洲及俄罗斯、伊朗也有分布。

【采集加工】夏季果实成熟时采割植株，晒干，打下种子，除去杂质。

【性味功能】味苦，性温。温肾助阳，散寒止痛

【主治用法】用于肾脏虚冷，小腹冷痛，小肠疝气，寒湿脚气。生用或微炒用。

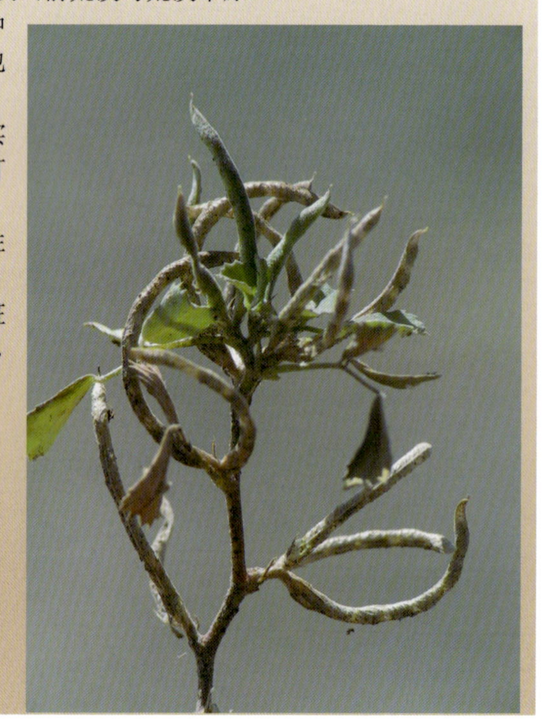

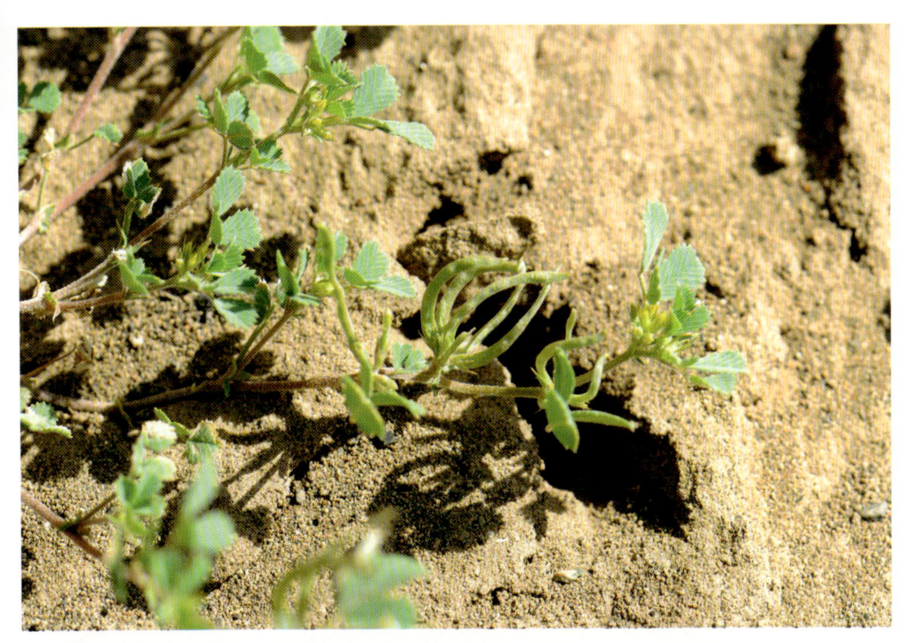

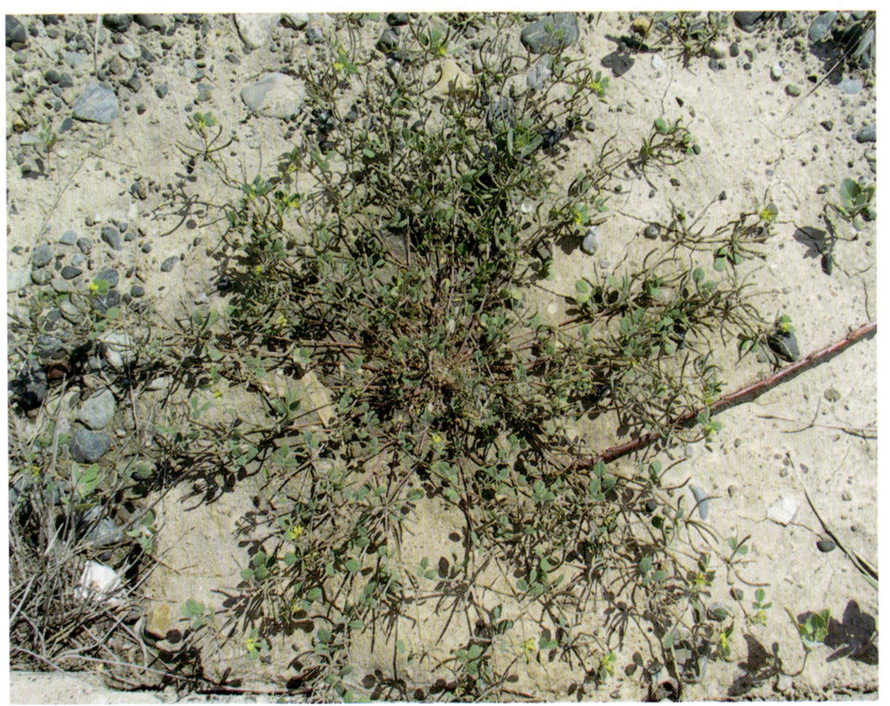

阿尔泰金莲花

Trollius altaicus C. A. Mey.

【基　　原】来源于毛茛科金莲花属阿尔泰金莲花 **Trollius altaicus** C. A. Mey. 的花入药。

【形态特征】植株全体无毛。茎高 26 ～ 70 cm，不分枝或上部分枝，茎疏生 3 ～ 5 枚叶。基生 2 ～ 5 枚，有长柄；叶片形状五角形，长 3.5 ～ 6 cm，宽 5 ～ 9 cm，基部心形，三全裂，全裂片互相覆压，中央全裂片菱形，三裂近中部，二回裂片有小裂片和锐牙齿，侧全裂片二深裂近基部，上面深裂片与中全裂片相似并等大，叶柄长 7 ～ 36 cm，基部具狭鞘；下部茎生叶有柄，上部茎生叶无柄，叶分裂似基生叶。花单独顶生，直径 3 ～ 5 cm；萼片 (10)15 ～ 18 枚，橙色或黄色，椭圆形或倒卵形，长 1.6 ～ 2.5 cm，宽 0.9 ～ 2 cm，顶端圆形，常疏生小齿，有时全缘；花瓣比雄蕊稍短或与雄蕊等长，线形，顶端渐变狭，长 6 ～ 13 mm，宽约 1 mm；雄蕊长 7 ～ 13 mm，花药长 3 ～ 4 mm；心皮约 16，花柱紫色。聚合果直径约 1.2 cm，宽约 3.5 mm，喙长约 1 mm；种子长约 1.2 mm，椭圆球形，黑色，有不明显纵棱。花、果期 6 ～ 8 月。

【生　　境】生于山坡草地及林下。

【分　　布】新疆。蒙古，西伯利亚也有分布。

【采集加工】夏季花开放时采，晾干。

【性味功能】味苦，性微寒。清热解毒，消肿，明目。

【主治用法】治感冒发热，咽喉肿痛，口疮，牙龈肿痛，牙龈出血，目赤肿痛，疔疮肿毒，急性鼓膜炎，急性淋巴管炎。内服：煎汤，3 ～ 6 g，或泡水当茶饮。外用适量，煎水含漱。

【附　　注】脾胃虚寒者慎服。

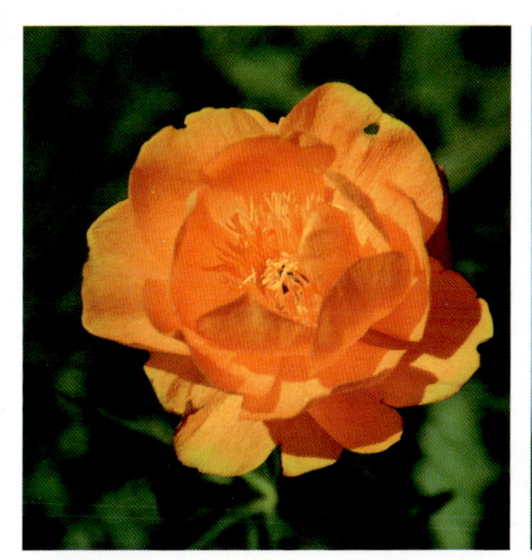

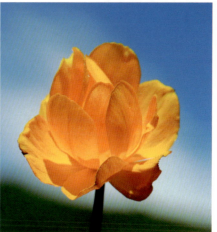

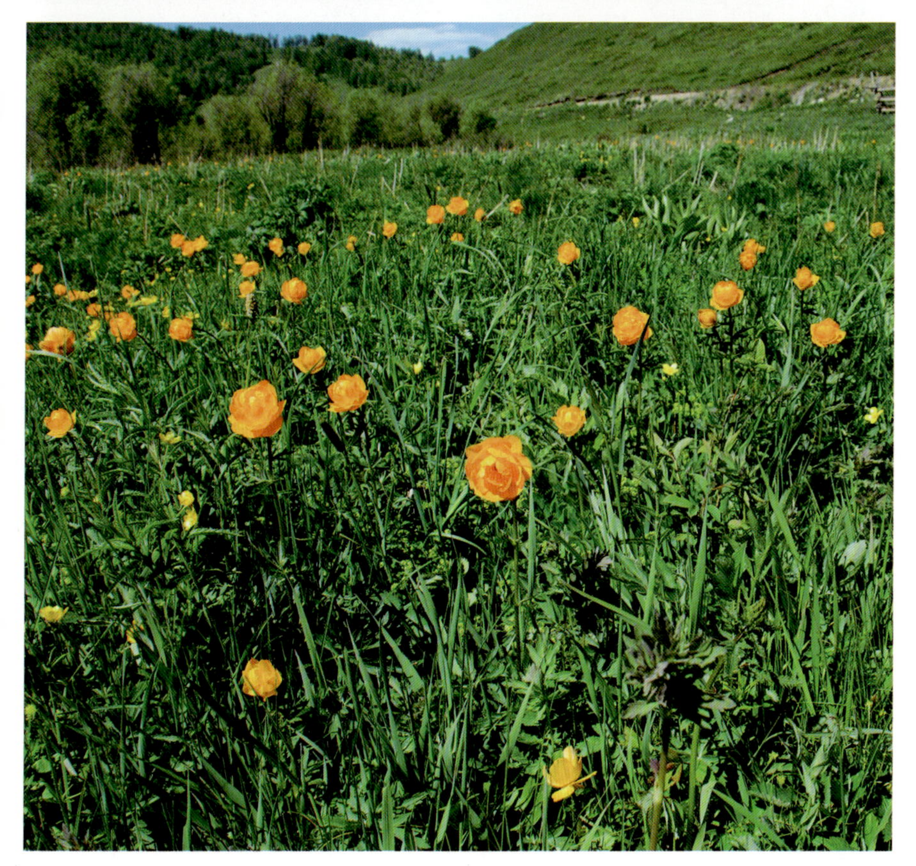

伊犁郁金香

Tulipa iliensis Regel

【基　　原】来源于百合科郁金香属伊犁郁金香 **Tulipa iliensis** Regel 的花入药。

【形态特征】植株高通常 10 ～ 30 cm。鳞茎卵圆形，直径 1 ～ 2 cm，鳞茎皮黑褐色，薄革质，外面无毛，内面上部有伏生毛，有时下部也有毛。叶 3 ～ 4 枚，条形或条状披针形，彼此疏离排列或紧靠而近似轮生，伸展或反曲，边缘平展或呈微波状。花常单朵顶生，花被黄色，花被片长 25 ～ 35 mm，宽 4 ～ 20 mm，外花被片椭圆状菱形，背面有紫晕，内花被片长倒卵形，黄色；当花被萎谢时，颜色都变深，为暗红色或红黄色；6 枚雄蕊等长，花丝无毛，中部稍扩大，向两端逐渐变窄；子房矩圆形，几无花柱。蒴果椭圆形，长 15 ～ 25 mm；种子扁平，近三角形。花期 4 ～ 5 月；果期 5 月。

【生　　境】生于山前平原荒漠及低山的荒漠及干草原。

【分　　布】新疆。中亚也有分布。

【采集加工】春季花期采收。

【性味功能】味苦、辛，性平。清热解毒，散结，化瘀。

【主治用法】治脾胃湿浊，胸脘满闷，呕逆腹痛，口臭苔腻。内服：煎汤，3 ～ 5 g。外用适量，泡水漱口。

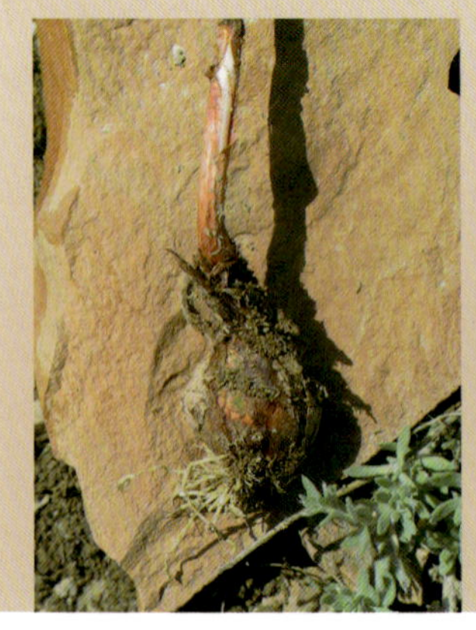

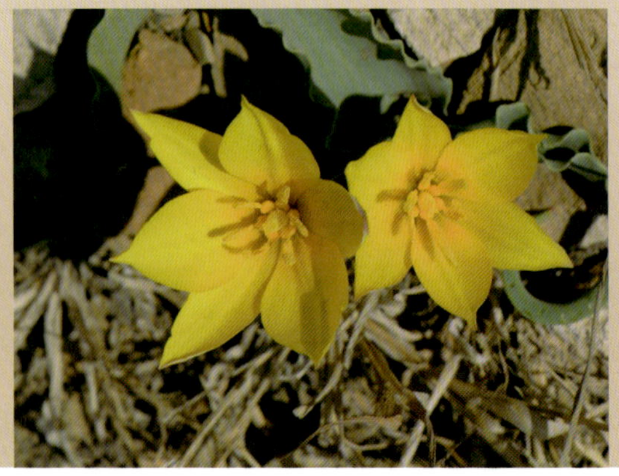

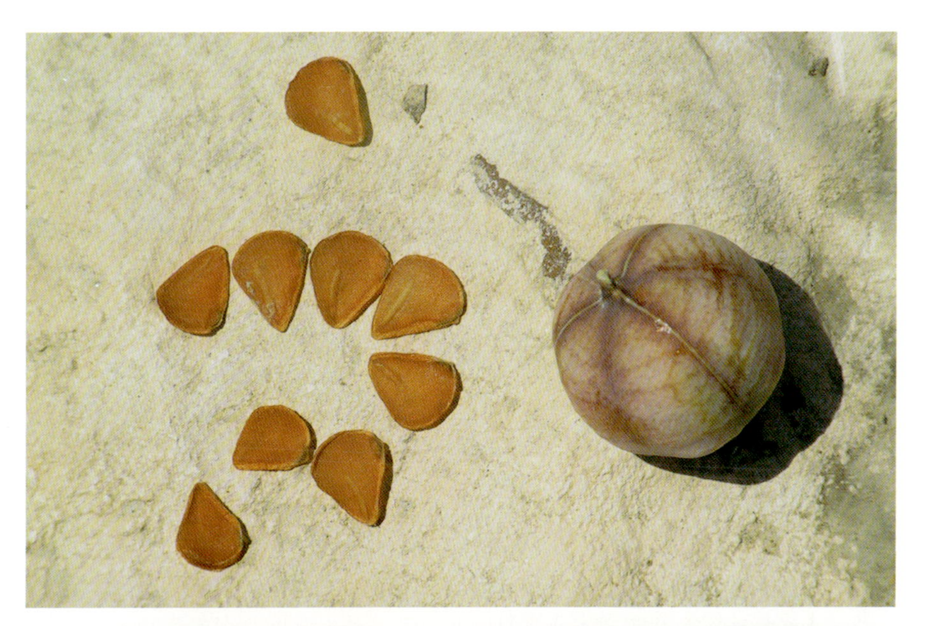

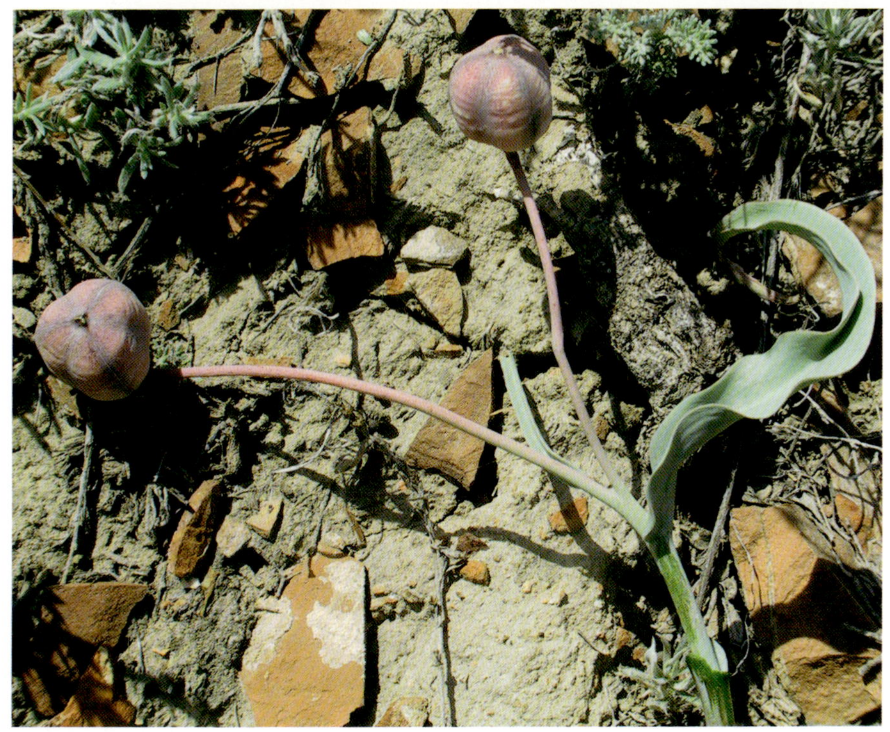

白　榆

Ulmus pumila L.

【别　　名】榆、家榆、榆树

【基　　原】来源于榆科榆属白榆 **Ulmus pumila** L. 的树皮或根皮的韧皮部入药。

【形态特征】乔木，高达 25 m，胸径 1 m；树冠卵圆形。树皮暗灰色，纵裂而粗糙；枝条细长，灰色。叶椭圆状卵形或椭圆状披针形，长 2 ～ 7 cm，顶端尖或渐尖，基部近对称，叶缘常具单锯齿，侧脉 9 ～ 14 对，无毛或叶下面脉腋微有簇毛。花先叶开放，两性，簇生；花萼 4 裂，雄蕊 4。翅果近圆形或卵圆形，果核位于翅果中部，长约 1 ～ 2 cm，熟时黄白色，无毛。花期 3 ～ 4 月；果期 5 ～ 6 月。

【生　　境】生于山前冲积扇和荒漠绿洲。

【分　　布】我国东北、华北、西北、华中、西南。中亚、西伯利亚，蒙古、朝鲜也有分布。

【采集加工】春季或 8 ～ 9 月间割下老枝条，立即剥取内皮晒干。

【性味功能】味甘，性平。利水，通淋，消肿。

【主治用法】主治小便不通，淋浊，水肿，痈疽发背，丹毒，疥癣。内服：煎汤，7.5 ～ 15 g；或研末。外用：煎水洗、捣敷或研末调敷。

【附　　注】胃气虚寒者慎服。

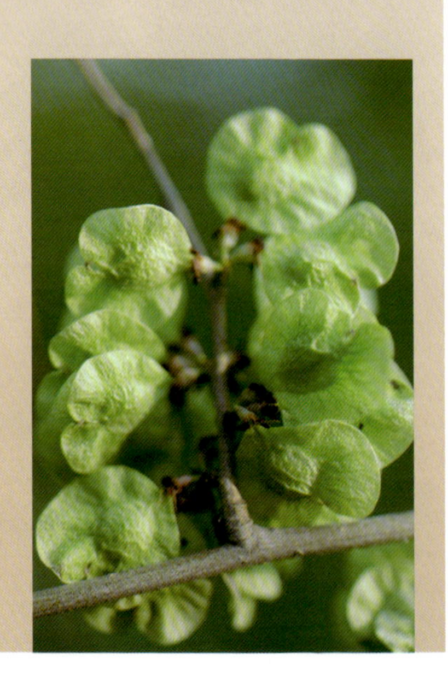

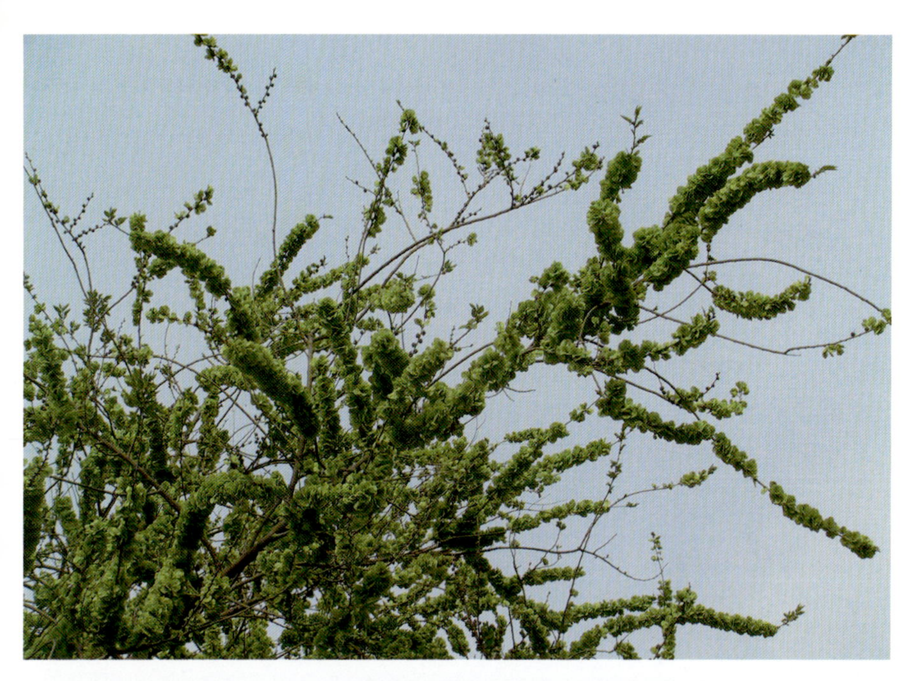

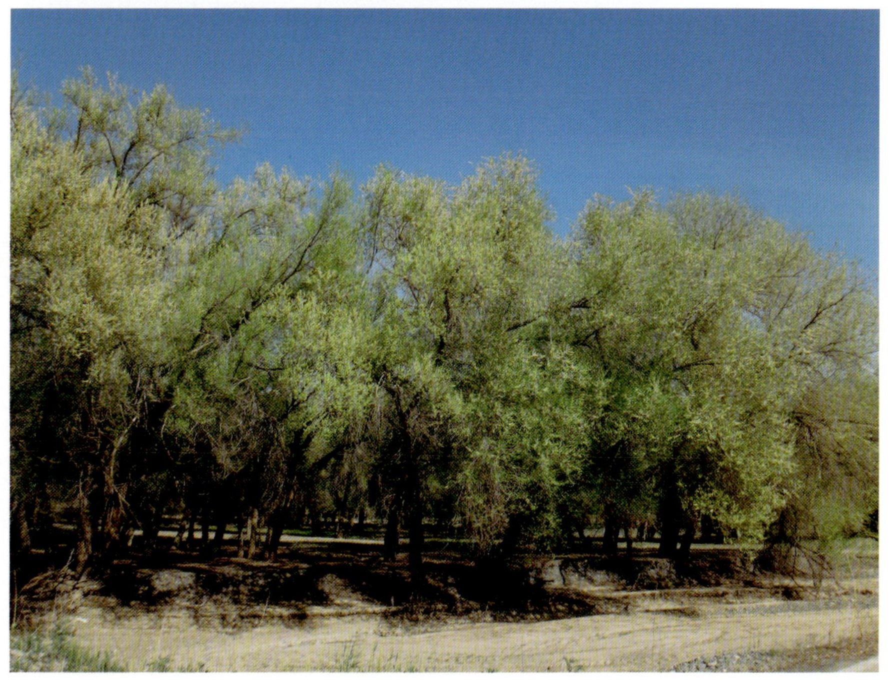

异株荨麻

Urtica dioica L.

【别　　名】三洲荨麻

【基　　原】来源于荨麻科荨麻属异株荨麻 **Urtica dioica** L. 的全草入药。

【形态特征】多年生草本，高 40 ～ 100 cm。根茎匍匐。茎直立，四棱形，分枝，通常密被短伏毛和螫毛。叶对生，卵形或卵状披针形，长 5 ～ 17 cm，宽 2 ～ 8 cm，顶端渐尖，基部心形，沿缘具大的锯齿，表面有稀疏的螫毛，背面有较密的螫毛和短毛及小颗粒状的钟乳体，基出脉 3 ～ 5 条；叶柄较长，在茎中部的长达叶片的一半，有螫毛；托叶小，长圆形，离生。花单性，雌雄异株，花序圆锥状，生于上部叶腋，被有伏毛和螫毛，雌花序在果期常下垂；花被片 4，雄花被片椭圆形，外面有短毛和螫毛；雌花被外面 2 片，狭椭圆形，背面有短毛，内面 2 片花后增大，宽椭圆形，背面有短毛，通常无螫毛，宿存，长于外面花被片 2 ～ 3 倍。瘦果卵形或宽椭圆形，稍扁，长约 1.5 mm，光滑。花期 6 ～ 7 月；果期 7 ～ 8 月。

【生　　境】生于河谷水边、山坡林缘、阴湿的石隙中。

【分　　布】新疆、西藏。欧洲、北非、中亚、西伯利亚，蒙古也有分布。

【采集加工】夏、秋季采收，切段，晒干。

【性味功能】味苦、辛、性温；有毒。祛风通络，平肝定惊，消积通便，解毒。

【主治用法】治风湿痹痛，产后抽风，小儿惊风，小儿麻痹后遗症，高血压，消化不良，大便不通，荨麻疹，跌打损伤，虫蛇咬伤。内服：煎汤，5 ～ 10 g。外用适量，捣汁擦，或捣烂外敷，或煎水洗。

【附　　注】误服之，吐利不止。

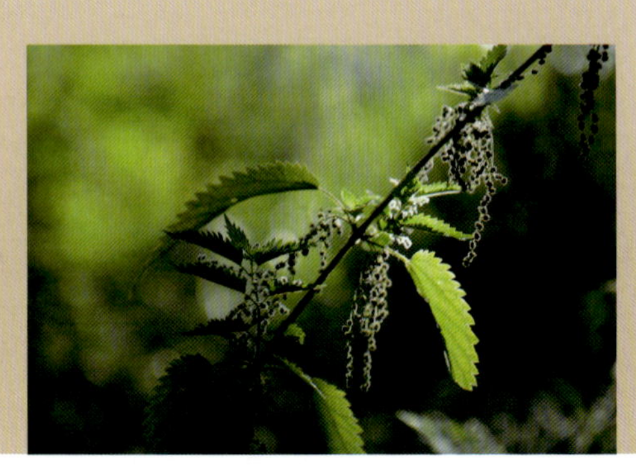

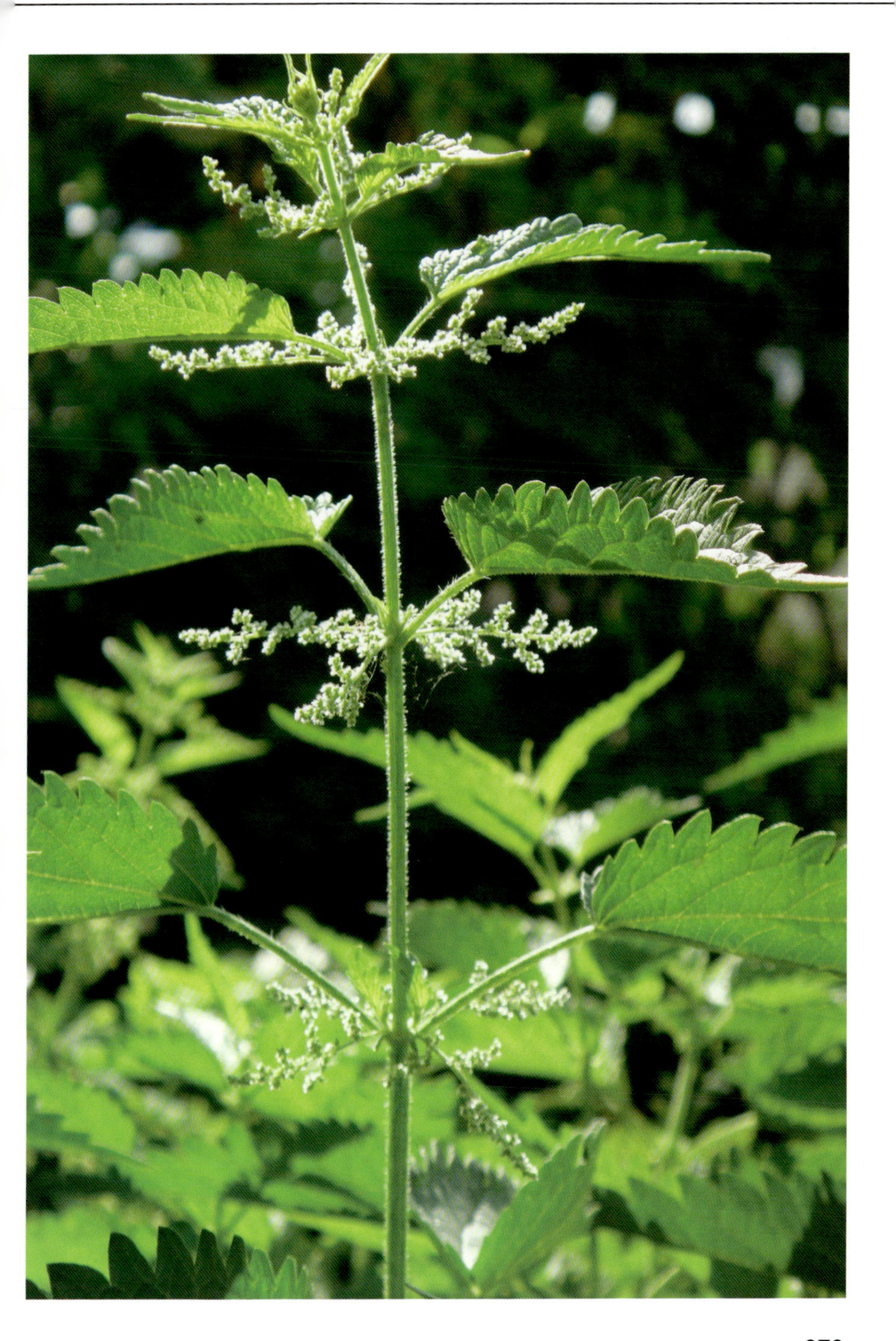

王不留行

Vaccaria hispanica (Mill.) Rauschert.

【别　　名】麦兰菜

【基　　原】来源于石竹科王不留行属王不留行 **Vaccaria hispanica** (Mill.) Rauschert. 的种子入药。

【形态特征】一年生草本，高 30 ～ 70 cm，全株无毛。叶卵状椭圆形至卵状披针形，长 2 ～ 6（9）cm，宽 1.5 ～ 2.5 cm，无柄，粉绿色。聚伞花序，花多数；花梗长 1 ～ 4 cm；萼筒长 1 ～ 1.5 cm，直径 5 ～ 9 mm，具 5 条宽绿色脉，并具 5 棱，花后基部稍膨大，顶端明显狭窄；花瓣 5，粉红色，倒卵形，顶端具不整齐小齿，基部具长爪；雄蕊 10；子房长卵形，花柱 2。蒴果卵形，4 齿裂，包于宿存萼内。种子多数，暗黑色，球形，有明显颗粒状突破。花期 4 ～ 5 月；果期 5 ～ 6 月。

【生　　境】生于麦田、沟渠边。

【分　　布】我国除华南外，各省区广布。欧洲、亚洲也有分布。

【采集加工】夏季果实成热、果皮尚未开裂时采割植株，晒干，打下种子，除去杂质，再晒干。

【性味功能】味苦，性平。活血通经，通乳消痈。

【主治用法】治妇女经行腹痛，经闭，乳汁不通，乳痈，痈肿。内服：煎汤，6 ～ 10 g。

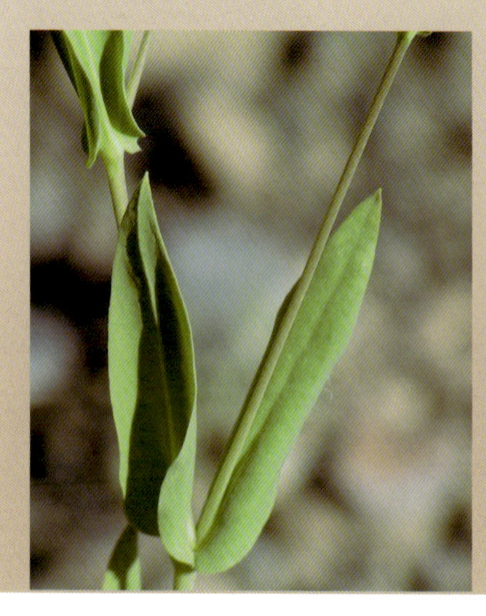

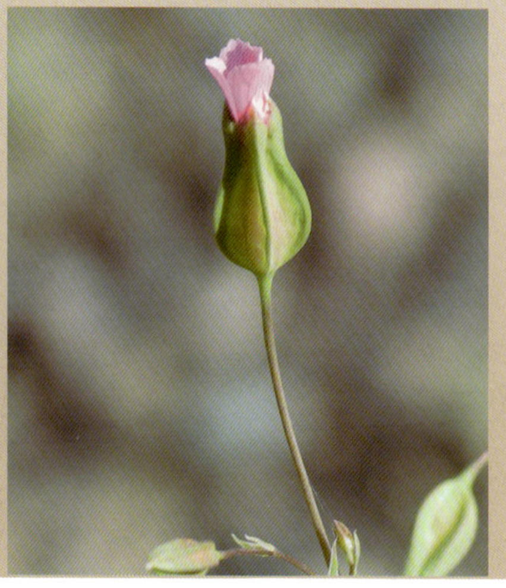

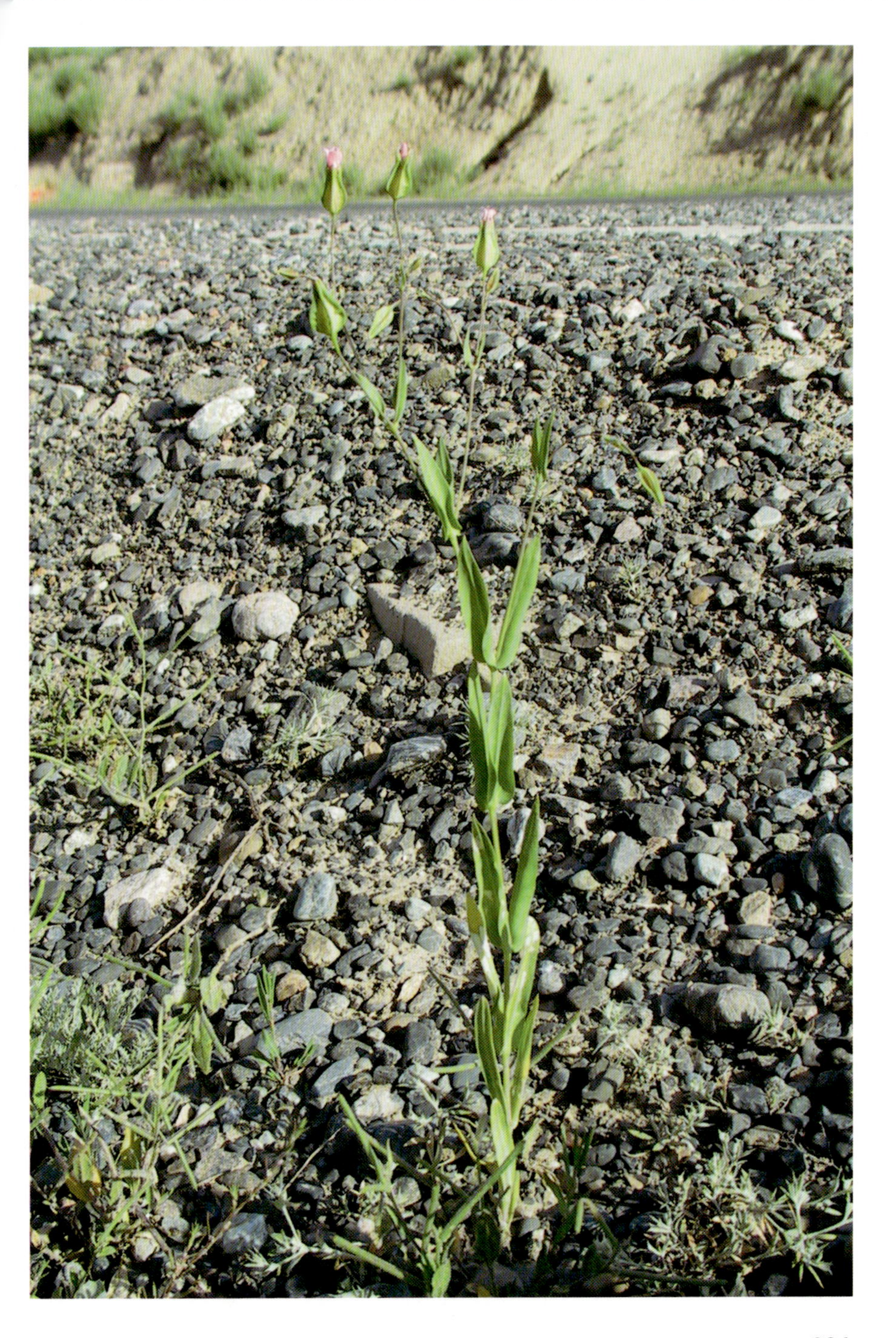

阿尔泰藜芦

Veratrum lobelianum Bernh.

【基　　原】来源于百合科藜芦属阿尔泰藜芦 **Veratrum lobelianum** Bernh. 的干燥根及根茎入药。

【形态特征】多年生草本。根状茎较粗，具肉质的须根。茎高 0.5 ～ 1 m。直立，圆柱形，从基部至上部具叶，基部被叶鞘包围，上部有毛。叶较大，互生，宽卵状椭圆形或条形，长约 25 cm，宽 14 ～ 15 cm，背面具微柔毛，有短柄或柄不明显。圆锥花序较长，具多数近等长的侧生总状花序，每侧花序通常又再次分枝，花序轴密生灰色柔毛。花密生，黄绿色，花被片狭椭圆形，长 11 ～ 12 mm，宽 4 ～ 5 mm，顶端尖或钝，基部收缩，边缘具不明显的牙齿，花梗短于小苞片，具短柔毛；雄蕊 6 枚，长约为花被片 1/2；子房无毛。果为蒴果。种子多数。花期 7 月；果期 8 月。

【生　　境】生于海拔 1500 ～ 2000 m 山地草甸带。

【分　　布】新疆。中亚也有分布。

【采集加工】夏季开花前采挖，除去苗叶，洗净晒干或用开水烫后，晒干。

【性味功能】味苦、辛，性寒。涌吐风痰，杀虫疗疮。

【主治用法】用于中风痰壅，黄疸，泻痢，头痛，喉痹，鼻息，恶疮。

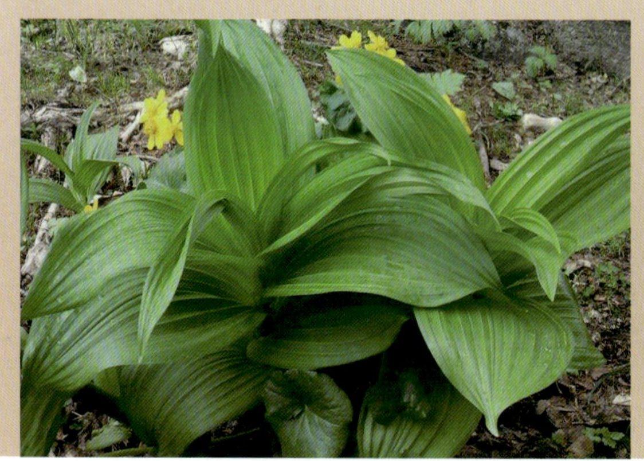

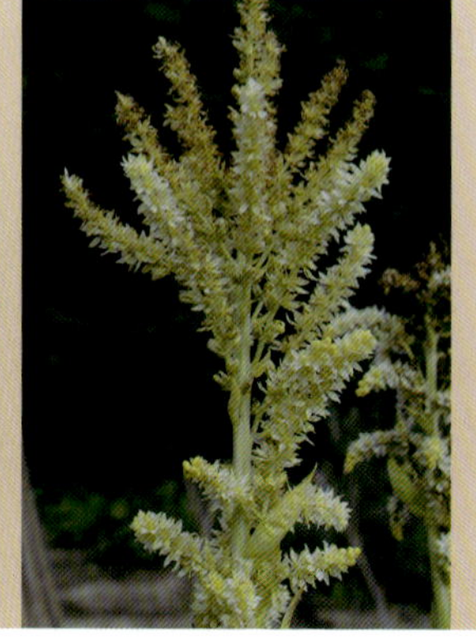

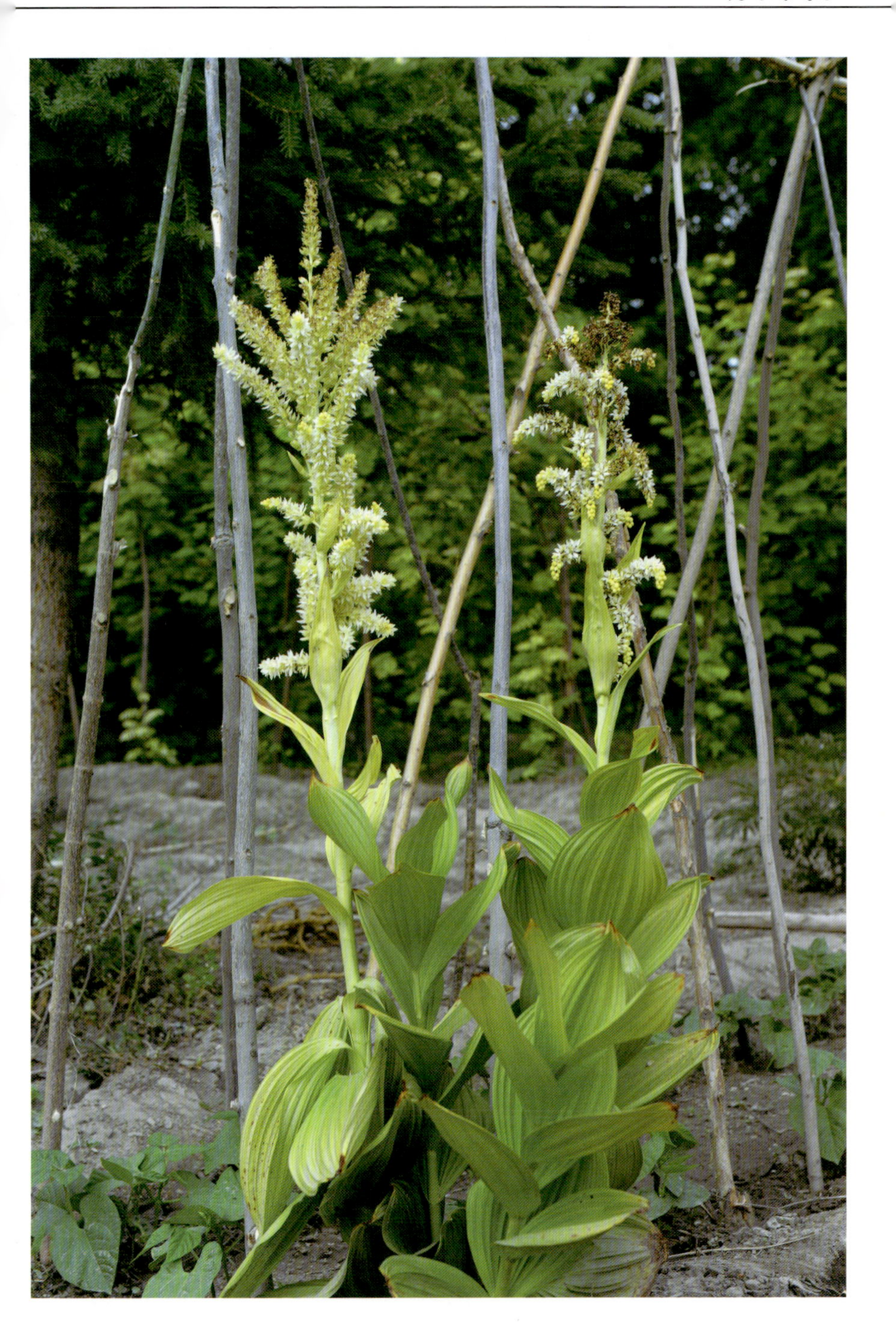

准噶尔毛蕊花

Verbascum songoricum Schrenk ex Fisch. et Mey.

【基　　原】来源于玄参科毛蕊花属准噶尔毛蕊花 **Verbascum songoricum** Schrenk ex Fisch. et Mey. 的花及全草入药。

【形态特征】多年生草本，高达 150 cm，全株被密而厚的灰白色星状毛。基生叶矩圆形至倒披针形，长达 25 cm，宽达 8 cm，基部渐狭成柄，柄长达 10 cm，边具浅圆齿；茎生叶较多，披针状矩圆形至矩圆形，无柄，下部叶的基部宽楔形，上部叶的基部近心形。圆锥花序长达 40 cm，花 2 ～ 7 朵簇生，花梗很短，最长者达 6 mm；花萼、花冠外面均密生灰白色星状毛；花萼长约 6 mm，裂片披针形；花冠黄色，直径 15 ～ 20 mm；雄蕊 5，花丝具白色绵毛，花药皆肾形。蒴果圆卵形至椭圆状卵形，密生星状毛，约与宿存花萼等长。花、果期 6 ～ 8 月。

【生　　境】生于准噶尔盆地北部绿洲、芨芨草滩、田边或湿处。

【分　　布】新疆。高加索、中亚也有分布。

【采集加工】夏、秋采集。鲜用或阴干。

【性味功能】味辛、苦，性寒。清热解毒，止血散瘀。

【主治用法】主治肺炎，慢性阑尾炎，疮毒，跌打扭伤，创伤出血。内服：煎汤，10 ～ 18 g。外用：研末或捣烂外敷。

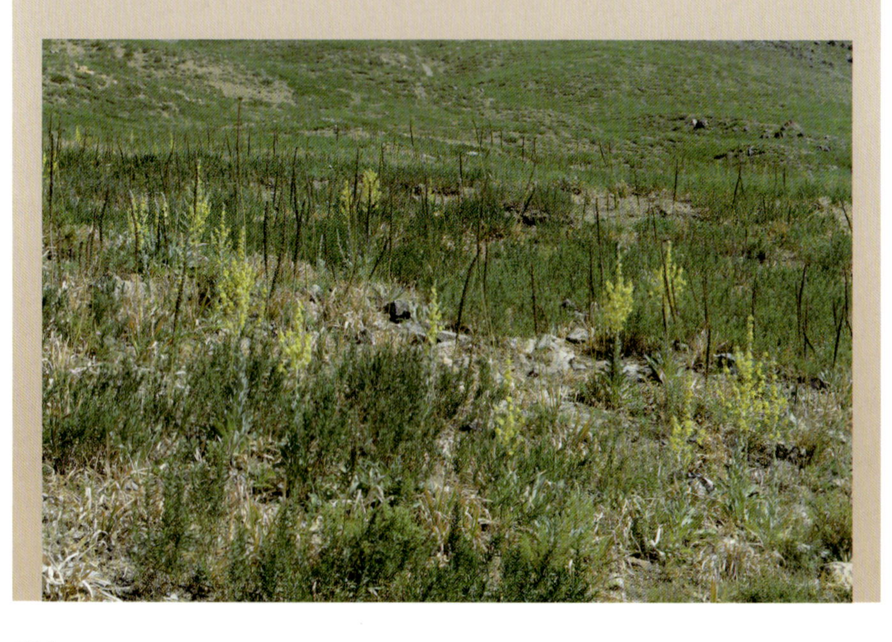

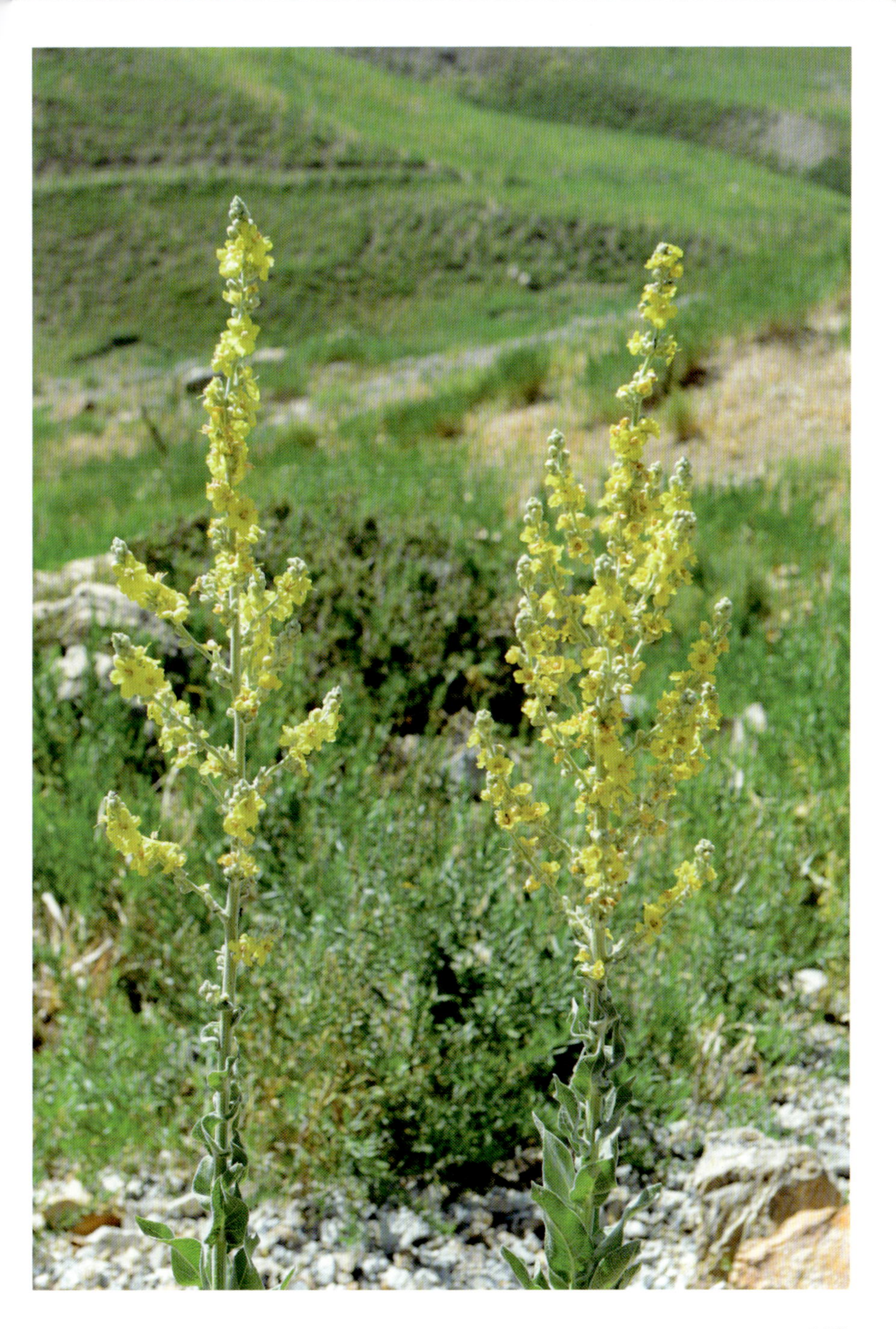

穗花婆婆纳

Veronica spicata L.

【基　　原】来源于玄参科婆婆纳属穗花婆婆纳 **Veronica spicata** L. 的干燥全草入药。

【形态特征】茎单生或数支丛生，直立或上升，高 15 ～ 50 cm，不分枝，下部常密生伸直的白色长毛，少混生黏质腺毛，上部至花序各部密生黏质腺毛，茎常灰色或灰绿色。叶对生，茎基部的叶常密集聚生，有长达 2.5 cm 的叶柄，叶片长矩圆形，长 2 ～ 8 cm，宽 0.5 ～ 3 cm；中部的叶为椭圆形至披针形，顶端急尖，无柄或有较短的柄；上部的叶小得多，有时互生，全部叶边缘圆齿或锯齿，少全缘的，到处生黏质腺毛，少有毛极疏的。花序长穗状，花梗近无；花萼长 2.5 ～ 3.5 mm；花冠紫色或蓝色，长 6 ～ 7 mm，筒部占 1/3 长，裂片稍开展，后方一枚卵状披针形，其余 3 枚披针形；雄蕊略伸出。幼果球状矩圆形，上半部被多细胞长腺毛。花期 7 ～ 9 月。

【生　　境】生于山地草原、河谷、灌丛、疏林下。

【分　　布】新疆。欧洲、西伯利亚、中亚也有分布。

【采集加工】夏季采收全草，洗净，切段，晒干。

【性味功能】味微苦、辛，性温。清热解毒，凉血止血，理气止痛。

【主治用法】用于跌打损伤，骨髓炎，扁桃体炎，咽喉炎，小儿高烧，腹泻。

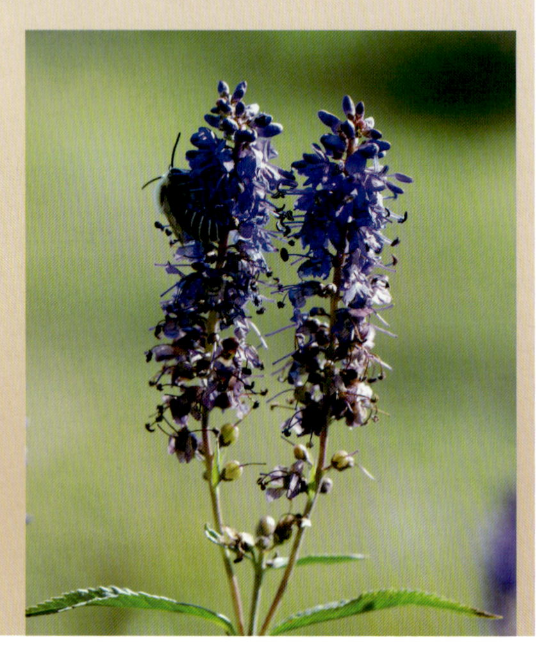

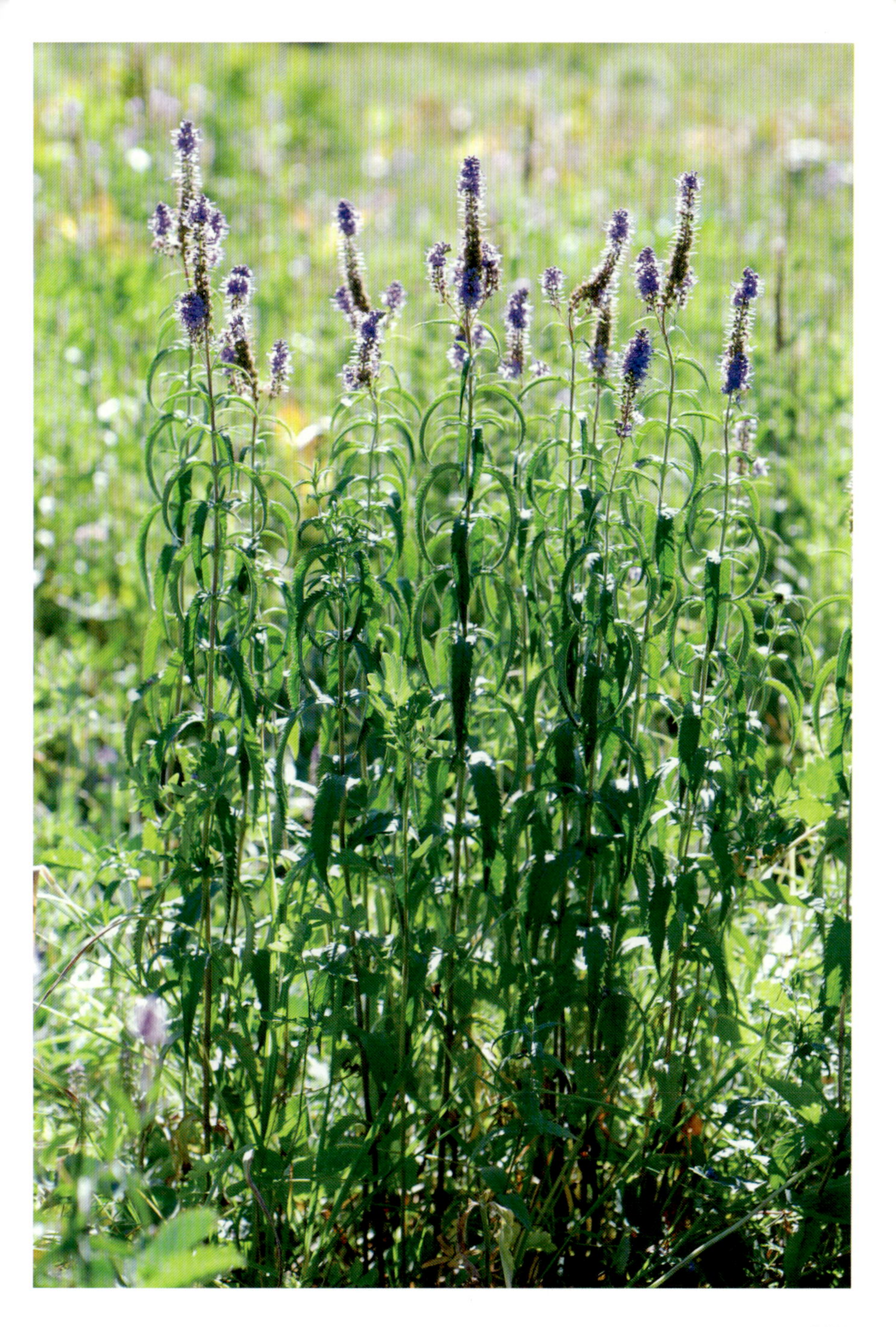

欧洲荚蒾

Viburnum opulus L.

【基　　原】来源于忍冬科荚蒾属欧洲荚蒾 **Viburnum opulus** L. 的树皮、叶、嫩枝、果实入药。

【形态特征】落叶灌木，高 1.2 ～ 3.7 m；小枝具棱，树皮具很明显的皮孔向外凸起，皮层不具木栓层，树皮较薄，纵裂，暗灰色。冬芽近圆形，具合生的 1 对外鳞片，鳞片内上膜质的 1 对内鳞片，内外鳞片基部合生成筒状。叶卵形或倒卵形，长 5 ～ 11 cm，基部圆形，上部 3 裂，3 出掌状脉，叶边具不规则的牙齿；叶柄长 1.5 ～ 2.3 cm，无毛，基部具 1 对托叶。聚伞状或复伞状花序，直径 5 ～ 9 cm，花序梗粗而无毛，长 3 ～ 6 cm；萼片合生成圆锥状筒形，齿近三角形，萼筒长 0.15 cm；花冠白色，辐状，长 0.1 ～ 1.14 cm，裂片圆形，大小不等，内部具柔毛；雄蕊 5 枚，长于花冠之半，花药黄色；花柱不存，柱头 2 裂。果红色，圆形，直径 0.8 ～ 1.1 cm；扁，近圆形，直径 0.6 ～ 0.8 cm，粗糙，近灰白色，无纵沟。花期 5 ～ 7 月；果期 7 ～ 9 月。

【生　　境】生于河谷云杉林下、林缘。

【分　　布】黑龙江、吉林、新疆。欧洲、高加索，俄罗斯也有分布。

【采集加工】春夏采叶、嫩枝、树皮，秋季采果实，鲜用或晒干。

【性味功能】味苦、涩，性平。清热凉血，消肿止痛，镇咳止泻。

【主治用法】治子宫出血及其他出血，肺热咳嗽，痢疾，肠胃炎，跌打损伤。

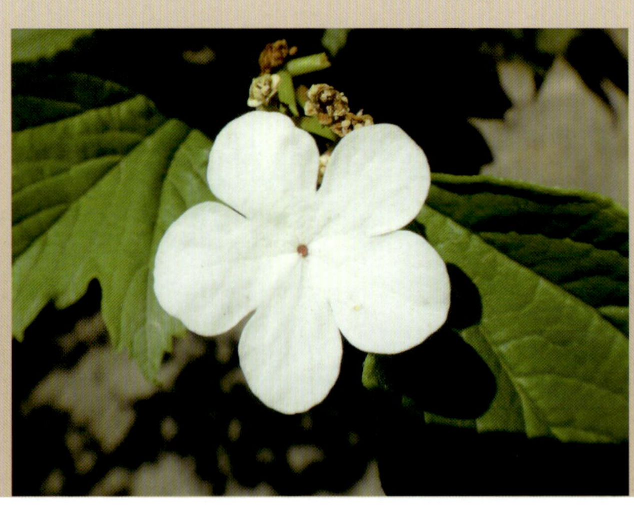

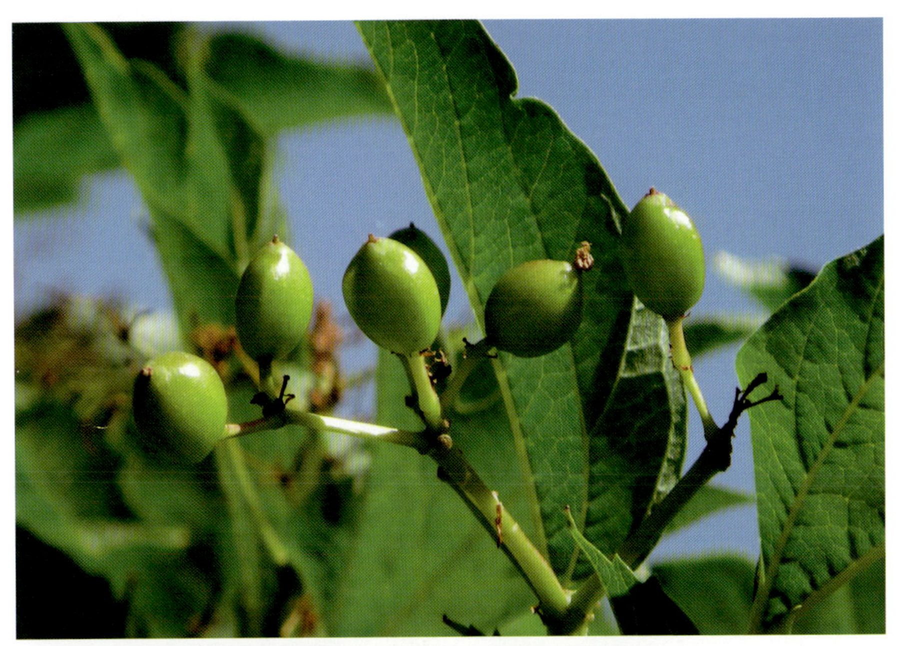

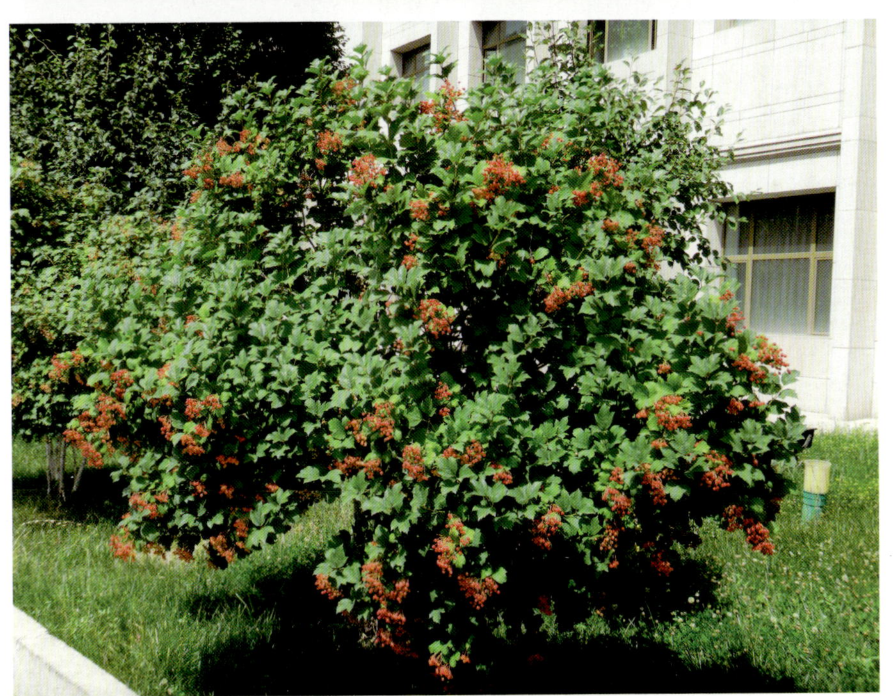

硬毛堇菜

Viola hirta L.

【别　　名】毛堇菜

【基　　原】来源于堇菜科堇菜属硬毛堇菜 **Viola hirta** L. 的全草入药。

【形态特征】多年生草本，高 5 ～ 15 cm。根状茎短，较粗壮，密生结节，上部分枝，具多数须根。无地上茎。叶全部基生成莲座状，叶片卵形或卵状心形，长 1.5 ～ 4 cm，宽 1 ～ 2.5 cm，顶端稍急尖、圆钝，基部浅心形，沿缘具钝锯齿，两面密被白色短硬毛，沿缘和沿脉以及叶背面较密集，花后叶增大；叶柄明显长于叶片，长 3 ～ 7 cm，密被向下倒生的白毛；托叶披针形，长 1 ～ 2 cm，顶端长渐尖，沿缘有短流苏及腺体。花盘紫色，长 1 ～ 1.5 cm，无香气；萼片长圆形，顶端钝，基部具末端钝圆的附属物，沿缘膜质具小钝齿；花瓣长圆状倒卵形，侧瓣里面有髯毛，下方花瓣顶端微凹，基部具距，距长约 5 mm，红紫色，末端钝或钝尖，常向上弯曲；花梗长于叶片，在中部略上有 2 枚钻形小苞片。蒴果近圆球形，被柔毛。花、果期 4 ～ 6 月。

【生　　境】生于林中、林缘、草原山坡、河谷及河滩。

【分　　布】新疆。俄罗斯、哈萨克斯坦也有分布。

【采集加工】5 ～ 8 月间，果实成熟时采取带根全草，去净泥土，晒干。

【性味功能】味苦、辛，性寒。清热解毒，凉血消肿，清热利湿。

【主治用法】治疗疮，痈肿，瘰疬，黄疸，痢疾，腹泻，目赤，喉痹，毒蛇咬伤。内服：煎汤，15 ～ 30 g(鲜品 30 ～ 60 g)；外用适量，捣敷。

【附　　注】体质虚寒者忌服。

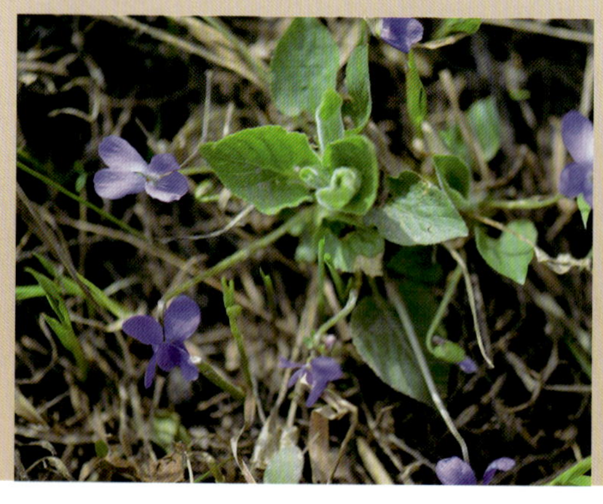

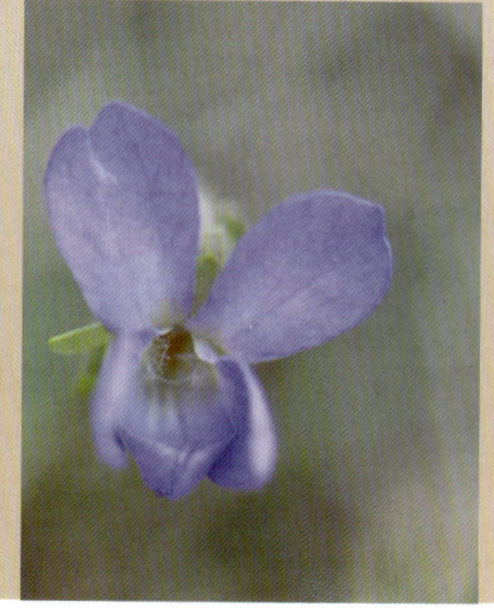

芳香新塔花

Ziziphora clinopodioides Lam.

【基　　原】来源于唇形科新塔花属芳香新塔花 **Ziziphora clinopodioides** Lam. 的干燥花及全草入药。

【形态特征】半灌木，具薄荷香味，高 15 ～ 40 cm。根粗壮，木质化。茎直立或斜向上，四棱，紫红色，从基部分枝，密生向下弯曲的短柔毛。叶对生，腋间具数量不等的小叶；叶片宽椭圆形、卵圆形、长圆形、披针形或卵状披针形，长 0.6 ～ 2 cm，宽 3 ～ 10 mm，基部楔形延伸成柄，顶端渐尖，全缘，两面具稀的柔毛，背面叶脉明显，具黄色腺点。花序轮伞状，着生在茎及枝条的顶端，集成球状，花梗 2 ～ 3 mm；苞片小，叶状，边缘具稀疏的睫毛；花萼筒形，长 5 ～ 7 mm，外被白色的毛，里面喉部具白毛，萼齿 5 个，近相等，果期不靠合或稍开展；花冠紫红色，长约 10 mm，冠筒伸出于萼外，内外被短柔毛，冠檐二唇形，上唇直立，顶端微凹，下唇 3 裂，中裂片狭长，顶端微刻，侧裂片圆形；雄蕊 4 个，仅前对发育，后对退化，伸出冠外；花柱顶端 2 浅裂，裂片不相等。小坚果卵圆形。花期 7 月；果期 8 月。

【生　　境】生于山地、山地草原及砾石质坡地。

【分　　布】新疆。中亚，蒙古也有分布。

【采集加工】花盛开时采割，阴干备用。

【性味功能】味甘、辛，性凉。强心，利尿，清热消炎。

【主治用法】用于感冒发烧，心悸失眠，高血压，急性结膜炎，痔疮等。水煎服 5 ～ 10 g。

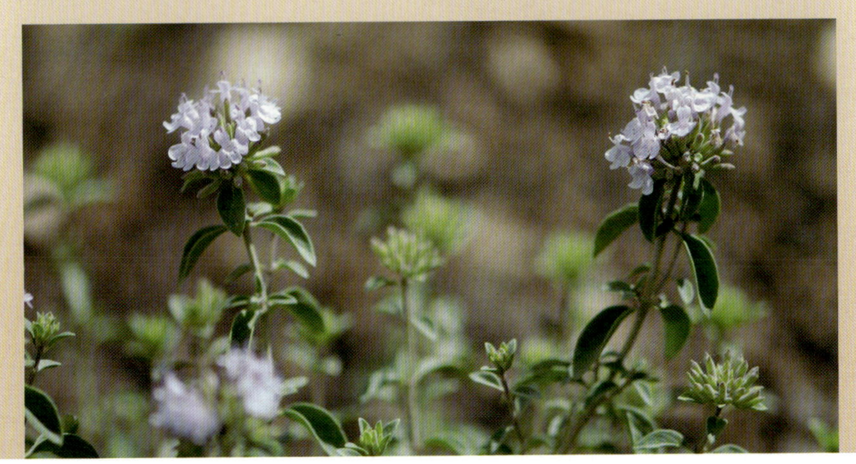

驼蹄瓣

Zygophyllum fabago L.

【基　　原】来源于蒺藜科霸王属驼蹄瓣 **Zygophyllum fabago** L. 的根入药。

【形态特征】多年生草本，茎高 30 ～ 80 cm。枝开展或铺散。托叶草质，绿色，卵形或披针形；叶柄短于叶片；小叶 1 对，倒卵形，有时矩圆形，顶端钝圆，长 15 ～ 30 mm，宽 6 ～ 12 mm，质薄。花 1 ～ 2 朵生叶腋；花梗长 6 ～ 15 mm；萼片 5，卵形或椭圆形，顶端钝，边缘白膜质，长 6 ～ 8 mm，宽 3 ～ 4 mm；花瓣倒卵形，长 6 ～ 8 mm，下部橘红色；雄蕊长于花瓣，退化鳞片短于花丝 1.5 倍，顶端具齿牙。蒴果矩圆形，下垂，长 2.5 ～ 3.5 cm，宽 4 ～ 5 mm，顶端钝，具 5 棱。种子多数，长约 3 mm，宽 2 mm，表面密被细乳点状凸起。花期 5 ～ 6 月；果期 6 ～ 9 月。

【生　　境】生于荒漠草原、山前洪积扇、砾石沙地、荒漠河谷。

【分　　布】内蒙古、甘肃、青海、新疆等省区。哈萨克斯坦、俄罗斯、蒙古也有分布。

【采集加工】春、秋季采挖，切段，洗净，晒干。

【性味功能】味辛，性温。行气宽中。

【主治用法】主治气滞腹胀。内服：煎汤，3 ～ 6 g。

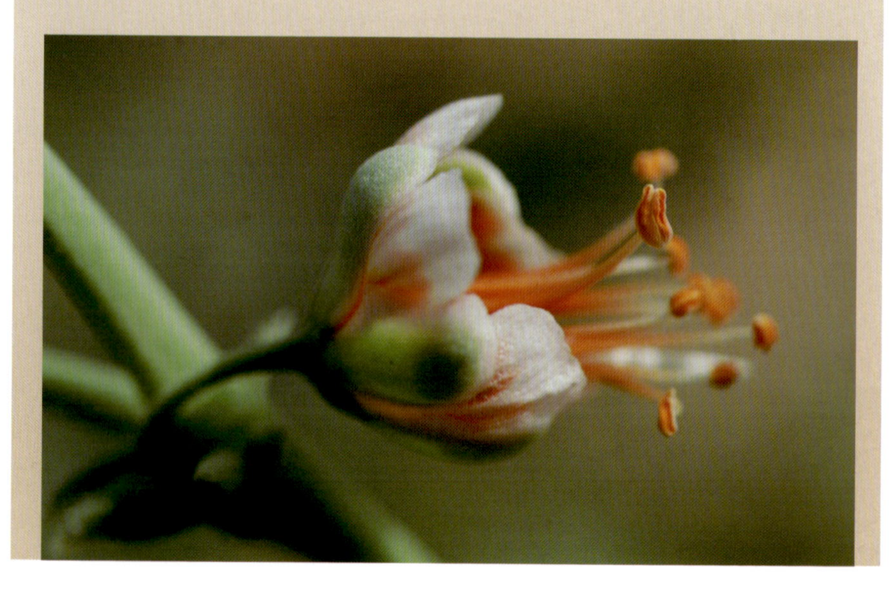

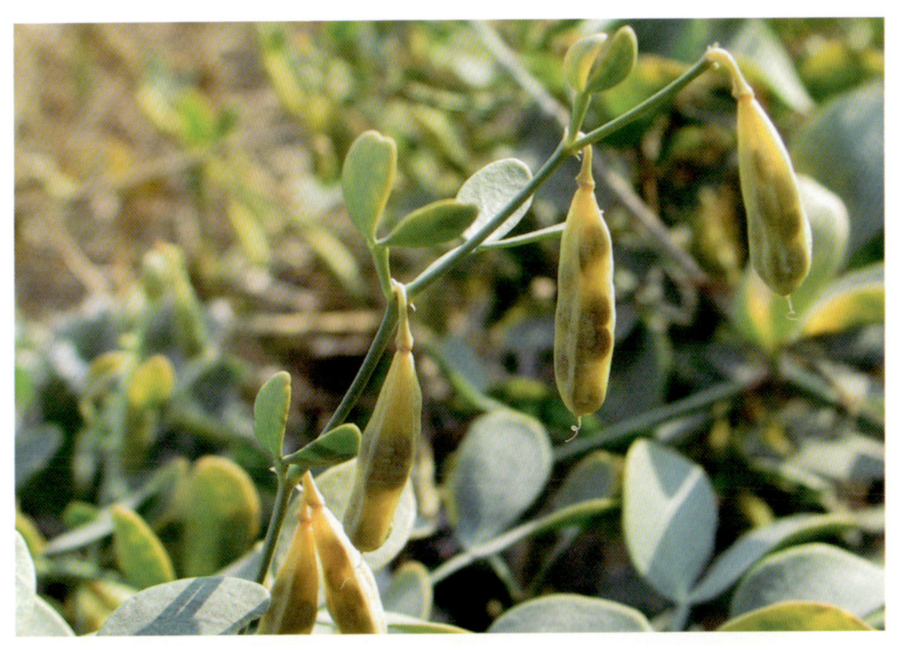

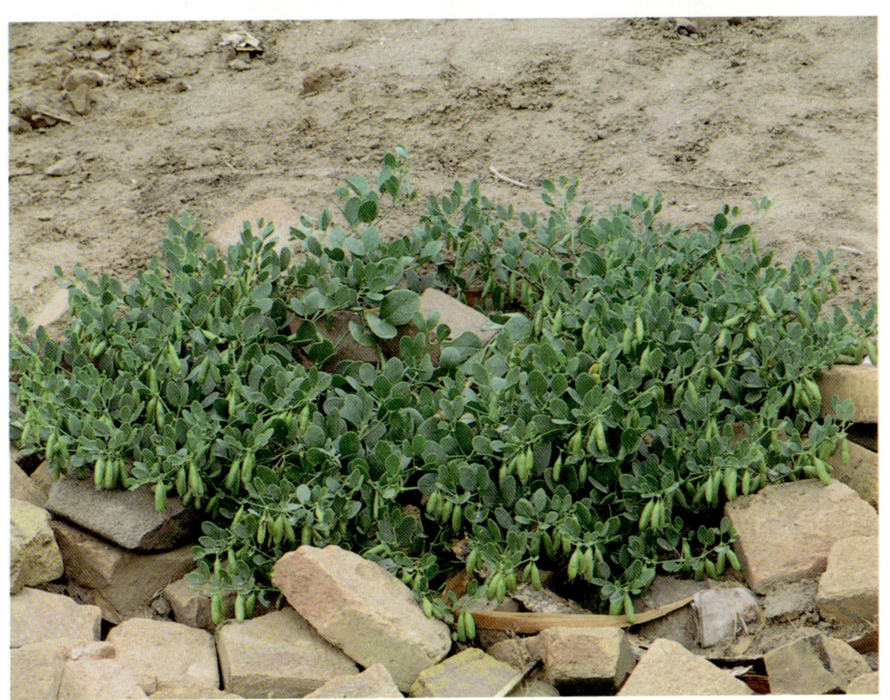

大翅霸王

Zygophyllum macropterum C.A.Mey.

【基　　原】来源于蒺藜科霸王属大翅霸王 **Zygophyllum macropterum** C.A.Mey. 的根入药。

【形态特征】多年生草本。根木质，粗壮，多头茎基。茎高 5 ～ 20 cm，多数，铺散，被细刺而粗糙。托叶分离，白膜质边，卵形或披针形，边缘具流苏状齿牙；叶长 2.5 ～ 4.5 cm；叶柄长 1 ～ 2 cm，顶端具细尖；小叶 3 ～ 5 对，椭圆形或倒卵形，长 4 ～ 10 mm，宽 2 ～ 5 mm，稍厚，无毛。花单朵生于叶腋；花梗长 6 ～ 12 mm；萼片椭圆形，钝或锐尖，长 7 ～ 8 mm，宽 3 ～ 4 mm；花瓣匙形或倒卵形，长于萼片 1.5 倍，顶端钝圆或凹缺，下部具橘黄色爪；雄蕊与花瓣近等长，退化鳞片长圆形，边缘流苏状。蒴果球形或卵状球形，长 10 ～ 35 mm，宽 15 ～ 30 mm，具宽膜质翅，翅宽 5 ～ 12 mm。种子楔状披针形，长 6 ～ 8 mm，宽 3 ～ 4 mm，扁平，灰色或黄褐色，表面密被细小乳点状凸起。花期 5 ～ 6 月；果期 7 ～ 8 月。

【生　　境】生于荒漠戈壁、石质坡地。

【分　　布】新疆。俄罗斯、伊朗、蒙古及中亚、西西伯利亚也有分布。

【采集加工】春、秋季采挖，切段，洗净，晒干。

【性味功能】味辛，性温。行气宽中。

【主治用法】主治气滞腹胀。内服：煎汤，3 ～ 6 g。

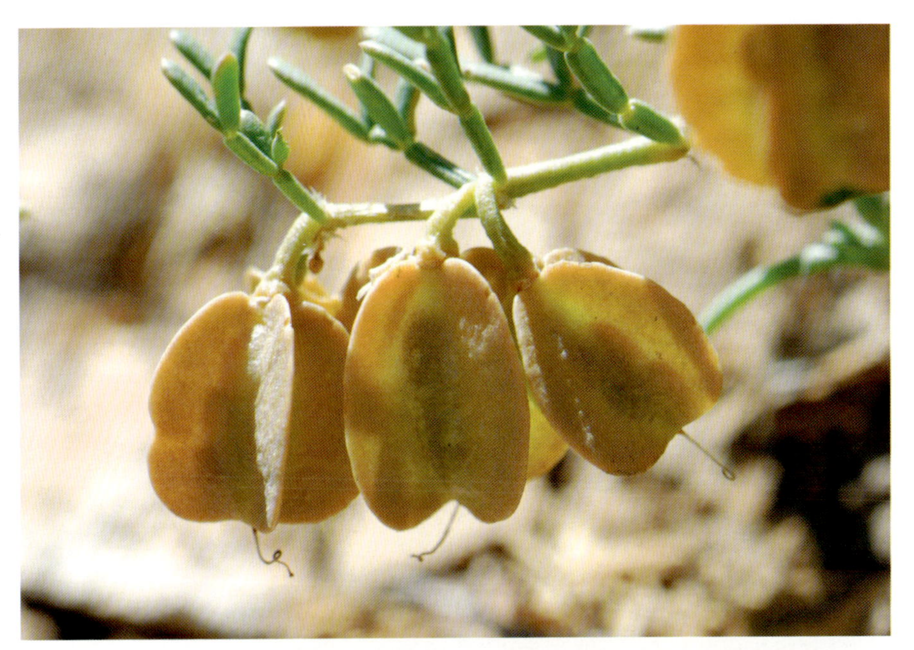

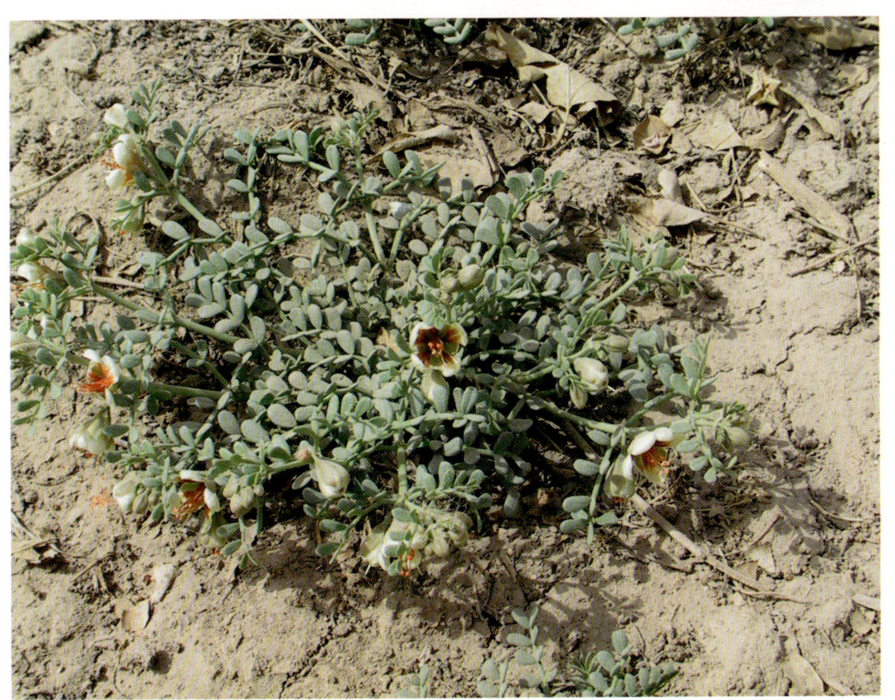

大花霸王

Zygophyllum potaninii Maxim.

【基　　原】来源于蒺藜科霸王属大花霸王 **Zygophyllum potaninii** Maxim. 的根入药。

【形态特征】多年生草本，高 10 ～ 25 cm。茎直立或开展，由基部多分枝，粗壮。托叶草质，宽短，顶端钝，边缘狭膜质；叶柄长 3 ～ 8 mm，叶轴具翅；小叶 1 ～ 2 对，斜倒卵形、椭圆形或近圆形，长 10 ～ 25 mm，宽 7 ～ 20 mm。花 2 ～ 3 朵生于叶腋；花梗短于萼片；萼片斜卵形，长 6 ～ 11 mm，宽 4 ～ 5 mm；花瓣白色，下部橘黄色，匙状倒卵形，短于萼片；雄蕊长于萼片，具条状椭圆形鳞片，长为花丝之半。蒴果下垂，卵圆状球形或近球形，长 15 ～ 25 mm，宽 15 ～ 26 mm，具 5 翅，翅宽 5 ～ 7 mm，每室具 4 ～ 5 粒种子。种子斜卵形，长约 5 mm，宽约 3 mm。花期 5 ～ 6 月；果期 8 ～ 9 月。

【生　　境】生低山石坡、砾质荒漠。

【分　　布】内蒙古、甘肃、新疆。蒙古、哈萨克斯坦也有分布。

【采集加工】春、秋季采挖，切段，洗净，晒干。

【性味功能】味辛，性温。行气宽中。

【主治用法】主治气滞腹胀。内服：煎汤，3 ～ 6 g。

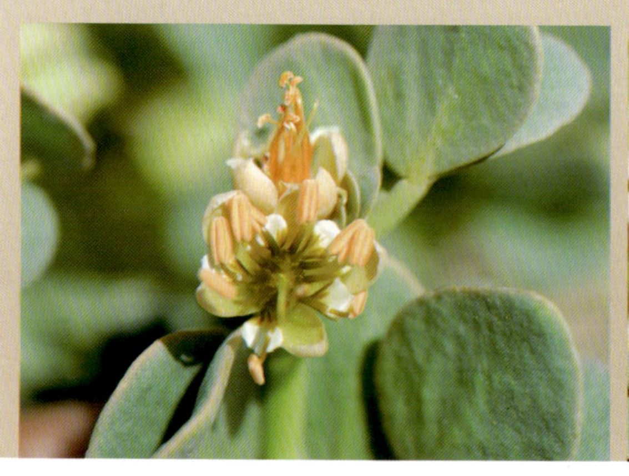

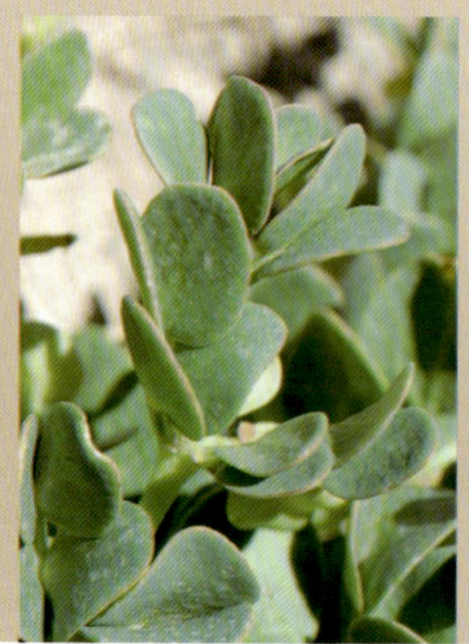

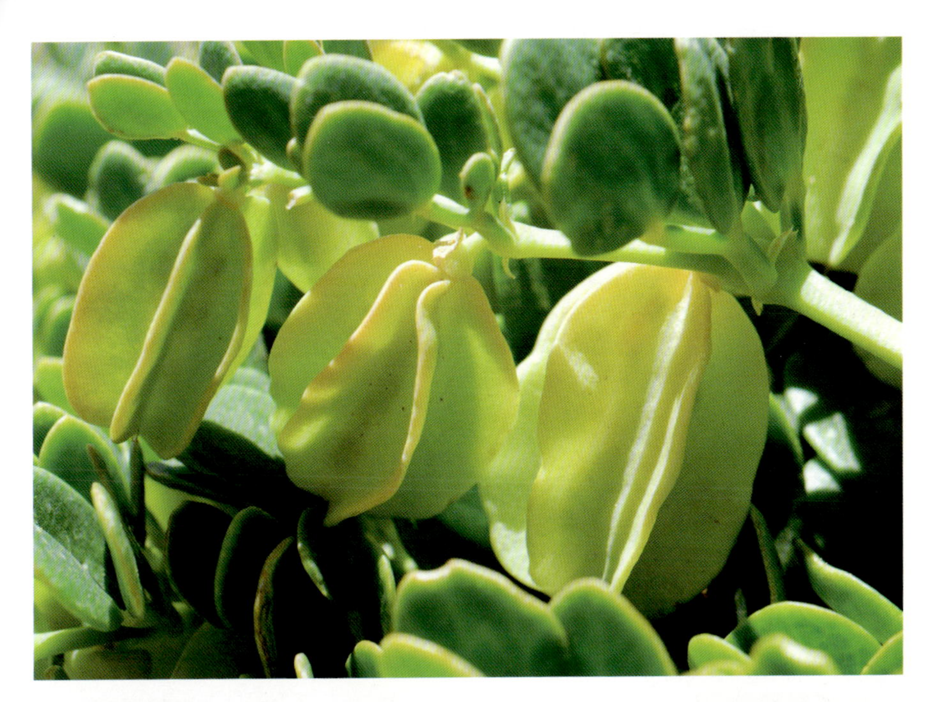

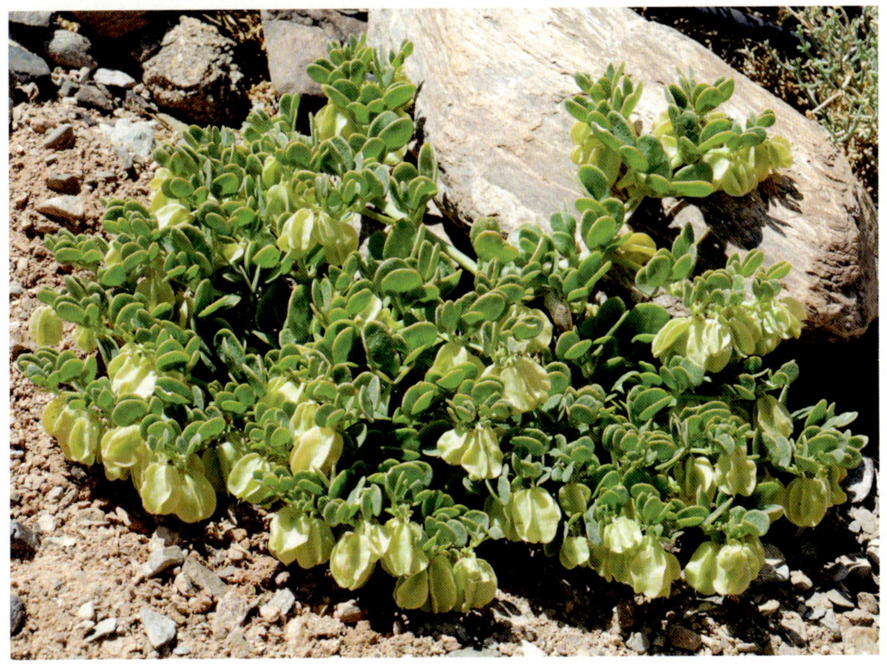

石生霸王

Zygophyllum rosovii Bge.

【基　　原】来源于蒺藜科霸王属石生霸王 **Zygophyllum rosovii** Bge. 的根入药。

【形态特征】多年生草本，高 15 ～ 20 cm。茎多分枝；根木质，粗壮；茎通常开展，具沟槽。托叶长 3 ～ 4 mm，线状披针形，边缘宽白膜质。小叶 1 对，倒卵形，长 15 ～ 25 mm，宽 10 ～ 14 mm，顶端锐尖。花通常 1 ～ 2 朵生于叶腋；花梗长 5 ～ 6 mm；萼片椭圆形，边缘白膜质，长 5 ～ 7 mm，宽 3 ～ 5 mm；花瓣倒卵形，长 7 ～ 8 mm，宽 3 ～ 4 mm；顶端钝圆，白色，下部橘红色，基部楔形；雄蕊长于花瓣，橙黄色，具有矩圆形鳞片。蒴果线状披针形，长 18 ～ 25 mm，宽约 5 mm，微弯。种子长圆形，长约 3 ～ 4 mm，灰蓝色，矩圆状卵形，表面被细点。花期 5 ～ 6 月；果期 7 ～ 8 月。

【生　　境】生于荒漠和草原化荒漠砾石山坡。

【分　　布】我国东北地区及西藏、甘肃、新疆等省区。蒙古及西西伯利亚也有分布。

【采集加工】春、秋季采挖，切段，洗净，晒干。

【性味功能】味辛，性温。行气宽中。

【主治用法】主治气滞腹胀。内服：煎汤，3 ～ 6 g。

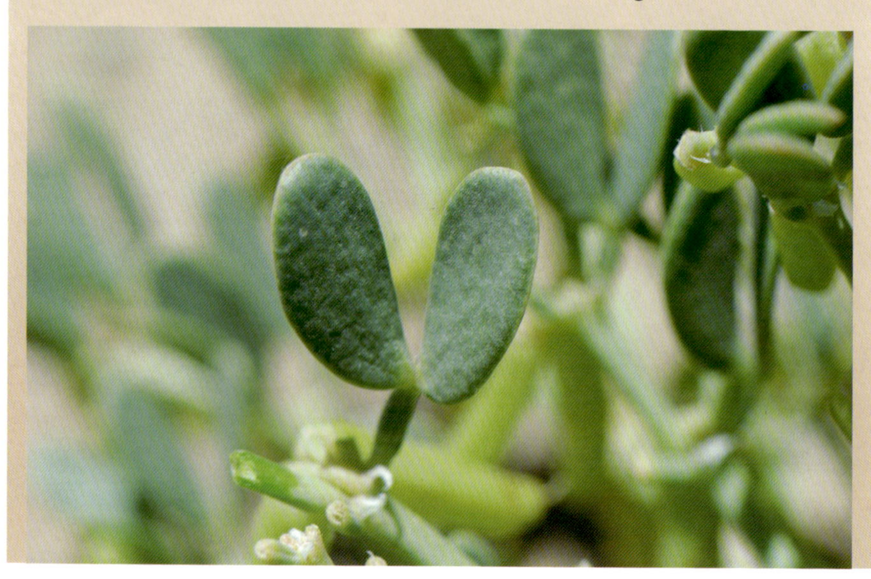

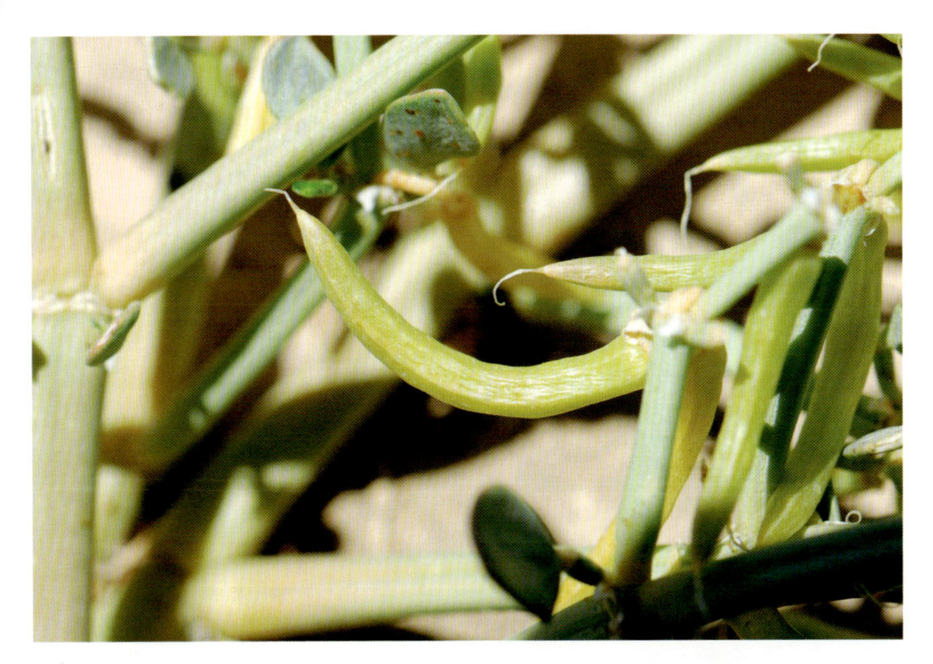

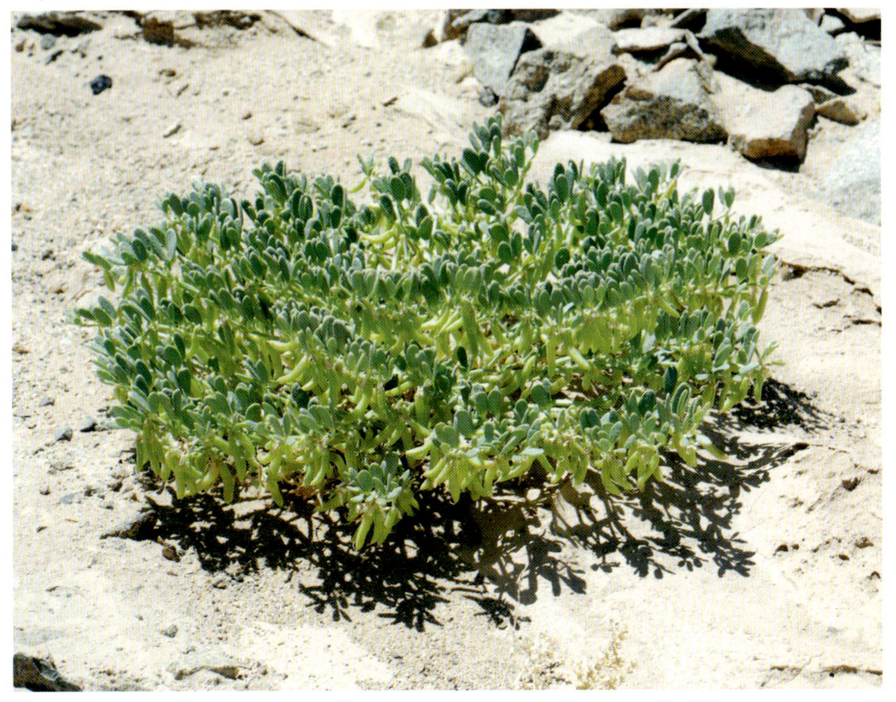

参考文献

[1] 王国强等. 全国中草药汇编：上册.北京：人民卫生出版社，1975.

[2] 王国强等. 全国中草药汇编：下册.北京：人民卫生出版社，1976.

[3] 宋立人等. 中华本草.第十册.上海：上海科学技术出版社，1999.

[4] 吴征镒等. 云南中药资源名录. 北京：科学出版社，1900.

[5] 张洪魁等. 中国中药资源志要.北京：科学出版社，1994.

[6] 赵世望等. 傣药志.第一册. 景洪：西双版纳州报社：1979.

[7] 赵世望等. 傣药志.第二册. 景洪：西双版纳州报社：1980.

[8] 赵世望等. 傣药志.第三册. 景洪：西双版纳州报社：1981.

[9] 郭绍荣等. 西双版纳药用植物名录. 昆明：云南民族出版社：1991.

[10] 林艳芳等. 中国傣医药彩色图谱. 昆明：云南民族出版社：2003.

[11] 李永和等. 新疆药用植物野外识别手册. 乌鲁木齐：新疆人民卫生出版社，2013.

[12] 李永和等. 新疆中草药野外识别图集. 乌鲁木齐：新疆人民卫生出版社，2015.

拉丁名索引

M

N

O

P

R

S

T

U

V

Z

中文名索引